国家出版基金项目
NATIONAL PUBLICATION FOUNDATION

# 中国畲药植物图鉴

·上卷

梅旭东　沈晓霞　王志安　江建铭　编著

浙江科学技术出版社

图书在版编目(CIP)数据

中国畲药植物图鉴. 上卷/梅旭东等编著. —杭州:浙江科学技术出版社,2018.11

ISBN 978-7-5341-8164-1

Ⅰ.①中… Ⅱ.①梅… Ⅲ.①畲族—民族医药—药用植物—图谱 Ⅳ.①R298.3-64

中国版本图书馆 CIP 数据核字（2018）第 066989 号

| 书　　名 | 中国畲药植物图鉴·上卷 | | |
|---|---|---|---|
| 编　　著 | 梅旭东　　沈晓霞　　王志安　　江建铭 | | |
| 出版发行 | 浙江科学技术出版社<br>网址:www.zkpress.com<br>杭州市体育场路 347 号　邮政编码:310006<br>编辑部电话:0571-85152719<br>销售部电话:0571-85171220<br>E-mail:zkpress @ zkpress.com | | |
| 排　　版 | 杭州大漠照排印刷有限公司 | | |
| 印　　刷 | 浙江海虹彩色印务有限公司 | | |
| 经　　销 | 全国各地新华书店 | | |
| 开　　本 | 889×1194　1/16 | 印　张 | 29.5 |
| 字　　数 | 722 000 | | |
| 版　　次 | 2018 年 11 月第 1 版 | 印　次 | 2018 年 11 月第 1 次印刷 |
| 书　　号 | ISBN 978-7-5341-8164-1 | 定　价 | 300.00 元 |

| 责任编辑 | 詹　喜 | 责任美编 | 金　晖 |
|---|---|---|---|
| 责任校对 | 赵　艳 | 责任印务 | 叶文炀 |

# 《中国畲药植物图鉴·上卷》编委会

主　　任　王志安

副 主 任　梅旭东　　沈晓霞　　江建铭

常务编委　沈宇峰　　孙乙铭　　孙　健　　吴东浩　　毛昌会　　倪海鹏

编　　委　（按姓氏笔画排序）

王军峰　　王宗琪　　叶思雨　　印腾达　　刘日林　　刘勇勇

汤力军　　许炳伟　　李晓华　　吴　华　　余赞洪　　应松言

张兆良　　张丽芬　　陈孟华　　林　坚　　林敏莉　　罗页思

宗　琮　　胡卫平　　柳　蓓　　钟建平　　俞春英　　夏建平

徐洪峰　　徐端妙　　梅国玉　　谢余生　　谢建军　　赖登发

雷建光　　樊火印　　薛佳琪

编　　著　梅旭东　　沈晓霞　　王志安　　江建铭

畲族医药是祖国传统民族医药的重要组成部分，是畲族人民长期同疾病作斗争的经验总结，其独特的疾病观和疾病分类法，是人们认识自然并与自然和谐相处的智慧结晶。

景宁畲族自治县地处浙南山区，是畲族的主要聚居地之一。县域内地形复杂，水系丰富，自然生态保存较好，是天然的药用种质资源库，记载有植物2700余种，包括药用植物300余种，其中不乏短萼黄连、凹叶厚朴等国家重点保护植物。景宁县域内高山湿地资源独具特色，大仰湖和望东垟高山湿地保护区共存有江西马先蒿、细茎石斛、尖叶火烧兰等珍稀濒危植物127种，丰富的植物资源为畲药的应用和发展奠定了物质基础。

为详细摸底调查我国中药资源，进而制定中药资源和环境保护措施，2013年年底国家启动了第四次全国中药资源普查试点工作。2014年6月，浙江省中药研究所等单位的科技人员在景宁畲族自治县科技局等单位的协助下，历时两年完成了景宁县域内的中药资源普查试点工作，收集药用资源1226种，涵盖了畲族医药常用的300余种草药。

为增进人们对畲族医药植物的认知，普及畲族医药常识，奠定畲族医药开发利用的基础，基于第四次全国中药资源普查试点成果，结合畲族医药的应用，浙江省中药研究所、景宁畲族自治县科技局、浙江省景宁畲药产业科技创新服务平台联合编撰了《中国畲药植物图鉴》。该书用文字和照片重点展示了畲药植物的分类特征，并列出常见近似种进行对比区分。同时，详细描述了每种植物对应的畲医应用、中医应用以及现代药理研究进展，是一本学习畲族医药的重要工具书，填补了畲族中草药溯源工作的空白。

在该书出版之际，谨作此序向各位读者推荐，并向作者们致贺！

中国工程院院士

中国中医科学院　常务副院长

浙江是全国中药材重点产区之一，道地药材资源丰富，中药文化历史悠久，历代名医辈出。全省药用资源总量和道地药材种数均列全国第 3 名，有中国"东南药用植物宝库"之美誉。

景宁畲族自治县地处浙江南端，面积 1949.98 平方千米，是全国唯一的畲族自治县。其地域为洞宫山脉中段，地貌以深切割山地为主，全县有海拔超 1000 米以上的山峰 779 座，瓯江最大支流——小溪横贯全县，构成了景宁"两山夹一水，众壑闹飞流"的地貌格局。景宁地区四季分明，雨量充沛，热量丰富，冬夏长，春秋短。县内具有独特的高山湿地地貌，其中大仰湖高山湿地是浙江省最高的高山湿地，望东垟高山湿地是华东地区最大的高山湿地，丰富多样的生态环境为各种植物的生长提供了理想栖息地，也蕴藏着巨大的药用植物资源。畲族医药是畲族人民为适应生存环境，在与疾病作顽强斗争过程中形成的一套独特的医疗体系，为畲族人民的保健和繁衍做出了积极贡献，是我国传统医药的重要组成部分。

浙江省中药研究所科研人员于 2016 年完成了景宁县域内的第四次全国中药资源普查工作，摸清了该地区资源种类、分布和蕴藏量，在此基础上，他们与景宁畲族自治县科技局、浙江省景宁畲药产业科技创新服务平台的科技人员合作，共同编著了《中国畲药植物图鉴》。本书分上下卷，共收录常见畲药植物和易混淆的相似种近 900 种，并附有精美的基源彩图3000 余幅，图文并茂，内容翔实，是畲族中草药鉴定与应用的一部权威性著作。该书的出版，对促进浙江尤其是景宁畲族自治县的中药材产业发展有着积极的作用，有利于民族医药资源的保护与开发，有利于浙江中药材产业发展，是惠及民生健康及产业发展之力作。对于这样一本兼顾科研与应用的民族药用植物图鉴的出版，我深以为是，深以为幸，乐而为之序！

浙江省中医药管理局局长 徐伟伟

畲族医药是畲族人民在长期与疾病斗争中，经过不断探索、实践、积累、总结、代代传承，并吸纳了汉、苗、瑶、壮等民族的医药理论精华，逐步形成的自成一体、独具民族特色的畲族医药理论体系。2008年畲族医药被列入第二批国家级非物质文化遗产名录。

景宁畲族起源于唐永泰二年（公元766年），畲族先人从闽迁居浙西南时落户景宁，距今已有1200多年历史。1984年国务院宣布成立景宁畲族自治县，自此，景宁作为全国唯一的畲族自治县，承载着弘扬畲族医药文化、振兴畲族医药文化的重任。由于畲族只有语言，没有文字，且许多民间畲医年事已高，个别名畲医已仙逝，再加上传男不传女、传内不传外等习俗影响，畲族医药的传承与创新面临着巨大挑战。

景宁畲族自治县历届党委、政府高度重视畲族传统医药文化的传承、创新和发展，进入21世纪以来，景宁畲族自治县组织专门力量，着手抢救濒临失传的畲族医药，深入20多个畲族集聚村，调查走访了100多名畲族名医和传人，收集畲医验方及畲药近千余种，建立了畲医畲药数据库。2007年10月，由景宁畲族自治县和中南民族大学共同组建的"畲医药联合研发中心"在畲乡景宁成立；2014年4月，景宁作为全省21个试点县之一，启动了第四次全国中药资源普查；2016年5月，"浙江省景宁畲药产业科技创新服务平台"正式成立并投入运行。上述工作为畲族医药创新人才培养和文化价值提升、畲药资源保护和产业化利用、畲族医药规范化管理和信息化服务起到了积极的推动作用，促进了景宁畲族医药文化的传承、弘扬以及畲族医药产业的健康发展。

作为长期生活在景宁的畲族一员，深切体会到畲族医药的独特魅力和对畲民健康保障的重要性，也深感畲族医药文化的传承和弘扬与大健康产业融合发展面临着诸多机遇和挑战。《中国畲药植物图鉴》立足景宁县域内开展的第四次全国中药资源普查结果，结合《中国畲族医药学》收载的畲药名录，翔实地记录了各畲药的基源植物名称和特征、畲医独特药用价值以及与中医的相同性、现代药理最新研究结果等，图文并茂，不仅对普及畲族医药知识大有益处，更为全面保护与合理开发畲药资源提供了基础性资料，尤其是相似种的收录，对畲药的正本清源，防止误用伤人意义重大。

景宁，以山为衣，以水为裙，以畲为魂。畲乡人对于传承和弘扬民族文化始终投以极大的热忱和努力。相信，畲族医药必将在中华医药宝库中绽放异彩，造福人类。

原景宁畲族自治县人大常委会主任 蓝良学

　　畲族聚居景宁畲族自治县繁衍至今已有 1200 多年历史，畲族医药是畲族人民与疾病长期斗争过程中积淀的瑰宝。畲族医药治疗范围广，包括内科、外科、妇产科、儿科等，对诸多疾病的诊治尤其是骨伤病症有显著疗效。然而，由于畲族只有语言没有文字，畲族医药学多为祖传口授、单线传承，传男不传女，不收外姓徒弟，随着社会的发展，传统的畲族文化包括畲族医药也正在逐渐消逝，许多畲药的应用也慢慢的不为人知。

　　近年来国家对促进民族医药的继承和发展十分重视，已将民族医药宝库的保护和开发提上议程。2014—2016 年，我们完成了景宁畲族自治县县域内的全国第四次中药资源普查试点工作，共采集、整理药用资源 1226 种，分属 168 科的 619 个属。在资源普查工作基础上，浙江省中药研究所、景宁畲族自治县科技局、浙江省景宁畲药产业科技创新服务平台组成工作团队，对常用的畲药进行了溯源、整理，组织编著了《中国畲药植物图鉴》，希望以书为媒，继承、发扬和促进畲药资源的保护和开发，惠及社会，造福百姓。

　　本书分上、下两卷，共列举了常用畲药植物和易混淆的相似种近 900 种。畲药植物各科按不同系统排列，蕨类植物按秦仁昌系统排列，裸子植物按郑万钧系统排列，被子植物按恩格勒系统排列，相似种则不受排列系统的限制。每种植物均列出中文名、学名，畲药植物注明畲族名，对于有土名的植物，也加以注明。每种植物附以能表现植物形态特征的图片，其分类特征的描述参考了《中国植物志》和《浙江植物志》。与药用植物对应的畲族医药应用主治病症的介绍参考了《中国畲族医药学》。与药用植物对应的中医药应用主治病症的介绍参考了《中华人民共和国药典》（2015 年版）、《中药大辞典》和《全国中草药汇编》。药用价值中的应用主治病症为畲族医药主治病症，如果畲族医药与中医药应用相同，所治疗的病症标注为红色。在景宁畲族自治县植物分布方面，对一些少见种特别注明分布乡镇（街道）、保护区，未注明的均为广布种，各乡镇（街道）均有分布。

　　古人云："是药三分毒"。部分畲药如博落回、红毒茴等有剧毒，要注意合理用药，要遵医嘱。在野外采集畲药，要处理好利用和保护的关系，要注重保护畲药的再生能力和资源的良性循环。

　　在野外药用植物的调查及本书的编写过程中，我们得到了浙江省森林资源监测中心副主任、教授级高级工程师陈征海，浙江农林大学高级工程师叶喜阳的大力支持、帮助和指正，在此表示衷心的感谢！由于我们编著水平有限，书中难免存在不足之处，欢迎同行、专家及热心于中药材事业的读者批评指正。

编著者

2018 年 5 月

# 目录

# 1 蛇足石杉

| 学 名 | *Huperzia serrata* (Thunb. ex Murray) Trev. | 科 名 | 石杉科 |
|---|---|---|---|
| 畲族名 | 石壁果果 | 土 名 | 蛇足草 |

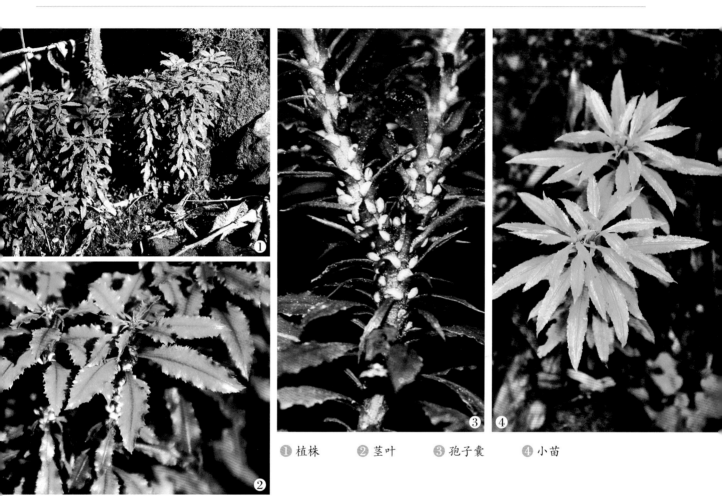

① 植株　　② 茎叶　　③ 孢子囊　　④ 小苗

## 形态特征

多年生土生植物。茎直立或斜生，2～4回二叉分枝，枝上部常有芽胞。叶螺旋状排列，疏生，基部楔形，下延有柄，先端急尖或渐尖，边缘有尖锯齿；两面光滑，有光泽，薄革质。孢子叶与不育叶同形；孢子囊生于叶腋，两端露出，肾形，黄色。

## 分布与生境

分布于全国各地。生于海拔 300～2700 米的阔叶林或针阔叶混交林下阴湿处。

## 药用价值

主治跌打损伤、水湿臌胀、血尿、湿热白带，外治痈疽疮毒、烫伤。中医另用于治内伤出血、毒虫叮咬、精神分裂等。现代临床还证实对重症肌无力和阿尔茨海默病有很好的疗效。

## 相似种 四川石杉

*Huperzia sutchueniana* (Hert.) Ching

　　多年生土生植物。茎直立或斜生，单一或2～3回二叉分枝，顶端有芽胞。叶螺旋状排列，披针形，通直或略镰状弯曲，头渐尖，基部略宽，边缘有疏微齿，平直不弯曲；无柄，质硬，略有光泽。孢子叶与不育叶同形，孢子囊生于孢子叶的叶腋，黄色，肾形，两端超过叶缘。我国特有种，分布于安徽、浙江、江西、湖北、湖南、四川、重庆、贵州等地。生于海拔800～2000米的林下或灌丛下湿地、草地或岩石上。景宁畲族自治县景南乡有分布，少见。

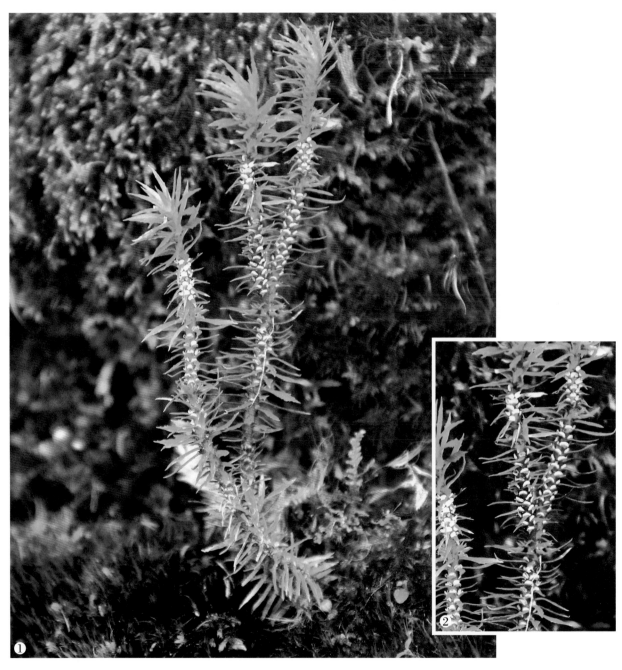

❶ 植株　　❷ 孢子囊

# ② 石松

| | | | |
|---|---|---|---|
| **学　名** | *Lycopodium japonicum* Thunb. ex Murray | **科　名** | 石松科 |
| **畲族名** | 山裹猫　山猫绳 | **土　名** | 狮子毛 |

## ❖ 形态特征

多年生土生植物。匍匐主茎地上生，侧枝斜升，多回二叉分枝，小枝连叶扁平。叶螺旋状排列，针形或线状披针形，顶端具灰白色芒状长尾，全缘。孢子囊穗 2～8 个，生于高总柄顶部；孢子叶卵状三角形，先端锐尖具长尾，边缘有不规则锯齿；孢子囊肾形。

## ❖ 分布与生境

分布于全国除东北、华北以外的其他各地。生于林下、灌草丛中、路边或岩石上。

## ❖ 药用价值

主治风寒湿痹、关节肿痛，外治带状疱疹。

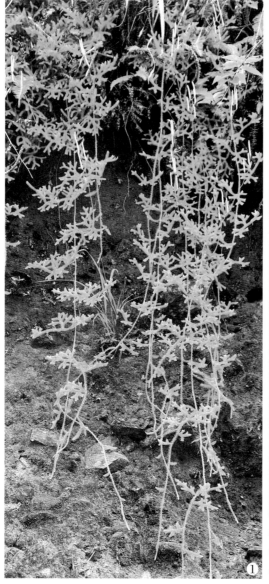

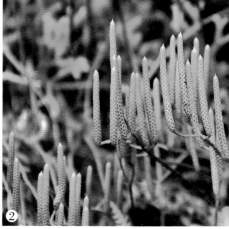

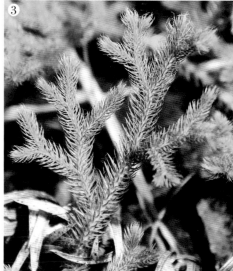

❶ 植株
❷ 孢子囊穗
❸ 枝叶

# ③ 垂穗石松

| 学　名 | *Palhinhaea cernua* (L.) Vasc. et Franco | 科　名 | 石松科 |
| 畲族名 | 坛头刷 | 土　名 | 灯笼刷 |

## 形态特征

大型土生植物。主枝直立，单一，上部多回分枝，小枝较短，细弱。叶稀疏，螺旋状排列，钻形至线形，全缘，有棱，质软，弯曲，外展或斜向上，顶端芒刺状。孢子囊穗单生于小枝顶端，无柄，成熟时通常下垂；孢子叶三角形，孢子囊生于孢子叶腋，内藏，圆肾形，黄色。

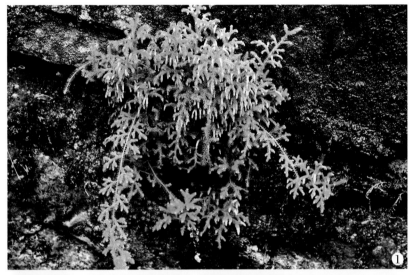

## 分布与生境

分布于浙江、江西、福建、台湾、湖南、广东、香港、广西、海南、四川、重庆、贵州、云南等地。生于海拔100～1800米的林下、林缘、灌草丛中或岩石上。

## 药用价值

主治风寒湿痹、关节肿痛，外治带状疱疹。

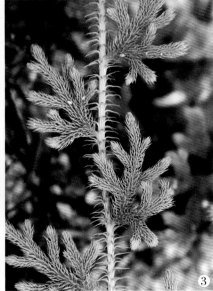

❶ 植株　　❷ 孢子囊穗　　❸ 枝叶

## 相似种 藤石松

*Lycopodiastrum casuarinoides* (Spring) Holub ex Dixit

　　大型土生植物。地下茎长而匍匐，地上主茎木质藤状，伸长攀缘达数米，圆柱形，具疏叶；不育枝黄绿色，圆柱形；能育枝柔软，红棕色；小枝扁平，多回二叉分枝。叶螺旋状排列，贴生，卵状披针形至钻形。孢子囊穗每6～26个一组，生于多回二叉分枝的孢子枝顶端，排列成圆锥状；孢子囊生于孢子叶叶腋，圆肾形。分布于华东、华南、华中及西南大部分地区。生于海拔100～3100米的林下、林缘、灌丛中或沟边。

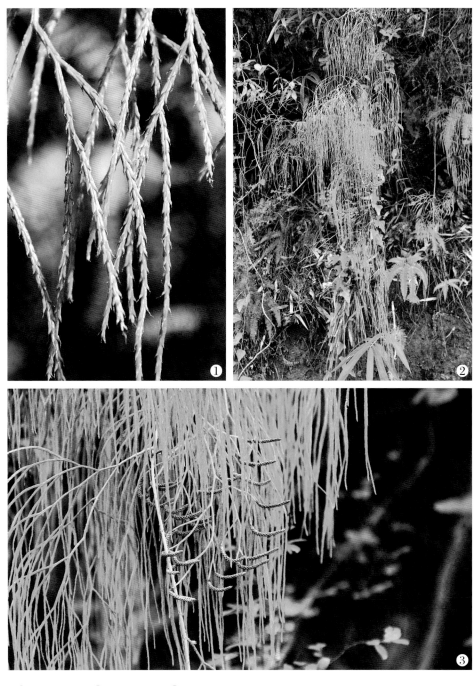

❶ 枝叶　　❷ 植株　　❸ 孢子囊穗

# 4 紫萁

| | | | |
|---|---|---|---|
| 学　名 | *Osmunda japonica* Thunb. | 科　名 | 紫萁科 |
| 畲族名 | 黄狗头 | 土　名 | 郎汤光 |

## 形态特征

　　叶簇生，二型，三角广卵形；不育叶叶片阔卵形，二回羽状；羽片 3～7 对，对生，长圆形，基部 1 对稍大；小羽片无柄，长圆形或长圆状披针形，先端钝或短尖，基部圆形或近截形，边缘密生细齿；能育叶二回羽状，小羽片紧缩成线形，沿下面中脉两侧背面密生孢子囊，孢子囊棕色。

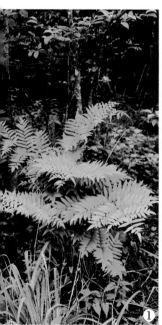
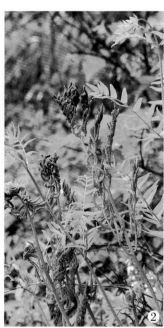
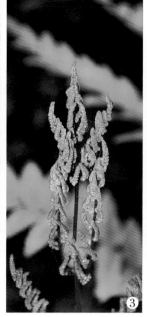
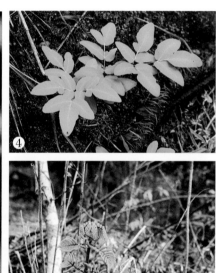

❶ 植株　　❷ 不育叶和能育叶　　❸ 能育叶　　❹ 小苗　　❺ 幼苗

## 分布与生境

　　分布于甘肃、山东、江苏、安徽、浙江、江西、福建、河南、湖北、湖南、广东、广西、四川、贵州、云南等地。生于林下或溪边酸性土中。

## 药用价值

　　主治流行性乙型脑炎、流行性感冒、腮腺炎、麻疹、水痘、痢疾、便血、衄血、子宫出血、外伤出血，还可预防麻疹。中医另用于治疗病毒性感冒、热毒泻痢、痈疮肿毒、吐血、虫积腹痛。

# 5 芒萁

| | | | |
|---|---|---|---|
| 学　名 | *Dicranopteris dichotoma*（Thunb.）Berhn. | 科　名 | 里白科 |
| 畲族名 | 孬巨　蒙干笋 | 土　名 | 郎衣 |

## 形态特征

　　根状茎横走。叶远生；叶轴 1～3 回二叉分枝，一回羽轴比二回羽轴粗而长，三回的最细最短，末回羽片披针形或宽披针形；裂片平展，35～50 对，线状披针形，先端钝，常微凹；叶纸质，上面黄绿色或绿色，下面灰白色。孢子囊群圆形，由 5～8 个孢子囊组成。

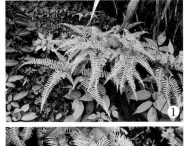
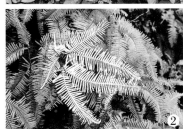
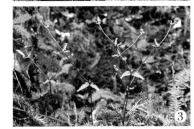
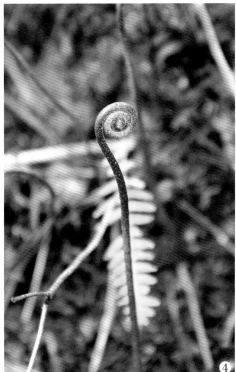
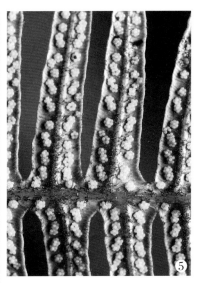

❶ 植株
❷ 叶背
❸ 小苗
❹ 幼苗
❺ 孢子囊群

## 分布与生境

　　分布于江苏南部、浙江、江西、安徽、湖北、湖南、贵州、四川、福建、台湾、广东、香港、广西、云南等地。生于强酸性土的荒坡或林缘。

## 药用价值

　　主治湿热臌胀、小便涩痛、白带、血崩、鼻衄，外治跌打损伤、外伤出血、烫伤。中医另用于治疗肺热咯血、尿道炎、膀胱炎、小便不利、水肿、月经过多，外治骨折、蜈蚣咬伤。

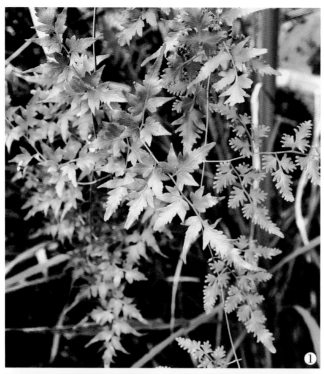

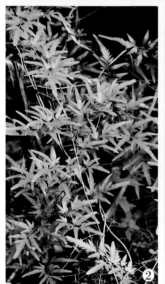

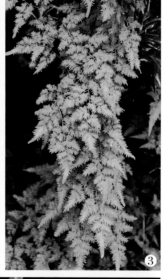

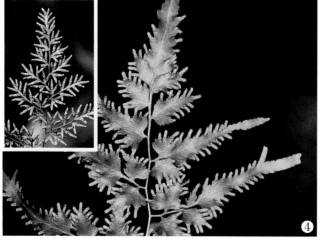

 **6 海金沙**

| 学　名 | *Lygodium japonicum*（Thunb.）Sw. |
| 科　名 | 海金沙科 |
| 畲族名 | 过路青　铜丝藤 |
| 土　名 | 铜丝笼 |

### 形态特征

植株攀缘。羽片多数，二型。不育羽片三角形，长宽几相等，二回羽状；一回羽片3～4对，二回小羽片1～3对。能育羽片卵状三角形，二回羽状；一回小羽片4～5对，二回小羽片3～4对。孢子囊穗排列稀疏，流苏状，暗褐色，无毛。

### 分布与生境

分布于江苏、浙江、安徽、福建、台湾、广东、香港、广西、湖南、贵州、四川、云南、陕西等地。生于林中、林缘、灌草丛中。

### 药用价值

主治尿路结石及感染、湿热黄疸、肝炎、肠炎、细菌性痢疾、湿疹、赤白带下，外治疗疮肿毒、带状疱疹、外伤出血。为地方标准收录的畲药。中医另用于治疗热淋、石淋、血淋、膏淋、尿道涩痛。现代药理研究表明还具有降血糖、抗氧化等作用。

❶ 植株
❷ 不育叶
❸ 能育叶
❹ 孢子囊穗

# 7 乌蕨

| | |
|---|---|
| **学 名** | *Stenoloma chusanum* Ching |
| **科 名** | 陵齿蕨科 |
| **畲 族 名** | 高骨墙鸡 |
| **土 名** | 漆祖公 |

## 形态特征

　　叶近生或近簇生；叶片披针形，先端渐尖，基部不变狭，四回羽状；羽片15～25对，互生，密接，有短柄，斜展，卵状披针形，先端渐尖，基部楔形，近基部的三回羽状；叶坚草质，通体光滑。孢子囊群边缘着生，每裂片上常1枚，少有2枚，顶生于1～2条细脉上。

## 分布与生境

　　分布于浙江、福建、台湾、安徽、江西、广东、海南、香港、广西、湖南、湖北、四川、贵州及云南等地。生于海拔200～1900米的林缘、路旁及梯田旁，少有生于林下。

## 药用价值

　　主治肝炎、肠炎、细菌性痢疾、乳腺炎、胆道结石、雷公藤中毒，外治外伤出血、烫伤、皮肤湿疹。

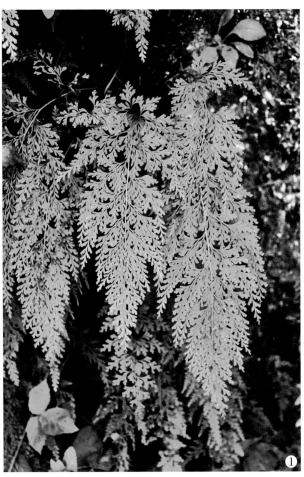

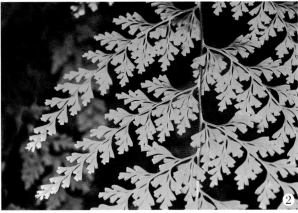

❶ 植株
❷ 叶
❸ 孢子囊群

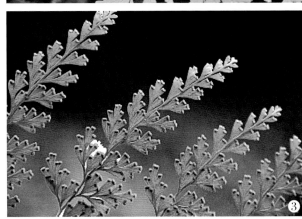

# 8 野雉尾金粉蕨

| 学　　名 | *Onychium japonicum* (Thunb.) Kze. | 科　　名 | 中国蕨科 |
|---|---|---|---|
| 畲族名 | 高骨青柏　阴地柏 | 土　　名 | 乌韭　丝米草 |

## 形态特征

叶近簇生；叶片卵状三角形或卵状披针形，四回羽状细裂；羽片 9～11 对，互生，基部一对最大，三回羽裂；各回小羽片彼此接近，末回能育小羽片或裂片线状披针形，末回不育裂片短而狭。孢子囊群线形，囊群盖短线形，膜质，灰白色。

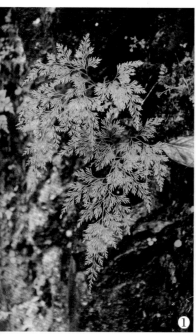
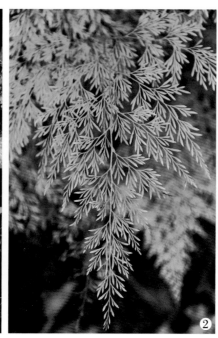
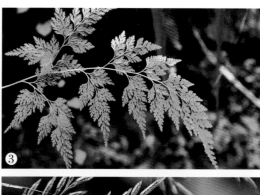
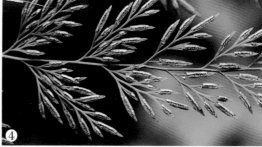

❶ 植株　　❷ 能育叶　　❸ 不育叶　　❹ 孢子囊群

## 分布与生境

广泛分布于华中、东南及西南地区，向北达陕西、河南、河北。生于海拔 20～2200 米的林缘、路边，少有生于林下。

## 药用价值

主治外感风热、咽喉肿痛、牙痛、黄疸、痢疾、各种出血、疔疮、烫伤、雷公藤中毒。中医另用于治疗急性胃肠炎。

## 相似种 栗柄金粉蕨

*Onychium japonicum* (Thunb.) Kze. var. *lucidum* (Don) Christ

　　作为野雉尾金粉蕨的变种，和原变种不同点在于植株较高大且粗壮，叶柄栗色或棕色，叶质较厚，裂片较狭长。分布于浙江、福建、湖北、四川、贵州、云南等地。生于林缘、路边。

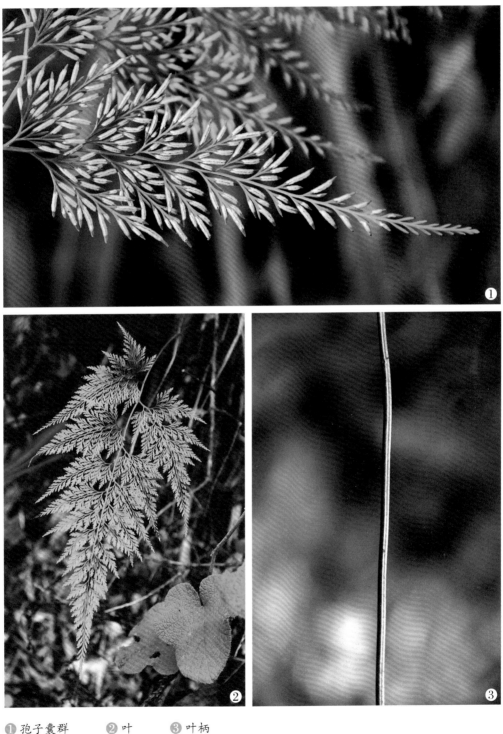

❶ 孢子囊群　　　❷ 叶　　　❸ 叶柄

# 9 虎尾铁角蕨

| | | | |
|---|---|---|---|
| **学　名** | *Asplenium incisum* Thunb. | **科　名** | 铁角蕨科 |
| **畲族名** | 鹅口药 | **土　名** | 墙春草 |

## 形态特征

叶簇生；叶片阔披针形，两端渐狭，先端渐尖，二回羽状；羽片 12～22 对，下部的对生或近对生，中部各对羽片彼此疏离；小羽片 4～6 对，互生，斜展，彼此密接，基部一对较大；叶薄草质。孢子囊群椭圆形，棕色，斜向上，紧靠主脉，不达叶边，整齐。

## 分布与生境

分布于辽宁、陕西、甘肃、山东、江苏、安徽、浙江、江西、福建、台湾、河南、湖南、四川、贵州等地。常生于海拔 10～1600 米的建筑物围墙墙脚和园地石缝中。

## 药用价值

主治肝炎、小儿惊风、指头炎、小便不利。中医另用于治疗肺热咳嗽、牙痛、毒蛇咬伤等。

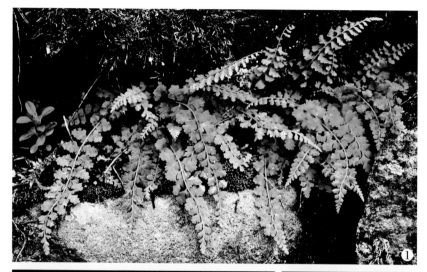

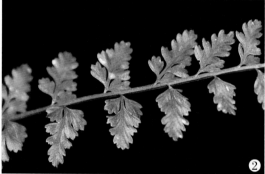

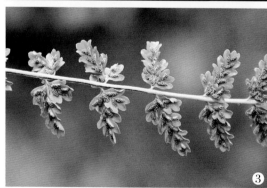

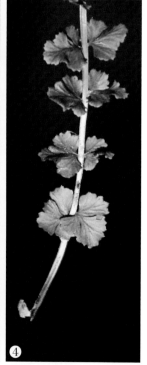

❶ 植株　　　❷ 中部叶
❸ 孢子囊群　❹ 下部叶

**相似种** 北京铁角蕨

*Asplenium pekinense* Hance

　　叶簇生；叶片披针形，先端渐尖，基部略变狭，二回羽状或三回羽裂；羽片9～11对，互生，三角状长圆形；叶脉两面均明显，上面隆起；叶坚草质。孢子囊群近椭圆形，斜向上，成熟后为深棕色，常满铺小羽片下面。广布于内蒙古、河北、山西、陕西、宁夏、甘肃、山东、江苏、浙江、福建、台湾、河南、湖北、湖南、广东、广西、四川、贵州、云南等地。生于海拔380～3900米的岩石上或石缝中。

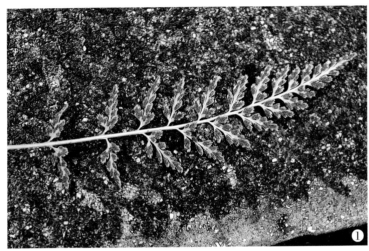

❶ 孢子囊群
❷ 植株

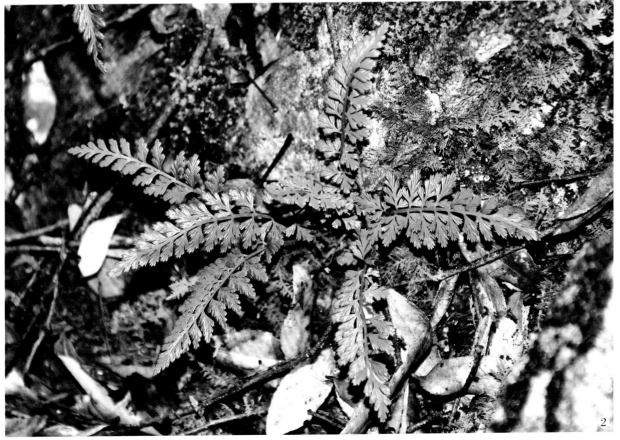

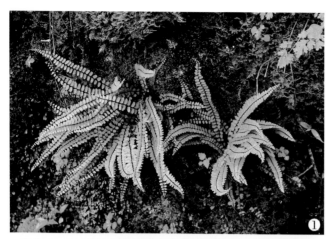

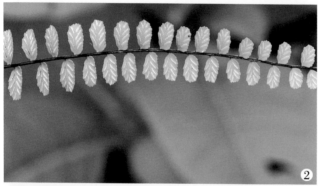

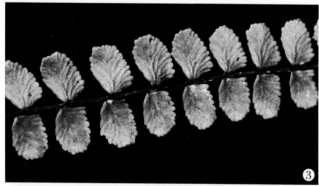

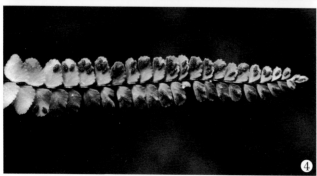

❶ 植株　　❷ 孢子囊群
❸ 叶　　　❹ 成熟孢子囊群

# 10 铁角蕨

| 学　名 | *Asplenium trichomanes* L. |
| 科　名 | 铁角蕨科 |
| 畲族名 | 墙串　吓草 |
| 土　名 | 墙边柏 |

## 形态特征

叶密集簇生；叶柄栗褐色，有光泽，有1条纵沟，两侧各有1条膜质全缘狭翅；叶片线形，先端渐尖，基部略变狭；叶纸质，一回羽状，羽片约20～30对，平展，长圆形或斜卵形；叶脉羽状，不明显。孢子囊群阔线形，灰白色。

## 分布与生境

广布于山西、陕西、甘肃、新疆、江苏、安徽、浙江、江西、福建、台湾、河南、湖北、湖南、广东、广西、四川、贵州、云南及西藏等地。生于海拔400～3400米的林下山谷岩石上或石缝中。

## 药用价值

主治中暑、食积腹泻、各种出血、痢疾、月经不调、小儿高热惊风，外治疖、无名肿痛、扭挫伤、烫伤。

**相似种** 三翅铁角蕨

*Asplenium tripteropus* Nakai

　　与铁角蕨极相似，最大的区别在于本种叶柄具3棱，每棱各有1条膜质狭翅。生于林下岩石上。景宁畲族自治县鹤溪、红星街道有分布，少见。

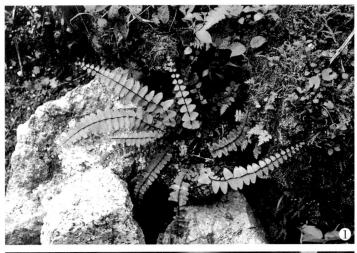

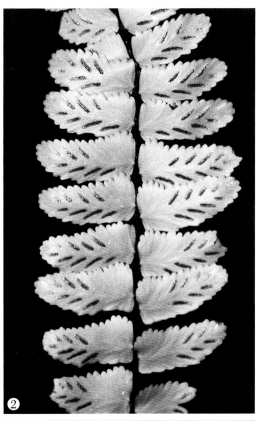

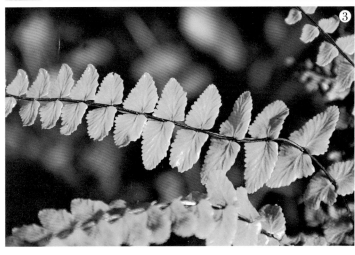

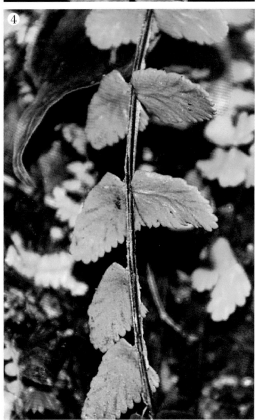

❶ 植株
❷ 孢子囊群
❸ 叶
❹ 叶柄

# ⑪ 珠芽狗脊

| 学　名 | *Woodwardia prolifera* Hook. et Arn. |
| 科　名 | 乌毛蕨科 |
| 畲族名 | 贯众花 |

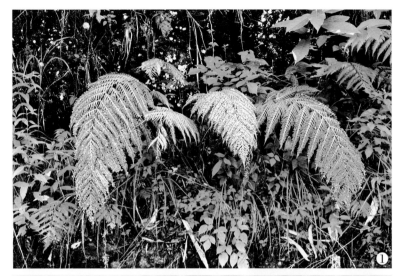

## 形态特征

叶近簇生；叶柄粗壮，褐色；叶片长卵形或椭圆形，先端渐尖，二回羽状深裂达羽轴两侧的狭翅；羽片5～9（～13）对，斜展，彼此密接；叶革质，无毛，叶脉明显，羽片上面通常生小珠芽。孢子囊群粗短，形似新月，顶端略向外弯。

## 分布与生境

广布于广西、广东、湖南、江西、安徽、浙江、福建及台湾等地。生于低海拔的坡地阴湿处或溪边，喜酸性土。

## 药用价值

主治麻疹、流行性乙型脑炎、流行性感冒、腮腺炎、水痘、痢疾、便血、衄血、子宫出血、外伤出血。

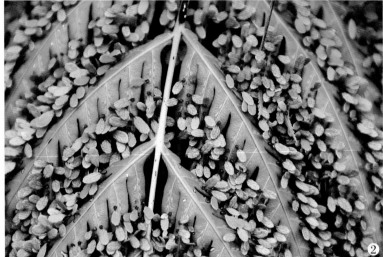

❶植株　　❷小珠芽　　❸孢子囊群

## 相似种 狗脊

*Woodwardia japonica* (L. f.) Sm.

叶簇生；叶片长圆形或卵状披针形，二回羽裂，顶生羽片卵状披针形或长三角状披针形，侧生羽片(4～) 7～16 对，先端渐尖并为深羽裂；叶脉明显，两面均隆起；叶近革质，两面无毛或下面疏被短柔毛。孢子囊群线形，通直，呈单行排列。广布于长江流域以南各地。生于疏林下。

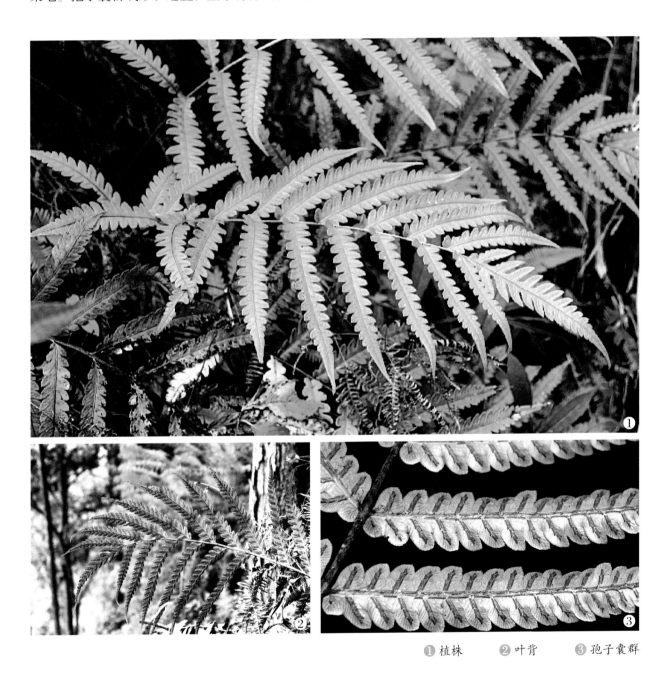

❶ 植株　❷ 叶背　❸ 孢子囊群

# 12 阴石蕨

| 学 名 | *Humata repens* (L. f.) Diels | 科 名 | 骨碎补科 |

畲 族 名 石差豆

### 形态特征

叶疏生；叶片三角状卵形，先端渐尖，二回羽状深裂；羽片6～10对，无柄，以狭翅相连，基部一对最大，近三角形或三角状披针形，裂片3～5对；叶脉上面不明显，下面粗而明显，褐棕色或深棕色，羽状；叶革质，两面均光滑或下面沿叶轴偶有少数棕色鳞片。孢子囊群沿叶缘着生，囊群盖半圆形，棕色。

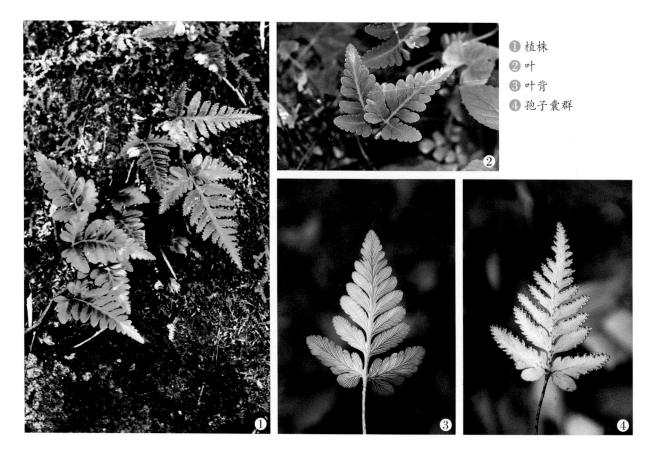

❶ 植株
❷ 叶
❸ 叶背
❹ 孢子囊群

分布于浙江、江西、福建、台湾、广东、海南、广西、四川、贵州、云南等地。生于海拔500～1900米的溪边树上或阴处岩石上。景宁畲族自治县渤海、东坑、梅歧等乡镇有分布，较少见。

### 药用价值

主治跌打损伤、骨折、中风。

# 13 圆盖阴石蕨

| 学　　名 | *Humata tyermanni* Moore |
|---|---|
| 科　　名 | 骨碎补科 |
| 畲族名 | 老鼠尾巴 |
| 土　　名 | 老鼠尾巴 |

## 形态特征

叶疏生；叶片长三角状卵形，先端渐尖，3～4回羽状深裂；羽片约10对，基部一对最大，长三角形，三回深羽裂；一回小羽片6～8对，二回小羽片5～7对，裂片近三角形；叶脉上面隆起，下面不见，羽状，小脉单一或分叉，不达叶边；叶革质，两面光滑。孢子囊群生于二回小羽片上侧小脉顶端，囊群盖近圆形。

## 分布与生境

广布于华东和华南地区，也分布于湖南、贵州、重庆、云南。附生于海拔300～1700米的林下树干或岩石上。

## 药用价值

主治腰肌劳损、伤筋骨折、关节酸痛、吐血、便血、血尿、乳痈、带状疱疹、荨麻疹、疮疖、脱肛。

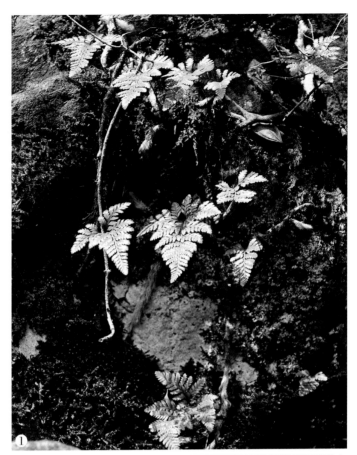
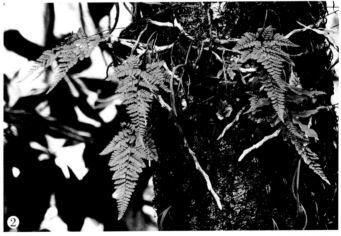
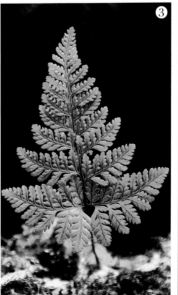
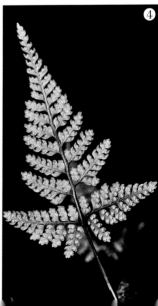

❶❷ 植株及生境
❸ 叶
❹ 孢子囊群

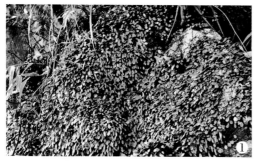
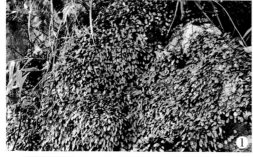
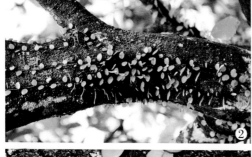
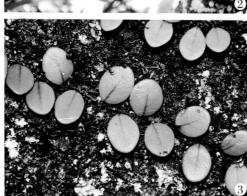
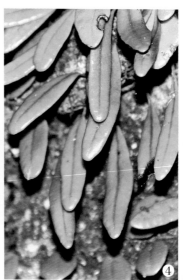
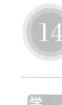

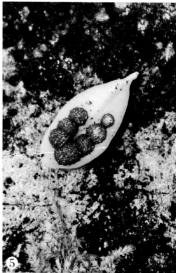
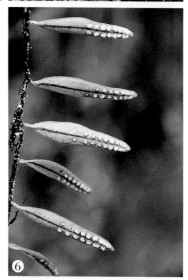
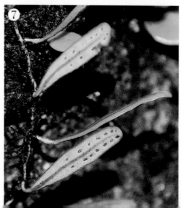

## 14 抱石莲

| 学　名 | *Lepidogrammitis drymoglossoides* (Baker) Ching |
|---|---|
| 科　名 | 水龙骨科 |
| 畲族名 | 岩石藤儿　仙人指甲　豆爿草 |
| 土　名 | 金丝鱼鳖草 |

### 形态特征

　　叶远生，二型；不育叶长圆形至卵形，长 1～2 厘米或稍长，先端圆头或钝圆，基部楔形，几无柄，全缘；能育叶舌形或倒披针形，基部狭缩，几无柄或具短柄，有时与不育叶同形，肉质，上面光滑，下面疏被鳞片。孢子囊群圆形，沿主脉两侧各成一行，位于主脉与叶边之间。

### 分布与生境

　　广布于长江流域各地及福建、广东、广西、贵州、陕西和甘肃。附生于海拔 200～1400 米的林下阴湿树干和岩石上。

### 药用价值

　　主治肺结核咯血、风湿痹痛、肾炎水肿、小儿发热惊风、尿路感染、疔疮、瘰疬。

❶❷ 植株及生境
❸ 不育叶
❹ 能育叶
❺ 与不育叶同形的能育叶及孢子囊群
❻❼ 孢子囊群

## 相似种 骨牌蕨

*Lepidogrammitis rostrata*
(Bedd.) Ching

叶远生,一型;叶卵状披针形,先端锐尖,基部楔形,肉质。主脉两面均隆起,小脉稍可见,有单一或分叉的内藏小脉。孢子囊群圆形,通常位于叶片最宽处以上,在主脉两侧各成一行,略靠近主脉。分布于浙江、广东、海南、广西、贵州和云南。生于林下树干上或岩石上。景宁畲族自治县东坑等乡镇有分布。

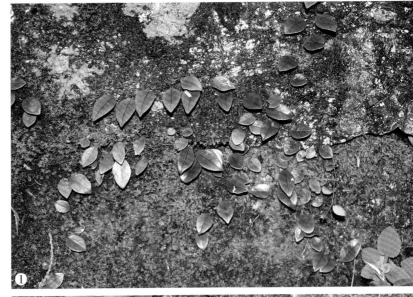

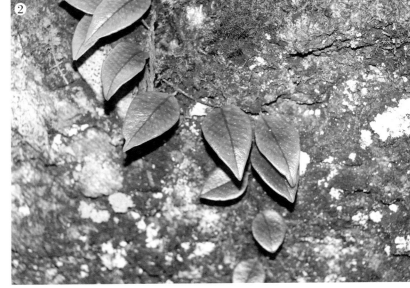

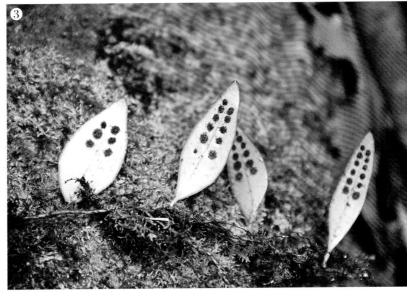

❶ 植株

❷ 叶

❸ 孢子囊群

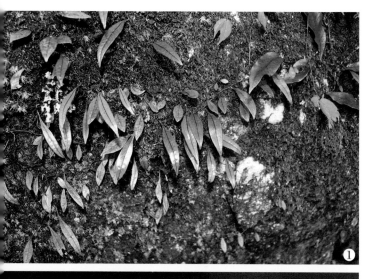

## 相似种 披针骨牌蕨

*Lepidogrammitis diversa* (Rosenst.) Ching

　　叶远生，近二型；不育叶叶片阔披针形、披针形至椭圆状披针形，先端锐尖或长渐尖；能育叶叶片较狭长，披针形或有时为狭披针形，先端渐尖，叶柄比不育叶长。孢子囊群圆形，在主脉两侧各成一行，略近主脉。分布于台湾、浙江、江西、福建、广东、广西、湖南、贵州等地。生于林缘岩石上。景宁畲族自治县东坑等乡镇有分布。

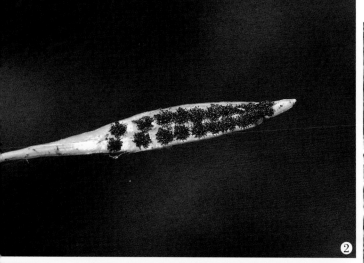

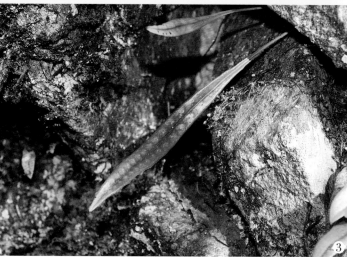

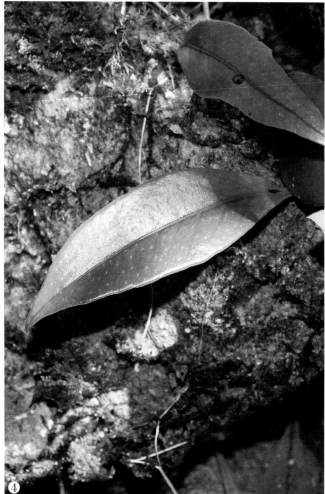

❶ 植株　　❷ 孢子囊群　　❸ 能育叶　　❹ 不育叶

## 15 庐山石韦

| | |
|---|---|
| **学 名** | *Pyrrosia sheareri* (Baker) Ching |
| **科 名** | 水龙骨科 |
| **畲族名** | 石刀 |
| **土 名** | 坛刀 |

### 形态特征

叶簇生或近生，一型；叶片椭圆状披针形，先端短尖或短渐尖，基部近圆形、圆形或不对称圆耳形，全缘，革质，表面疏被星芒状毛或近无毛，背面密被星状毛。孢子囊群呈不规则点状排列于侧脉间，布满基部以上的叶片背面，成熟时孢子囊开裂呈砖红色。

### 分布与生境

分布于台湾、福建、浙江、江西、安徽、湖北、广东、广西、云南、贵州、四川等地。附生于海拔 60～2100 米的林下岩石或树干上。

### 药用价值

主治肾炎水肿、尿路感染、尿路结石、尿血、慢性支气管肺炎，外用治疗刀伤出血、烫伤。中医另用于治疗热淋、血淋、石淋、小便不通、淋漓涩痛、肺热咳喘、吐血、衄血、崩漏。

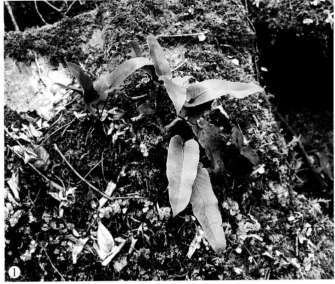

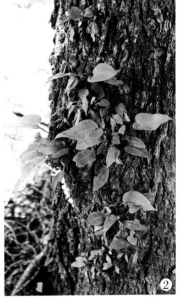

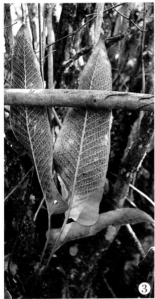

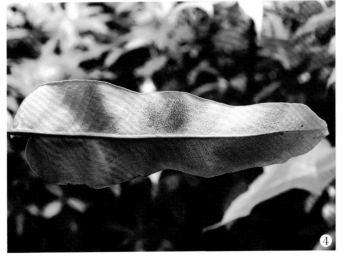

❶ 植株及生境　❷ 小苗及生境
❸ 成熟孢子囊群　❹ 叶背及孢子囊群

## 相似种 石韦

*Pyrrosia lingua* (Thunb.) Farwell

　　叶远生，近二型；叶片厚革质，上面近无毛，下面被星状毛；不育叶披针形或长圆披针形，先端渐尖，基部渐狭，楔形，全缘。孢子囊群近圆形，布满整个叶片背面或表面，成熟后孢子囊开裂外露呈砖红色。分布于长江以南地区，北至甘肃，西到西藏，东及台湾。附生于海拔 100～1800 米的林下树干上或稍干燥的岩石上。

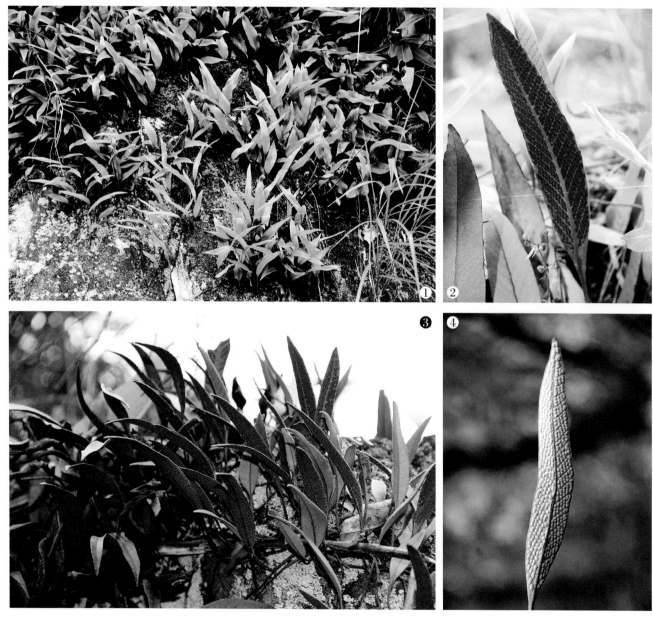

❶ 群体　　❷ 成熟孢子囊群　　❸ 叶背　　❹ 孢子囊群

## 相似种 有柄石韦

*Pyrrosia petiolosa* (Christ) Ching

叶远生，一型，具长柄，通常与叶片近等长，均被星状毛；叶片卵形至长圆形，钝头，基部楔形，下延，厚革质，全缘，上面疏被星状毛并有洼点，下面密被灰棕色或黄白色星状毛；能育叶较大。孢子囊群布满叶片下面，成熟时扩散并汇合。分布于东北、华北、西北、西南和长江中下游地区。多附生于海拔250～2200米的干旱裸露岩石上。景宁畲族自治县红星、大均等乡镇（街道）有分布。

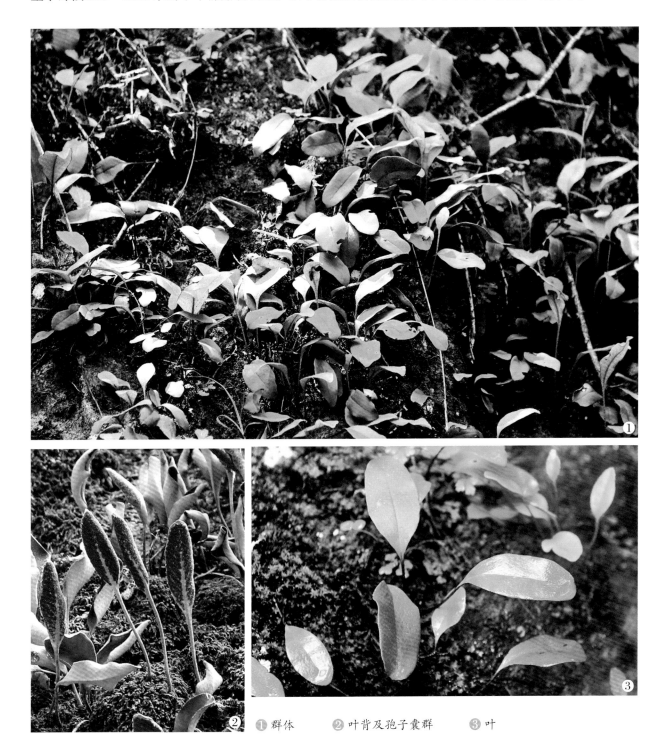

❶ 群体　　❷ 叶背及孢子囊群　　❸ 叶

# 16 石蕨

| 学　名 | *Saxiglossum angustissimum* (Gies.) Ching | 科　名 | 水龙骨科 |
| --- | --- | --- | --- |
| 畲族名 | 石壁蓬 | 土　名 | 坛头蕨 |

### 形态特征

叶远生；叶片线形，钝尖头，基部渐狭缩，革质，边缘向下强烈反卷，幼时上面疏被星状毛，下面密被黄色星状毛。孢子囊群线形，沿中脉两侧各成一行，幼时被反卷的叶边覆盖，成熟时张开，孢子囊外露。

### 分布与生境

分布于台湾、福建、浙江、江西、广东、广西、湖南、贵州、四川、湖北、安徽、河南、陕西、山西、甘肃等地。生于海拔700~2000米的阴湿岩石或树干上。景宁畲族自治县大均、梧桐、毛垟、景南等乡镇有分布。

### 药用价值

主治小儿惊风、咳嗽、百日咳、目翳、小便不通、跌打损伤。中医另用于治疗目赤、咽喉肿痛、白带、风湿腰腿痛、咯血、吐血、衄血、崩漏。

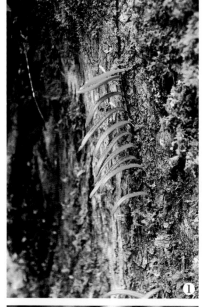
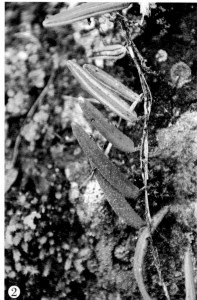
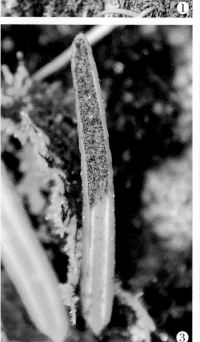
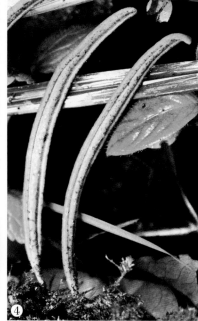
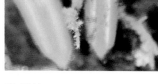

❶ 植株
❷ 叶及叶背
❸ 成熟时孢子囊群（叶边张开）
❹ 幼时孢子囊群（被反卷叶边覆盖）

# 17 金鸡脚假瘤蕨

| 学　名 | *Phymatopteris hastata* (Thunb.) Pic. Serm. |
| --- | --- |
| 科　名 | 水龙骨科 |
| 畲族名 | 金鸡脚 |
| 土　名 | 鸭掌草 |

## 形态特征

叶远生，纸质，背面略呈灰白色，两面无毛；叶柄禾秆色，光滑无毛；叶形单叶，形态变化极大，通常指状3裂，有时单叶不分裂、二叉与指状3裂并存；裂片披针形，先端渐尖，全缘或略呈波状，或有细浅钝齿。孢子囊群圆形，沿中脉两侧各排成1行，着生于中脉与叶缘之间。

## 分布与生境

分布于云南、西藏、四川、贵州、广西、广东、湖南、湖北、江西、福建、浙江、江苏、安徽、山东、辽宁、河南、陕西、甘肃、台湾等地。生于林缘土坎上。

## 药用价值

主治小儿惊风、感冒咳嗽、小儿支气管肺炎、咽喉肿痛、肠炎、痢疾、中暑腹痛、湿热痹痛，外治痈疖、毒蛇咬伤。

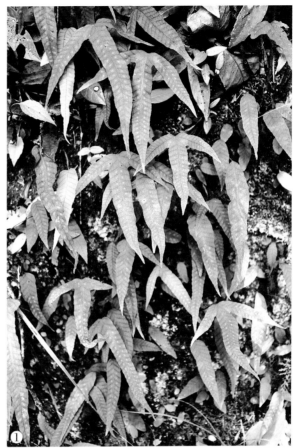
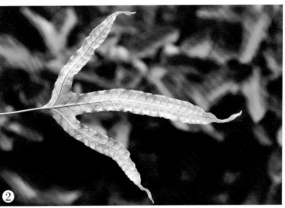
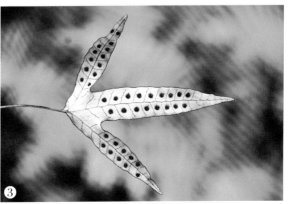

❶ 植株
❷ 孢子囊群
❸ 成熟孢子囊群

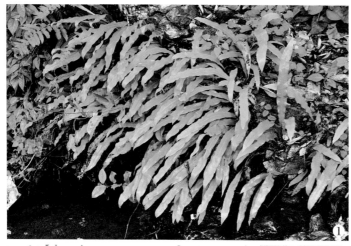

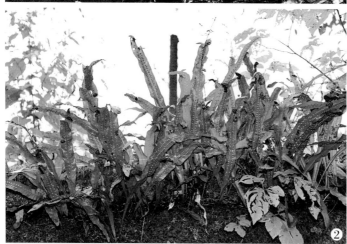

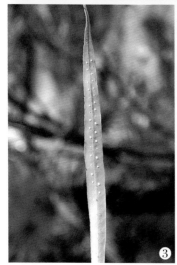

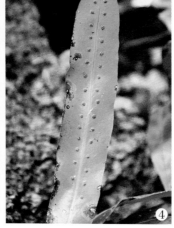

❶ 植株　　　❷ 叶背
❸ 孢子囊群　❹ 成熟孢子囊群

## 18 江南星蕨

| 学　名 | *Microsorum fortunei* (T. Moore) Ching |
| 科　名 | 水龙骨科 |
| 畲族名 | 山海带　七星剑 |
| 土　名 | 山海草 |

### 形态特征

叶远生，厚纸质，下面淡绿色或灰绿色，两面无毛；叶柄淡褐色，上面有浅沟，基部疏被鳞片，向上光滑；叶片线状披针形，先端长渐尖，基部渐狭，下延至叶柄形成狭翅，全缘。孢子囊群大，圆形，沿中脉两侧排列成较整齐的1行或有时为不规则的2行，靠近中脉。

### 分布与生境

主要分布于长江流域及以南各地，北达陕西和甘肃。多生于海拔300～1800米的林下岩石或树干上。

### 药用价值

主治小儿惊风、肺结核咯血、黄疸、痢疾、白带过多、尿路感染、结膜炎、丹毒、湿疹、淋巴结结核、指头炎、毒蛇咬伤。

**相似种** 表面星蕨

*Microsorum superficiale* (Blume) Ching

叶远生，厚纸质，两面光滑；叶柄两侧有狭翅，基部疏生鳞片；叶片狭披针形，先端渐尖，基部急变狭成楔形并下延于叶柄两侧形成翅，全缘或略呈波状。孢子囊群圆形，小而密，散生于叶片下面的中脉与叶边之间，呈不整齐多行。分布于安徽、浙江、江西、福建、台湾、湖北、湖南、广东、广西、四川、贵州、云南和西藏等地。攀缘于海拔200~2000米的林中树干上或附生于岩石上。

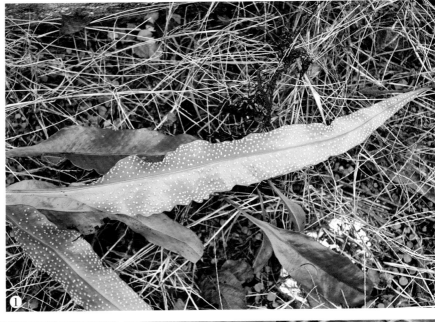

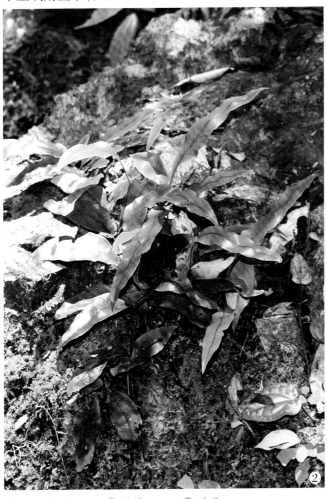

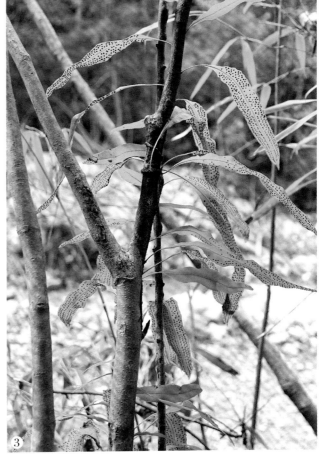

❶ 孢子囊群　　❷ 植株　　❸ 叶背

# 19 槲蕨

| | | | |
|---|---|---|---|
| 学　名 | *Drynaria roosii* Nakaike | 科　名 | 槲蕨科 |
| 畲族名 | 猢狲姜　猴姜 | 土　名 | 猢狲姜 |

## 形态特征

　　叶二型，纸质；基生不育叶圆形，基部心形，边缘粗浅裂，黄绿色，后变枯棕色；能育叶叶柄具明显的狭翅，深羽裂到距叶轴 2～5 毫米处，裂片 7～13 对，互生，边缘有不明显疏钝齿；叶脉两面均明显。孢子囊群圆形，沿中脉两侧各排成 2 行至数行。

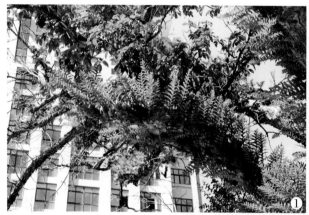
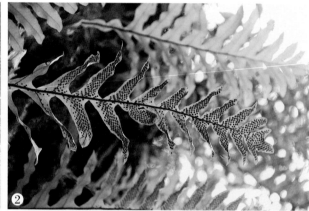

## 分布与生境

　　分布于江苏、安徽、江西、浙江、福建、台湾、海南、湖北、湖南、广东、广西、四川、重庆、贵州、云南等地。附生于海拔 100～1800 米的林中树干或岩石上。

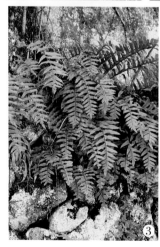
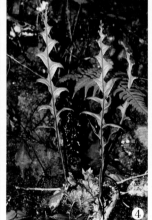
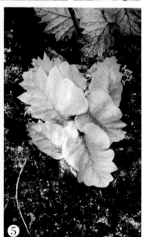

❶❸ 植株及生境　　❷ 孢子囊群
❹ 幼苗　　❺ 基生不育叶

## 药用价值

　　主治肾虚久泻、耳鸣、牙痛、腰肌劳损、风湿痹痛、跌打损伤、骨折。中医另用于治疗秃斑、白癜风、鸡眼等。现代药理研究表明还具有强心、镇痛、镇静、降血脂等作用。

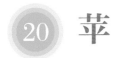

# 20 苹

| 学 名 | *Marsilea quadrifolia* L. | 科 名 | 苹科 |
|---|---|---|---|
| 畲族名 | 水铜钱 | 土 名 | 浮萍草 |

## ❊ 形态特征

　　浅水水生、偶泥沼生植物。叶片由 4 片倒三角形小叶组成，呈十字形，外缘半圆形，基部楔形，全缘，草质。叶脉从小叶基部向上呈放射状分叉，组成狭长网眼，伸向叶边。孢子果双生或单生于短柄上。每个孢子果内含多数孢子囊，大小孢子囊同生于孢子囊托上，一个大孢子囊内只有一个大孢子，而小孢子囊内有多个小孢子。

## ❊ 分布与生境

　　广布于全国各地。生于水田或沟塘中。

## ❊ 药用价值

　　主治感冒发热、小儿肺炎、脚气、疟疾、结膜炎、尿道感染，外治疮疖痈肿、丹毒、毒蛇咬伤、溃疡瘘管。

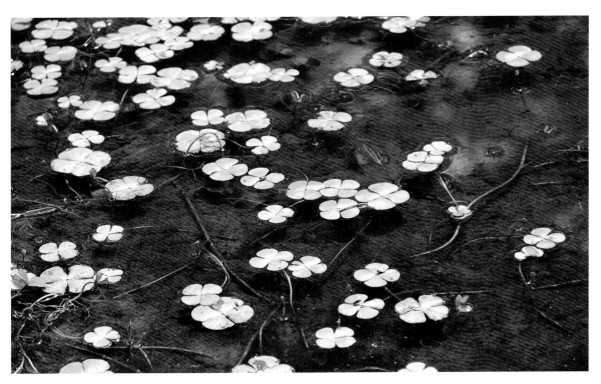

植株

## 相似种 浮萍

*Lemna minor* L.

漂浮小草本。叶状体对称，两面均呈绿色，宽倒卵形或椭圆形，全缘，上面稍凸起或沿中线隆起，脉3条，不明显，背面垂生丝状根1条。繁殖时以叶状体侧边出芽，形成新个体。分布于南北各地。生于水田、池沼或其他静水水域。

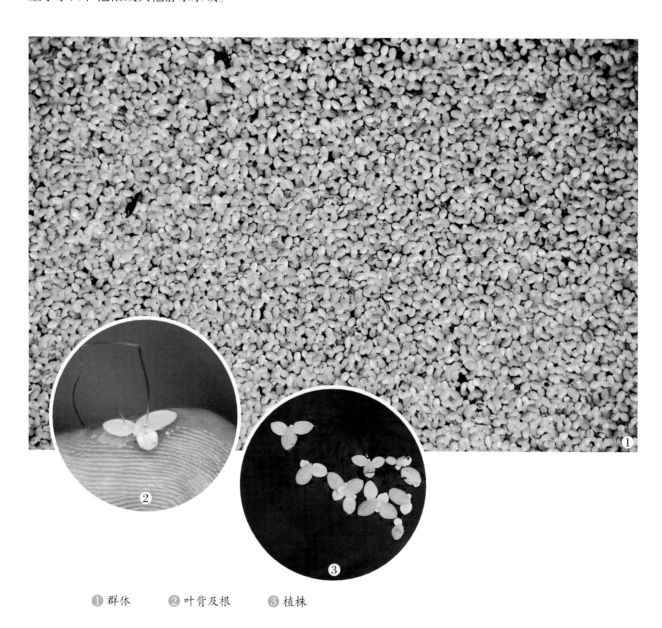

① 群体　② 叶背及根　③ 植株

# 21 槐叶苹

| 学 名 | *Salvinia natans* (L.) All. | 科 名 | 槐叶苹科 |
|---|---|---|---|
| 畲族名 | 水蜈蚣 | 土 名 | 蜈蚣萍 |

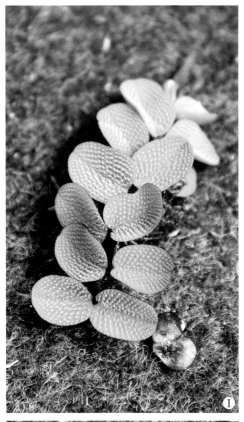

### 形态特征

　　小型漂浮植物。茎细长横走，被褐色节状毛。三叶轮生，上面二叶漂浮水面，形如槐叶，叶片长圆形或椭圆形，先端钝圆，基部圆形或稍呈心形，全缘；下面一叶悬垂水中，细裂成线状，形如须根；叶柄长 1 毫米或近无柄；叶脉斜出，在主脉两侧有小脉 15～20 对；叶草质，上面深绿色，下面密被棕色茸毛。孢子果 4～8 个簇生于沉水叶的基部，表面疏生成束短毛。

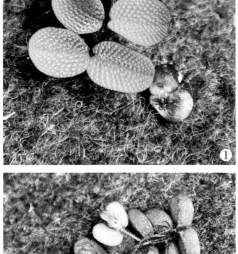

### 分布与生境

　　广布于全国各地。生于水田、沟塘和静水溪河内。

### 药用价值

　　主治感冒、麻疹未透、虚劳发热，外治疗毒痈肿、湿疹、丹毒、瘀血积痛、烫伤。

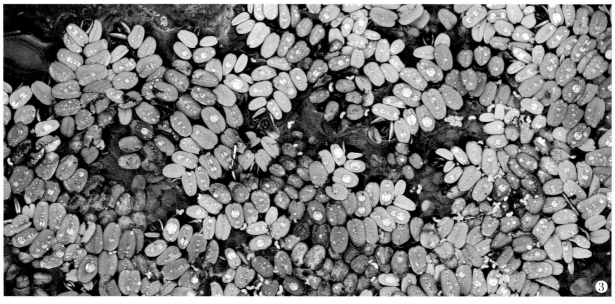

❶ 叶　　❷ 叶背　　❸ 群体

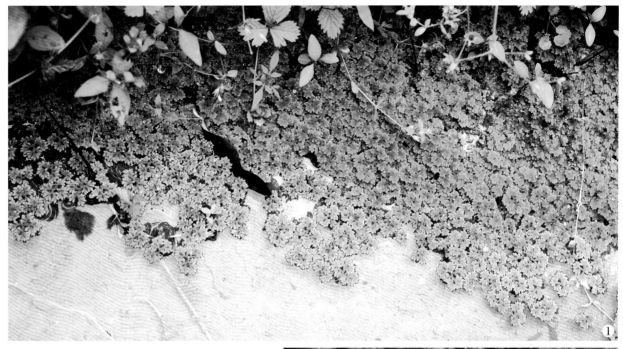

① 春夏植株　　② 秋冬植株

## 22 满江红

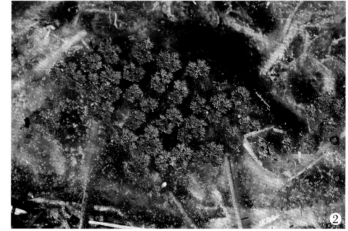

| 学　　名 | *Azolla imbricata* (Roxb.) Nakai |
| 科　　名 | 满江红科 |
| 畲族名 | 红苹　天女散花　仙女散花 |
| 土　　名 | 紫苹 |

### 形态特征

小型漂浮植物。植物体呈卵形或三角状，根状茎细长横走，侧枝腋生，假二歧分枝，向下生须根。叶小如芝麻，互生，无柄，覆瓦状排列成两行，叶片深裂分为背裂片和腹裂片，背裂片长圆形或卵形，肉质，绿色，秋后常变为紫红色，边缘无色透明，上表面密被乳状瘤突，下表面中部略凹陷。孢子果双生于分枝处。

### 分布与生境

分布于长江流域和南北各地。生于水田和静水沟塘中。

### 药用价值

主治感冒、麻疹未透、顽癣、小便不利、烫伤、丹毒。中医用于风湿关节痛、荨麻疹、皮肤瘙痒、水肿。

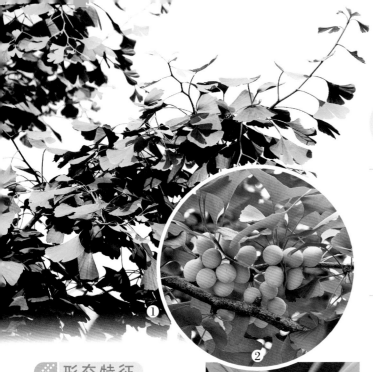

### 23 银杏

| | |
|---|---|
| **学 名** | *Ginkgo biloba* L. |
| **科 名** | 银杏科 |
| **畲族名** | 公孙树 |
| **土 名** | 白果 |

## 形态特征

乔木。叶扇形，有长柄，淡绿色，无毛，有多数叉状并列细脉，在短枝上常具波状缺刻，在长枝上常2裂，秋季落叶前变为黄色。球花雌雄异株，单性，雄球花荑荑花序状，雌球花具长梗。种子常为椭圆形、卵圆形或近圆球形，外种皮肉质，熟时黄色或橙黄色，外被白粉，有臭味。花期3~4月，种子9~10月成熟。

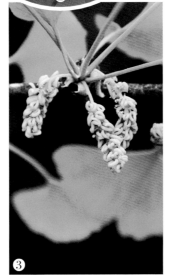
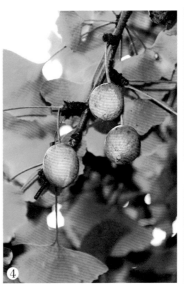
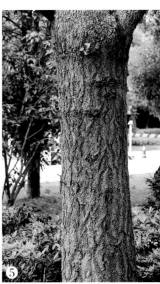

① 枝叶　　② 未成熟种子　　③ 雄球花
④ 成熟种子　　⑤ 树干

## 分布与生境

银杏为中生代孑遗稀有树种，系我国特产。浙江天目山有野生银杏分布，生于海拔 500~1000 米的酸性黄壤、排水良好的天然林中。现全国各地包括景宁畲族自治县广泛栽培。

## 药用价值

（1）叶：主治冠状动脉硬化性心脏病心绞痛、高脂血症、痢疾、象皮肿。中医另用于治疗瘀血阻络引起的胸痹心痛、中风、半身不遂、舌强语謇，冠状动脉粥样硬化性心脏病稳定型心绞痛，脑梗死。

（2）果实：主治支气管哮喘、慢性气管炎、肺结核、白带、遗精、尿频。中医用于治疗痰多喘咳、带下白浊、遗尿。现代药理研究表明还有抗衰老、抑制癌细胞等作用。

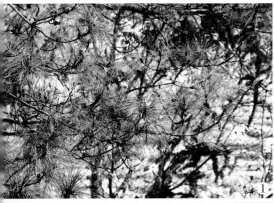

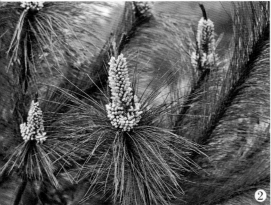

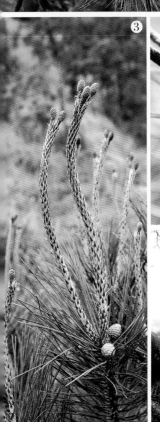

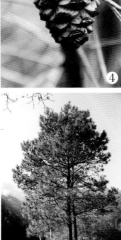

❶ 枝叶　　❷ 雄球花
❸ 雌球花　❹ 球果
❺ 植株

## 24 马尾松

| 学　名 | *Pinus massoniana* Lamb. | 科　名 | 松科 |
| 畲族名 | 苍柏籽树 | 土　名 | 松树 |

### 形态特征

　　乔木。针叶2针一束，细柔，边缘有细锯齿，叶鞘宿存。雄球花淡红色，圆柱形，聚生于新枝下部苞腋；雌球花单生或2～4个聚生于新枝近顶端，淡紫红色。球果卵圆形或圆锥状卵圆形，有短梗，熟时陆续脱落；鳞盾微隆起或平，鳞脐凹陷，无刺。花期4～5月，球果翌年10～11月成熟。

### 分布与生境

　　分布于河南西部峡口、陕西汉水流域以南、长江中下游各地，南达福建、广东、台湾北部低山及西海岸，西至四川中部大相岭东坡，西南至贵州、云南。生于干旱、瘠薄的红壤、石砾土及沙质土，为荒山恢复森林先锋树种。

### 药用价值

　　(1) 松花粉：主治咳嗽，外治金疮出血、初生儿红臀、皮肤湿疹。中医用于治疗外伤出血、湿症、黄水疮、皮肤糜烂、脓水淋漓。现代药理研究表明还具有调节免疫功能、抗疲劳、改善胃肠功能、调节血脂和保护肝脏等作用。

　　(2) 松节：主治跌打损伤、风湿痹痛、关节酸痛。中医用于风湿关节痛、腰腿痛、大骨节病、跌打肿痛。现代药理研究表明还具有镇痛抗炎作用。

　　(3) 松香：主治风湿痹痛、耳鸣耳聋，外治痈疖、癣疥、损伤肿痛。中医另用于治疗湿疹、外伤出血、烧烫伤。

　　(4) 松针：主治风寒湿痹、浮肿、失眠、血小板减少性紫癜、夜盲症、冻疮。中医另用于治疗流行性感冒、风湿关节痛、跌打肿痛、高血压、神经衰弱。现代药理研究表明还具有抗衰老、抗肿瘤、抗炎等作用。

　　(5) 松木皮：主治筋骨损伤，外治疮疽初起、头癣白秃、风疹烦痒、金疮出血、烫伤。中医另用于治疗小儿湿疹。

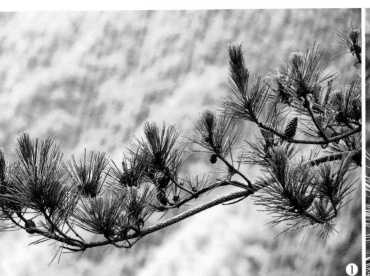

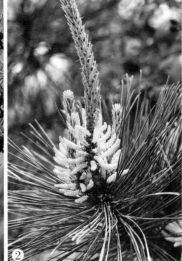

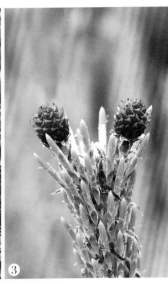

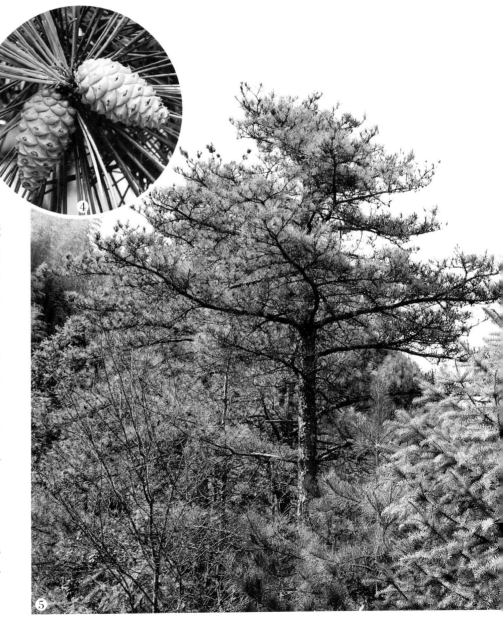

**相似种** 黄山松

*Pinus taiwanensis* Hayata

乔木。枝平展，老树树冠平顶。针叶 2 针一束，稍硬直，边缘有细锯齿，叶鞘宿存。雄球花圆柱形，聚生于新枝下部呈短穗状。球果卵圆形，几无梗，宿存，鳞盾稍肥厚隆起，鳞脐具短刺。花期 4~5 月，球果翌年 10 月成熟。为我国特有树种，分布于台湾、福建、浙江、安徽、江西、湖南、湖北、河南。

❶ 枝叶
❷ 雄球花
❸ 雌球花
❹ 球果
❺ 植株

## 相似种 湿地松

*Pinus elliottii* Engelm.

乔木。针叶 2~3 针一束并存，刚硬，深绿色，有气孔线，边缘有锯齿；树脂道 2~9（~11）个，多内生；叶鞘长约 1.2 厘米。球果圆锥形或狭卵圆形，长 6.5~13 厘米，有梗，熟时种鳞张开。花期 3~4 月，球果翌年 10 月成熟。原产美国。景宁畲族自治县公园、绿化带有零星栽培。

❶ 雄球花　　❷ 植株　　❸ 球果

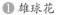

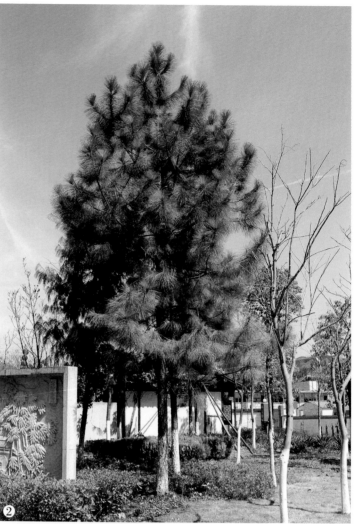

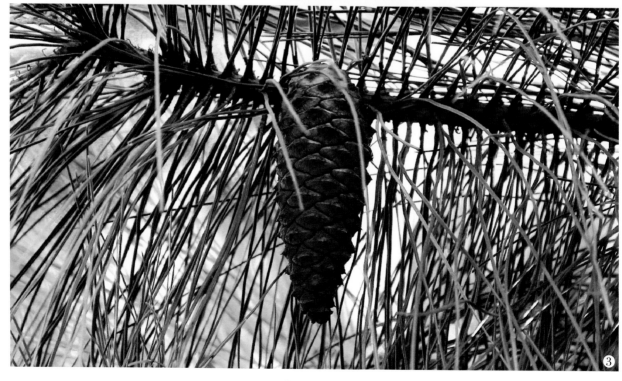

## **相似种** 日本五针松

*Pinus parviflora* Sieb. et Zucc.

　　乔木。树冠圆锥形，枝平展。针叶5针一束，微弯曲，边缘具细锯齿；背面暗绿色，无气孔线，有2个边生树脂道，叶鞘早落；腹面每侧有3～6条灰白色气孔线。球果卵圆形或卵状椭圆形，熟时种鳞张开。种子为不规则倒卵圆形，黑褐色。原产日本。我国长江流域各大城市普遍引种栽培。景宁畲族自治县公园、绿化带有栽培。

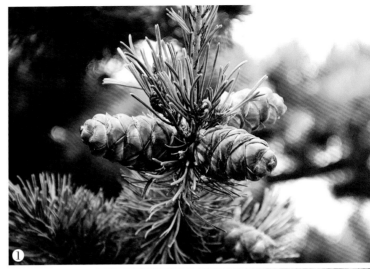

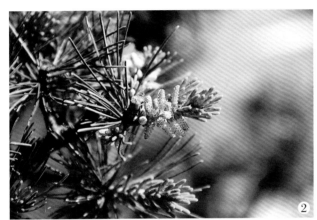

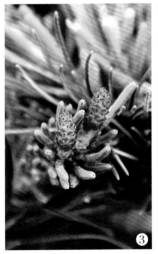

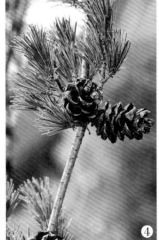

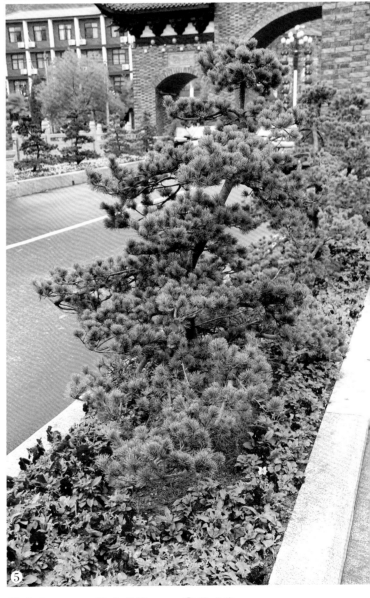

❶ 球果　　❷ 雄球花　　❸ 雌球花
❹ 成熟球果　　❺ 植株

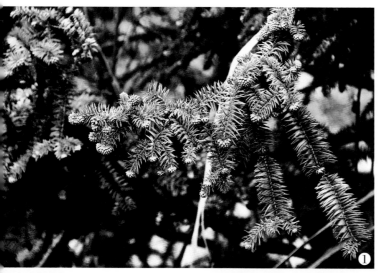

# 25 杉木

| 学　　名 | *Cunninghamia lanceolata* (Lamb.) Hook. |
| 科　　名 | 杉科 |
| 畲族名 | 杉树 |
| 土　　名 | 杉树 |

## 形态特征

　　乔木。叶沿主轴辐射伸展，披针形或条状披针形，通常微弯呈镰状，革质，先端渐尖，上面深绿色，有光泽，两侧微具白粉或不明显；下面淡绿色，沿中脉两侧各有 1 条白粉气孔带。雄球花圆锥状，通常 40 余个簇生枝顶；雌球花单生或 2～3（～4）个集生。球果卵圆形。花期 3～4 月，球果 10 月成熟。

## 分布与生境

　　为我国长江流域、秦岭以南地区栽培最广、生长快、经济价值高的用材树种。栽培区北起秦岭南坡，河南桐柏山，安徽大别山，江苏句容、宜兴，南至广东信宜，广西玉林、龙津，云南广南、麻栗坡、屏边、昆明、会泽、大理、东白以及江苏南部，浙江，福建西部山区，西至四川大渡河流域及西南部安宁河流域，垂直分布的上限常随地形和气候条件的不同而有差异。

## 药用价值

　　主治慢性气管炎、胃痛、风湿关节痛，外治顽癣、过敏性皮炎、跌打损伤、烫伤。中医另用于外伤出血。

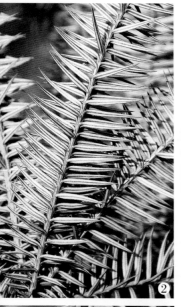
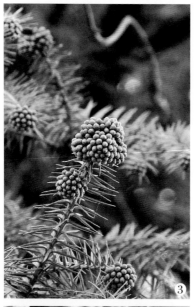
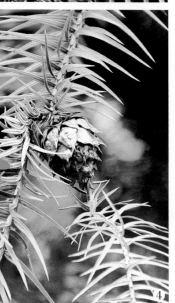
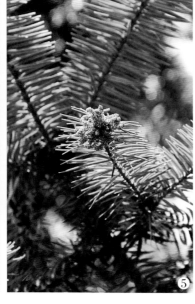

❶ 花果枝　　❷ 叶背　　❸ 雄球花苞
❹ 球果　　❺ 雄球花

## 26 侧柏

| | | | |
|---|---|---|---|
| **学 名** | *Platycladus orientalis* (L.) Franco | **科 名** | 柏科 |
| **畲族名** | 常春柏 | **土 名** | 刺柏 |

### 形态特征

乔木。生鳞叶的小枝细，向上直展或斜展，扁平，排成一平面。叶片鳞形，先端微钝。雄球花卵圆形，黄色，雌球花近球形，蓝绿色，被白粉。球果近卵圆形，成熟前近肉质，蓝绿色，被白粉，成熟后木质，开裂，红褐色；中间两对种鳞倒卵形或椭圆形，背部顶端的下方有一向内弯曲的尖头。花期3~4月，球果10月成熟。

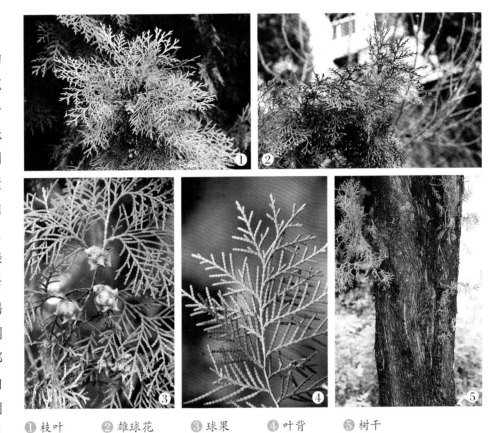

❶ 枝叶　　❷ 雄球花　　❸ 球果　　❹ 叶背　　❺ 树干

### 分布与生境

分布于内蒙古、吉林、辽宁、河北、山西、山东、江苏、浙江、福建、安徽、江西、河南、陕西、甘肃、四川、云南、贵州、湖北、湖南、广东、广西等地。在石灰岩山地和冲积土上生长较好。景宁畲族自治县各乡镇（街道）均有栽培。

### 药用价值

（1）侧柏叶：主治各种出血、月经过多、慢性气管炎。中医另用于治疗吐血、肺热咳嗽、血热脱发、须发早白。现代药理研究表明还具有抗炎、抗肿瘤的作用。

（2）柏子仁：主治心悸失眠、体虚多汗、肠燥便秘。

## 相似种 金枝千头柏

*Platycladus orientalis* 'Aurea'

为侧柏的栽培变种，《中国植物志》未收录该种。丛生灌木，无主干；枝密，上伸，树冠卵圆形或球形；枝叶金黄色。长江流域多栽培作绿篱树或庭园树种。景宁畲族自治县绿化带有栽培。

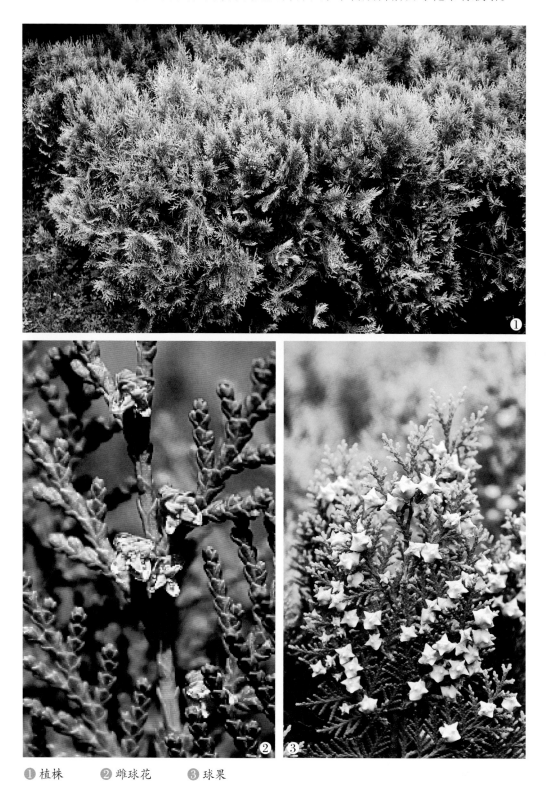

❶ 植株　　❷ 雌球花　　❸ 球果

# 27 三尖杉

| 学　名 | *Cephalotaxus fortunei* Hook. f. | 科　名 | 三尖杉科 |
| --- | --- | --- | --- |
| 畲族名 | 水竹柴 | 土　名 | 水竹 |

## 形态特征

乔木。树皮褐色或红褐色，裂成片状脱落。叶排成两列，披针状条形，通常微弯，先端有渐尖的长尖头，基部楔形或宽楔形，上面深绿色，中脉隆起，下面气孔带白色，较绿色边带宽3～5倍。雄球花8～10个聚生成头状。雌球花胚珠3～8枚发育成种子。种子椭圆状卵形或近圆球形，假种皮成熟时紫色或红紫色。花期4～5月，种子翌年8～10月成熟。

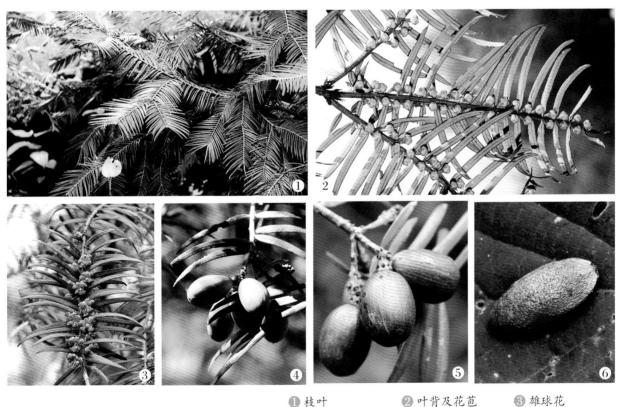

❶ 枝叶　　　　❷ 叶背及花苞　　　❸ 雄球花
❹ 未成熟种子　❺ 成熟种子　　　　❻ 去假种皮的种子

## 分布与生境

为我国特有树种，分布于浙江、安徽、福建、江西、湖南、湖北、河南、陕西、甘肃、四川、云南、贵州、广西、广东等地。生于山谷、溪边潮湿的阔叶混交林中。

## 药用价值

主治癌肿、咳嗽、疳积、虫积蛊毒、痔漏。

# 28 蕺菜

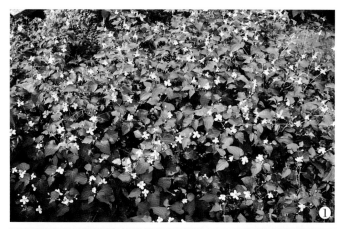

| 学　名 | *Houttuynia cordata* Thunb. |
| 科　名 | 三白草科 |
| 畲族名 | 田鲜臭菜　臭节 |
| 土　名 | 臭盏儿 |

## 形态特征

多年生腥臭草本。叶薄纸质，有腺点，背面尤甚；叶片卵形或宽卵形，先端短渐尖，基部心形；背面常呈紫红色，叶脉5～7条；叶柄长1～3.5厘米，无毛；托叶膜质，先端钝，下部与叶柄合生成长为8～20毫米的鞘，略抱茎。花瓣白色。蒴果长2～3毫米。花期4～7月，果期7～8月。

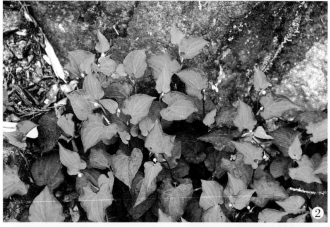

❶❷❸❹❺
群　植　花　花　果
体　株　　　果　穗
　　　　　期
　　　　　植
　　　　　株

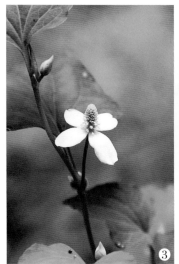

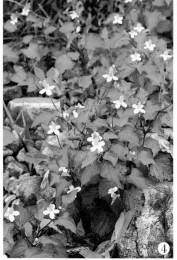

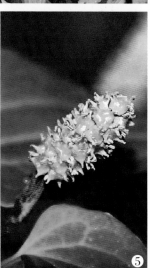

## 分布与生境

分布于我国中部、东南至西南各地，东起台湾，西南至云南、西藏，西北达陕西、甘肃。生于沟边、溪边或林下湿地上。

## 药用价值

主治上呼吸道感染、支气管炎、肺炎、肺脓疡、胸膜炎、化脓性中耳炎、尿路感染、痔疮肿痛。

# 29 丝穗金粟兰

| 学　名 | *Chloranthus fortunei* (A. Gray) Solms-Laub. | 科　名 | 金粟兰科 |
| 畲族名 | 四叶对 | 土　名 | 四天王 |

## 形态特征

多年生草本。茎单生或丛生，下部节上对生 2 片鳞状叶。叶常 4 片聚生茎顶，近轮生状，宽椭圆形、长椭圆形或倒卵形，先端短尖，基部宽楔形；嫩叶背面密被腺点；侧脉 4～6 对。穗状花序单生枝顶，花白色，芳香，顶端伸长呈丝状。核果球形，具纵纹，近无柄。花期 4～5 月，果期 5～6 月。

## 分布与生境

分布于山东、江苏、安徽、浙江、台湾、江西、湖北、湖南、广东、广西、四川等地。生于海拔 170～340 米的低山山坡、林下和山沟草丛中。景宁畲族自治县大均乡有分布，稀见。

## 药用价值

主治风湿性关节炎、跌打损伤、疮疖肿毒。中医另用于治疗月经不调、风寒咳嗽等。

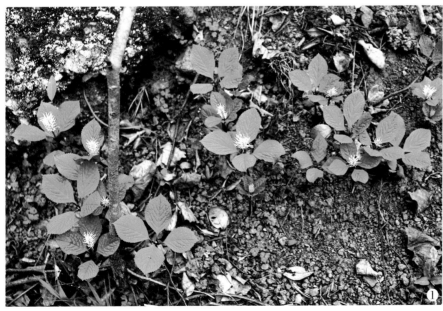

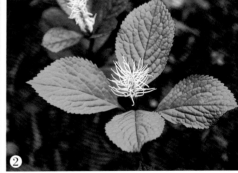

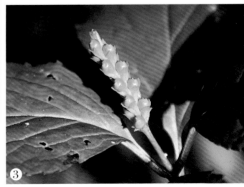

❶ 群体
❷ 花
❸ 果

## 相似种 宽叶金粟兰

*Chloranthus henryi* Hemsl.

多年生草本。叶常4片对生于茎顶，宽椭圆形、卵状椭圆形或倒卵形，先端渐尖，基部楔形或宽楔形，具腺齿，下面中脉及侧脉被鳞屑状毛。穗状花序顶生，常两歧或总状分枝，总花梗长5～8厘米，花白色。核果球形，具短柄。花果期4～8月。分布于陕西、甘肃、安徽、浙江、福建、江西、湖南、湖北、广东、广西、贵州、四川等地。生于海拔300～1900米的山坡林下阴湿处或路边灌丛中。

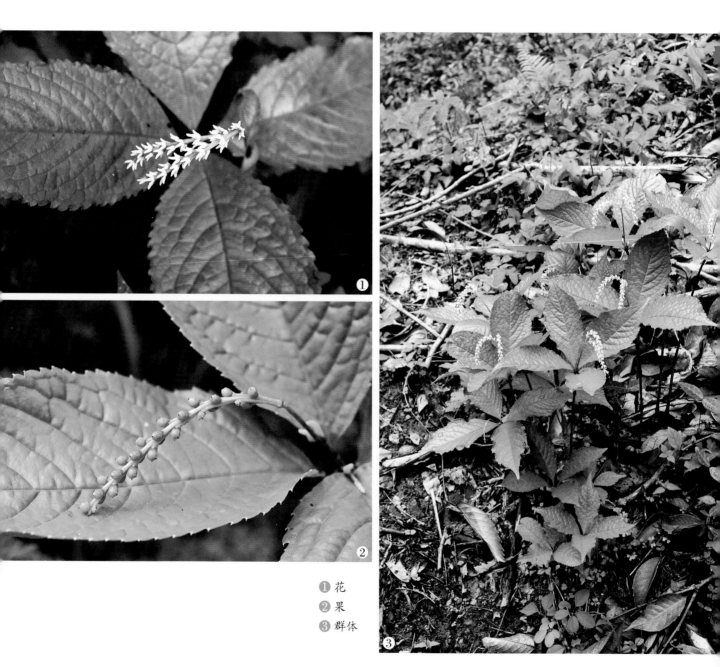

❶ 花
❷ 果
❸ 群体

## 相似种 及己

*Chloranthus serratus* (Thunb.) Roem. et Schult.

多年生草本。茎直立，单生或数个丛生，具明显的节。叶对生，4～6片生于茎上部，椭圆形、倒卵形或卵状披针形，先端渐狭呈长尖形，基部楔形；边缘具锐密锯齿，齿尖有一腺体，两面无毛。穗状花序顶生，偶有腋生，单一或2～3分枝，花白色。核果近球形或梨形，绿色。花期4～5月，果期6～8月。分布于安徽、江苏、浙江、江西、福建、广东、广西、湖南、湖北、四川等地。生于海拔280～1800米的山地林下潮湿处和山谷溪边草丛中。景宁畲族自治县东坑、大均、梅歧、渤海等乡镇有分布，较少见。

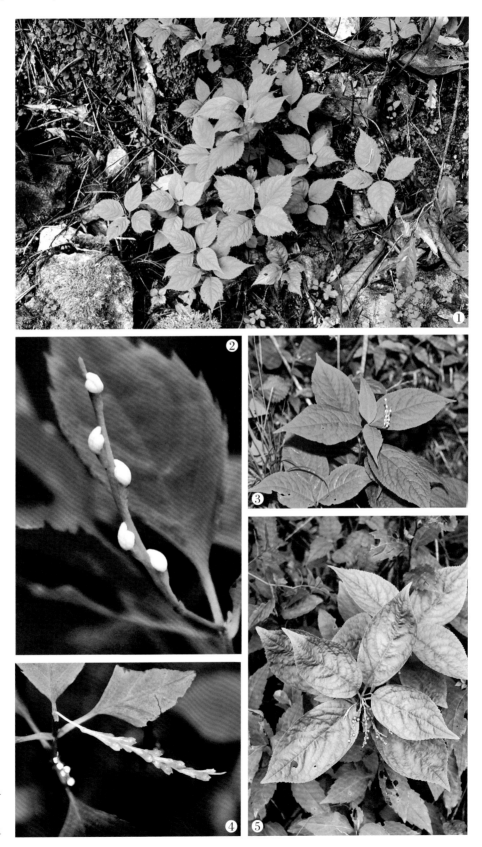

❶ 群体
❷ 花
❸ 花期植株
❹ 果
❺ 果期植株

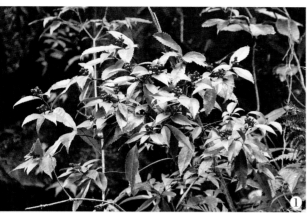

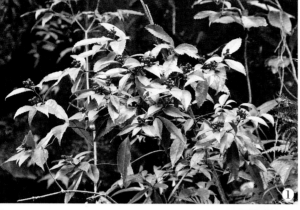

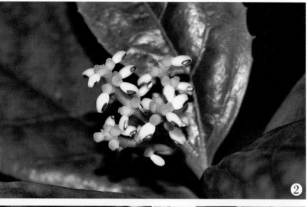

① 果期植株　② 花　③ 果
④ 茎节　⑤ 小苗

 **30 草珊瑚**

| 学　名 | *Sarcandra glabra* (Thunb.) Nakai |
| 科　名 | 金粟兰科 |
| 畲族名 | 九节茶 |
| 土　名 | 九节兰 |

### 形态特征

常绿半灌木。茎节膨大。叶革质，椭圆形、卵形或卵状披针形，先端渐尖，基部楔形，具粗腺齿，两面无毛；叶柄短，长 0.5～1.5 厘米，基部合生成鞘状。穗状花序顶生，圆锥状，花小，两性。核果球形，鲜红光亮。花期 6 月，果期 8～10 月。

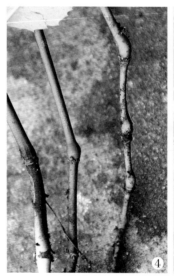 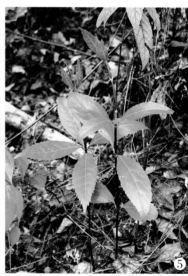

### 分布与生境

分布于安徽、浙江、江西、福建、台湾、广东、广西、湖南、四川、贵州和云南等地。生于海拔 420～1500 米的山坡、沟谷及林下阴湿处。景宁畲族自治县鹤溪、红星、大均、东坑、景南、渤海等乡镇（街道）有分布。

### 药用价值

主治各种炎症、牙痛、痛经、跌打损伤。中医另用于治疗流行性感冒、风湿性关节痛、闭经、细菌性痢疾等。近年来还用于治疗胰腺癌、胃癌等。

# 31 化香树

| | | | |
|---|---|---|---|
| **学 名** | *Platycarya strobilacea* Sieb. et Zucc. | **科 名** | 胡桃科 |
| **畲族名** | 水火香 | **土 名** | 化香 |

## 形态特征

　　落叶小乔木。奇数羽状复叶，具7～23片小叶；小叶纸质，卵状披针形或长椭圆状披针形，具锯齿，先端长渐尖，侧生小叶基部歪斜，顶生小叶基部对称。两性花序常单生，雌花序位于下部，雄花序位于上部。果序卵状椭圆形或长椭圆状圆柱形，果长2.5～5厘米。种子卵圆形，种皮黄褐色，膜质。花期5～6月，果期7～10月。

## 分布与生境

　　分布于甘肃、陕西、河南、山东、安徽、江苏、浙江、江西、福建、台湾、广东、广西、湖南、湖北、四川、贵州和云南等地。常生于向阳山坡及杂木林中。

## 药用价值

　　主治筋骨酸痛、牙痛、陈伤作痛、头疮、癣疥、湿疹。中医另用于疮疖肿毒、阴囊湿疹。现代药理研究发现还具有抗肿瘤、健胃等作用。

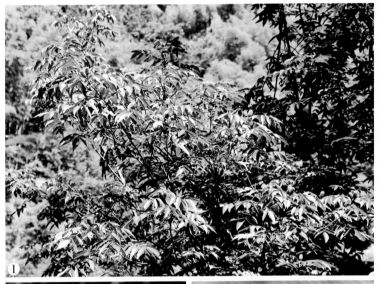

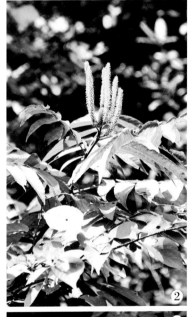
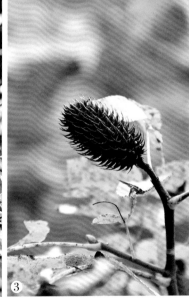
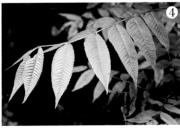
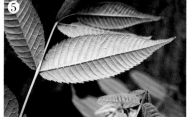

❶ 果期植株　　❷ 花
❸ 果　　❹ 叶
❺ 叶背

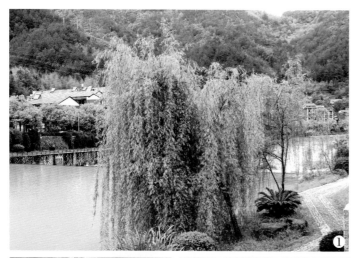

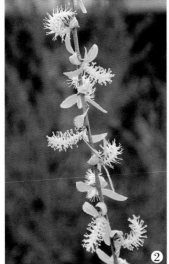 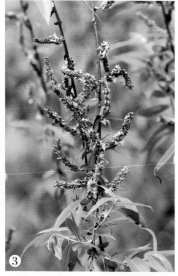

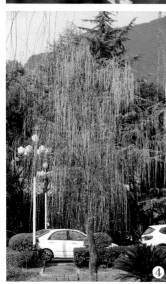 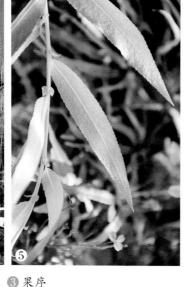

❶植株 　❷花序 　❸果序
❹花期植株 　❺叶背

## 32 垂柳

| 学　名 | *Salix babylonica* L. Sp. Pl. |
|---|---|
| 科　名 | 杨柳科 |
| 畲族名 | 杨柳 |
| 土　名 | 倒柳 |

### 形态特征

乔木。枝细长下垂，无毛。叶狭披针形或线状披针形，基部楔形，两面无毛或微有毛，上面绿色，下面淡绿色；叶柄有短柔毛。花先叶开放或与叶同放；雄花序长1.5～2（～3）厘米，有短梗，轴有毛；雌花序长2～3（～5）厘米，有梗。蒴果长3～4毫米。花期3～4月，果期4～5月。

### 分布与生境

分布于长江、黄河流域，其他地区也有栽培，为路边、水边绿化树种。耐水湿，也能生于干旱处。

### 药用价值

主治风湿性关节炎、黄疸型肝炎、湿热白带、牙龈肿痛、丹毒、痈疽、疮疖、烫伤。中医用法：

（1）叶：用于治疗慢性气管炎、尿道炎、膀胱炎、膀胱结石、高血压，外用治关节肿痛、痈疽肿毒、皮肤瘙痒，还用于灭蛆、杀孑孓。

（2）枝、根皮：用于治疗白带、风湿性关节炎，外用治烧烫伤。

（3）须根：用于治疗风湿拘挛、筋骨疼痛、湿热带下及牙龈肿痛。

（4）树皮：外用治黄水疮。

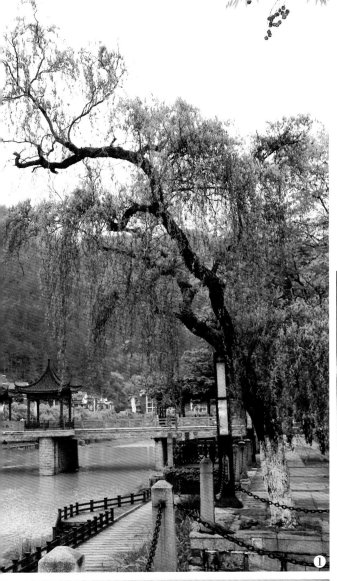

**相似种** 曲枝垂柳

*Salix babylonica* f. *tortuosa* Y.L. Chou

　　与原变型垂柳的主要区别为枝卷曲。分布于浙江、山东、云南等地，为栽培种。生于溪流两岸。景宁畲族自治县鹤溪河边有零星栽培。

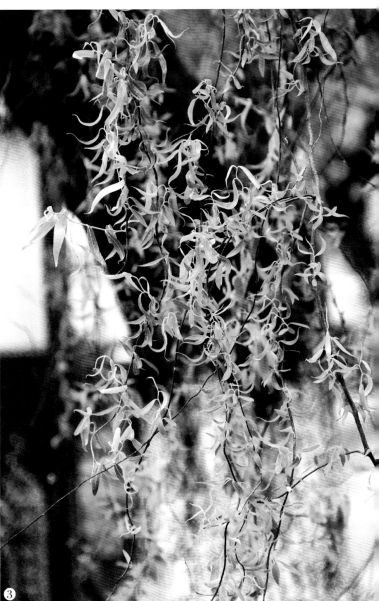

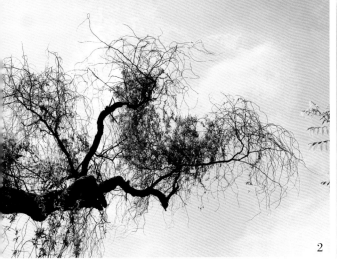

❶ 植株　　❷ 枝叶（远观）　　❸ 枝叶（近观）

## 相似种 银叶柳

*Salix chienii* Cheng

灌木或小乔木。小枝有茸毛，后近无毛。叶片长椭圆形、披针形或倒披针形，幼叶两面有绢状柔毛，成叶上面绿色，下面苍白色；侧脉 8～12 对，具细腺齿。花与叶同放或稍先叶开放，雄花序圆柱形，轴有长毛，雌花序长 1.5～2 厘米。蒴果卵状长圆形，长约 3 毫米。花期 4 月，果期 5 月。分布于浙江、江西、江苏、安徽、湖北、湖南等地。生于溪流两岸。

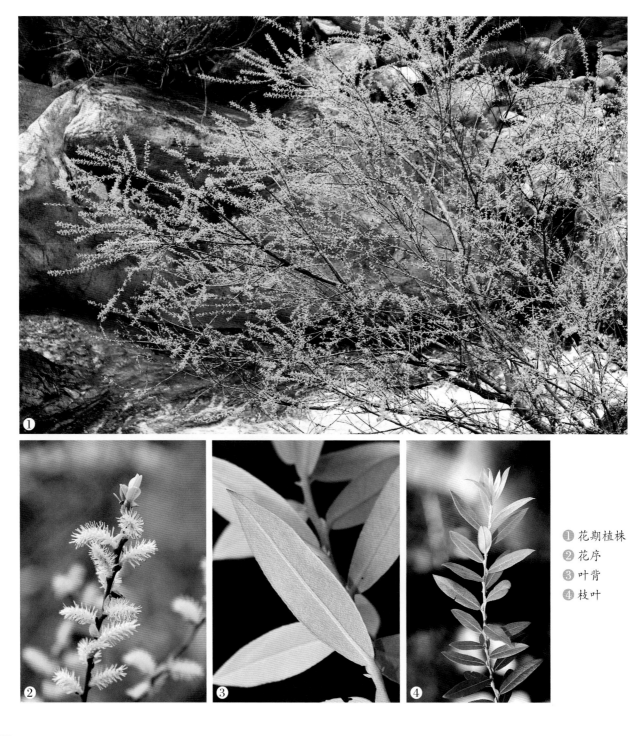

① 花期植株
② 花序
③ 叶背
④ 枝叶

## 33 亮叶桦

| | | | |
|---|---|---|---|
| **学　名** | *Betula luminifera* H. Winkl. | **科　名** | 桦木科 |
| **畲族名** | 手指柴 | **土　名** | 活火足 |

### 形态特征

　　乔木。树皮平滑。叶矩圆形、宽矩圆形或矩圆披针形，先端渐尖或尾尖，基部圆形、近心形或宽楔形，幼时密被短柔毛，后脱落，下面密被腺点，具不规则刺毛状重锯齿，侧脉 12～14 对；叶柄长 1～2 厘米。雌花序单生，细长圆柱形。小坚果倒卵形。花期 3 月下旬至 4 月上旬，果期 5 月中上旬。

### 分布与生境

　　分布于云南、贵州、四川、陕西、甘肃、湖北、江西、浙江、广东、广西。生于海拔 500～2500 米的阳坡杂木林内。景宁畲族自治县鹤溪、东坑、梅歧、梧桐等乡镇（街道）有分布。

### 药用价值

　　主治疔毒已溃。中医另用于清热利尿。

❶ 花果枝　　❷ 花序、果序　　❸ 枝叶
❹ 叶背　　　❺ 树干　　　　　❻ 花苞

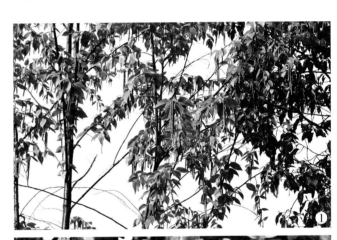

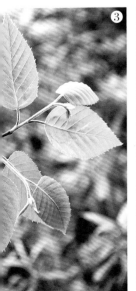
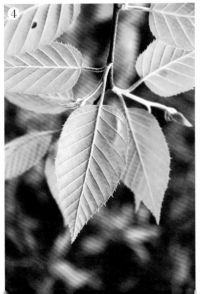
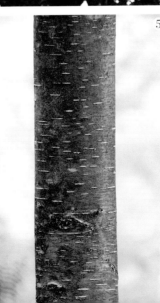
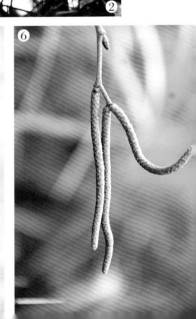

# 34 白栎

| | | | |
|---|---|---|---|
| 学　名 | *Quercus fabri* Hance | 科　名 | 壳斗科 |
| 畲族名 | 白头姑 | 土　名 | 一把抓 |

## 形态特征

落叶乔木或灌木状。叶倒卵形或倒卵状椭圆形，先端钝，基部楔形，幼叶两面被毛，老叶上面近无毛，下面被灰黄色星状毛，侧脉 8～12 对，叶缘具波状锯齿或粗钝锯齿；叶柄长 3～5 毫米。雄花序轴被茸毛，雌花序生 2～4 朵花，壳斗杯状，包着坚果约 1/3。果卵状椭圆形，果脐隆起。花期 4～5 月，果期 10 月。

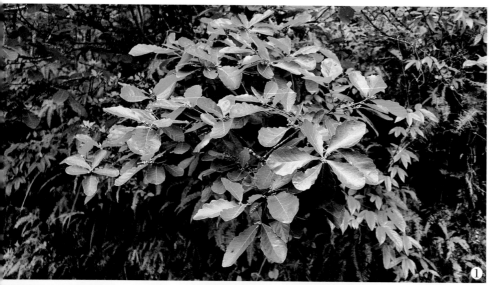

## 分布与生境

分布于陕西、江苏、安徽、浙江、江西、福建、河南、湖北、湖南、广东、广西、四川、贵州、云南等地。生于海拔 50～1900 米的丘陵、山地杂木林中。

## 药用价值

主治疳积、疝气、消化不良、结膜炎、头疖。

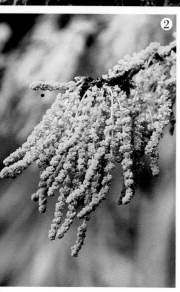

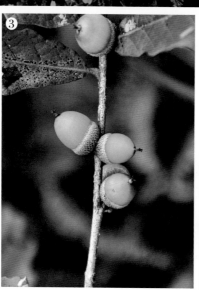

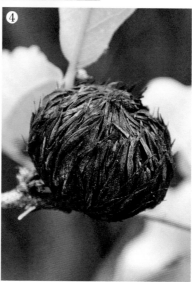

❶ 枝叶　❷ 花序　❸ 果　❹ 果实虫瘿（畲药药用部分）

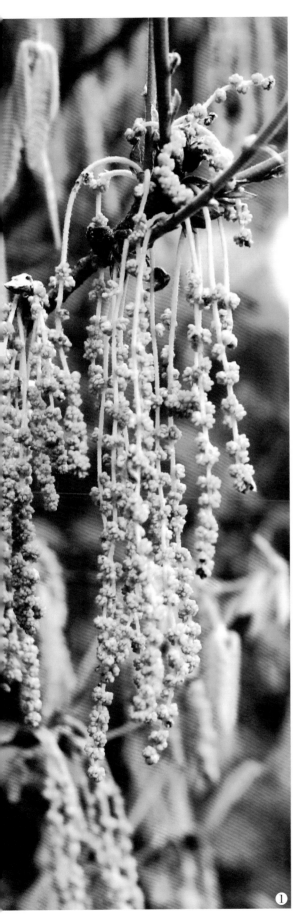

**相似种** 短柄枹栎

*Quercus serrata* Thunb. var. *brevipetiolata*
(A. DC.) Nakai

　　落叶乔木。叶片较小，常聚生于枝顶，长椭圆状倒卵形或倒卵状披针形，先端渐尖或急尖，基部楔形或近圆形，侧脉每边 7～12 条，叶缘具内弯浅锯齿，齿端具腺；叶柄 2～5 毫米。雄花序轴密被白毛。坚果卵形至卵圆形，果脐平坦。花期 3～4 月，果期 9～10 月。分布于辽宁、山西、陕西、甘肃、山东、江苏、安徽、浙江、江西、福建、台湾、河南、湖北、湖南、广东、广西、四川、贵州、云南等地。生于山地或沟谷林中。

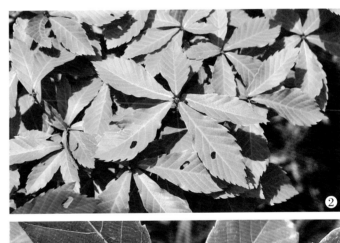

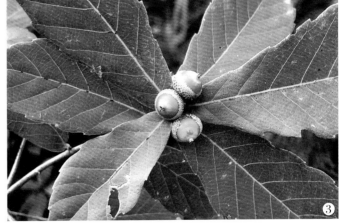

❶ 花序　　❷ 枝叶　　❸ 果

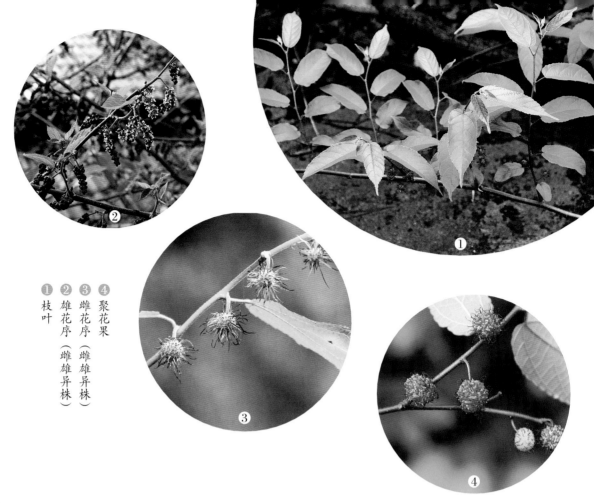

①
枝叶

②
雄花序
（雌雄异株）

③
雌花序
（雌雄异株）

④
聚花果

## 35 葡蟠

| 学 名 | *Broussonetia kaempferi* Sieb. | 科 名 | 桑科 |

**畲族名** 大料谷皮树　黄皮绳

### 形态特征

　　蔓生藤状灌木。叶卵状椭圆形或椭圆形，先端渐尖或尾尖，基部心形或平截，上面无毛，稍粗糙，下面被柔毛，叶缘细齿具腺体，不裂；叶柄长 0.8～1 厘米，被毛。雌雄异株，雄花序葇荑状，雌花序头状。聚花果果径约 1 厘米，熟时红色。花期 4～6 月，果期 5～7 月。

### 分布与生境

　　分布于浙江、湖北、湖南、安徽、江西、福建、广东、广西、云南、四川、贵州、台湾等地。多生于海拔 300～1000 米的山谷灌丛中或沟边、山坡、路旁。

### 药用价值

　　主治痢疾、急性胃肠炎、黄疸型肝炎、水肿、风湿痹痛、扁桃体炎、痈疖、癣疥、皮炎、跌打损伤、外伤感染。

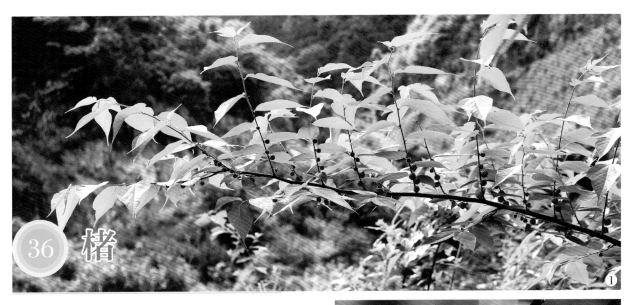

**36 楮**

| 学　　名 | *Broussonetia kazinoki* Sieb. |
|---|---|
| 科　　名 | 桑科 |
| 畲 族 名 | 谷皮柴　构皮树 |
| 土　　名 | 谷皮树 |

### 形态特征

落叶灌木或有时蔓生。单叶互生；叶片卵形或卵状椭圆形，先端渐尖，基部近圆形或斜圆形，不裂或 2～3 深裂，上面绿色，被糙伏毛，下面淡绿色，被细柔毛，边缘具锯齿；基出脉 3 条。花单性，雌雄同株，雄花序球形头状，雌花序球形。聚花果球形，熟时红色。花期 4～5 月，果期 5～6 月。

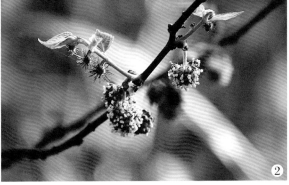

### 分布与生境

分布于我国台湾省及华中、华南、西南各地。多生于山坡路边、山谷溪边。

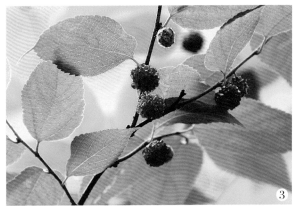

### 药用价值

主治痢疾、急性胃肠炎、黄疸型肝炎、水肿、风湿痹痛、扁桃体炎、痈疖、癣疥、皮炎、跌打损伤、外伤感染。

❶ 果期植株及叶形
❷ 雌（上）雄（下）花（雌雄同株）
❸ 聚花果
❹ 叶形

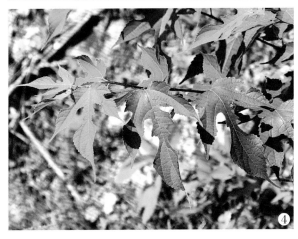

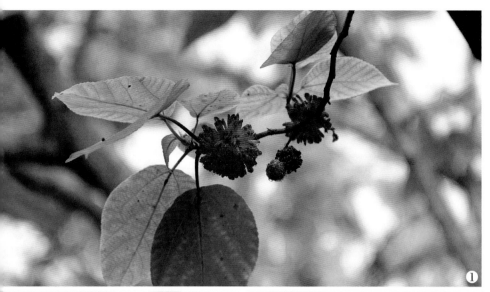

**相似种** 构树

*Broussonetia papyrifera*
(Linn.) L´Hér. ex Vent.

　　乔木。叶宽卵形或长椭圆状卵形，先端尖，基部近心形或圆形，不裂或 2～5 裂，上面粗糙，被糙毛，下面密被茸毛，边缘具粗锯齿，基出脉 3 条；叶柄长 2.5～8 厘米，被糙毛，托叶卵形。雌雄异株，雄花序粗，雌花序头状。聚花果球形，熟时橙红色。花期 4～5 月，果期 6～7 月。分布于我国南北各地。生于溪边两旁坡地、疏林内及田野、路边。

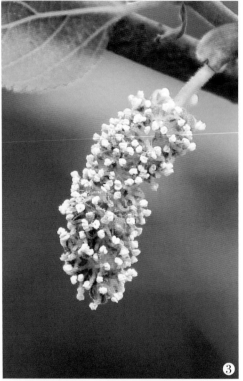

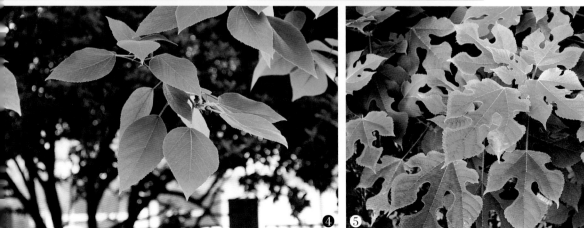

① 聚花果
② 雌花序（雌雄异株）
③ 雄花序（雌雄异株）
④⑤ 叶形

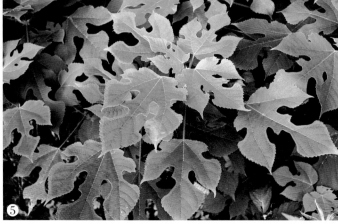

# 37 构棘

| | | | |
|---|---|---|---|
| **学　名** | *Cudrania cochinchinensis* (Lour.) Kudo et Masam. | **科　名** | 桑科 |
| **畲族名** | 黄鸡母　担米刺 | **土　名** | 石米刺 |

## 形态特征

　　直立或攀缘状灌木。枝无毛，具粗壮弯曲的腋生刺。叶革质，椭圆状披针形或长圆形，全缘，先端钝或短渐尖，基部楔形。花雌雄异株，雌雄花序均为具苞片的球形头状花序。聚花果肉质，表面微被毛，熟时橙红色。核果卵圆形，熟时褐色，光滑。花期4～5月，果期6～7月。

## 分布与生境

　　分布于我国东南部至西南部亚热带地区。生于山坡、溪边灌丛中或山谷湿润林下。

## 药用价值

　　主治风湿痹痛、跌打损伤、肺热咯血、肺结核。

❶ 果期植株　　❷ 未成熟聚花果　　❸ 花序　　❹ 枝叶

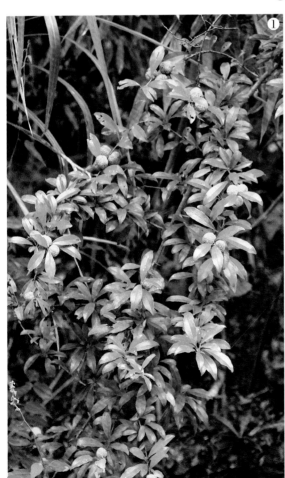
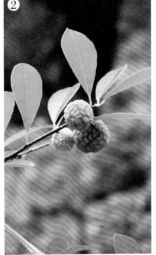
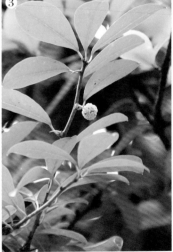
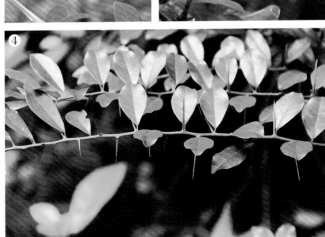

## 相似种 柘树

*Cudrania tricuspidata* (Carr.) Bur. ex Lavallee

　　落叶灌木或小乔木。树皮灰褐色，有棘刺。叶卵形或菱状卵形，幼时常 3 裂，先端渐尖，基部楔形至圆形，上面深绿色，下面淡绿色，无毛或被柔毛，侧脉 4～6 对。雌雄异株，雌雄花序均为球形头状花序，单生或成对腋生。聚花果近球形，肉质，熟时橘红色。花期 5～6 月，果期 6～7 月。分布于华北、华东、中南、西南地区。生于阳光充足的山地或林缘。

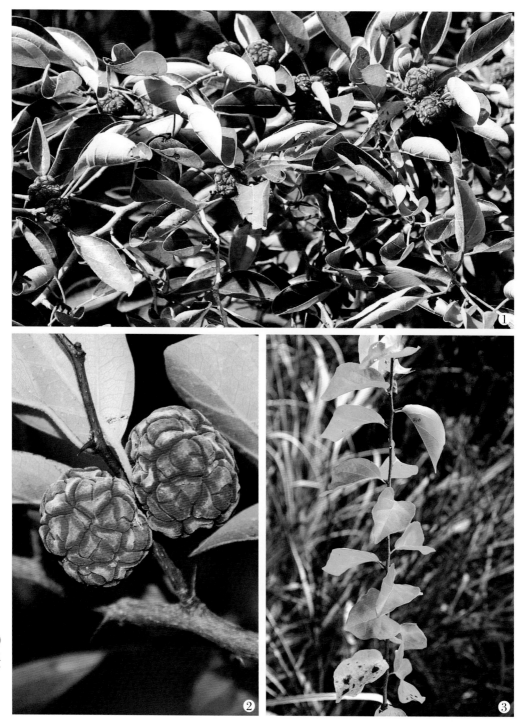

❶❷❸
果 成 枝
枝 熟 叶
　 聚
　 花
　 果

# 38 天仙果

| | |
|---|---|
| **学　名** | *Ficus erecta* Thunb. var. *beecheyana* (Hook. et Arn.) King |
| **科　名** | 桑科 |
| **畲族名** | 牛乳柴 |
| **土　名** | 大叶牛乳绳 |

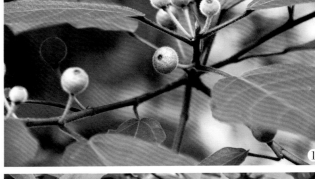

## 形态特征

落叶小乔木或灌木。小枝密生硬毛。叶厚纸质，倒卵状椭圆形，先端短渐尖，基部圆形至浅心形，上面粗糙，疏生短粗毛，背面被柔毛，全缘或上部偶有疏齿，侧脉5～7对，弯拱向上；叶柄密被灰白色短硬毛。雄花和瘿花生于同一榕果内壁，雌花生于另一植株的榕果中。榕果单生叶腋，具总梗，球形或梨形，熟时黄红色至紫黑色。花果期4～9月。

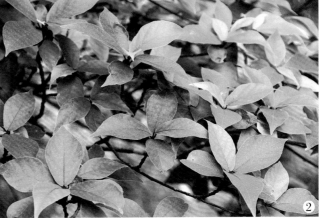

## 分布与生境

分布于广东、广西、贵州、湖北、湖南、江西、福建、浙江、台湾等地。生于山坡、林下或溪边。

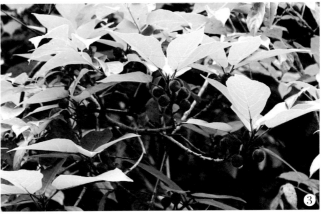

## 药用价值

主治脱力、肾亏腰痛、月经不调、白带、脱肛、跌打损伤、乳汁不下。中医另用于治疗风湿疼痛、头风疼痛、腹痛、腰疼带下、小儿发育缓慢。

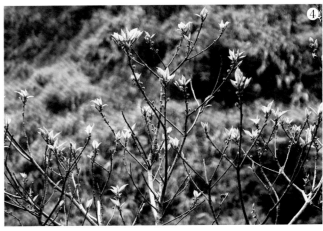

❶ 未成熟榕果
❷ 枝叶
❸ 成熟榕果
❹ 花期植株

##  条叶榕

| 学　名 | *Ficus pandurata* Hance var. *angustifolia* Cheng | 科　名 | 桑科 |
| --- | --- | --- | --- |
| 畲族名 | 小香勾　小康补 | 土　名 | 细叶牛乳绳 |

### 形态特征

　　为琴叶榕的变种。小灌木。小枝、嫩叶幼时被白色柔毛。叶狭披针形或线状披针形，长可达 16 厘米，先端渐尖，侧脉 8～18 对；叶柄疏被糙毛，托叶披针形，迟落。榕果单生叶腋，鲜红色，椭圆形或球形，顶部脐状突起。花期 6～8 月。

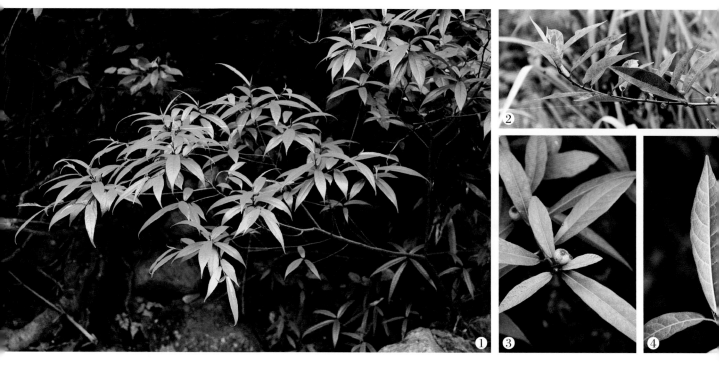

❶ 植株　　❷ 果枝　　❸ 榕果　　❹ 叶背

### 分布与生境

　　我国东南地区常见，生于山地、旷野或灌丛林下。

### 药用价值

　　主治腰酸背痛、跌打损伤、闭经、月经不调、乳痈、背痛、疟疾。为地方标准收录的畲药。中医另用于治疗消化不良、疳积、腹泻等。

# 40 全缘琴叶榕

| | | | |
|---|---|---|---|
| **学 名** | *Ficus pandurata* Hance var. *holophylla* Migo | **科 名** | 桑科 |
| **畲族名** | 小香勾 | **土 名** | 小叶牛乳绳 |

## 形态特征

为琴叶榕的变种。小灌木。嫩叶幼时被白色柔毛，叶倒卵状披针形或披针形，先端渐尖，中部不收缩。榕果单生叶腋，鲜红色，椭圆形，直径 4～6 毫米，顶部微脐状。花期 5～12 月。

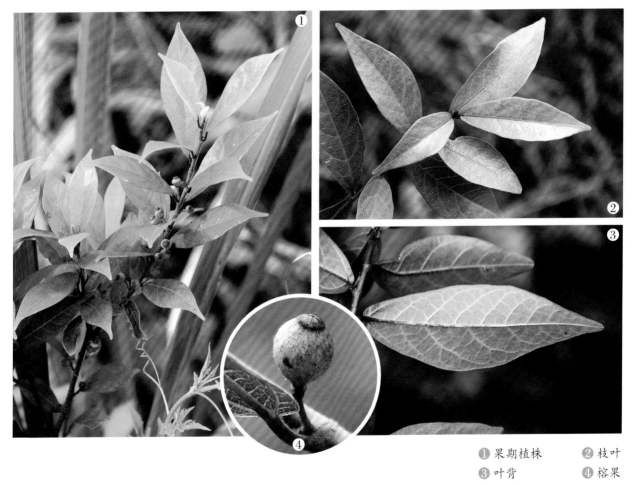

❶ 果期植株　　❷ 枝叶
❸ 叶背　　❹ 榕果

## 分布与生境

我国东南地区常见，生于山地、旷野或灌丛林下。

## 药用价值

主治脱力、肾亏腰痛、风湿痹痛、月经不调、白带、脱肛、跌打损伤、乳汁不下。

**相似种** 台湾榕

*Ficus formosana* Maxim.

　　灌木。枝纤细，小枝、叶柄、叶脉幼时疏被短柔毛。叶膜质，倒披针形，先端渐尖，中部以下渐狭，至基部呈狭楔形，背面淡绿色，全缘或在中部以上有疏钝齿。榕果单生叶腋，卵状球形，顶部脐状突起。花果期4～7月。分布于台湾、浙江、福建、江西、湖南、广东、海南、广西、贵州等地。多生于溪沟旁湿润处。景宁畲族自治县大均、沙湾、红星等乡镇（街道）有分布。

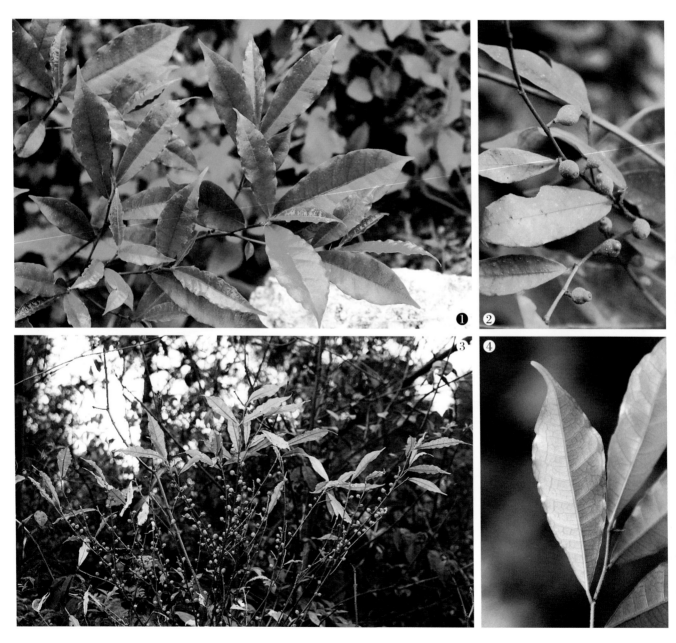

❶枝叶　　❷榕果　　❸果枝　　❹叶背

## 相似种 变叶榕

*Ficus variolosa* Lindl. ex Benth.

小乔木或灌木。叶薄革质，狭椭圆形至倒披针形，长5～12厘米，先端钝或短尖，基部楔形，全缘；叶柄长0.6～1厘米，托叶长三角形。榕果成对腋生或单生叶腋，球形，有小瘤体或无，顶部苞片脐状突起。花期12月至翌年6月。分布于浙江、江西、福建、广东、广西、湖南、贵州、云南等地。常生于溪边林下潮湿处。景宁畲族自治县红星、渤海等乡镇（街道）有分布。

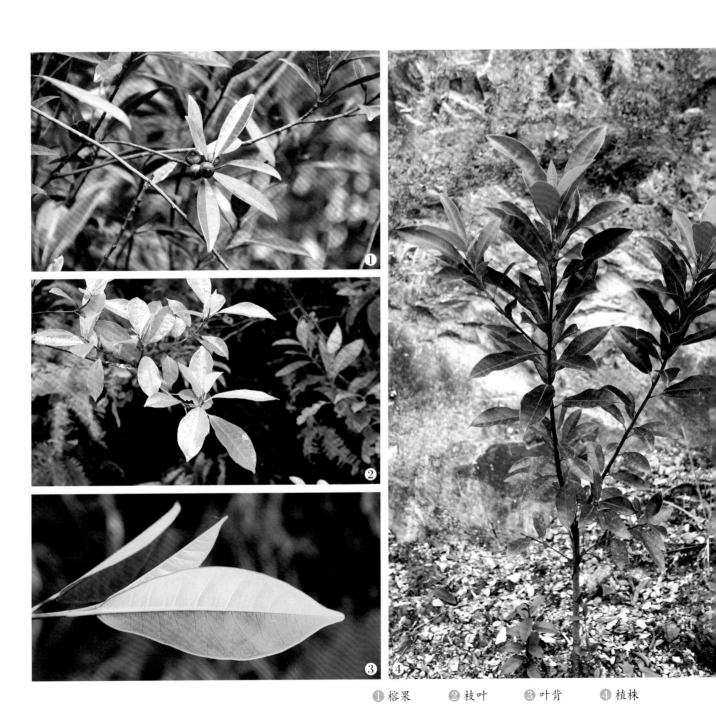

❶榕果　❷枝叶　❸叶背　❹植株

**相似种 异叶榕**

*Ficus heteromorpha* Hemsl.

落叶小乔木或灌木。叶琴形、椭圆形或椭圆状披针形，先端渐尖或尾尖，基部圆形或浅心形，表面略粗糙，背面具细小钟乳体，全缘或微波状；叶脉、叶柄红色，托叶披针形。榕果无总柄，球形或圆锥状球形，熟时紫黑色。花期4～5月，果期5～7月。广泛分布于长江流域及华南地区，北至陕西、河南，生于山谷、坡地及林中。景宁畲族自治县鹤溪、红星、东坑、梧桐、梅歧等乡镇（街道）有分布。

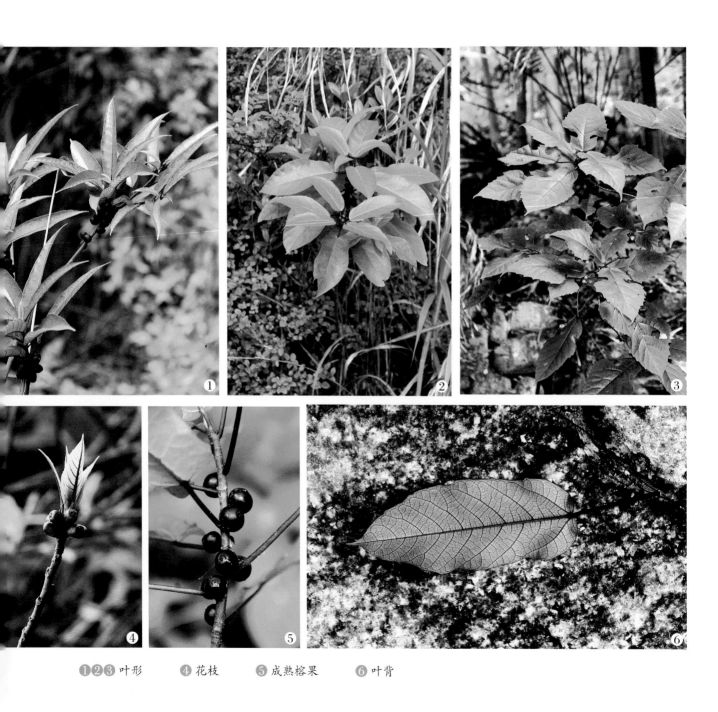

①②③ 叶形　④ 花枝　⑤ 成熟榕果　⑥ 叶背

# 41 珍珠莲

| | |
|---|---|
| 学　名 | *Ficus sarmentosa* Buch.–Ham. ex J.E. Sm. var. *henryi* (King ex Oliv.) Corner |
| 科　名 | 桑科 |
| 畲族名 | 风树落 |
| 土　名 | 风藤 |

## 形态特征

常绿攀缘或匍匐藤状灌木。幼枝密被褐色长柔毛。叶革质，卵状椭圆形，先端渐尖，基部圆形至楔形，表面无毛，背面密被褐色柔毛或长柔毛，侧脉5～7对，小脉网结成蜂窝状。榕果成对腋生，圆锥形，表面密被褐色长柔毛，后无毛。花期4～5月，果期8月。

## 分布与生境

分布于台湾、浙江、江西、福建、广西、广东、湖南、湖北、贵州、云南、四川、陕西、甘肃等地。常生于阔叶林下或灌丛中，攀缘于树上和岩石上。

## 药用价值

主治风湿痹痛、乳腺炎、疮疖、癣。中医另用于治疗慢性关节炎。

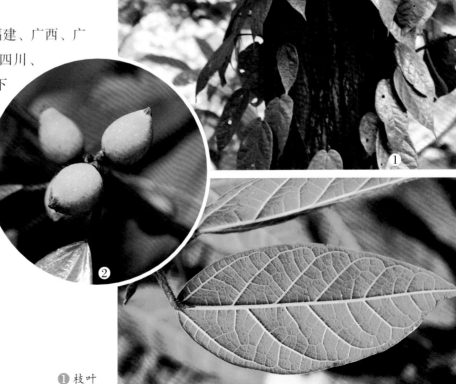

❶ 枝叶
❷ 榕果
❸ 叶背

## 相似种 爬藤榕

*Ficus sarmentosa* Buch.–Ham. ex J.E. Sm. var. *impressa* (Champ.) Corner

常绿攀缘灌木。叶革质，披针形，先端渐尖，基部钝，上面光滑，下面粉绿色，侧脉6～8对，网脉明显；叶柄长5～10毫米。榕果成对腋生或簇生于落叶枝叶腋，球形，直径7～10毫米，幼时被柔毛。花期4～5月，果期6～7月。华东、华南、西南地区常见，北至河南、陕西、甘肃。常攀缘在岩石、树干或墙壁上。

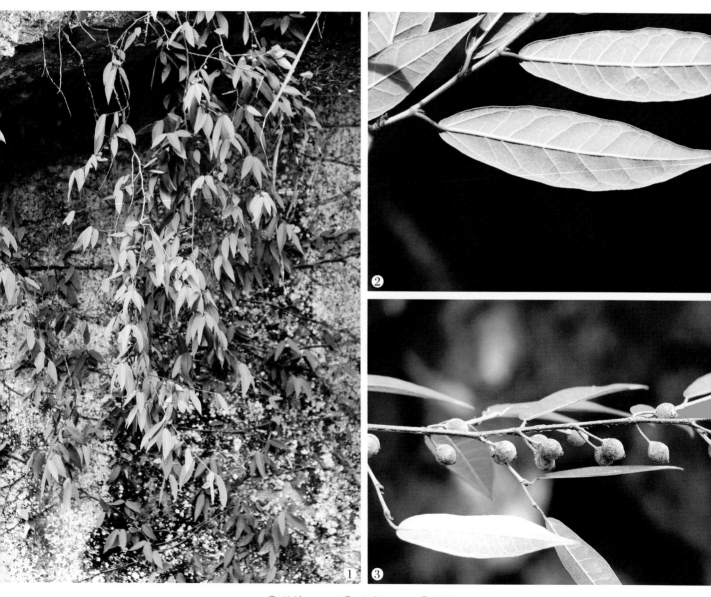

❶ 植株　　❷ 叶背　　❸ 榕果

# ㊷ 悬铃叶苎麻

| 学　名 | *Boehmeria tricuspis* (Hance) Makino | 科　名 | 荨麻科 |
|---|---|---|---|
| 畲族名 | 野麻 | 土　名 | 野青麻 |

## 形态特征

亚灌木或多年生草本。叶对生，纸质，叶片扁五角形或扁圆卵形，茎上部叶常为卵形，先端三浅裂，基部截形、浅心形或宽楔形，边缘具不整齐粗锯齿或重锯齿，上面粗糙被糙伏毛，下面密被短柔毛；基出脉 3 条。穗状花序单生叶腋，同一植株的全为雌性，或茎上部雌性，其下雄性。花果期 7～9 月。

## 分布与生境

分布于广东、广西、贵州、湖南、江西、福建、浙江、江苏、安徽、湖北、四川、甘肃、陕西、河南、山西、山东、河北等地。生于海拔 500～1400 米的山谷、疏林下、沟边或田边。

## 药用价值

主治胎动不安、淋症尿血，外治疮痈初起、蛇虫咬伤。

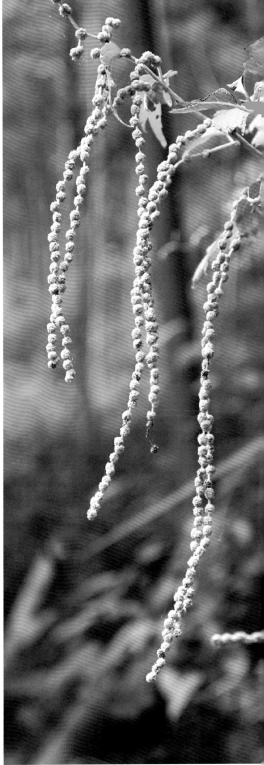

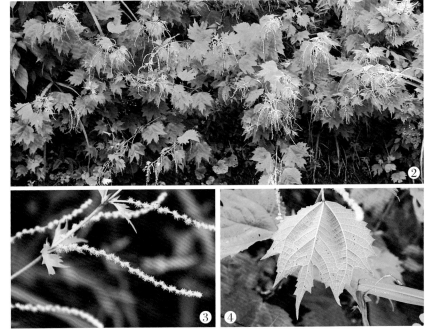

❶ 果序　　❷ 群体
❸ 花序　　❹ 叶背

**相似种** 序叶苎麻

*Boehmeria clidomiocides* Miq. var. *diffusa* (Wedd.) Hand.–Mazz.

　　多年生草本或亚灌木。茎直立，基部分枝，略带四棱形。叶片卵形或卵状披针形，互生或茎下部少数对生，先端短至长渐尖，基部宽楔形或近圆形，边缘具粗齿，基出脉 3 条。团伞花序再集成穗状，主轴上常着生有叶。瘦果卵球形。花果期 8～9 月。分布于云南、贵州、广西、广东、福建、浙江、安徽、江西、湖南、湖北、四川、甘肃和陕西等地。生于山谷、林缘、草坡、溪边或灌丛中。

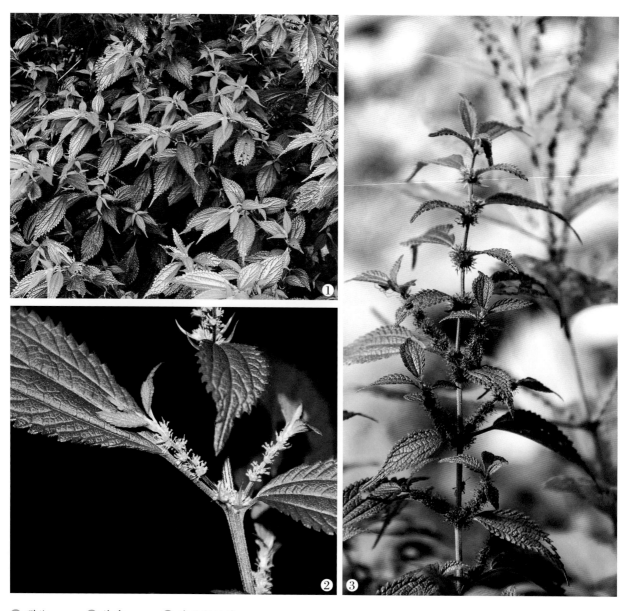

❶ 群体　　❷ 花序　　❸ 花果期植株

## 相似种 海岛苎麻

*Boehmeria formosana* Hayata

亚灌木或多年生草本。茎高达 1.5 米，常不分枝，被伏毛或无毛。叶对生或近对生，草质；叶片长圆状卵形、长圆形或披针形，长 8～15 厘米，先端尾状或长渐尖，基部钝或圆，具齿，两面疏被伏毛或近无毛；叶柄长 0.5～6 厘米。花单性，雌雄异株。瘦果近球形，光滑。花果期 7～9 月。分布于广西、广东、湖南、江西、福建、台湾、浙江、安徽等地。生于疏林下、灌丛中或沟边。

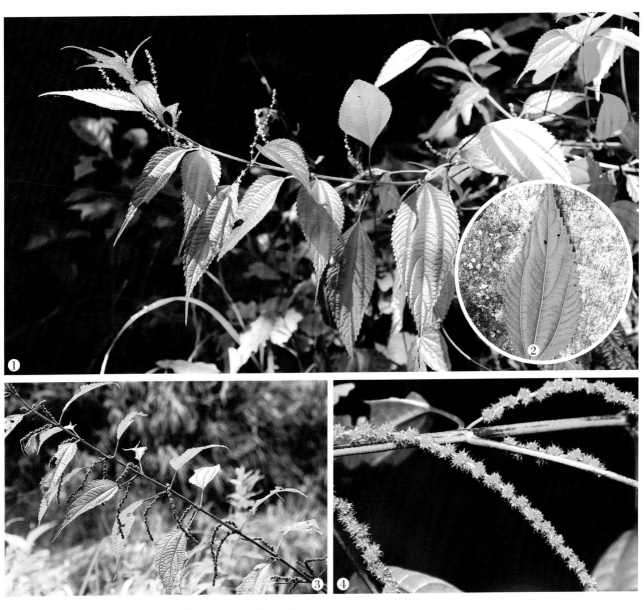

❶ 花期植株　　❷ 叶背　　❸ 果枝　　❹ 果序

## 相似种 大叶苎麻

*Boehmeria longispica* Steud.

亚灌木或多年生草本。叶对生，纸质，叶片近圆形、卵圆形或卵形，先端骤尖，有时有不明显三骤尖，基部宽楔形或截形，边缘具不整齐齿，上面粗糙，疏生粗伏毛，下面疏生或密被短柔毛；叶柄长2～8厘米。穗状花序单生叶腋。花果期6～9月。分布于广东、广西、贵州、湖南、江西、福建、台湾、浙江、江苏、安徽、湖北、四川、陕西、河南、山东等地。生于灌丛中、疏林下、田边、溪边。

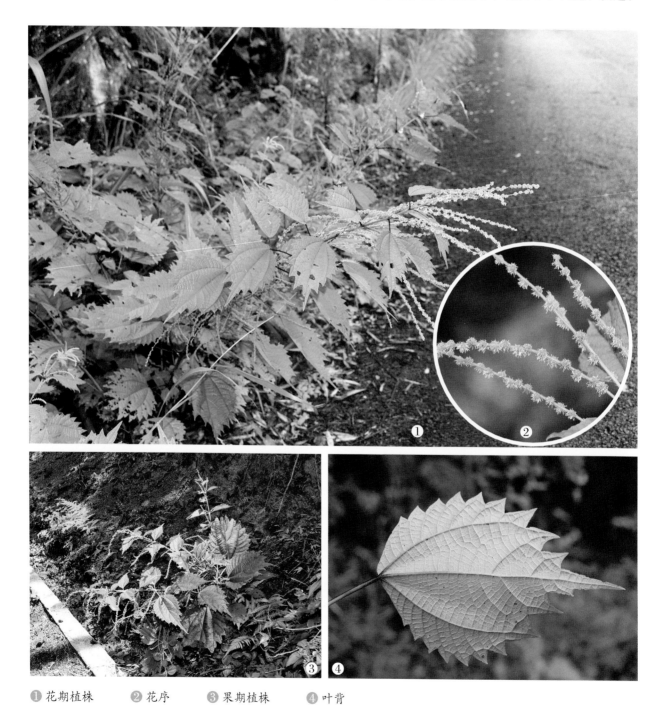

❶ 花期植株　　❷ 花序　　❸ 果期植株　　❹ 叶背

# 43 苎麻

| | |
|---|---|
| **学 名** *Boehmeria nivea* (L.) Gaudich. | **科 名** 荨麻科 |
| **畲族名** 青麻 | **土 名** 青麻 |

## 形态特征

半灌木。茎上部与叶柄均密被开展长硬毛和糙毛。叶互生；叶片圆卵形或宽卵形，稀卵形，先端骤尖，基部平截或宽楔形，上面疏被伏毛，下面密被白色毡毛；叶柄长 2.5～9.5 厘米，托叶离生。圆锥花序腋生，雄花少数，雌花多数密集。瘦果近球形。花期 8～10 月。

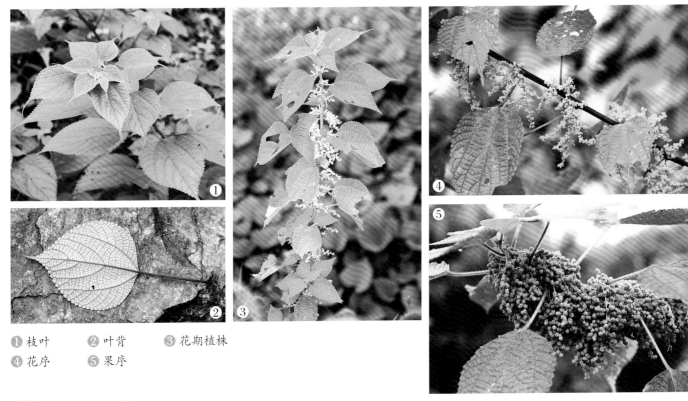

❶ 枝叶　❷ 叶背　❸ 花期植株
❹ 花序　❺ 果序

## 分布与生境

分布于云南、贵州、广西、广东、福建、江西、台湾、浙江、湖北、四川以及甘肃、陕西、河南南部等地。生于海拔 200～1700 米的山谷、林边或草坡。

## 药用价值

主治胎动不安、淋症尿血，外治疮痈初起、蛇虫咬伤。中医另用于治疗感冒发热、麻疹高烧、尿路感染、肾炎水肿、孕妇腹痛、先兆流产，外用治跌打损伤、骨折、疮疡肿毒。叶用于止血、解毒，外用治创伤出血。

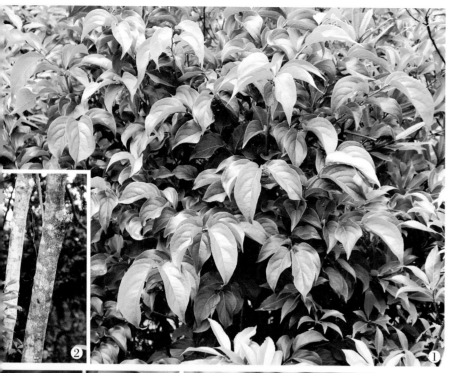

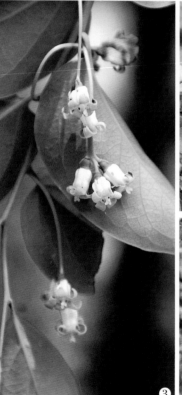

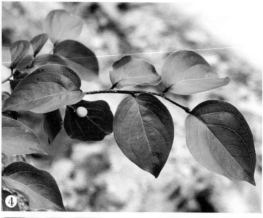

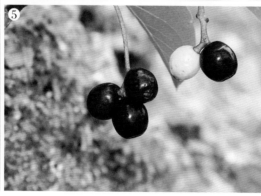

**44 青皮木**

| 学　名 | *Schoepfia jasminodora* Sieb. |
| 科　名 | 铁青树科 |
| 畬族名 | 青皮柴 |
| 土　名 | 青皮树 |

### 形态特征

落叶小乔木或灌木。叶纸质，卵形或卵状披针形，先端渐尖或近尾尖，基部圆形或近截形，全缘，无毛，具短柄。聚伞状总状花序腋生，通常具2～9朵花；花萼杯状，贴生于子房，宿存；花冠白绿色，钟状。核果椭圆形，熟时紫黑色。花期3～5月，果期4～6月。

### 分布与生境

分布于甘肃、陕西、河南、四川、云南、贵州、湖北、湖南、广西、广东、江苏、安徽、江西、浙江、福建、台湾等地。生于山谷、沟边、山坡、路旁。景宁畬族自治县鹤溪、红星、东坑、景南等乡镇（街道）有分布。

### 药用价值

主治风湿痹痛、跌打肿痛、劳伤乏力。

❶ 植株　　❷ 树干　　❸ 花序
❹ 枝叶　　❺ 核果

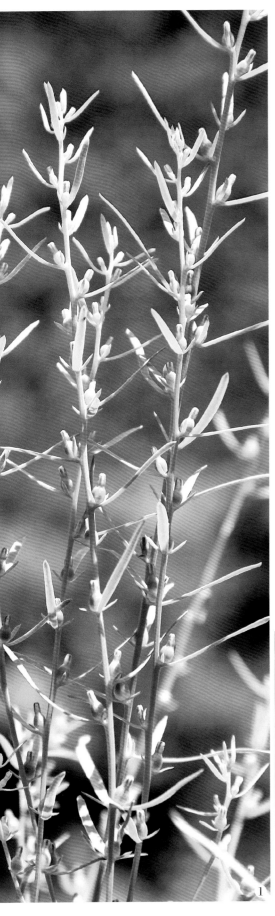

##  百蕊草

| 学　　名 | *Thesium chinense* Turcz. |
| 科　　名 | 檀香科 |
| 畲族名 | 黄根草 |
| 土　　名 | 化痰草 |

### 形态特征

半寄生多年生柔弱草本。全株无毛，茎直立细长，丛生，基部多分枝，有纵沟。叶线形，先端急尖或渐尖，具单脉。花单生叶腋，两性，无梗，花萼绿白色。坚果椭圆形或近球形，有明显隆起网脉。花期4～5月，果期6～7月。

### 分布与生境

我国各地均有分布。生于荫蔽湿润的小溪边、田野、草甸。景宁畲族自治县红星、景南等乡镇（街道）有分布，不常见。

### 药用价值

主治乳腺炎、肺炎、扁桃体炎、上呼吸道感染、多发性疖肿、肝炎、黄疸、中暑、急性膀胱炎、头疮、淋巴结结核。中医另用于治疗肠炎、肺脓疡。

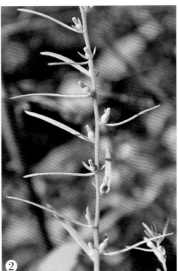
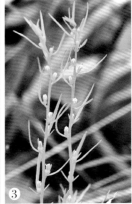

❶ 果期植株
❷ 果序
❸ 花期植株

1　❷　❸

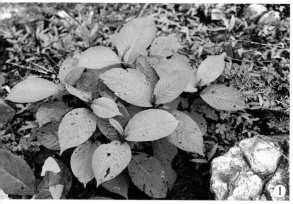

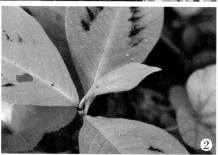

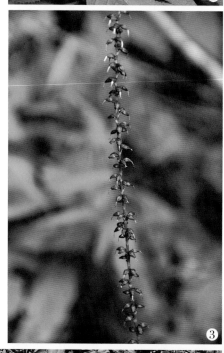

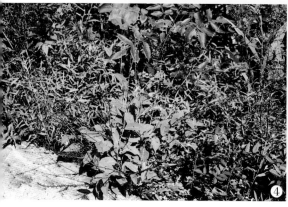

# 46 金线草

| 学　名 | *Antenoron filiforme* (Thunb.) Rob. et Vaut. |
|---|---|
| 科　名 | 蓼科 |
| 畲族名 | 铁丁头　大叶蓼 |
| 土　名 | 人字草 |

## 形态特征

多年生草本。茎直立，全株密被粗伏毛，有纵沟，节部膨大。叶片椭圆形或倒卵形，先端短渐尖或急尖，基部楔形，全缘；托叶鞘筒状，膜质，褐色，具短缘毛。总状花序呈穗状，通常数个顶生或腋生，花深红色，2～3朵生于苞腋内。瘦果卵形，双凸镜状，褐色有光泽。花果期7～10月。

## 分布与生境

分布于陕西、甘肃及华东、华中、华南、西南地区。生于海拔100～2500米的山坡林缘、山谷路旁。

## 药用价值

主治肺结核咯血、胃痛、月经不调、痛经、痢疾、跌打损伤。中医另用于治疗子宫出血、淋巴结结核、骨折、风湿痹痛、腰痛、临床还用于治疗深部真菌感染、心血管疾病、糖尿病、肾病。

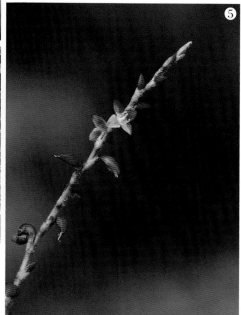

❶ 植株
❷ 叶（粗伏毛）
❸ 果序
❹ 花期植株
❺ 花

**47 短毛金线草**

| 学 名 | *Antenoron filiforme* (Thunb.) Rob. et Vaut. var. *neofiliforme* (Nakai) A.J. Li | | |
|---|---|---|---|
| 科 名 | 蓼科 | 畲族名 铁丁头 大叶蓼 | 土 名 肺形草 人字草 |

### 形态特征

多年生草本。茎直立，全株密被粗伏毛，有纵沟，节部膨大，疏被毛或无毛。叶片椭圆形或长椭圆形，先端长渐尖，两面被短伏毛或近无毛。苞腋内有花1～2朵，瘦果略外露。花果期7～10月。

### 分布与生境

分布于甘肃、陕西及华东、华中、华南、西南地区。生于海拔150～2200米山坡林下、林缘、山谷湿地。

### 药用价值

主治肺结核、咯血、胃痛、月经不调、痛经、痢疾、跌打损伤。

❶ 植株
❷ 花序
❸ 果序
❹ 花果期植株

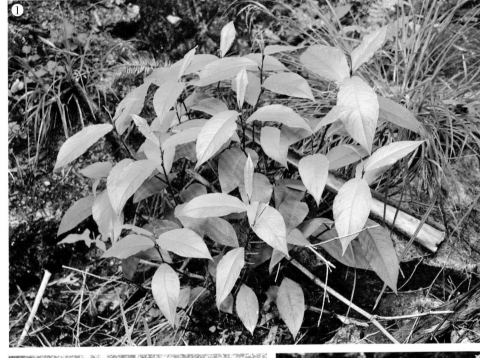
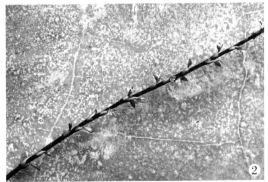
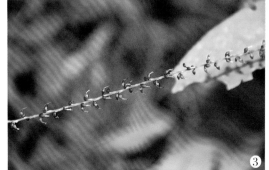
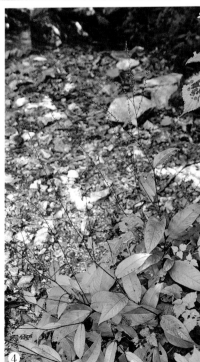

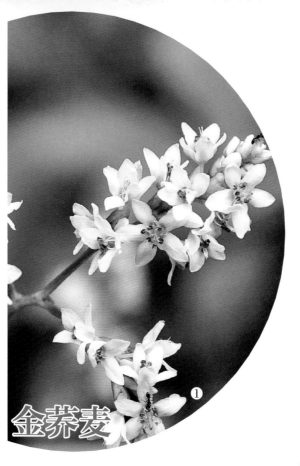

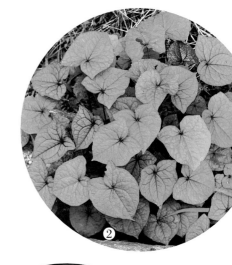

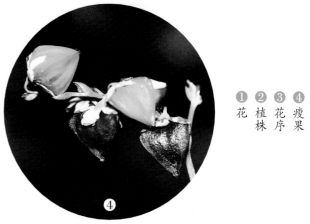

**48 金荞麦**

| 学　　名 | *Fagopyrum dibotrys* (D. Don) Hara |
| 科　　名 | 蓼科 |
| 畲族名 | 山花麦　假花麦 |
| 土　　名 | 天花麦 |

**形态特征**

多年生无毛草本。茎直立，具浅沟纹。叶三角形，先端渐尖，基部近戟形；叶柄长达 10 厘米，托叶鞘膜质，筒状。花白色，花簇排列成顶生或腋生总状花序，再组成伞房状。瘦果卵状三棱形，褐色。花期 5～8 月，果期 9～10 月。

❶❷❸❹
花 植 花 瘦
　 株 序 果

**分布与生境**

分布于陕西及华东、华中、华南、西南地区。生于海拔 250～3200 米的山谷湿地、山坡灌丛中。

**药用价值**

主治肺脓疡、自汗盗汗、久痢不止、咽喉肿痛、关节酸痛、多发性脓肿、丹毒、月经不调、跌打损伤。中医另用于治疗肺热咳喘、乳蛾肿痛。现代药理研究表明还具有抗肿瘤、降血糖、降血脂、抗氧化等作用。

## 49 何首乌

| | |
|---|---|
| **学 名** | *Fallopia multiflora* (Thunb.) Harald. |
| **科 名** | 蓼科 |
| **畲族名** | 何首乌 乌发药 |
| **土 名** | 首乌藤 |

### 形态特征

多年生缠绕草本。块根肥厚，长椭圆形，黑褐色。叶卵形或长卵形，先端渐尖，基部心形或近心形，全缘；托叶鞘膜质，偏斜，无毛。花序圆锥状，顶生或腋生；花梗细弱，花被白色或淡绿色。瘦果三棱形，黑褐色。花期8~10月，果期10~11月。

### 分布与生境

分布于陕西、甘肃、四川、云南、贵州及华东、华中、华南地区。生于海拔200~3000米的山谷灌丛、山坡林下、沟边石隙。

### 药用价值

主治体虚眩晕、须发早白、久疟、便秘、疮疖、瘰疬、虚烦失眠、血虚痹痛，外治皮肤痒疹。中医另用于治疗风疹瘙痒，制何首乌用于血虚萎黄、腰膝酸软、肢体麻木、崩漏带下、高脂血症。现代药理研究表明还具有抗衰老、提高免疫力、促进造血细胞生长、降脂保肝、抗肿瘤及促进乌发、生发等作用。

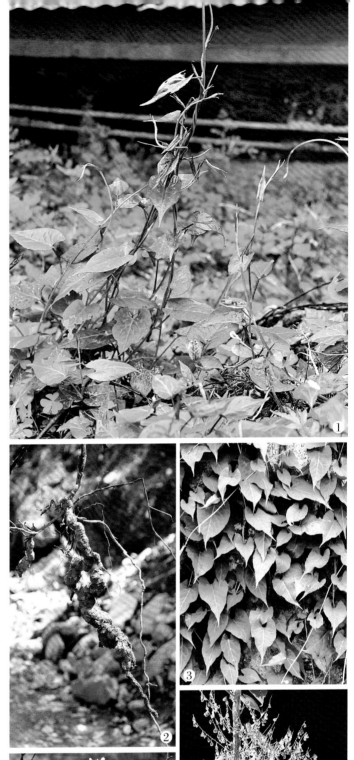
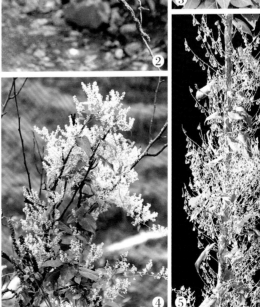

❶ 植株 ❷ 块根 ❸ 茎叶
❹ 花序 ❺ 果序

# 50 萹蓄

| 学　名 | *Polygonum aviculare* L. | 科　名 | 蓼科 |
| --- | --- | --- | --- |
| 畲族名 | 日头花草　泻肚药 | 土　名 | 竹节草 |

## 形态特征

一年生无毛草本。基部多分枝，具沟纹。叶椭圆形、狭椭圆形或披针形，先端钝或急尖，基部楔形；叶柄短，具关节；托叶鞘膜质，撕裂。花单生或数朵簇生叶腋，绿色，边缘白色或淡红色。瘦果卵状三棱形，褐色。花果期4～11月。

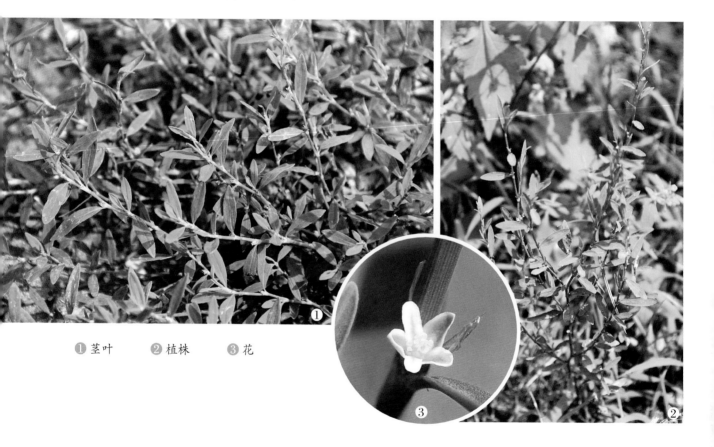

❶ 茎叶　　❷ 植株　　❸ 花

## 分布与生境

分布于全国各地。生于海拔10～4200米的田边、路边、沟边湿地。

## 药用价值

主治湿热淋症、小便涩痛、黄疸、痢疾、湿疮瘙痒。中医另用于治疗小便短赤、虫积腹痛、阴痒带下。现代药理研究表明还具有抗氧化、抗衰老、抗肝纤维化、抗肿瘤、保肝、降血压等作用。

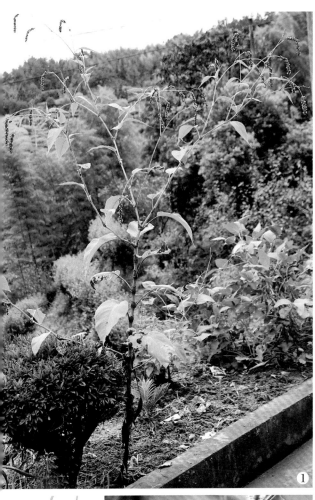

# 51 红蓼

| 学　　名 | *Polygonum orientale* L. |
|---|---|
| 科　　名 | 蓼科 |
| 畲族名 | 天蓼　大水蓼 |
| 土　　名 | 大叶蓼 |

## 形态特征

一年生高大多毛草本。茎直立，粗壮，上部多分枝。叶宽卵形或宽椭圆形，先端渐尖，基部圆形或近心形，微下延；托叶鞘筒状，密被长柔毛。总状花序呈穗状，微下垂，数个花序组成圆锥状，花被红色。瘦果近球形，扁平，包于宿存花被内。花期6～7月，果期7～9月。

## 分布与生境

除西藏外，广布于全国各地，野生或栽培。生于海拔30～2700米的沟边湿地、村边路旁。

## 药用价值

主治痞块腹胀、瘰疬、胃痛、风湿痹痛。中医另用于治疗疟疾、疝气、脚气、疮肿。现代药理研究表明还具有抗心肌缺血、抗缺氧、保护梗死心肌、抗血栓、抗氧化、抗肿瘤、增强免疫力等作用。

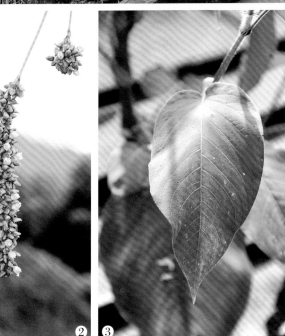

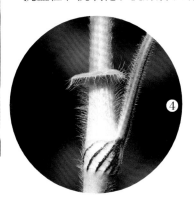

❶ 花期植株
❷ 花序
❸ 叶
❹ 托叶鞘

## 相似种 酸模叶蓼

*Polygonum lapathifolium* L.

一年生草本。茎直立，节部膨大。叶披针形或宽披针形，先端渐尖或急尖，基部楔形；叶柄短，托叶鞘筒状，膜质，淡褐色。总状花序呈穗状，顶生或腋生；花紧密，通常由数个花穗再组成圆锥状，花被粉红色或绿白色。瘦果圆卵形。花果期4～11月。广布于我国南北各地。生于田边、路旁、水边、荒地或沟边湿地。

① ② ③
花 托 花
期 叶 序
植 鞘
株

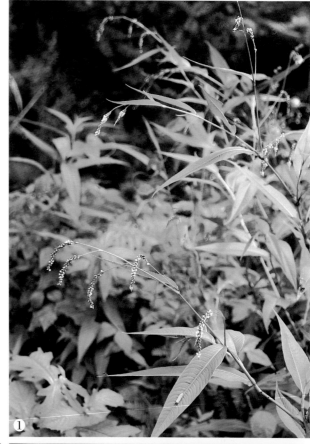

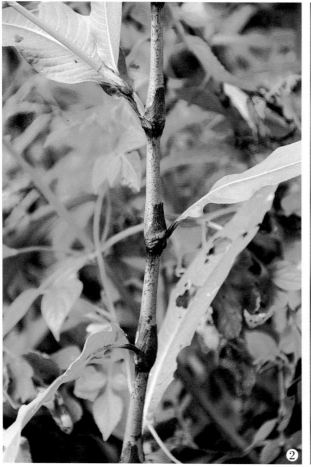

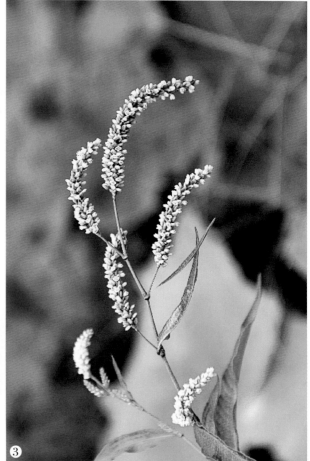

# 52 杠板归

| 学　名 | *Polygonum perfoliatum* L. |
| 科　名 | 蓼科 |
| 畲族名 | 咬虱药　野麦刺 |
| 土　名 | 花麦刺 |

## 形态特征

多年生无毛蔓性草本。茎具纵棱，沿棱疏生倒刺。叶三角形，先端钝或微尖，基部近平截或微心形；叶柄盾状着生，托叶鞘草质，绿色，近圆形。总状花序呈短穗状，顶生或腋生，花被白色或粉红色。瘦果球形，黑色，外包肉质增大蓝黑色花被。花果期6～11月。

## 分布与生境

分布于黑龙江、吉林、辽宁、河北、山东、河南、陕西、甘肃、江苏、浙江、安徽、江西、湖南、湖北、四川、贵州、福建、台湾、广东、海南、广西、云南等地。生于海拔80～2300米的田边、路旁、山谷湿地。

## 药用价值

主治百日咳、上呼吸道感染、肾炎水肿、湿疹、带状疱疹、毒蛇咬伤、肠炎、痢疾、化脓性感染。中医另用于治疗疖肿、蛇虫咬伤。现代药理研究表明还具有抗氧化、护肝、抗肿瘤等作用。

❶ 果序　❷ 植株
❸ 花　❹ 叶背
❺ 叶

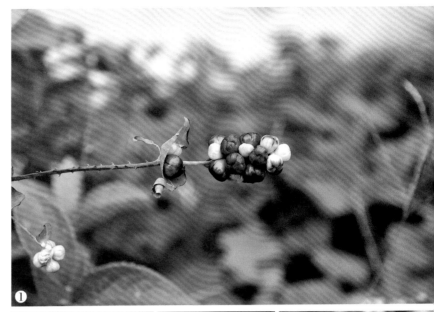
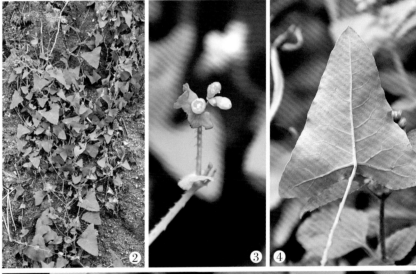
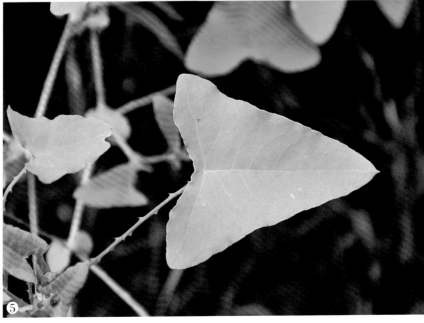

**相似种** 刺蓼

*Polygonum senticosum* (Meisn.) Franch. et Sav.

多年生蔓性草本。茎四棱形，沿棱被倒生皮刺。叶三角形或长三角形，先端尖或渐尖，基部戟形；托叶鞘下部筒状，上部扩大成肾圆形叶状翅。头状花序顶生或腋生，花被粉红色。瘦果近球形，黑褐色。花期7～9月，果期9～10月。分布于东北各省及河北、河南、山东、江苏、浙江、安徽、湖南、湖北、台湾、福建、广东、广西、贵州、云南等地。生于海拔120～1500米的山坡、山谷及林下。

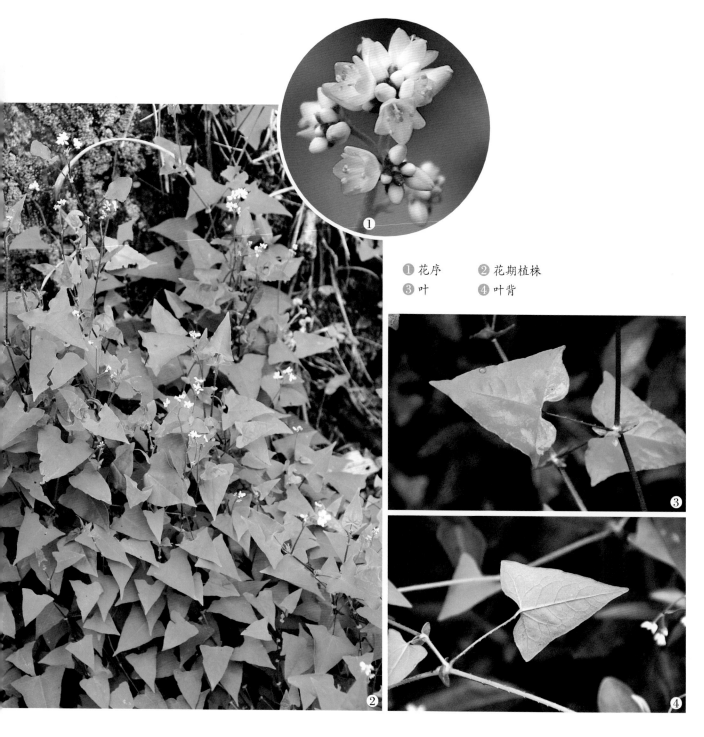

① 花序　② 花期植株
③ 叶　④ 叶背

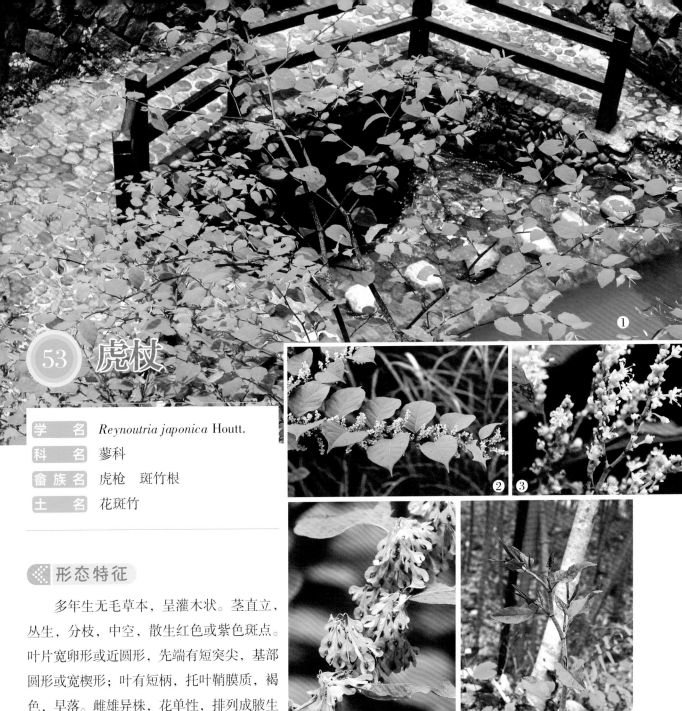

① 植株　② 花序　③ 花
④ 果序　⑤ 小苗

# 53 虎杖

| 学　名 | *Reynoutria japonica* Houtt. |
| 科　名 | 蓼科 |
| 畲族名 | 虎枪　斑竹根 |
| 土　名 | 花斑竹 |

## 形态特征

多年生无毛草本，呈灌木状。茎直立，丛生，分枝，中空，散生红色或紫色斑点。叶片宽卵形或近圆形，先端有短突尖，基部圆形或宽楔形；叶有短柄，托叶鞘膜质，褐色，早落。雌雄异株，花单性，排列成腋生圆锥状花序，花白色或淡绿色。瘦果卵状三棱形。花期7～9月，果期9～10月。

## 分布与生境

分布于山东、河南、陕西、湖北、江西、浙江、福建、台湾、云南、四川和贵州等地。生于海拔140～2000米的山坡灌丛、山谷、路旁、田边湿地。

## 药用价值

主治风湿痹痛、血瘀经闭、跌打损伤、慢性支气管炎、烫伤、湿热黄疸。中医另用于治疗淋浊、带下、痈肿疮毒、癥瘕、肺热咳嗽。现代药理研究表明还具有调血脂、抗血栓、扩张血管、保护心肌、抗氧化、抗肿瘤、改善阿尔茨海默病症状、抗艾滋病等作用。

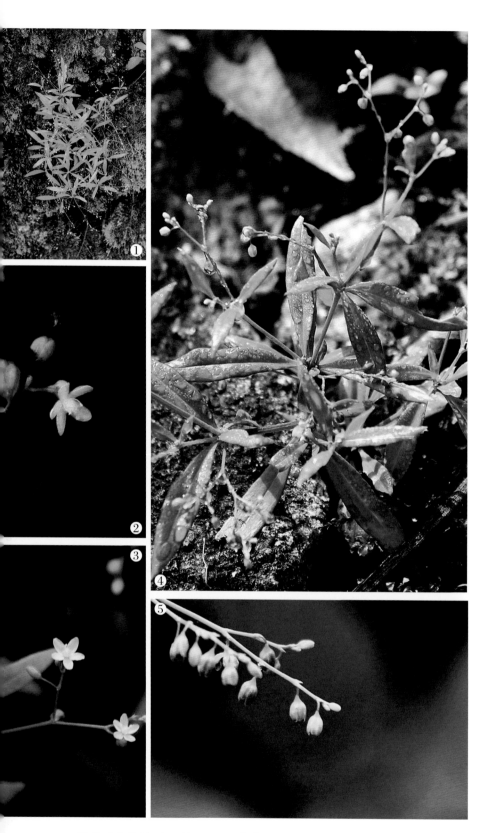

## 54 粟米草

| | |
|---|---|
| 学　　名 | *Mollugo stricta* L. |
| 科　　名 | 番杏科 |
| 畲族名 | 黄瓜草 |
| 土　　名 | 拔脓草 |

### 形态特征

铺散一年生草本。茎纤细，多分枝，具棱，无毛。叶3～5片近轮生或对生；茎生叶披针形或线状披针形，基部狭楔形，全缘，中脉明显；叶柄短或近无柄。花小，黄褐色，顶生或与叶对生。蒴果近球形，3瓣裂。花果期7～9月。

### 分布与生境

分布于秦岭、黄河以南地区。生于空旷荒地、农田和河岸沙地。

### 药用价值

主治中暑、腹痛泄泻、疮疖。中医另用于治疗感冒咳嗽、皮肤风疹，外用治眼结膜炎。现代药理研究表明还具有抗氧化、杀精、扩张冠状动脉及抗心律失常、降血压、抗肿瘤等作用。

❶ 花果期植株（全株）　　❷❸ 花
❹ 果期植株（局部）　　❺ 果序

## 55 蝇子草

| | |
|---|---|
| **学　名** | *Silene gallica* L. |
| **科　名** | 石竹科 |
| **畲族名** | 土沙参 |
| **土　名** | 沙参 |

### 形态特征

多年生草本。茎丛生，直立，基部木质化。叶片长圆状匙形或披针形，先端尖或锐尖，两面无毛。单歧式总状花序顶生，花粉红色或白色；萼筒细长管状，光滑；花瓣先端 2 深裂，裂片再分成细裂片。蒴果长圆形。花期 7～8 月，果期 9～10 月。

### 分布与生境

分布于长江流域、黄河中下游南部以及福建、台湾等地。生于林下或山坡草丛、溪边。景宁畲族自治县红星、渤海、标溪、毛垟、大际等乡镇（街道）有分布。

### 药用价值

主治黄疸、咽喉肿痛、痢疾、肠炎、尿路感染、白带、遗精、扭挫伤、风湿痹痛、毒蛇咬伤。中医另用于治疗关节肌肉酸痛。现代药理研究表明还具有调节淋巴细胞增殖和活性等作用。

❶ 花苞　　❷ 小苗　　❸ 花
❹ 茎生叶　❺ 植株

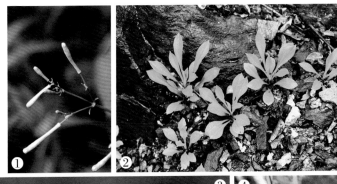

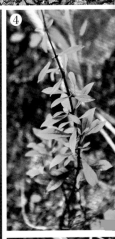

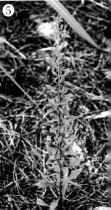

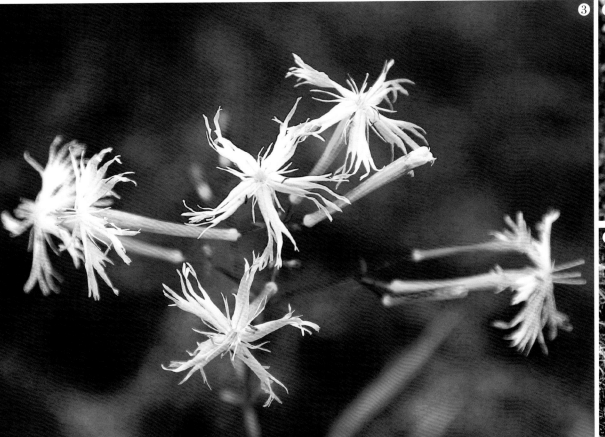

# 56 单刺仙人掌

| 学　名 | *Opuntia monacantha* (Willd.) Haw. | 科　名 | 仙人掌科 |
|---|---|---|---|
| 畲族名 | 仙人掌 | 土　名 | 仙人掌 |

## 形态特征

　　丛生肉质灌木。茎掌状，扁平，肉质，肥厚；分枝倒卵形至椭圆形，嫩时薄，鲜绿而有光泽，无毛，疏生小窠；小窠圆形，具短绵毛、倒刺刚毛和刺；刺针状，单生或 2～3 根聚生，直立。花黄色。果通常无刺，熟时紫红色。花期5～6月。

## 分布与生境

　　原产美洲。我国南方沿海地区常见栽培，生于海拔 2000 米以下的海边或山坡开阔地。

## 药用价值

　　主治腮腺炎、乳腺炎、疮疖、毒蛇咬伤、烫伤。

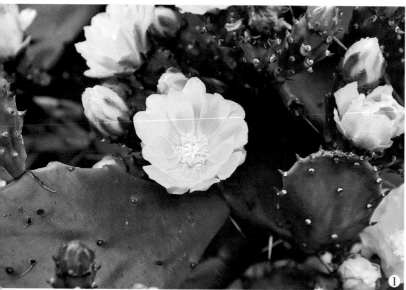

①

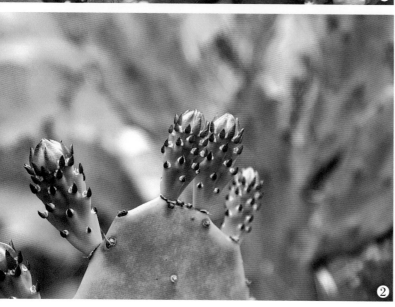

②

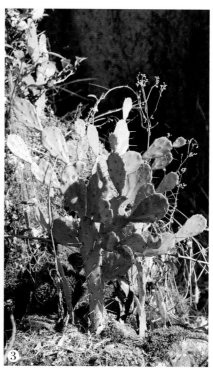

③

❶❷❸
花　花　植
　　苞　株

# 57 红毒茴

| | | | |
|---|---|---|---|
| 学　名 | *Illicium lanceolatum* A.C. Smith | 科　名 | 木兰科 |
| 畲族名 | 梦幢香 | 土　名 | 山木蟹 |

## 形态特征

灌木或小乔木。树皮灰褐色，小枝、叶、叶柄均无毛。叶革质，披针形、倒披针形或倒卵状椭圆形，全缘，先端尾尖或渐尖，基部狭楔形；中脉在叶面微凹陷，下面稍隆起，网脉不明显。花腋生或近顶生，红色。聚合果有蓇葖 10～13，蓇葖先端有长而弯曲的尖头。花期 5～6 月，果期 8～10 月。

## 分布与生境

分布于江苏、安徽、浙江、江西、福建、湖北、湖南、贵州等地。常生于海拔 300～1500 米的混交林、疏林、灌丛及阴湿峡谷、溪流沿岸。

## 药用价值

主治跌打损伤，腰肌劳损，关节、肌肉或韧带新旧伤痛，风湿痹痛，痈疽，无名肿毒，外伤出血，骨折，断指再植。中医另用于治疗风湿性关节炎、腰腿痛。现代药理研究表明还具有镇痛、抗血栓、兴奋中枢等作用。

❶ 聚合果
❷ 树干
❸ 花
❹ 花枝
❺ 枝叶

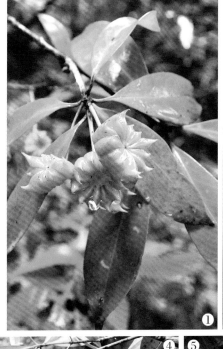
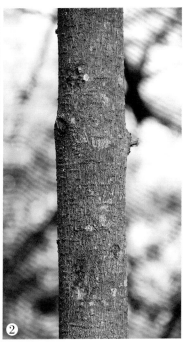
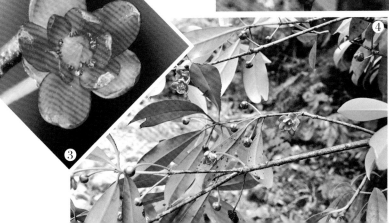
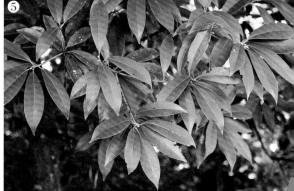

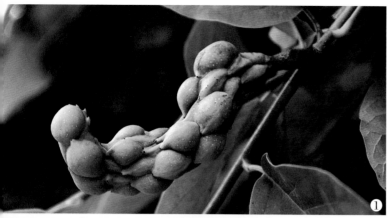

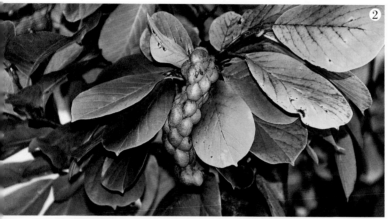

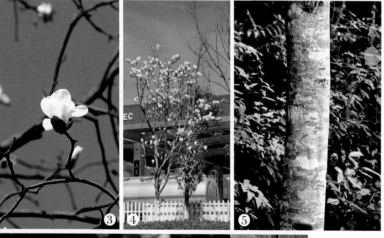

## 58 玉兰

| 学　名 | *Magnolia denudata* Desr. |
|---|---|
| 科　名 | 木兰科 |
| 畲族名 | 野厚朴 |
| 土　名 | 望春花 |

### 形态特征

落叶乔木。树皮灰白色，光滑。叶片宽倒卵形或倒卵状椭圆形，先端宽圆或平截，具短突尖，基部楔形，全缘，下面被柔毛。花先叶开放，白色，直立，芳香；花梗显著膨大，密被淡黄色长绢毛。聚合果不规则圆柱形，蓇葖木质。花期3月，果期9～10月。

### 分布与生境

分布于江西、浙江、湖南、贵州等地。生于海拔300～1000米的山地林中。

### 药用价值

主治风寒感冒、鼻渊、鼻塞、头痛、齿痛。中医另用于治疗消痰、益肺。现代药理研究表明还具有抗组织胺、抗炎、抗过敏、抗病原微生物、降血压等作用。

❶ 聚合果
❷ 成熟聚合果
❸ 花
❹ 花期植株
❺ 树干
❻ 枝叶

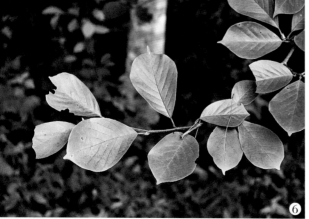

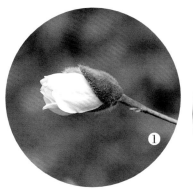

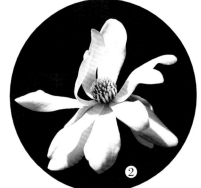

## 相似种 景宁木兰

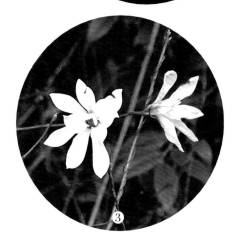

*Magnolia sinostellata* P.L. Chiu et Z.H. Chen

　　落叶灌木。小枝绿色，具环状托叶痕。叶互生，叶片椭圆形、狭椭圆形至倒卵状椭圆形，先端渐尖或尾尖，基部楔形，全缘。花单生枝顶，先叶开放，初时淡紫色，后渐变白色。聚合果圆柱形。花期 2～3 月，果期 8～9 月。产于浙江。生于海拔 800～1300 米的稀疏阔叶林下、林缘及沟谷灌丛中。景宁畲族自治县东坑镇有分布，少见。

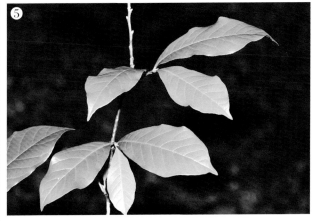

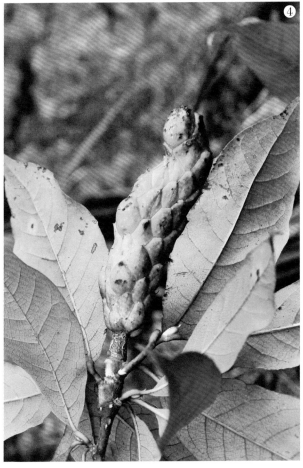

① 花苞
② 花
③ 花枝
④ 聚合果
⑤ 枝叶

#  凹叶厚朴

| 学 名 | *Magnolia officinalis* Rehd. et Wils. subsp. *biloba* (Rehd. et Wils.) Law | | |
|---|---|---|---|
| 科 名 | 木兰科 | 畲族名 厚朴 | 土 名 厚朴 |

## 形态特征

落叶乔木。叶大，近革质，长圆状倒卵形，先端凹缺，基部楔形，全缘而微波状，上面绿色，无毛，下面灰绿色，被灰色柔毛，有白粉。花白色，芳香；花梗粗短，被长柔毛；花被片厚肉质，外轮3片淡绿色。聚合果长圆状卵圆形，蓇葖具喙。花期4～5月，果期10月。

## 分布与生境

分布于安徽、浙江、江西、福建、湖南、广东、广西等地。生于海拔300～1400米的山地林中。景宁畲族自治县梧桐乡建有我国最大的人工凹叶厚朴林基地。

## 药用价值

主治消化不良、胸腹胀满、呕吐腹泻、咳嗽气喘。中医另用于治疗湿滞伤中、腹胀便秘、痰饮喘咳。

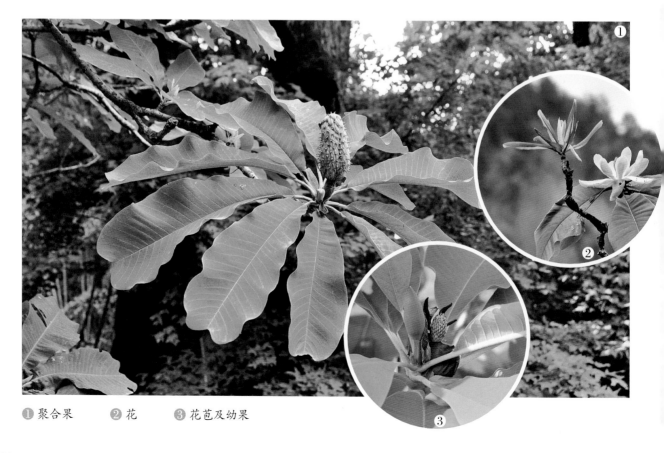

❶ 聚合果　　❷ 花　　❸ 花苞及幼果

**相似种** 厚朴

*Magnolia officinalis* Rehd. et Wils.

　　落叶乔木。叶大，近革质，7～12片聚生
于枝端，长圆状倒卵形，先端具短急尖或圆
钝，基部楔形，全缘而微波状，上面绿色，无
毛，下面灰绿色，被平伏柔毛，有白粉。花
大，白色，芳香。聚合果长圆状卵圆形，基部
宽圆。花期4～5月，果期9～10月。分布于
陕西、甘肃、河南、湖北、湖南、四川等地。
生于海拔300～1500米的山地林中。

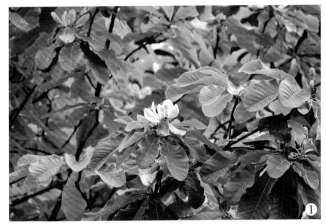

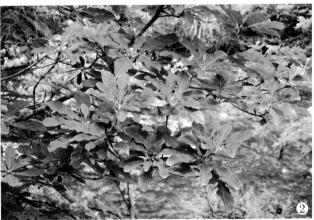

❶ 花　　❷ 枝叶　　❸ 聚合果

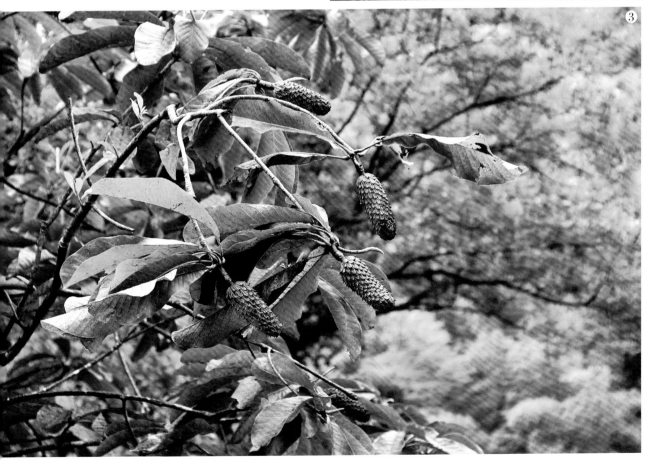

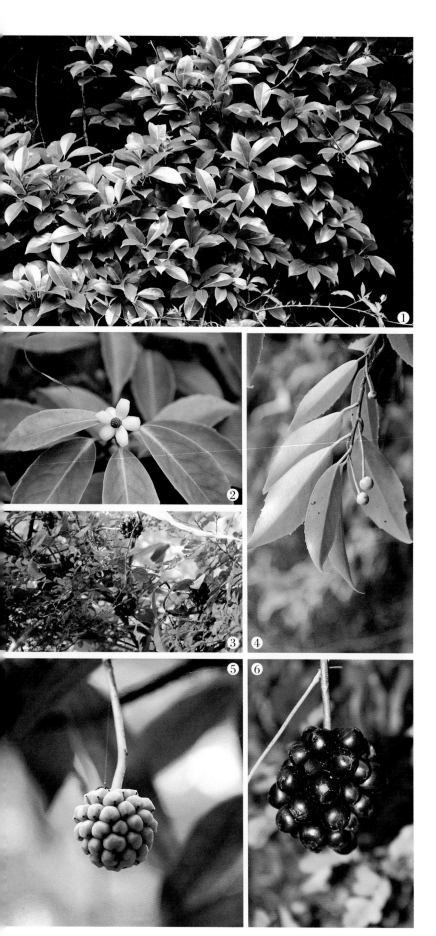

① 植株

 南五味子

| 学 名 | *Kadsura longipedunculata* Finet et Gagnep. |
| 科 名 | 五味子科 |
| 畲族名 | 糯米藤 |
| 土 名 | 猢狲球 |

### 形态特征

常绿木质藤本。叶椭圆状披针形或椭圆形，先端渐尖，基部楔形，边缘有疏齿。雌雄异株，花单性，单生叶腋，白色或淡黄色。聚合果球形，深红色或暗紫色，小浆果倒卵圆形，外果皮薄革质。花期 6～9 月，果期 9～12 月。

### 分布与生境

分布于江苏、安徽、浙江、江西、福建、湖北、湖南、广东、广西、四川、云南等地。生于海拔 1000 米以下的山坡、溪谷两岸杂灌木林中。

### 药用价值

主治胃溃疡、胃肠炎、胃痛、吐血、便血、中暑腹痛、肠炎、细菌性痢疾、痛经、跌打伤痛、外伤出血、失眠、盗汗、遗精、带浊。中医另用于治疗久咳虚喘、遗尿、尿频、久泻不止、津伤口渴、内热消渴。现代药理研究表明还具有抗肿瘤、抗病毒、保肝、抗氧化、调血脂、抑菌杀虫等作用。

① 植株　　② 花
③ 果期植株　④ 花苞及叶背
⑤ 幼果　　　⑥ 成熟浆果

# 61 华中五味子

| | |
|---|---|
| 学　　名 | *Schisandra sphenanthera* |
| 科　　名 | 五味子科 |
| 畲 族 名 | 白五味子 |
| 土　　名 | 乌郁 |

## 形态特征

落叶木质藤本。叶纸质，倒卵形、宽倒卵形、倒卵状长圆形或圆形，先端短尖或渐尖，基部楔形至圆形，下延至叶柄成狭翅，上面绿色，下面带灰绿色。雌雄异株，花单性，橙黄色。小浆果球形，红色。花期4～6月，果期6～10月。

## 分布与生境

分布于山西、陕西、甘肃、山东、江苏、安徽、浙江、江西、福建、河南、湖北、湖南、四川、贵州、云南等地。生于海拔600～3000米的山坡林缘或灌丛中。

## 药用价值

主治肺虚咳嗽、健忘失眠、遗精、盗汗、体虚久泻、跌打损伤、风湿腰痛、消化不良、烫伤、小儿遗尿。中医另用于津亏口渴、自汗、慢性腹泻。现代药理研究表明还具有保肝降酶、调节中枢神经系统、抗肿瘤、抗艾滋病、抗氧化、抗衰老、增强免疫力等作用。

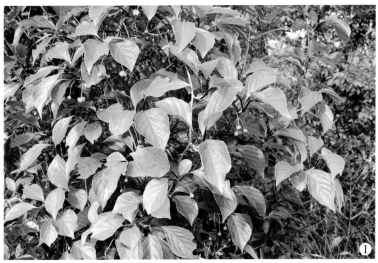

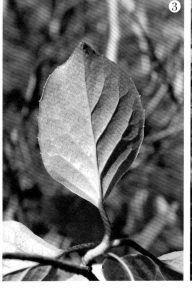

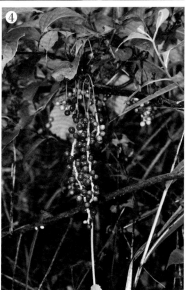

❶ 花枝　　　❷ 花　　　❸ 叶背　　　❹ 浆果

**相似种** 翼梗五味子

*Schisandra henryi* Clarke.

　　落叶木质藤本。小枝具翅棱，被白粉。叶宽卵形或长圆状卵形，先端渐尖或短尾状，基部宽楔形或近圆形，叶下面被白粉显著，叶缘疏生细浅齿瘤或全缘。雌雄异株，花单性，黄绿色。小浆果球形，红色。花期5～7月，果期8～9月。分布于浙江、江西、福建、河南、湖北、湖南、广东、广西、四川、贵州、云南等地。生于沟谷边、山坡林下或灌丛中。景宁畲族自治县东坑、梅歧等乡镇有分布。

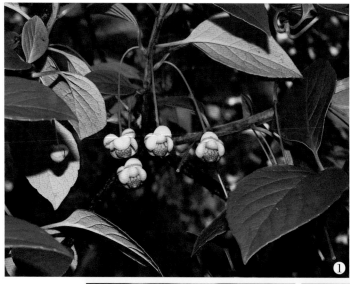
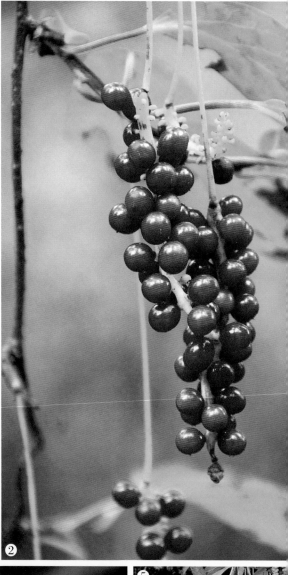

❶ 花
❷ 浆果
❸ 叶
❹ 叶背
❺ 果期植株

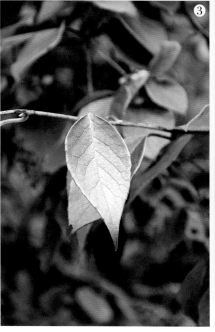
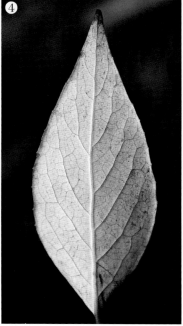
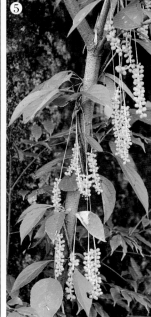

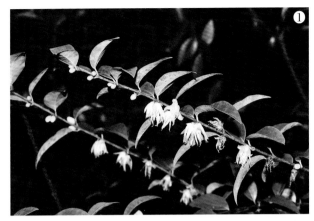

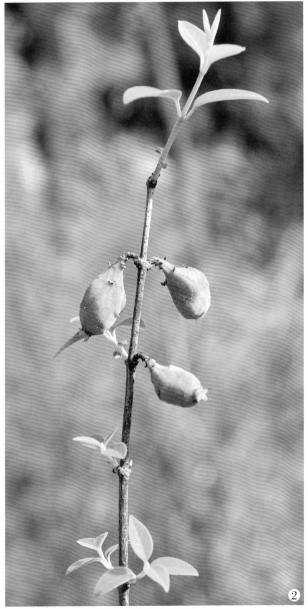

# 62 柳叶蜡梅

| 学　名 | *Chimonanthus salicifolius* Hu |
|---|---|
| 科　名 | 蜡梅科 |
| 畲族名 | 食凉茶 |
| 土　名 | 食凉餐 |

## 形态特征

半常绿灌木。叶片薄革质，长椭圆形、长卵状披针形或线状披针形，先端钝尖或渐尖，基部楔形，全缘，上面粗糙，下面灰绿色，被柔毛。花单生叶腋，稀双生，淡黄色。果托梨形，长卵状椭圆形，先端收缩。花期10～12月，果期翌年5月。

## 分布与生境

分布于浙江、江西等地。生于海拔700米以下的山地、丘陵疏林或灌丛中。目前景宁畲族自治县境内尚未发现该种有野生分布，照片摄于浙江省丽水市莲都区。

## 药用价值

主治感冒、油腻食积、胸腹胀满、胃脘疼痛、中暑。

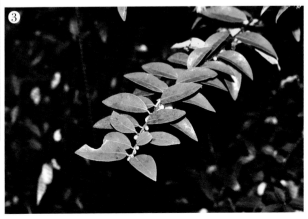

❶ 花序
❷ 果托
❸ 枝叶

# 63 浙江蜡梅

| | |
|---|---|
| **学　名** | *Chimonanthus zhejiangensis* M.C. Liu |
| **科　名** | 蜡梅科 |
| **畲族名** | 食凉茶　石凉青 |
| **土　名** | 食凉餐 |

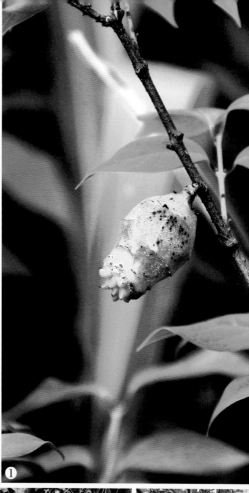
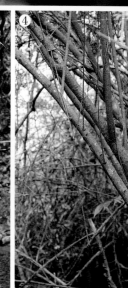

## 形态特征

常绿灌木。叶片椭圆形至卵状椭圆形，稀长圆状披针形，先端渐尖，基部楔形或阔楔形，叶面有光泽，深绿色，下面淡绿色，均无毛。花淡黄色或黄白色。果托多钟形，口部微收缩。花期 10～12 月，果期翌年 6 月。

①

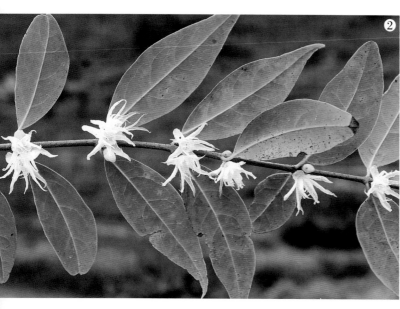
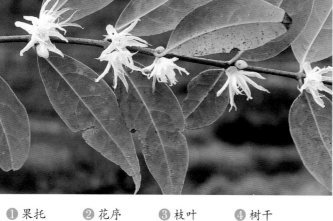

②③④

❶ 果托　　❷ 花序　　❸ 枝叶　　❹ 树干

## 分布与生境

分布于浙江、福建等地。生于山地疏林或灌丛中。

## 药用价值

主治感冒、油腻食积、胸腹胀满、胃脘疼痛、中暑。

**相似种** 蜡梅

*Chimonanthus praecox* (L.) Link

　　落叶小乔木或灌木状。叶片卵圆形、椭圆形或宽椭圆形，先端渐尖，基部楔形、宽楔形或圆形，上面粗糙。花单生叶腋，花被片 15～21 枚，蜡黄色，无毛。果托坛状，近木质，口部缢缩。花期 11 月至翌年 2 月，果期 6 月。分布于山东、江苏、安徽、浙江、福建、江西、湖南、湖北、河南、陕西、四川、贵州、云南等地。生于山地林中。景宁畲族自治县的公园、绿化带有栽培。

❶ 植株
❷ 果托
❸ 花（侧面）
❹ 枝叶
❺ 花（正面）

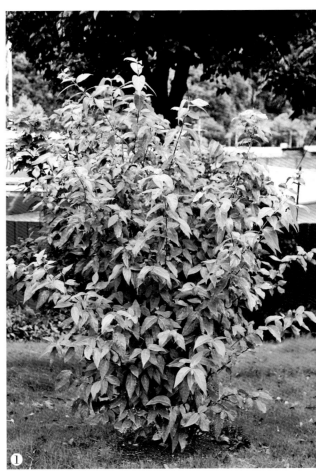

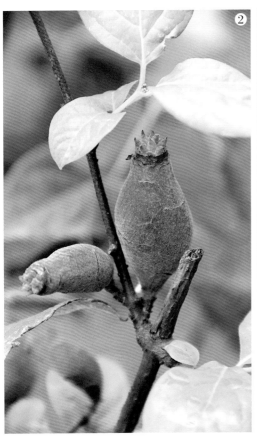

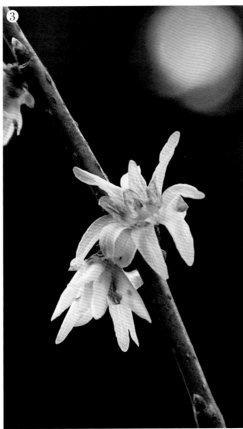

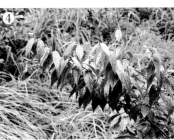

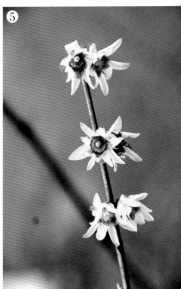

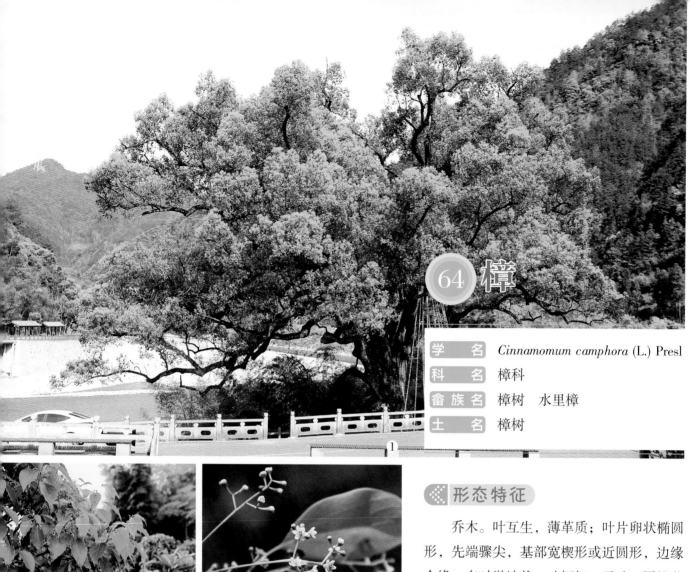

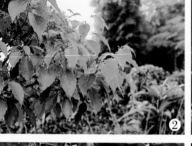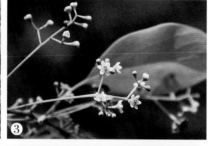

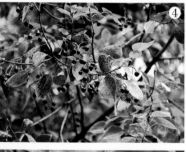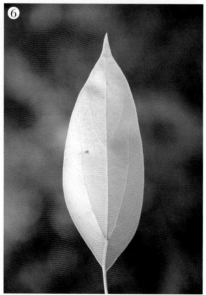

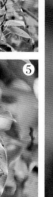

**64 樟**

| | |
|---|---|
| 学　　名 | *Cinnamomum camphora* (L.) Presl |
| 科　　名 | 樟科 |
| 畲族名 | 樟树　水里樟 |
| 土　　名 | 樟树 |

### 形态特征

乔木。叶互生，薄革质；叶片卵状椭圆形，先端骤尖，基部宽楔形或近圆形，边缘全缘，有时微波状，叶柄细，无毛。圆锥花序具多花，花小，淡黄绿色。果卵圆形或近球形，紫黑色。花期4～5月，果期8～11月。

### 分布与生境

分布于南方地区。常生于山坡或沟谷中。

### 药用价值

主治猝然昏倒、热病神志昏迷、寒湿吐泻、心腹诸痛、胃寒腹痛、食滞腹胀、泄泻、感冒风寒、胃痛、腹痛、痛经、风湿痹痛、跌打损伤，外治癣疥瘙痒、跌扑损伤、瘀滞肿痛、慢性下肢溃疡、皮肤瘙痒、荨麻疹。中医另用于治疗感冒头痛、克山病、胃肠炎。

❶ 植株　　❷ 枝叶　　❸ 花序
❹ 成熟果　❺ 未成熟果　❻ 叶背

# 65 乌药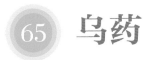

| | | | |
|---|---|---|---|
| **学　名** | *Lindera aggregata* (Sims) Kosterm | **科　名** | 樟科 |
| **畲族名** | 脚郎头　鸡蛋衣 | **土　名** | 棚棋灵 |

## 形态特征

常绿小乔木或灌木状。幼枝密被黄色绢毛，老时无毛。叶卵形、椭圆形或近圆形，先端长渐尖或尾尖，基部圆形，下面幼时密被褐色柔毛，后脱落；三出脉。伞形花序腋生，总梗极短或无，花被片黄绿色。果卵圆形或近球形，熟时黑色。花期3～4月，果期5～11月。

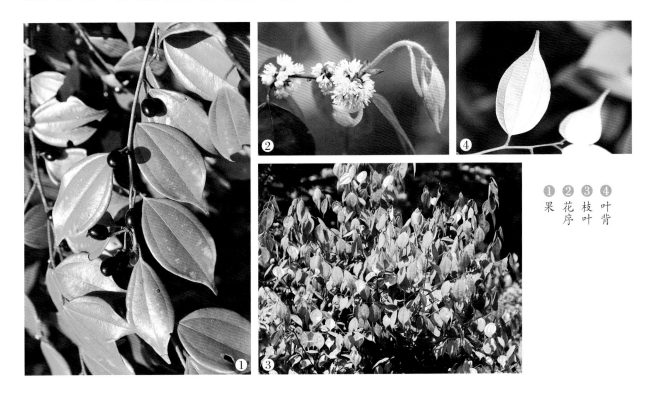

❶❷❸❹
果　花　枝　叶
　　序　叶　背

## 分布与生境

分布于浙江、江西、福建、安徽、湖南、广东、广西、台湾等地。生于海拔200～1000米的向阳坡地、山谷、疏林、灌丛。

## 药用价值

主治胸腹胀痛、反胃呕吐、气逆喘急、寒凝腹痛、月经不调、寒疝、尿频。中医另用于治疗膀胱虚冷、遗尿、疝气疼痛、经寒腹痛。现代药理研究表明还具有抗炎镇痛、抗病毒、抗肿瘤、抗氧化、抗疲劳、降血脂、调节消化道、松弛内脏平滑肌、改善中枢神经系统功能等作用。

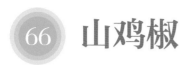

# 66 山鸡椒

| | | | |
|---|---|---|---|
| 学　名 | *Litsea cubeba* (Lour.) Pers. | 科　名 | 樟科 |
| 畲族名 | 山苍子　姜母柴 | 土　名 | 山苍子 |

## 形态特征

　　落叶灌木或小乔木。枝、叶芳香，小枝无毛。叶互生，披针形或长圆形，先端渐尖，基部楔形，两面无毛，侧脉6～10对。伞形花序单生或簇生，花黄白色。果近球形，无毛，熟时紫黑色。花期2～3月，果期9～10月。

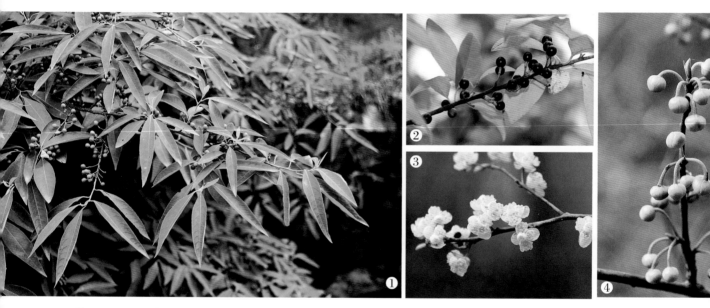

❶ 果枝　　❷ 成熟果　　❸ 花序　　❹ 花苞

## 分布与生境

　　分布于广东、广西、福建、台湾、浙江、江苏、安徽、湖南、湖北、江西、贵州、四川、云南、西藏等地。生于海拔500～3200米的向阳山地、灌丛、疏林或林中路旁、水边。

## 药用价值

　　主治风寒感冒、咳嗽气喘、脘腹冷痛、肠鸣泄泻、反胃呃逆、跌打损伤、毒蛇咬伤。现代药理研究表明还具有抑制血小板聚集、改善心肌缺血和脑血栓、抗肿瘤、抗炎免疫、抗氧化等作用。

# 67 山橿

| 学　名 | *Lindera reflexa* Hemsl. |
|---|---|
| 科　名 | 樟科 |
| 畲族名 | 木橿　山木通 |
| 土　名 | 山木通 |

## 形态特征

落叶小乔木或灌木状。小枝黄绿色，皮孔不明显。叶片卵形或倒卵状椭圆形，先端渐尖，基部圆形或宽楔形，上面幼时中脉被微柔毛，下面被白色柔毛，侧脉6～8（～10）对；叶柄幼时被柔毛。伞形花序梗长约3毫米，花被黄色或黄绿色。果球形，红色。花期4月，果期8月。

## 分布与生境

分布于河南、江苏、安徽、浙江、江西、湖南、湖北、贵州、云南、广西、广东、福建等地。生于海拔约1000米以下的山谷、山坡林下或灌丛中。

## 药用价值

主治胃腹胀痛、跌打损伤、刀伤出血、癣疥风疹。中医另用于治疗过敏性皮炎。

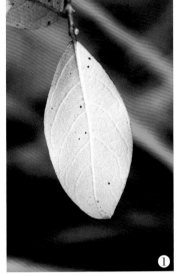
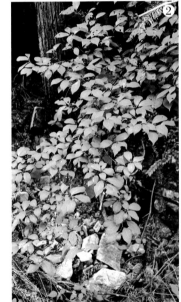
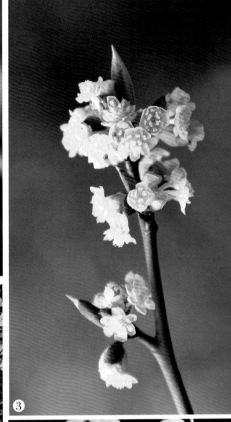
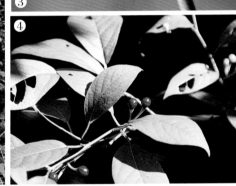
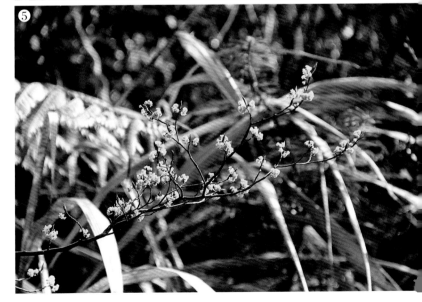

❶ 叶背
❷ 果期植株
❸ 花序
❹ 果
❺ 花期植株

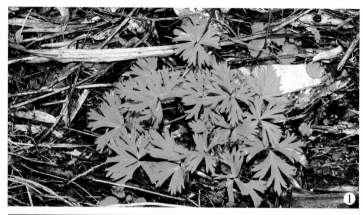

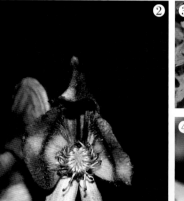
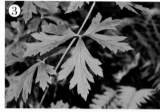
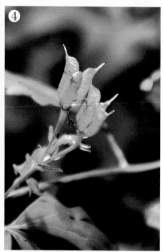
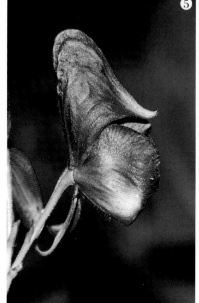
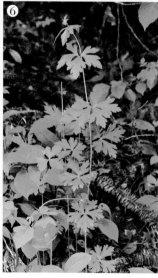

**❶** 小苗 　　**❷** 花（正面）　　**❸** 茎生叶
**❹** 蓇葖果　　**❺** 花（侧面）　　**❻** 植株

## 68 乌头

| 学　　名 | *Aconitum carmichaeli* Debx. |
| --- | --- |
| 科　　名 | 毛茛科 |
| 畲族名 | 草乌 |
| 土　　名 | 草乌 |

### 形态特征

多年生草本。茎高 60～150 厘米，中部以上疏被反曲的短柔毛。叶片薄革质或纸质，五角形，3 全裂，中央裂片宽菱形，有时倒卵状菱形或菱形，先端急尖，有时短渐尖，近羽状分裂，小裂片斜三角形，生 1～3 枚牙齿。总状花序顶生，萼片蓝紫色。蓇葖果长 1.5～1.8 厘米。花期 9～10 月，果期 10～11 月。

### 分布与生境

分布于云南、四川、湖北、贵州、湖南、广西、广东、江西、浙江、江苏、安徽、陕西、河南、山东、辽宁等地。生于山地草坡或灌丛中。景宁畲族自治县鹤溪、东坑、大际等乡镇（街道）有分布。

### 药用价值

主治风湿性关节炎、类风湿性关节炎、大骨节病、半身不遂、手足拘挛、坐骨神经痛、跌打肿痛、胃腹冷痛、深部脓肿、毒蛇咬伤、虚脱、汗出、四肢厥冷、风寒湿痹、肾虚水肿。中医另用于治疗寒疝作痛、麻醉止痛、亡阳虚脱、肢冷脉微、心阳不足、胸痹心痛、虚寒吐泻、肾阳虚衰、阳痿宫冷、阴寒水肿、阳虚外感。现代药理研究表明还具有杀虫、抗肿瘤、强心、提高免疫力、抗衰老等作用。

## 相似种 赣皖乌头

*Aconitum finetianum* Hand.–Mazz.

多年生草本。茎缠绕，疏被反曲的短柔毛，中部以下几无毛。茎下部叶具长柄，叶片五角状肾形，两面疏被紧贴短毛；茎上部叶渐变小，叶柄与叶片近等长或稍短。总状花序具 4～9 花；萼片白色带淡紫色，被紧贴短柔毛。蓇葖果长 0.8～1.1 厘米。花期 8～9 月，果期 10 月。分布于湖南、江西、安徽、浙江。生于海拔 850～1600 米的山地阴湿处。景宁畲族自治县东坑、大际等乡镇有分布，较少见。

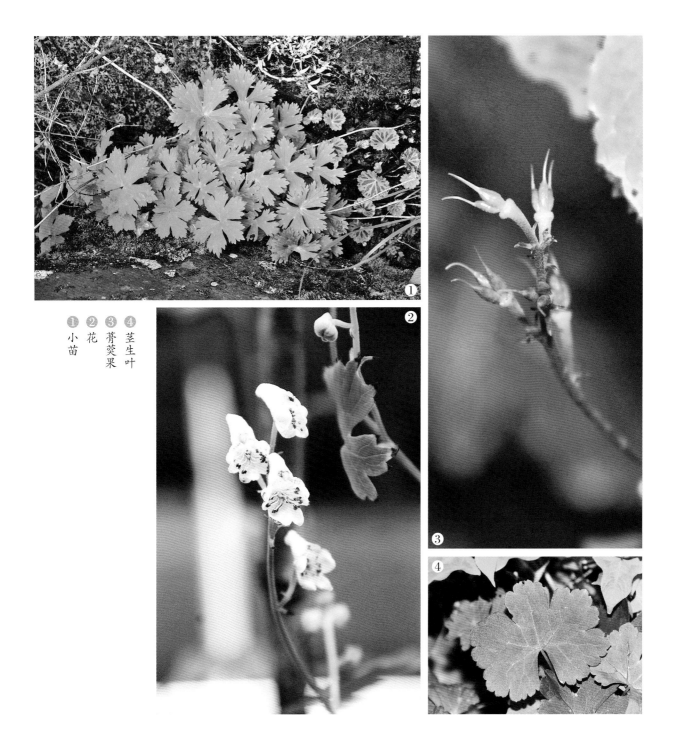

❶ ❷ ❸ ❹
小 花 蓇 茎
苗　 葖 生
　　 果 叶

105

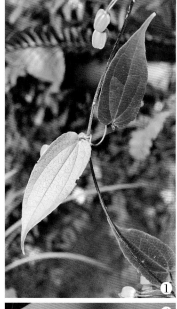
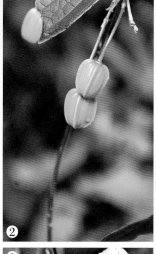
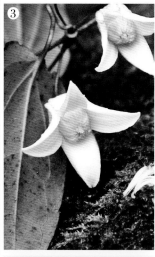
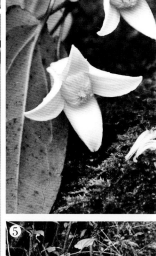
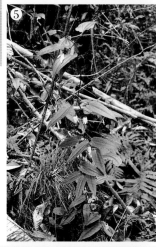

① 叶
② 花苞
③ 花（正面）
④ 花（侧面）
⑤ 花期植株
⑥ 果序

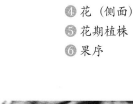

## 69 单叶铁线莲

| 学　名 | *Clematis henryi* Oliv. |
| 科　名 | 毛茛科 |
| 畲族名 | 雪里开　地雷根 |
| 土　名 | 白里开花 |

### 形态特征

常绿攀缘木质藤本。单叶对生，叶片狭卵形或披针形，先端渐尖或尾尖，基部近心形，具小齿。聚伞花序腋生，1（2～5）花，花钟状；萼片4枚，白色。瘦果扁，狭卵形，宿存花柱羽毛状。花期11月至翌年1月，果期3～5月。

### 分布与生境

分布于云南、四川、贵州、广东、广西、湖南、湖北、安徽、浙江、江苏等地。生于海拔400～1200米的溪边、山谷、林下、阴湿的坡地及灌丛中。景宁畲族自治县鹤溪、东坑、大际、梅歧、大地、家地等乡镇（街道）有分布。

### 药用价值

主治高烧惊厥、支气管炎、咽喉肿痛、胃痛、疔疮。

**相似种** 毛蕊铁线莲

*Clematis lasiandra* Maxim.

攀缘草质藤本。叶对生，1～2回三出复叶或羽状复叶；叶片狭卵形或卵形，先端长渐尖或渐尖，边缘具整齐锯齿，两面疏被毛或无毛。聚伞花序腋生，有1～3花；花钟状，紫红色。瘦果椭圆形，被毛，宿存花柱羽毛状。花期9～10月，果期10～11月。分布于云南、四川、甘肃、陕西、贵州、湖南、广西、广东、浙江、江西、安徽等地。生于山地沟边、坡地及灌丛中。景宁畲族自治县鹤溪、东坑等乡镇（街道）有分布，较少见。

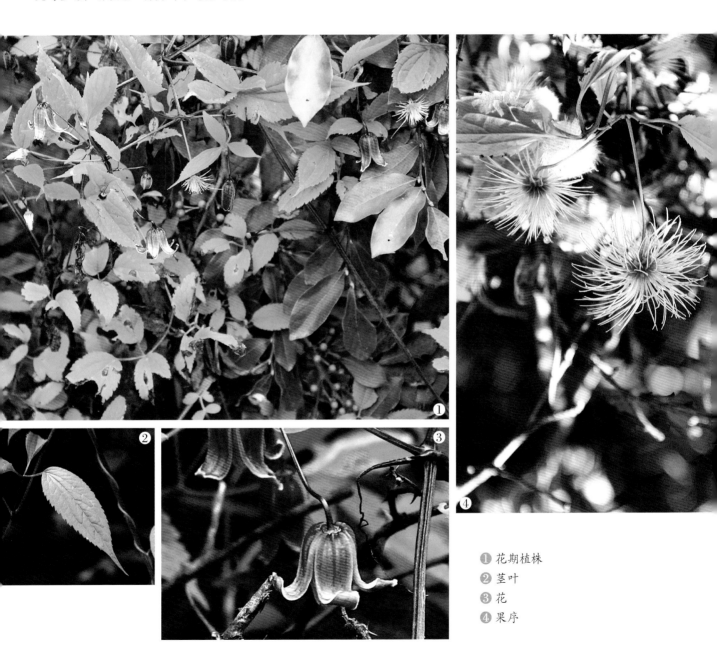

❶ 花期植株
❷ 茎叶
❸ 花
❹ 果序

# 70 短萼黄连

**学　名** *Coptis chinensis* Franch. var. *brevisepala* W.T. Wang et Hsiao

**科　名** 毛茛科　　　　**畲族名** 黄连　　　　**土　名** 浙黄连

## 形态特征

多年生草本。根状茎黄色，常分枝，密生多数须根。叶片稍革质，卵状三角形，3全裂，中央裂片卵状菱形，先端急尖，边缘具锐锯齿，两面叶脉隆起，除上面沿脉被短柔毛外，其余无毛。花葶1~2条，二歧或多歧聚伞花序，有3~8朵花；萼片较短，长约6.5毫米。蓇葖果长6~8毫米。花期2~3月，果期4~6月。

① 蓇葖果　　② 果期植株
③ 花序　　　④ 花期植株

## 分布与生境

分布于广西、广东、福建、浙江、安徽等地。生于海拔600~1600米的山地沟边、林下或山谷阴湿处。景宁畲族自治县鹤溪、东坑、景南等乡镇（街道）有分布，较少见。

## 药用价值

主治热病、热痢、腹痛、血热、吐血、衄血、目赤肿痛、口舌生疮、热毒疮疡。

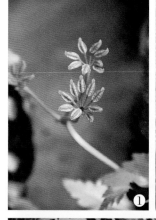

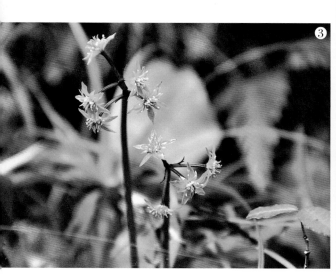

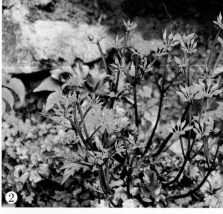

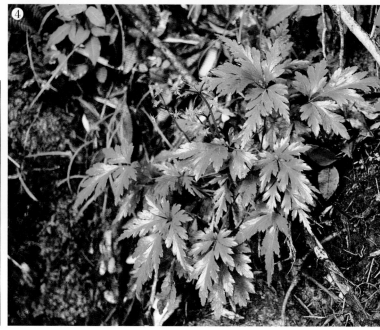

# 71 天葵

| | | | |
|---|---|---|---|
| **学　名** | *Semiaquilegia adoxoides* (DC.) Makino | **科　名** | 毛茛科 |
| **畲族名** | 老鼠屎 | **土　名** | 老鼠屎　蛇不见 |

## 形态特征

　　多年生草本。茎丛生。基生叶多数，掌状三出复叶；小叶扇状菱形或倒卵状菱形，3 深裂，裂片疏生粗齿；叶柄长 3～12 厘米。花梗纤细，具 2 花至数花；萼片白色带淡紫色；花瓣匙形，基部囊状；心皮无毛，花柱短。蓇葖果长 6～7 毫米。花期 3～4 月，果期 4～5 月。

## 分布与生境

　　分布于四川、贵州、湖北、湖南、广西、江西、福建、浙江、江苏、安徽、陕西等地。生于海拔 100～1050 米的疏林下、路旁或山谷较阴处。

## 药用价值

　　主治瘰疬、疔疮痈肿、跌打损伤。中医另用于治疗乳痈、蛇虫咬伤。现代药理研究表明还具有降糖降脂、抗肿瘤、抗氧化和调节机体免疫功能等作用。

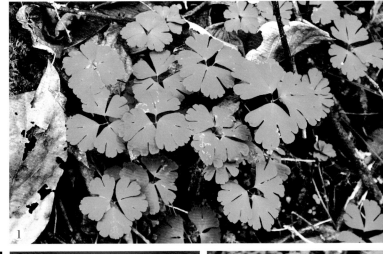

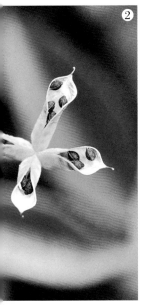
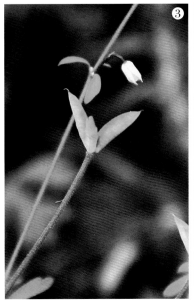
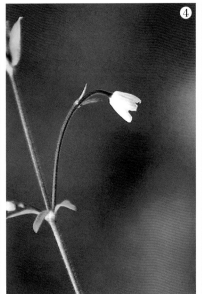
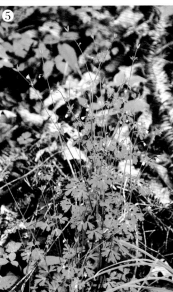

❶ 小苗　　❷ 种子　　❸ 蓇葖果　　❹ 花　　❺ 花果期植株

# 72 六角莲

| 学　名 | *Dysosma pleiantha* (Hance) Woods. | 科　名 | 小檗科 |
|---|---|---|---|
| 畲族名 | 八角金盘 | 土　名 | 独脚莲　八角莲 |

## 形态特征

多年生草本。茎直立，无毛。茎生叶常 2 片，盾状着生，矩圆形或近圆形，5～9 浅裂，裂片宽三角状卵形，边缘具针刺状细齿。花 5～8 朵簇生于茎生叶柄交叉处，下垂；花梗长达 2.8 厘米；萼片 6 枚，卵状或狭长圆形；花瓣 6 枚，紫红色。浆果近球形。花期 4～6 月，果期 7～9 月。

## 分布与生境

分布于台湾、浙江、福建、安徽、江西、湖北、湖南、广东、广西、四川、河南等地。生于海拔 400～1600 米的林下、山谷溪旁或阴湿草丛中。景宁畲族自治县红星、东坑、大均、景南、大际等乡镇（街道）有分布，较少见。

## 药用价值

主治跌打损伤、半身不遂、关节酸痛、疔疮疖肿、中耳炎、骨髓炎、尿路感染、毒蛇咬伤。现代药理研究表明还具有抗病毒、抗肿瘤、抗心律不齐等作用。

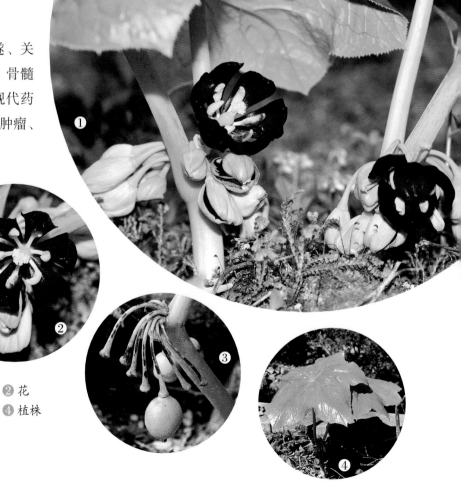

❶ 花序　　❷ 花
❸ 浆果　　❹ 植株

# 73 八角莲

| 学 名 | *Dysosma versipellis* (Hance) M. Cheng ex Ying | 科 名 | 小檗科 |
|---|---|---|---|
| 畲族名 | 八角金盘 | 土 名 | 独脚莲　八角莲 |

## 形态特征

多年生草本。茎直立，无毛。茎生叶 1 片，有时 2 片，盾状着生，圆形，4～9 浅裂，裂片宽三角状卵形或卵状长圆形，边缘具针刺状细齿。花 5～8 朵或更多，簇生于近叶基处（即花非生于两叶柄交叉处），下垂；花梗长 1～2 厘米，花瓣 6 枚，紫红色。浆果卵形至椭圆形。花期 5～7 月，果期 7～9 月。

## 分布与生境

分布于湖南、湖北、浙江、江西、安徽、广东、广西、云南、贵州、四川、河南、陕西等地。生于海拔 300～2400 米的山坡林下、灌丛中、溪旁阴湿处、竹林下。景宁畲族自治县望东垟保护区有分布。

## 药用价值

主治跌打损伤、半身不遂、关节酸痛、疔疮疖肿、中耳炎、骨髓炎、尿路感染、毒蛇咬伤。中医另用于治疗蛇虫咬伤、淋巴结炎、腮腺炎、乳腺癌。现代药理研究表明还具有抗病毒、抗肿瘤、抗心律不齐等作用。

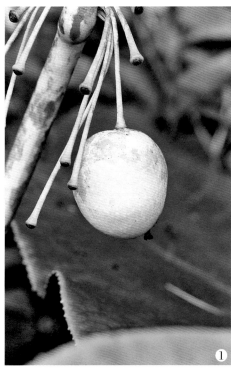

① 浆果
② 花序
③ 植株

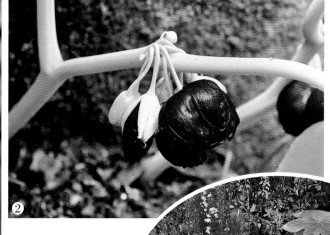

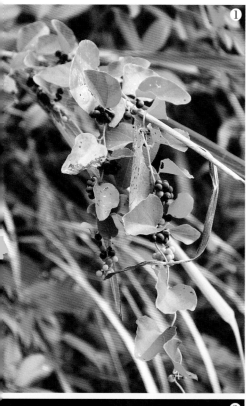
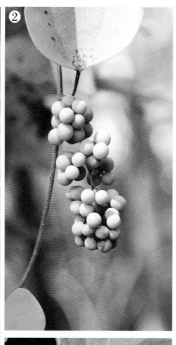
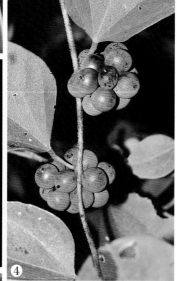
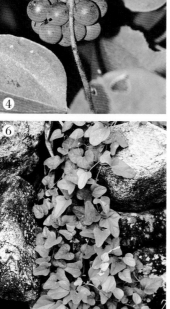
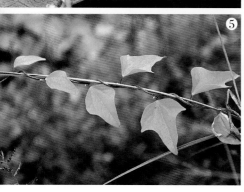
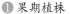

 木防己

| 学　名 | *Cocculus orbiculatus*(L.) DC. |
| --- | --- |
| 科　名 | 防己科 |
| 畲族名 | 蟹龙　一条鞭 |
| 土　名 | 青绳儿 |

### 形态特征

缠绕落叶藤本。叶互生，叶片纸质，宽卵形或卵状椭圆形，有时 3 浅裂，先端急尖、圆钝或微凹，基部略心形或截形，全缘或呈微波状。聚伞花序顶生或腋生，花小，黄绿色。核果近球形，蓝黑色，被白粉。花期5～6月，果期7～9月。

### 分布与生境

除西北地区和西藏外，我国大部分地区都有分布，长江流域中下游及其以南各地常见。生于灌丛、村边、林缘等处。

### 药用价值

主治风湿痛、肋间神经痛、中暑腹痛、胃痛、痛经、咽喉肿痛、肾炎水肿、尿路感染、毒蛇咬伤、无名肿痛。中医另用于治疗高血压、风湿性心脏病。

❶ 果期植株　　❷ 未成熟果
❸ 花序　　　　❹ 成熟果
❺ 茎叶　　　　❻ 植株

# 75 金线吊乌龟

| | | | |
|---|---|---|---|
| 学　名 | *Stephania cepharantha* Hayata | 科　名 | 防己科 |
| 畲族名 | 千斤压 | 土　名 | 金线吊鳖 |

## 形态特征

多年生缠绕藤本。块根椭圆形，外皮黄褐色。小枝紫红色，纤细。叶纸质，三角状扁圆形至近圆形，先端具小突尖，基部圆形或近截平，全缘或微波状；掌状脉7～9条，叶柄纤细。雌雄花序同形，均为头状花序，具盘状花托。核果球形，熟时紫红色。花期6～7月，果期8～9月。

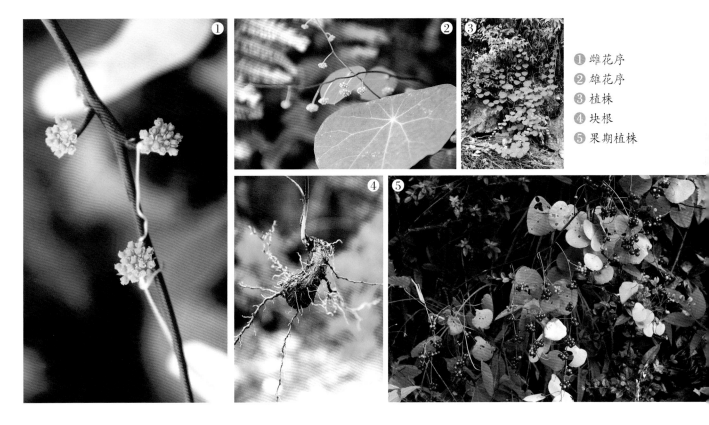

❶ 雌花序
❷ 雄花序
❸ 植株
❹ 块根
❺ 果期植株

## 分布与生境

分布于西北至陕西，东至浙江、江苏和台湾，西南至四川、贵州，南至广西和广东。生于村边、旷野、林缘等土层深厚肥沃的地方。

## 药用价值

主治各种出血、风湿痹痛、无名肿毒、毒蛇咬伤。现代药理研究表明还具有舒张血管、抗过敏、抗单纯疱疹病毒等作用。

## 相似种 轮环藤

*Cyclea racemosa* Oliv.

多年生缠绕藤本。叶片卵状三角形，先端急尖或略钝，基部截形或近心形，全缘，上面疏被柔毛，下面浅灰色；叶柄盾状着生。总状花序单生或簇生，花序轴密被柔毛。核果扁球形，疏被刚毛。花期4～5月，果期8月。分布于陕西、四川、湖北、浙江、贵州、湖南、江西、广东等地。生于林中或灌丛中。

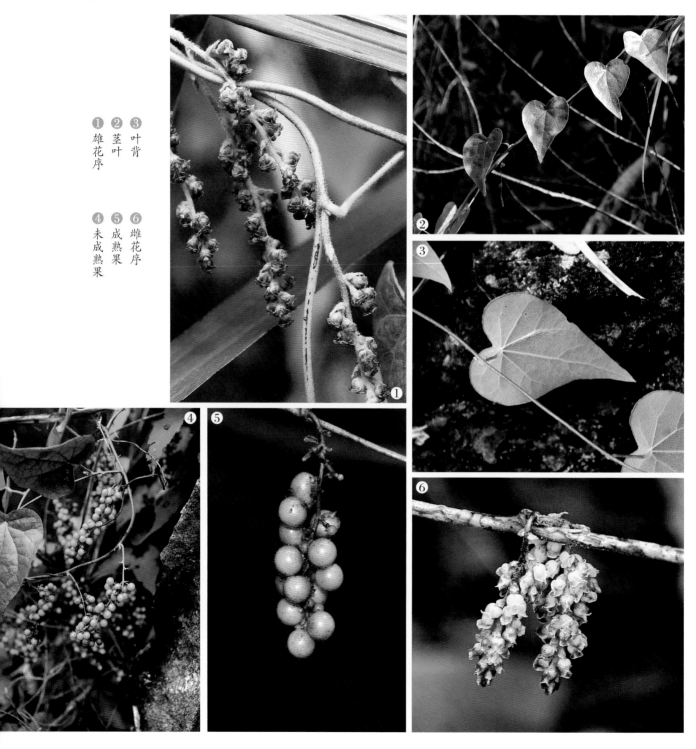

❶ ❷ ❸
雄 茎 叶
花 叶 背
序

❹ ❺ ❻
未 成 雌
成 熟 花
熟 果 序
果

**相似种** 千金藤

*Stephania japonica*
(Thunb.) Miers

多年生木质缠绕藤本。全株无毛，小枝纤细。叶片宽卵形至卵形，先端钝，基部截形或近圆形，下面粉白色，叶盾状着生。花多数排列成伞状至聚伞状，腋生，花小。核果近球形，熟时红色。花期5～6月，果期8～9月。分布于河南、四川、湖北、湖南、江苏、浙江、安徽、江西、福建等地。生于村边或旷野灌丛中。景宁畲族自治县红星街道有分布，不常见。

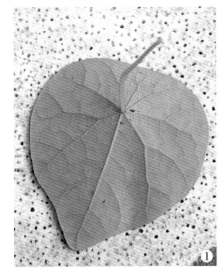

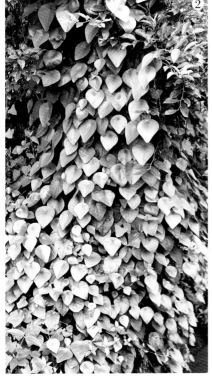

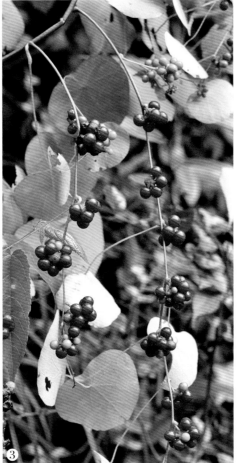

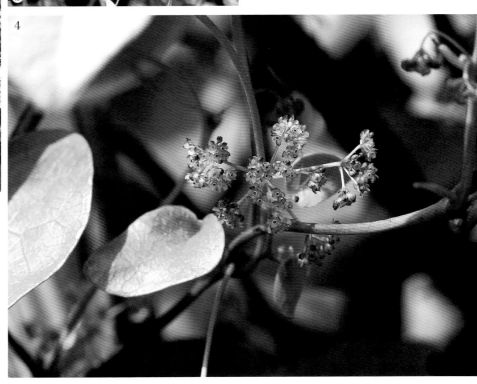

❶ 叶背
❷ 植株
❸ 果序
❹ 花序

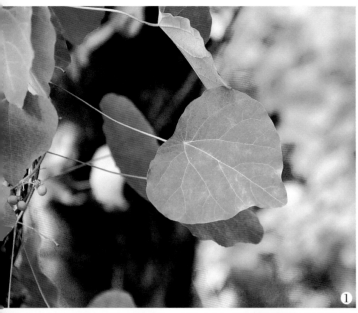

## 76 粉防己

| 学 名 | *Stephania tetrandra* S. Moore |
|---|---|
| 科 名 | 防己科 |
| 畲族名 | 猎屎藤　大号青绳 |
| 土 名 | 金丝吊葫芦 |

### 形态特征

多年生缠绕藤本。叶片三角状卵形，先端尖或钝，具小突尖，基部截形或心形，全缘，上面深绿色，下面灰绿色，两面被短柔毛，叶盾状着生。头状聚伞花序，再排列成总状花序，花小，黄绿色。核果球形，熟时红色。花期5~6月，果期7~9月。

### 分布与生境

分布于浙江、安徽、福建、台湾、湖南、江西、广西、广东和海南等地。生于村边、旷野、路边。

### 药用价值

主治水肿、湿热脚气、风湿痹痛、手足挛痛，外治毒蛇咬伤、痈肿疮毒。现代药理研究表明还具有抗肿瘤、抗病原微生物、抗神经毒性、保护脏器、抗病毒等作用。

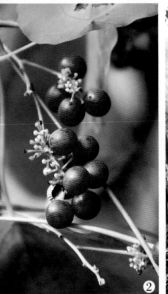
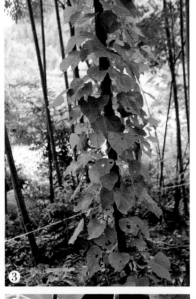
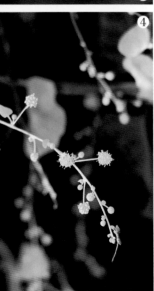
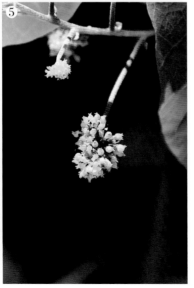

❶ 叶
❷ 成熟果
❸ 植株
❹ 雄花序
❺ 雌花序

相似种 细圆藤

*Pericampylus glaucus* (Lam.) Merr.

攀缘木质藤本。小枝被灰黄色茸毛，老枝无毛。叶卵状三角形，先端钝或急尖，基部截形或心形；掌状脉 3～5 条，叶柄被茸毛。聚伞状圆锥花序腋生，雄花序 2～3 个簇生，花小。核果球形，熟时红色。花期 4～6 月，果期 9～10 月。广布于长江流域以南各地，东至台湾省，尤以广东、广西和云南省、自治区南部常见。生于林中、林缘和灌丛中。

❶ 植株
❷ 叶背
❸ 花序
❹ 果

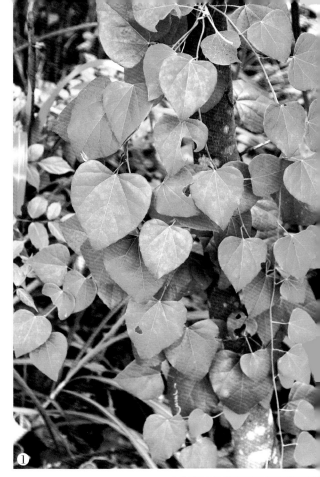
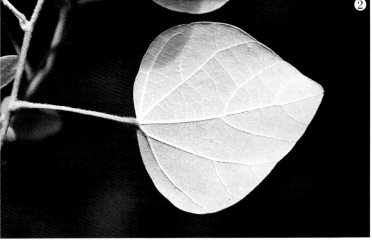
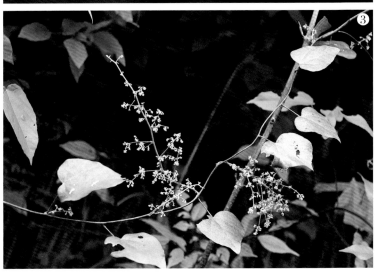
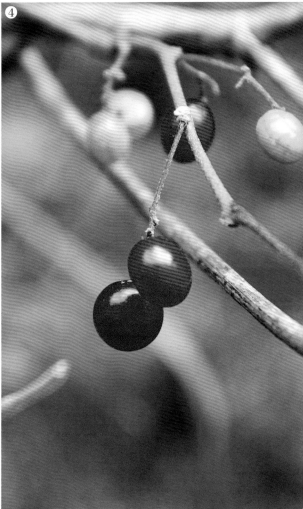

## 77 尾花细辛

| 学　　名 | *Asarum caudigerum* Hance |
|---|---|
| 科　　名 | 马兜铃科 |
| 畲 族 名 | 马蹄香 |
| 土　　名 | 白马蹄香 |

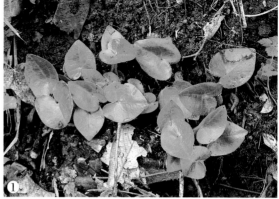

### 形态特征

多年生草本。全株被柔毛。叶片厚纸质，卵状心形，先端急尖，基部深心形；叶柄长 5～20 厘米。花单生叶腋，花被筒卵状钟形，筒内被柔毛，具纵纹；花被裂片卵形，先端具长达 1.2 厘米的尾尖。蒴果近球状，花被宿存。花果期 4～7 月。

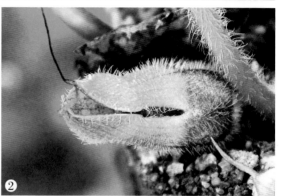

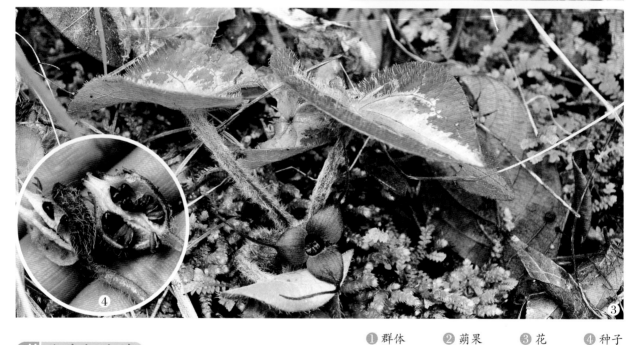

❶ 群体　　❷ 蒴果　　❸ 花　　❹ 种子

### 分布与生境

分布于浙江、江西、福建、台湾、湖北、湖南、广东、广西、四川、贵州、云南等地。生于海拔350～1660 米的林下、溪边和路旁阴湿处。景宁畲族自治县鹤溪、红星、东坑、景南等乡镇（街道）有分布。

### 药用价值

主治风寒头痛、肺寒咳喘、中暑、腹痛、风湿痹痛、跌打损伤、毒蛇咬伤。

# 78 马兜铃

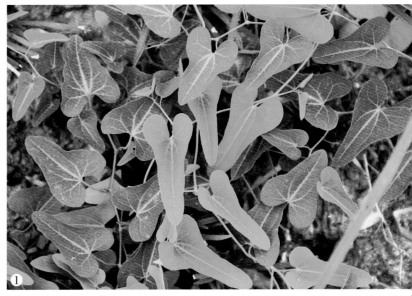

| 学　名 | *Aristolochia debilis* Sieb. et Zucc. |
| 科　名 | 马兜铃科 |
| 畲族名 | 白一条鞭　青木香　疹药 |
| 土　名 | 天仙藤 |

## 形态特征

多年生缠绕草质藤本。叶卵状三角形至卵状披针形，先端钝圆，具小尖头，基部心形。花1~2朵生于叶腋；花被筒长3~3.5厘米，基部球形，与子房连接处具关节，向上缢缩成长管；口部漏斗状，黄绿色，具紫斑，外面无毛，内面具腺体状毛。蒴果近球形，成熟黄绿色。花期6~8月，果期9~10月。

## 分布与生境

分布于长江流域以南地区及山东、河南等地。生于山谷、沟边、路旁阴湿处及山坡灌丛中。景宁畲族自治县大际等乡镇有分布，不常见。

## 药用价值

主治胸腹胀痛、高血压、妊娠水肿、肺热咳喘、热肠痔疮，外治湿疹溃烂、疖肿。中医另用于治疗痰中带血。现代药理研究表明可能会引起肾脏损伤，要严格控制用药量和服用周期。

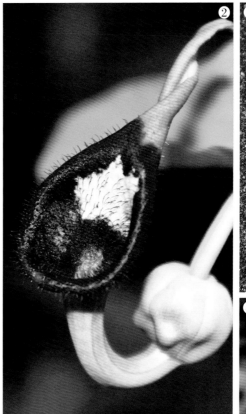
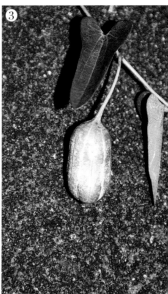
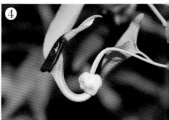

❶ 植株　　❷ 花（正面）
❸ 蒴果　　❹ 花（侧面）

## 相似种 寻骨风

*Aristolochia mollissima* Hance

　　多年生缠绕木质藤本。幼枝、叶柄及花密被灰白色长绵毛。叶卵形或卵状心形，先端钝圆或短尖，基部心形，上面被糙伏毛，下面密被灰白色或白色长绵毛。花单生叶腋，花被筒中部膝状弯曲，檐部盘状，淡黄色，具紫色网纹，3浅裂。蒴果圆柱形或倒卵形，具6波状棱。花期4～6月，果期6～10月。分布于陕西、山西、山东、河南、安徽、湖北、贵州、湖南、江西、浙江和江苏。生于海拔100～850米的山坡、草丛、沟边和路旁。景宁畲族自治县东坑、沙湾等乡镇有分布。

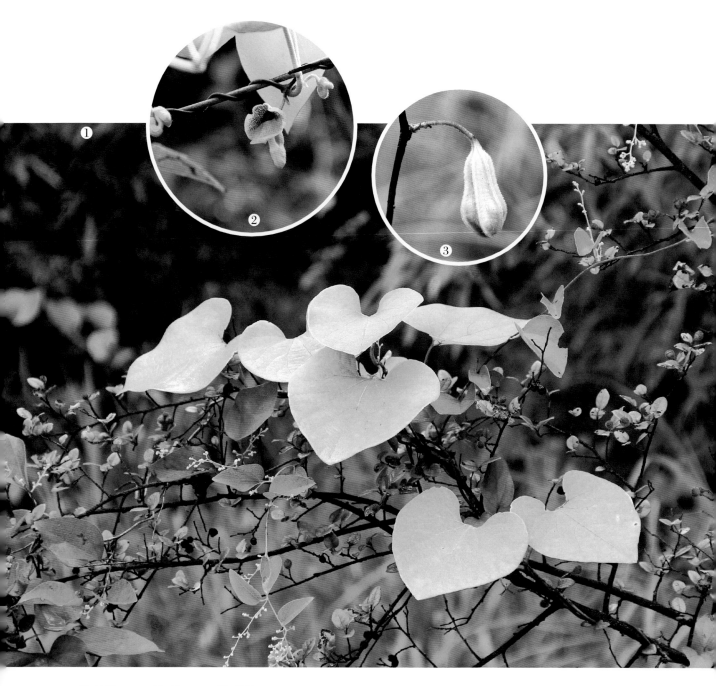

❶植株　　❷花　　❸蒴果

**相似种** 管花马兜铃

*Aristolochia tubiflora* Dunn

多年生缠绕草质藤本。叶卵状心形或三角状心形，先端钝或急尖，基部心形，下面密布油点。花1～2朵聚生于叶腋；花被筒长3～4厘米，黄绿色带紫色，基部球形，向上缢缩成直管；口部漏斗状，檐部一侧延伸成卵状长圆形舌片，先端钝或凹。蒴果长圆形。花期4～8月，果期10～12月。分布于河南、湖北、湖南、四川、贵州、广东、江西、浙江、福建等地。生于海拔100～1700米的林下阴湿处。景宁畲族自治县鹤溪、红星、东坑、九龙、梧桐等乡镇（街道）有分布。

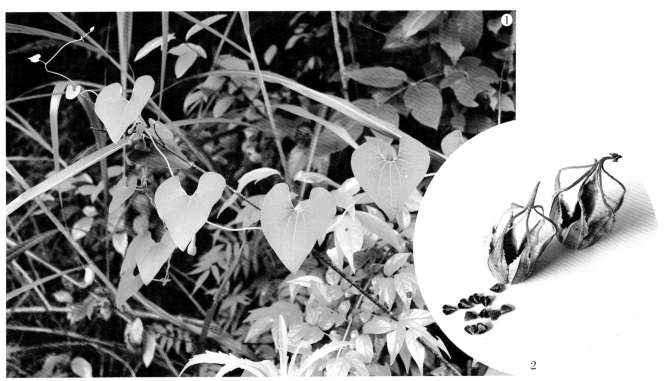

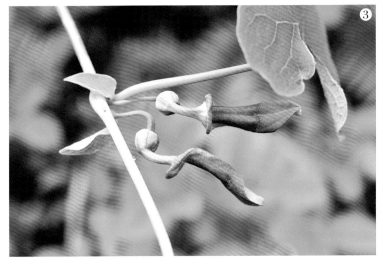

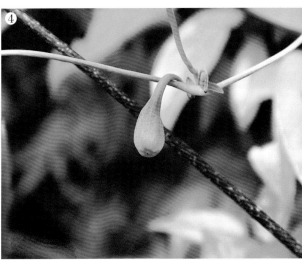

❶ 植株　　❷ 种子　　❸ 花　　❹ 蒴果

121

# 79 小叶马蹄香

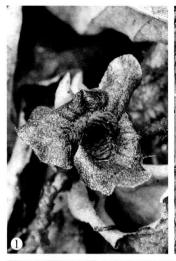
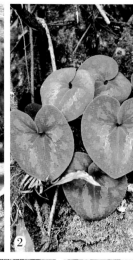

| 学　　名 | *Asarum ichangense* C.Y. Cheng et C.S. Yang |
| 科　　名 | 马兜铃科 |
| 畲族名 | 红马蹄香 |
| 土　　名 | 红马蹄香 |

## 形态特征

多年生草本。叶心形或卵状心形，先端尖或钝，上面深绿色斑纹多样，下面淡绿或紫色，无毛；叶柄长 3～15 厘米。花单生叶腋；花梗长约 1 厘米，花被筒球形，喉部缢缩；花被片三角状卵形，平展，近喉部具乳突皱褶。花果期 4～7 月。

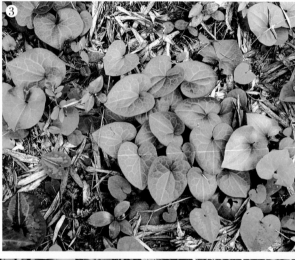

## 分布与生境

分布于安徽、浙江、福建、江西、湖北、湖南、广东、广西等地。生于海拔 330～1400 米的林下草丛或溪旁阴湿处。景宁畲族自治县鹤溪、红星、渤海、东坑、澄照、九龙等乡镇（街道）有分布。

## 药用价值

主治风寒头痛、肺寒咳喘、中暑、腹痛、风湿痹痛、跌打损伤、毒蛇咬伤。

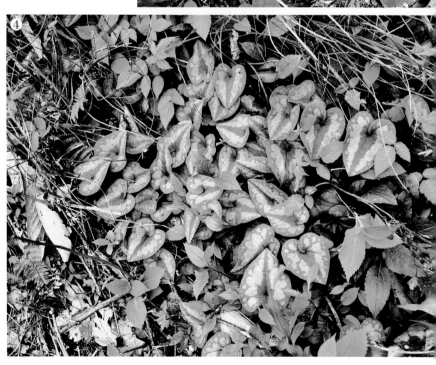

❶ 花　　❷❸❹ 群体及叶面斑纹

## 相似种 福建细辛

*Asarum fukienense* C.Y. Cheng et C.S. Yang

多年生草本。叶三角状卵形或长卵形，先端尖或短尖，基部深心形；叶面深绿色，沿中脉疏被短毛，背面和边缘密被褐色柔毛。花单生叶腋，绿紫色；花被筒倒圆锥状钟形，喉部不缢缩或稍缢缩，无膜环，内壁具纵皱褶；花被片宽卵形，两侧反折。蒴果卵球形，花被宿存。花期4～11月。分布于安徽、浙江、江西、福建等地。生于海拔300～1000米的山谷及林下阴湿处。景宁畲族自治县东坑、英川、景南、家地等乡镇有分布。

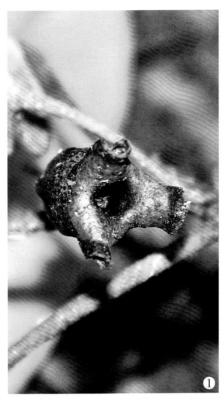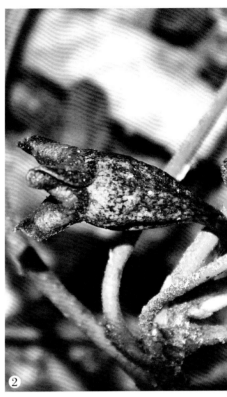
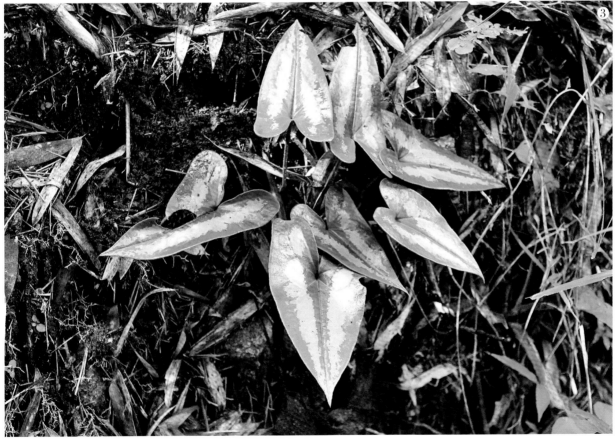

❶ 花（正面）　❷ 花（侧面）　❸ 植株

**相似种** 祁阳细辛

*Asarum magnificum* Tsiang ex C.Y. Cheng et C.S. Yang

多年生草本。叶片厚纸质，长卵形或戟状卵形，先端急尖，基部耳状心形；叶面中脉被短毛，绿色有光泽，有时具云斑，叶背无毛。花单生叶腋，绿紫色；花被筒倒圆锥状钟形，外侧密被短柔毛，内侧具多数纵褶，喉部不缢缩；花被片三角状宽卵形，稍反折，近喉部有乳突状横褶区。花期3～5月。分布于浙江、江西、湖北、陕西、湖南、广东等地。生于海拔300～700米的林下阴湿处。景宁畲族自治县境内目前尚未发现有该种分布，照片摄于浙江丽水莲都区。

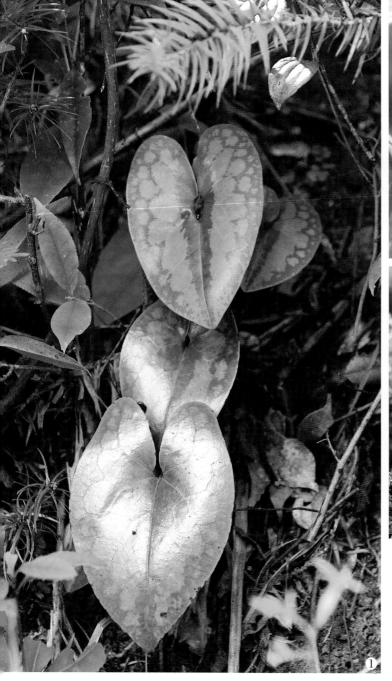

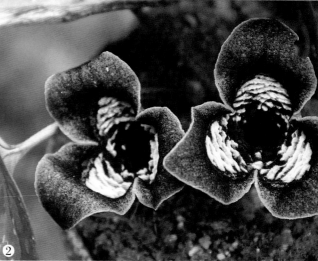

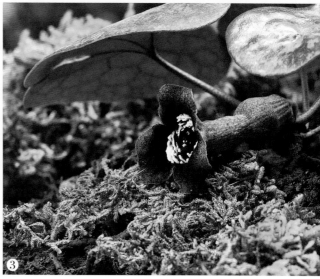

❶ 植株
❷ 花（正面）
❸ 花（侧面）

## 相似种 细辛

*Asarum sieboldii* Miq.

多年生草本。叶通常 2 枚，薄纸质，叶片心形或卵状心形，先端渐尖或急尖，基部深心形；叶面疏生短毛，叶背仅脉上被毛，叶柄光滑无毛。花单生叶腋，紫黑色；花被筒钟形，内壁具多数纵褶；花被裂片宽卵形。蒴果近球形。花期 3～5 月。分布于山东、安徽、浙江、江西、河南、湖北、陕西、四川等地。生于海拔 1200～2100 米的林下阴湿腐殖土中。景宁畲族自治县东坑镇有分布，稀见。

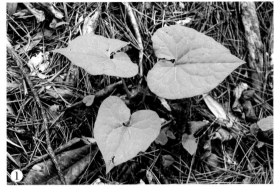

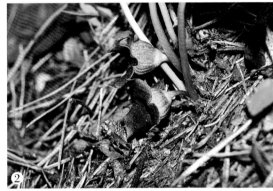

❶ 植株
❷ 花（侧面）
❸ 花（正面）
❹ 花期植株

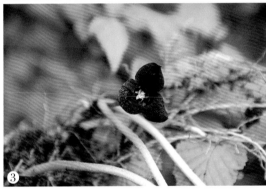

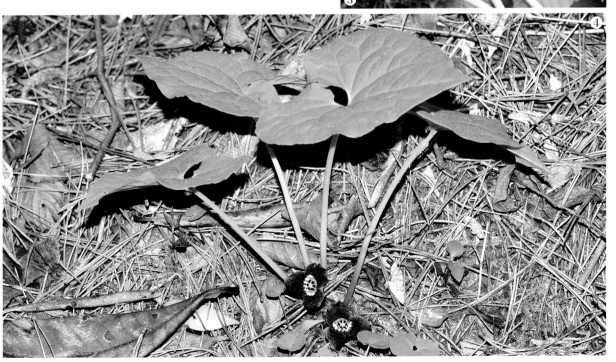

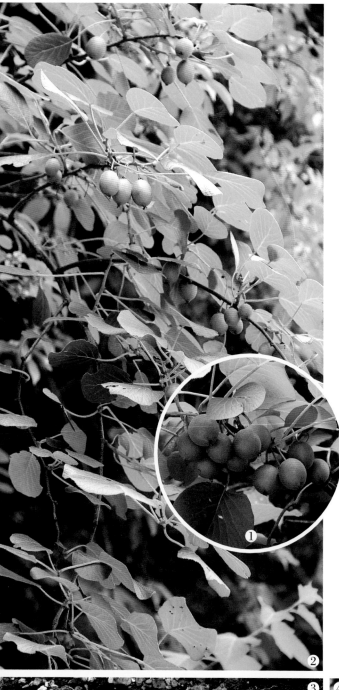

 **80** # 中华猕猴桃

| 学　　名 | *Actinidia chinensis* Planch. |
| 科　　名 | 猕猴桃科 |
| 畲族名 | 红山毛桃根　藤梨 |
| 土　　名 | 陈梨 |

### 形态特征

落叶藤本。叶纸质；营养枝叶宽卵圆形或椭圆形，先端短渐尖或骤尖；花枝叶近圆形，先端钝圆、微凹或平截；具睫状细齿，上面无毛或中脉及侧脉疏被毛，下面密被灰白色或淡褐色星状茸毛。聚伞花序1～3花，花初白色，后橙黄。果黄褐色，圆球形、卵球形或长圆状球形。花期5月，果期8～9月。

### 分布与生境

分布于陕西、湖北、湖南、河南、安徽、江苏、浙江、江西、福建、广东、广西等地。生于海拔200～600米的灌木林、次生疏林中。

### 药用价值

主治颈淋巴结结核、急性肝炎、高血压、消化不良、乳汁不下、跌打损伤、疮疖。现代药理研究表明还具有抗肿瘤作用。

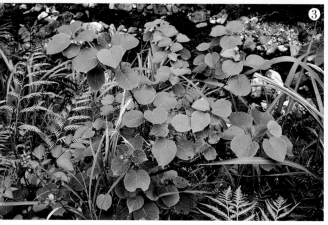

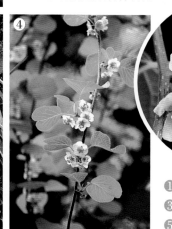

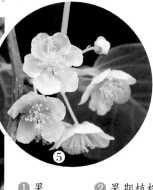

❶ 果　　　❷ 果期植株
❸ 植株　　❹ 花序
❺ 花

**相似种** 异色猕猴桃

*Actinidia callosa* Lindl. var. *discolor* C.F. Liang

大型落叶藤本。叶坚纸质、椭圆形、矩状椭圆形至倒卵形，先端急尖，基部阔楔形，两面无毛，边缘具粗钝或波状锯齿，通常上端锯齿更粗大。花序具 1～3 花，花白色。果较小，乳头状圆卵形或长圆形。花期 5～6 月，果期 10～11 月。分布于浙江、安徽、福建、台湾、江西、湖南、四川、云南、贵州、广西、广东等地。生于海拔 1000 米以下的山地沟边、落叶林中或林缘。

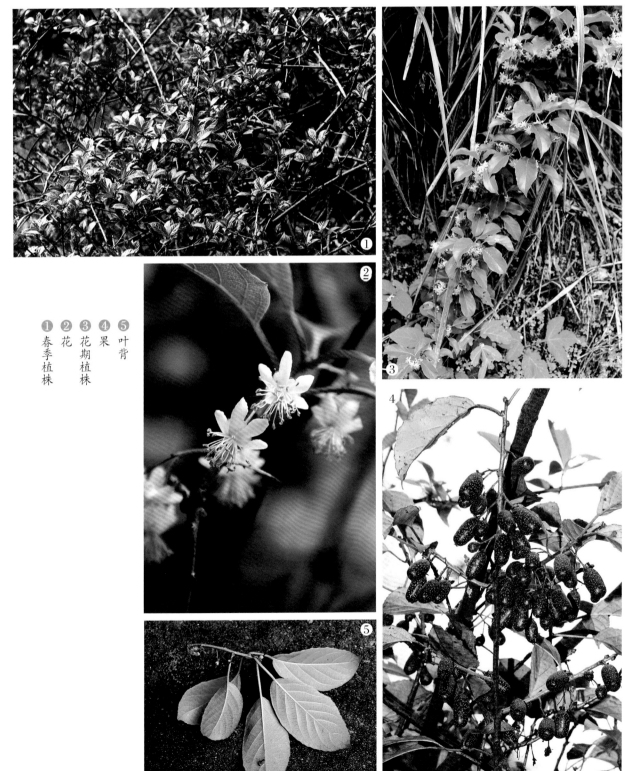

❶❷❸❹❺
春花花果叶
季　期　背
植　植
株　株

## 相似种 小叶猕猴桃

*Actinidia lanceolata* Dunn

　　落叶藤本。花枝密被锈褐色茸毛，老枝无毛。叶纸质，卵状椭圆形或椭圆状披针形，先端短尖至渐尖，基部楔形，上部具细齿，下面被灰白色星状毛。聚伞花序二回分歧，花淡绿色。果小，卵球形，熟时褐色，具明显斑点。花期 5～6 月，果期 10 月。分布于浙江、江西、福建、湖南、广东等地。生于海拔 200～800 米的山坡、山沟及林下灌丛中。

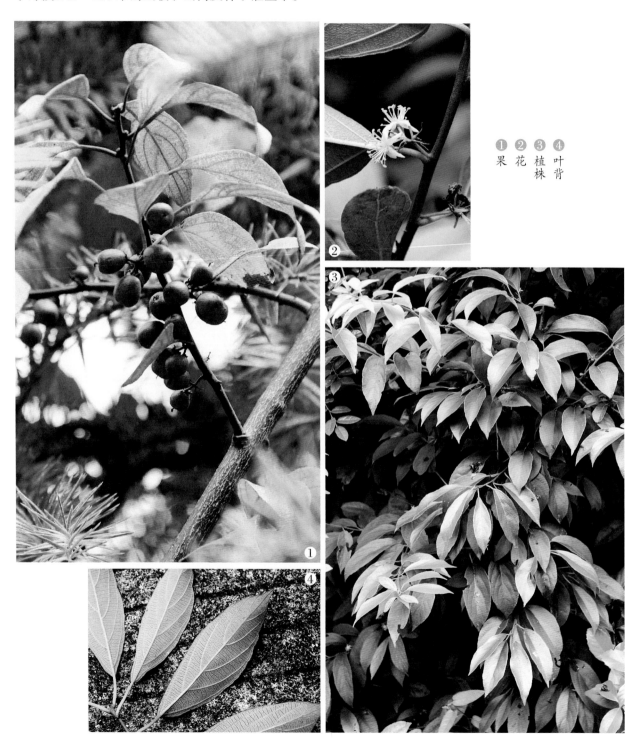

❶ ❷ ❸ ❹
果 花 植 叶
　 　 株 背

# 81 毛花猕猴桃

| | |
|---|---|
| **学　名** | *Actinidia eriantha* Benth. |
| **科　名** | 猕猴桃科 |
| **畲族名** | 白山毛桃根 |
| **土　名** | 白毛桃 |

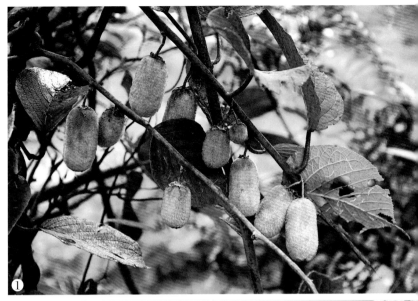

## 形态特征

　　落叶藤本。幼枝及叶柄密生灰白色或灰褐色茸毛。叶片厚纸质，矩圆形至圆形，基部圆截形至圆楔形，极少近心形，老时上面仅沿叶脉有疏毛，下面密生灰白色或灰褐色星状茸毛。花淡红色，花瓣5枚，雄蕊多数。果蚕茧状，表面密生灰白色长茸毛。花期5～6月，果期10～11月。

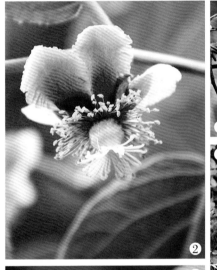

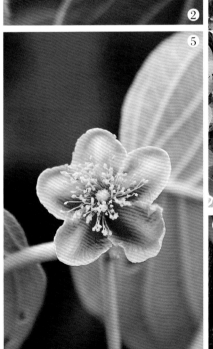

## 分布与生境

　　分布于浙江、福建、江西、湖南、贵州、广西、广东等地。生于海拔250～1000米的山地林下或灌丛中。

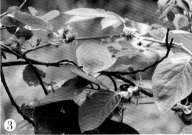

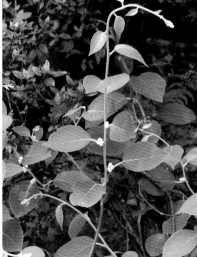

## 药用价值

　　主治无名肿痛、淋巴结炎、疝气、跌打损伤、疮疖、皮炎。为地方标准收录的畲药。现代药理研究表明还具有抗肿瘤作用。

❶ 果
❷ 雌花
❸ 花枝
❹ 枝叶及花苞
❺ 雄花
❻ 叶背

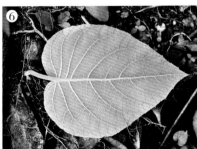

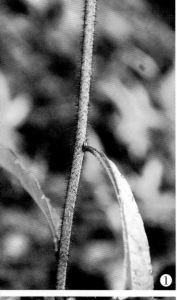

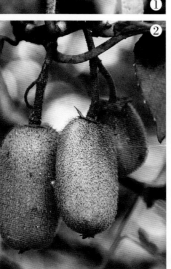

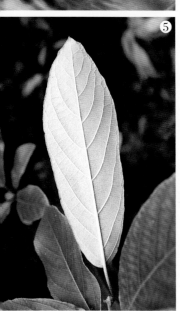

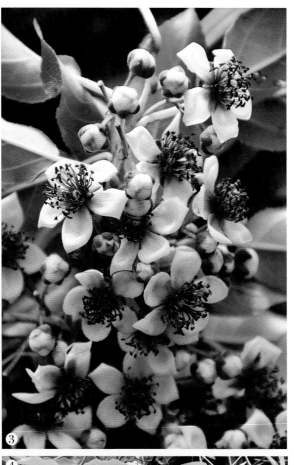

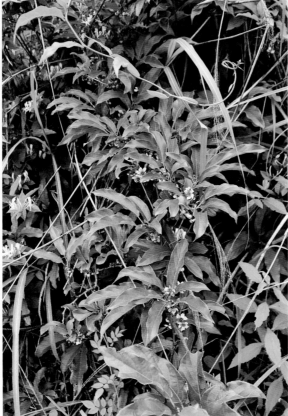

**相似种** 长叶猕猴桃

*Actinidia hemsleyana* Dunn

　　落叶藤本。小枝被红褐色长硬毛。叶纸质，卵状椭圆形、宽卵圆形、长圆状披针形或倒披针形，边缘具小锯齿，上面绿色，下面淡绿色、苍绿色至粉绿色。聚伞花序 1～3 花，花绿白色至淡红色。果长圆状圆柱形，幼时密被金黄色长茸毛，熟时毛渐脱落。花期 5～6 月，果期 7～9 月。分布于浙江、福建和江西等地。生于山地水沟边及山坡林下。景宁畲族自治县鹤溪、东坑、大际、景南、梧桐等乡镇（街道）有分布。

❶ 小枝
❷ 果
❸ 花
❹ 花期植株
❺ 叶背

# 82 浙江红山茶

| 学 名 | *Camellia chekiangoleosa* Hu | 科 名 | 山茶科 |
| 畲 族 名 | 山陀花 | 土 名 | 山茶花 |

## 形态特征

乔木或灌木。叶革质，椭圆形或倒卵状椭圆形，先端骤短尖，基部楔形或近圆形，两面无毛，中上部具锯齿。通常单花顶生，花瓣红色，无梗。蒴果卵圆形，萼片宿存。花期10月至翌年4月，果期9月。

## 分布与生境

分布于福建、江西、湖南、浙江等地。生于海拔500～1100米的山坡、谷地、林中、林缘。景宁畲族自治县有栽培。

## 药用价值

主治外伤出血、泻痢。

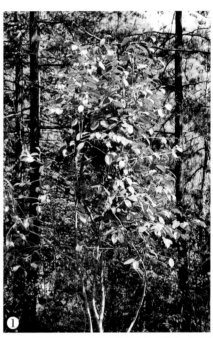

❶ 花期植株
❷ 果枝
❸ 花
❹ 叶背

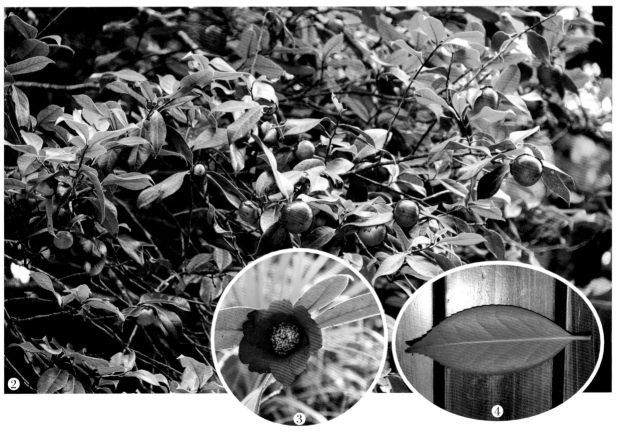

**相似种** 闪光红山茶

*Camellia lucidissima* Chang

　　乔木或灌木。叶革质，椭圆形，先端急锐尖，基部阔楔形，上面光亮，下面绿色，无毛。通常单花顶生，花瓣红色，无梗，花柱顶端3浅裂。蒴果近球形。花期11月至翌年4月，果期9月。分布于浙江、江西等地。生于海拔900～1200米的山坡林缘或沟谷溪边灌丛中。景宁畲族自治县东坑、景南、澄照、梅歧等乡镇有分布。

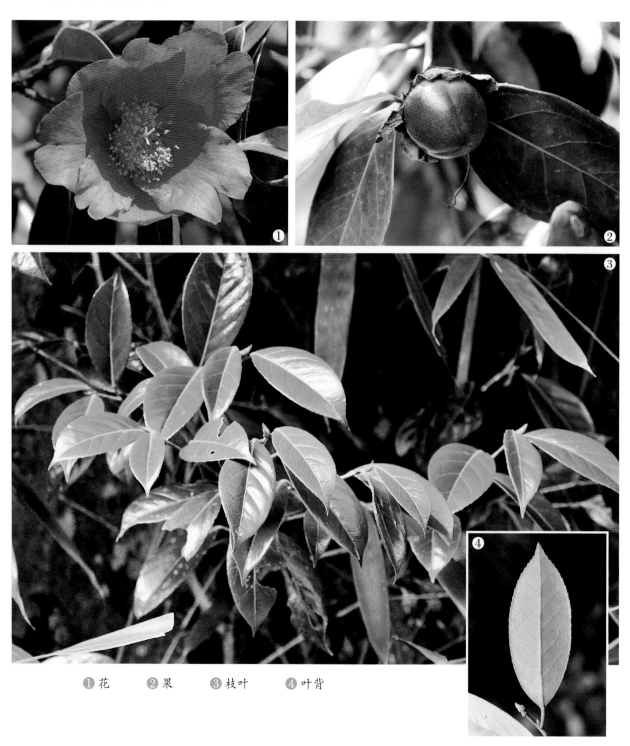

❶花　　❷果　　❸枝叶　　❹叶背

# 83 地耳草

| 学　名 | *Hypericum japonicum* Thunb. ex Murray | 科　名 | 藤黄科 |
|---|---|---|---|
| 畲族名 | 风草儿　九重楼　小草儿　七星塔 | 土　名 | 七层塔 |

## 形态特征

　　一年生或多年生草本。叶卵圆形，先端钝，基部抱茎，无柄。伞房花序顶生，花小，黄色。蒴果椭圆形，成熟时裂为 3 果瓣。花期 3～8 月，果期 6～10 月。

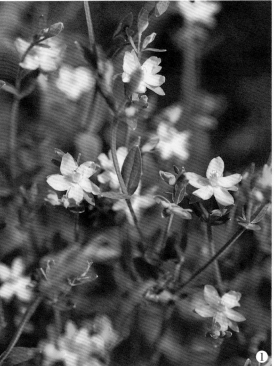
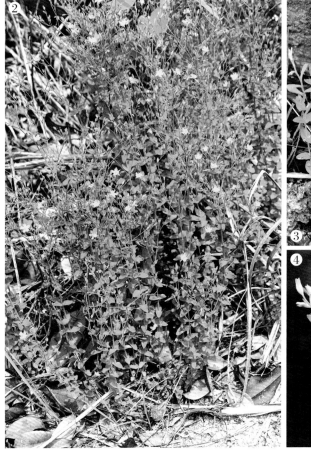
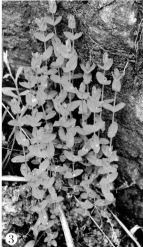
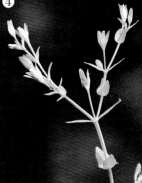

① 花　　② 花期植株
③ 植株　　④ 蒴果

## 分布与生境

　　分布于辽宁、山东及长江以南地区。多生于海拔 800 米以下的山麓沟边、向阳山坡潮湿处及田野。

## 药用价值

　　主治肝炎、结膜炎、阑尾炎、跌打损伤、疮疖疔痛、蛇虫咬伤、急性肾炎、肠炎。中医另用于早期肝硬化、扁桃体炎、带状疱疹。

# 84 小花黄堇

| 学　名 | *Corydalis racemosa*(Thunb.)Pers. Syn. Pl. | 科　名 | 罂粟科 |
| 畲族名 | 半缸草 | 土　名 | 粪桶草 |

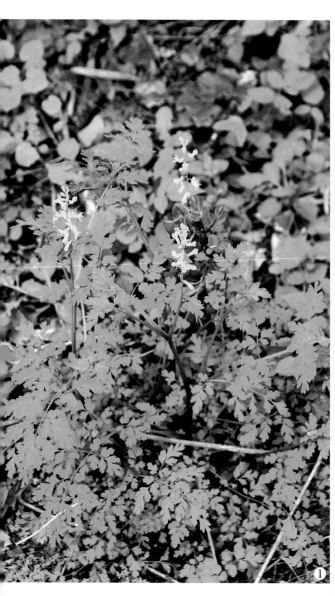

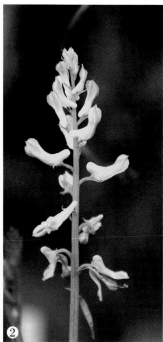

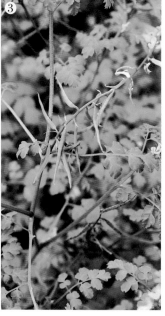

❶ 花果期植株　　❷ 花序　　❸ 蒴果（线形）

### 形态特征

一年生草本。叶基生与茎生，基生叶具长柄，常早枯萎；茎生叶具短柄，2～3 回羽状全裂，浅裂或深裂，裂片圆钝。总状花序，多花密集；苞片狭披针形或钻形，与花梗近等长，花冠黄色。蒴果线形，种子 1 列。花期 3～4 月，果期 4～5 月。

### 分布与生境

分布于甘肃、陕西、河南、四川、贵州、湖南、湖北、江西、安徽、江苏、浙江、福建、广东、香港、广西、云南、西藏、台湾等地。生于海拔 400～1600（～2070）米的路边、沟边或林缘。

### 药用价值

主治暑热腹泻、痢疾、湿热黄疸、咯血、高热惊风、目赤肿痛、丹毒、毒蛇咬伤、疮毒肿痛。

**相似种** 北越紫堇

*Corydalis balansae* Prain

　　二年生草本。茎具棱，分枝疏散。基生叶早枯，基生叶和茎生叶具长柄，2～3回羽状分裂。总状花序疏生多花；苞片披针形或长圆状披针形；花冠黄色或黄白色。蒴果线状长圆形，种子1列。花期4～6月，果期5～7月。分布于云南、广西、贵州、湖南、广东、香港、福建、台湾、湖北、江西、安徽、浙江、江苏、山东等地。生于路边、沟边或林缘。

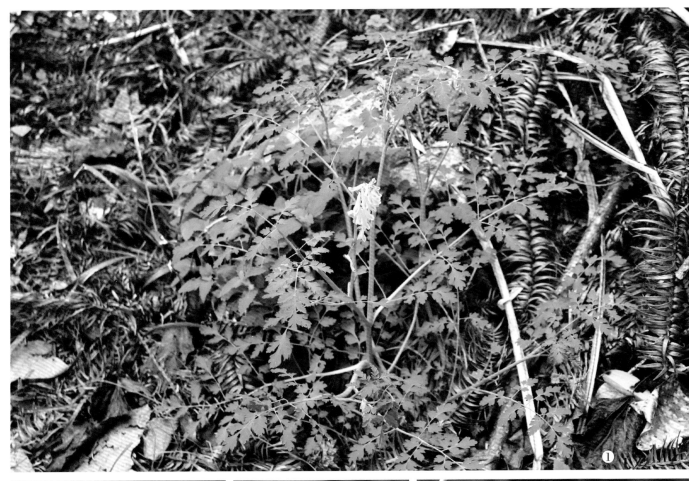

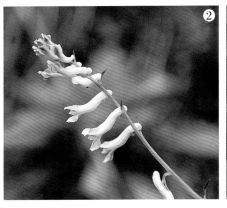 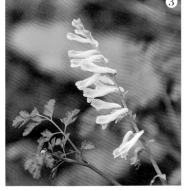 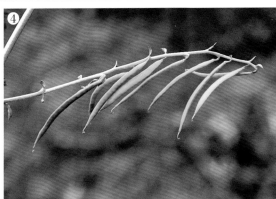

❶ 花期植株　　❷ 花（侧面）　　❸ 花（背面）　　❹ 蒴果（线状长圆形）

**相似种 黄堇**

*Corydalis pallida* (Thunb.) Pers.

二年生草本。叶片下面有白粉，2～3回羽状全裂。总状花序，苞片狭卵形至条形，萼片小，宽卵形。花冠亮黄色。蒴果念珠状。花期3～4月，果期4～6月。分布于黑龙江、吉林、辽宁、河北、内蒙古、山西、山东、河南、陕西、湖北、江西、安徽、江苏、浙江、福建、台湾等地。生于林间空地、林缘。景宁畲族自治县鹤溪、大均等乡镇（街道）有分布，不常见。

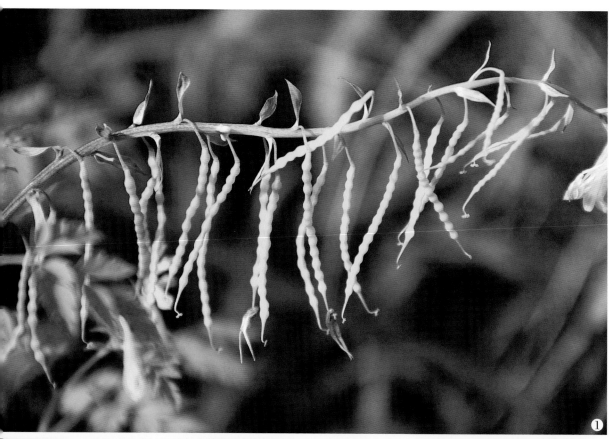

❶❷❸
花期植株
花
蒴果（念珠状）

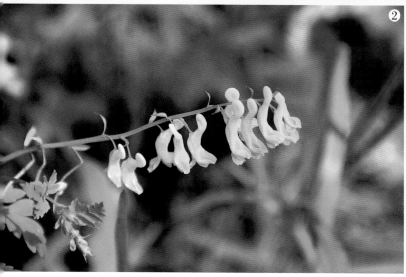

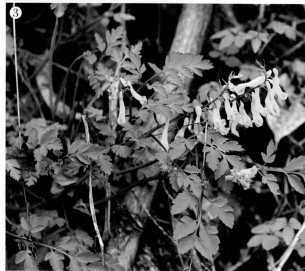

# 85 血水草

| | | | |
|---|---|---|---|
| **学　名** | *Eomecon chionantha* Hance | **科　名** | 罂粟科 |
| **畲族名** | 马蹄莲 | **土　名** | 细叶落回 |

## 形态特征

　　多年生草本。无毛，具红黄色汁液。单叶，基生，通常 2～4 枚；叶片卵状心形，先端急尖，基部耳形，边缘波状，下面具白粉；掌状脉 5～7 条，网脉明显。花葶直立，聚伞状伞房花序具 3～5 花，花瓣 4 枚，白色。蒴果狭椭圆形。花期 3～6 月，果期 6～10 月。

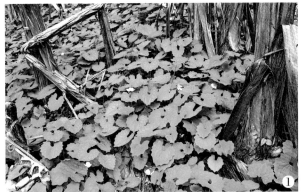
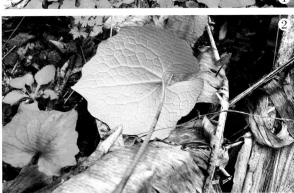
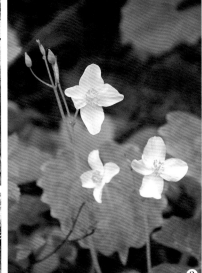
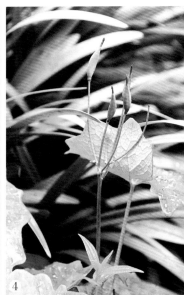

❶ 群体
❷ 叶背
❸ 花
❹ 蒴果

## 分布与生境

　　分布于安徽、浙江、江西、福建、广东、广西、湖南、湖北、四川、贵州、云南等地。生于海拔 400～1800 米的林下、灌丛中或溪边、路旁。景宁畲族自治县鹤溪、红星、渤海、澄照等乡镇（街道）有分布。

## 药用价值

　　主治婴儿胎毒、湿疹、疮疖、无名肿痛、毒蛇咬伤、跌打损伤、劳伤腰痛、肺结核咯血。现代药理研究表明还具有抗肿瘤、增强免疫力、松弛平滑肌、镇痛镇静等作用。

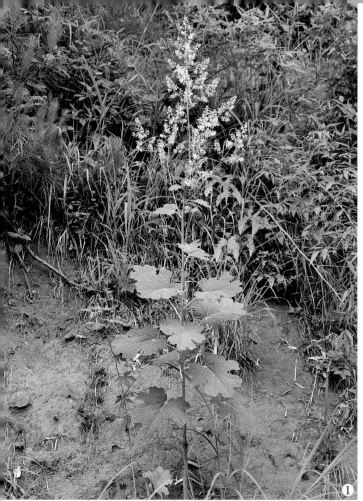

① 花期植株

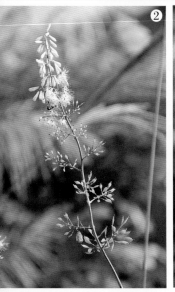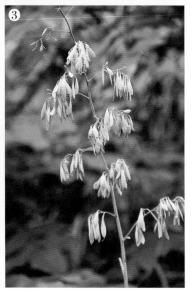

② 花序
③ 蒴果

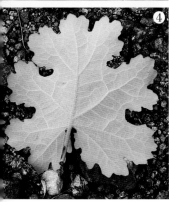

④ 叶背

## 86 博落回

| 学　　名 | *Macleaya cordata* (Willd.) R. Br. |
| 科　　名 | 罂粟科 |
| 畲族名 | 蓬蓬　喇叭竹　山火筒 |
| 土　　名 | 山火筒 |

### 形态特征

亚灌木状草本。叶宽卵形或近圆形，先端尖、钝或圆，7深裂或浅裂，裂片半圆形、三角形或方形，边缘波状或具粗齿，上面无毛，下面被白粉；叶柄具浅槽。圆锥花序，花两性，黄白色。蒴果倒卵形或倒披针形，被白粉。花期6～8月，果期10月。

### 分布与生境

我国长江以南、南岭以北大部分地区均有分布，南至广东，西至贵州，西北达甘肃。生于海拔150～830米的丘陵或低山林中、灌丛或草丛间。

### 药用价值

主治跌打瘀肿、风湿关节痛、瘿瘤、痈疮溃疡、皮肤瘙痒、稻田性皮炎、钩虫性皮炎、脚癣、毒虫咬伤。中医另用于下肢溃疡（鲜品捣烂外敷或研粉撒敷患处）、阴道滴虫（煎水冲洗阴道）、湿疹（煎水外洗）、烧烫伤（研粉调搽患处）。可杀蛆虫。现代药理研究表明还具有改善肝功能、抗肿瘤等作用。

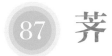

# 87 荠

| 学　名 | *Capsella bursa-pastoris* (L.) Medic. | 科　名 | 十字花科 |
| 畲族名 | 香菜 | 土　名 | 香荠 |

## 形态特征

一年生或二年生草本。茎直立，有分枝。基生叶丛生，大头羽状分裂，顶生裂片较大，侧生裂片较小，狭长，先端渐尖，浅裂或有不规则粗锯齿，具长柄；茎生叶狭披针形，基部抱茎，边缘具缺刻或锯齿。总状花序顶生和腋生，花白色。短角果倒三角形或倒心形。花期3～4月，果期6～7月。

## 分布与生境

在全国各地均有分布。生于山坡、田边及路旁，系景宁畲族自治县主要野菜之一。

## 药用价值

主治高血压、咯血、呕血、便血、崩漏、肠炎、痢疾、肝炎、肾炎、乳糜尿、麻疹。

❶ 花序　　❷ 花果期植株　　❸ 果　　❹ 植株

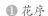

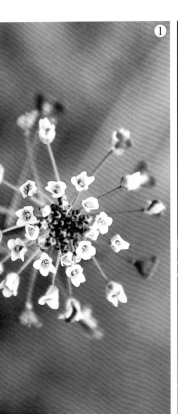

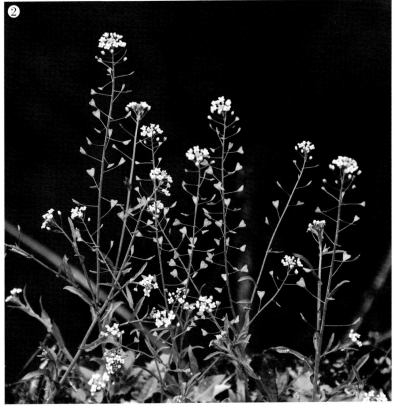

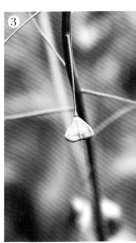

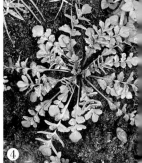

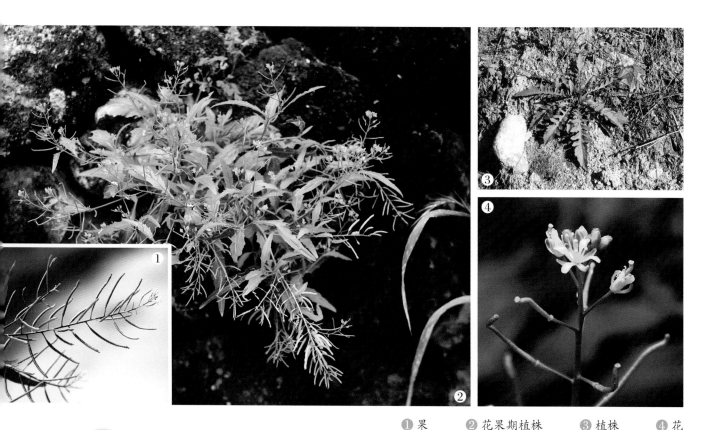

❶ 果　　❷ 花果期植株　　❸ 植株　　❹ 花

## ⑧⑧ 蔊菜

| | | | |
|---|---|---|---|
| 学　名 | *Rorippa indica* (L.) Hiern. | 科　名 | 十字花科 |
| 畲族名 | 野芥菜　蠓蜞菊　野萝卜 | 土　名 | 野油菜 |

### 形态特征

1～2年生草本。茎单一或分枝，具纵沟。基生叶及茎下部叶具长柄，常大头羽状分裂，顶端裂片大，卵状披针形，具不整齐齿，侧裂片1～5对；茎上部叶宽披针形或近匙形，疏生齿，具短柄或基部耳状抱茎。总状花序顶生或侧生，花小，多数，黄色。长角果线状圆柱形。花果期4～9月。

### 分布与生境

分布于山东、河南、江苏、浙江、福建、台湾、湖南、江西、广东、陕西、甘肃、四川、云南等地。生于海拔230～1450米的路旁、田边、园圃、河边、屋边墙脚。

### 药用价值

主治感冒发热、咽喉肿痛、肺热咯血、慢性气管炎、风湿性关节炎、肝炎、疔疮疖痈、毒蛇咬伤。中医另用于治疗小便不利，外用治漆疮。

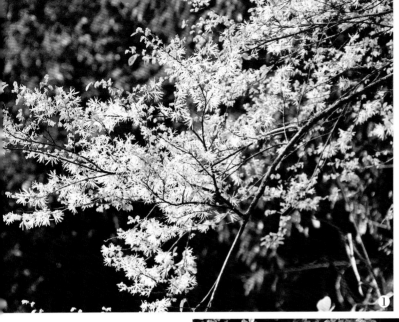

# 89 檵木

| 学　名 | *Loropetalum chinense* (R. Br.) Oliver |
| 科　名 | 金缕梅科 |
| 畲族名 | 坚七扭　七七扭 |
| 土　名 | 铁里树 |

①②③④⑤
花　枝　果　蒴　花
期　叶　序　果　序
植
株

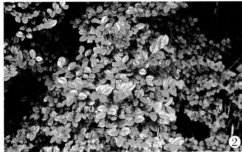

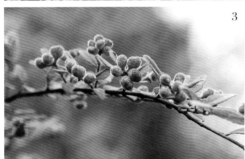

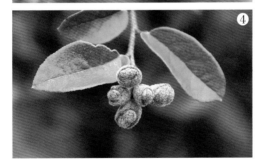

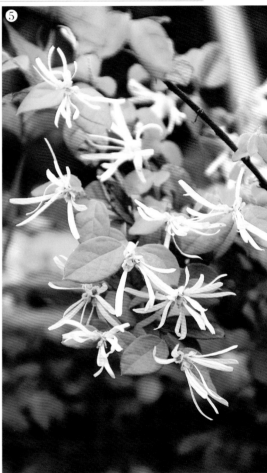

### 形态特征

灌木，稀为小乔木。小枝被褐锈色星状毛。叶革质，卵形，先端锐尖，基部钝，不对称，全缘，下面密生星状柔毛。花两性，3～8朵簇生；花瓣4，白色，条形。蒴果木质，有星状毛。花期4～5月，果期6～8月。

### 分布与生境

分布于我国中部、南部及西南地区。喜生于向阳丘陵及山地。

### 药用价值

（1）根：主治产后宫缩不良、恶露不畅、崩漏、肺结核咯血、便血、鼻衄、牙龈肿痛、白带、遗精、淋巴结结核。

（2）叶：主治外伤出血、便血、感冒、中暑。

（3）花：主治鼻衄、外伤出血、烧伤、咳血、感冒、痢疾。

现代药理研究表明还具有抗氧化、调节脂肪代谢、抗肿瘤等作用。

## 相似种 红花檵木

*Loropetalum chinense* var. *rubrum*
Yieh

与原变种檵木的区别在于叶暗红色，花紫红色，花长 2 厘米。花期 4～5 月，果期 6～8 月。分布于湖南长沙岳麓山。景宁畲族自治县不产，但广泛栽培。

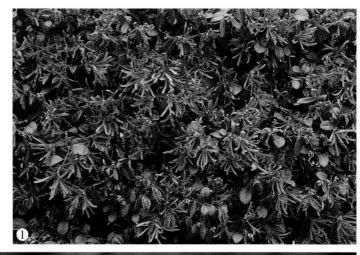

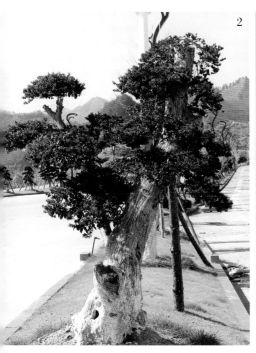

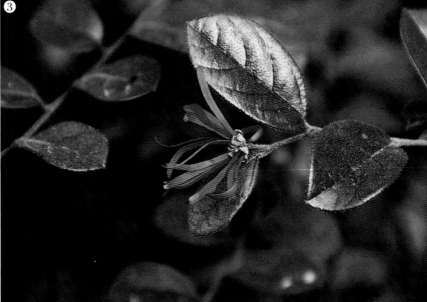

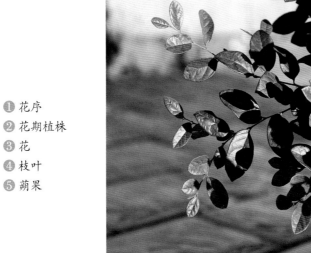

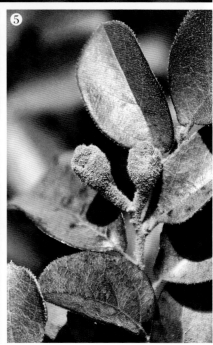

❶ 花序
❷ 花期植株
❸ 花
❹ 枝叶
❺ 蒴果

# 90 东南景天

| 学　名 | *Sedum alfredii* Hance | 科　名 | 景天科 |
| --- | --- | --- | --- |
| 畲族名 | 岩皮脚底叶 | 土　名 | 岩脚底叶 |

## 形态特征

多年生草本。茎斜上，单生或上部分枝。叶互生，下部叶常脱落，上部叶常聚生；叶片线状楔形、匙形或匙状倒卵形，先端钝，有时有微缺，基部狭楔形，全缘。聚伞花序多花，苞片叶状，花瓣 5 枚，黄色。蓇葖果斜叉开。花期 4～5 月，果期 6～7 月。

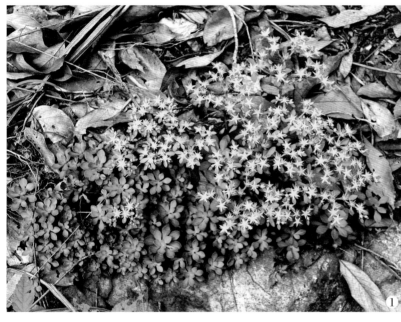

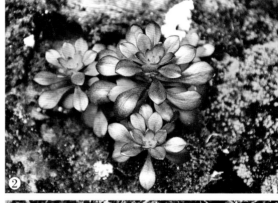

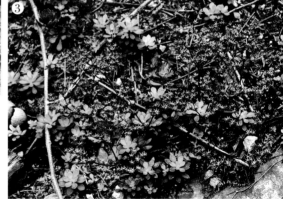

❶ 花期植株　　❷ 植株　　❸ 果期植株

## 分布与生境

分布于山东、河南、江苏、浙江、福建、台湾、湖南、江西、广东、陕西、甘肃、四川、云南等地。生于海拔 1400 米以下的山麓、路旁、河边或岩石上。

## 药用价值

主治传染性肝炎、口腔炎、咽喉炎、痈肿疔疮、外伤出血、毒蛇咬伤、烫伤、痔疮肿痛。

**相似种** 凹叶景天

*Sedum emarginatum* Migo

多年生草本。茎细弱。叶对生，匙状倒卵形或宽卵形，先端圆，有微缺，基部渐窄，有短距。聚伞状花序顶生，多花，常有 3 个分枝，花瓣 5，黄色。蓇葖果略叉开。花期 5～6 月，果期 6～7 月。分布于云南、四川、湖北、湖南、江西、安徽、浙江、江苏、甘肃、陕西等地。生于山坡阴湿处。

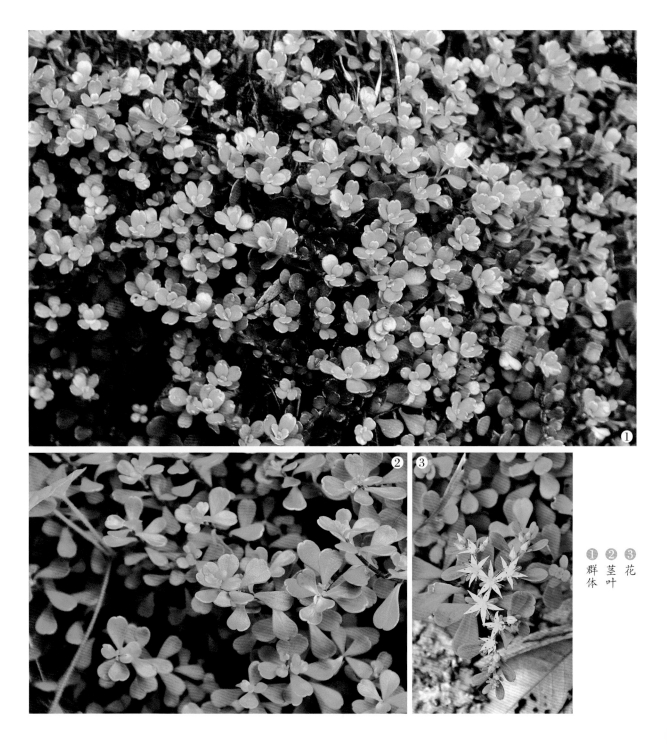

① 群体　② 茎叶　③ 花

## 相似种 圆叶景天

*Sedum makinoi* Maxim.

　　多年生草本。茎下部节上生根，上部直立，无毛。叶对生，倒卵形至倒卵状匙形，先端钝圆，基部渐狭，有短距。聚伞状花序，二歧分枝，苞片与叶同形，花瓣5枚，黄色。菁葖斜展。花期6～7月。分布于安徽、浙江等地。生于低山林下阴湿处及沟边岩石上。

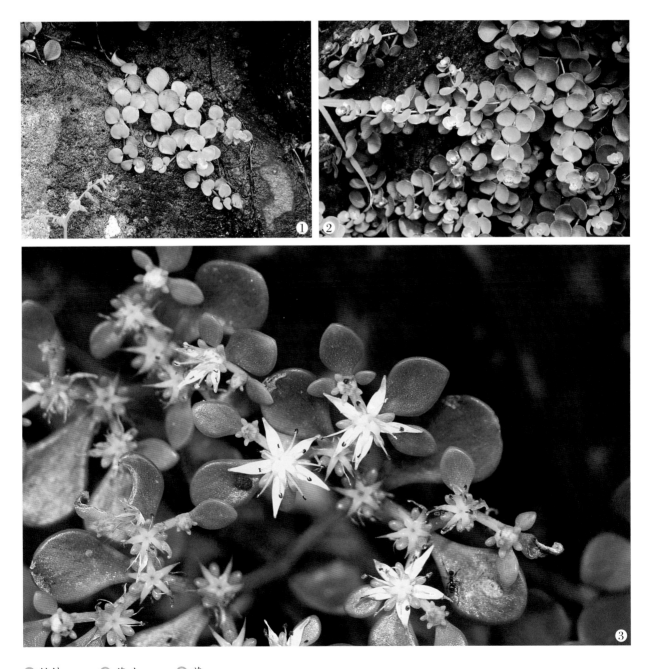

❶ 植株　　❷ 茎叶　　❸ 花

# 91 垂盆草

| 学　名 | *Sedum sarmentosum* Bunge | 科　名 | 景天科 |
| --- | --- | --- | --- |
| 畲族名 | 黄瓜碎　狗屎牙 | 土　名 | 瓜子草 |

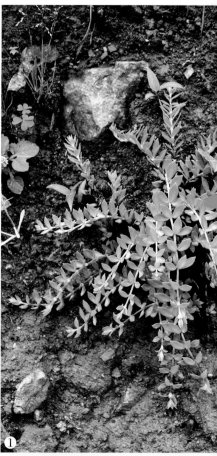

## 形态特征

多年生草本。不育枝及花茎细，匍匐，节上生根，直到花序之下。3叶轮生，叶倒披针形或长圆形，基部骤狭，有距。聚伞花序，有3～5分枝，花少，花瓣5枚，黄色。种子卵圆形。花期5～6月，果期7～8月。

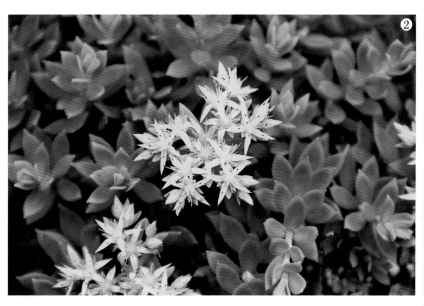

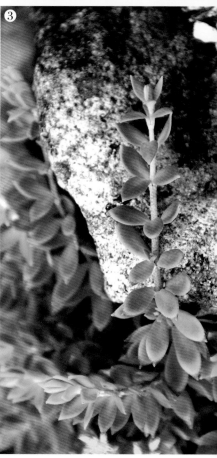

## 分布与生境

分布于福建、贵州、四川、湖北、湖南、江西、安徽、浙江、江苏、甘肃、陕西、河南、山东、山西、河北、辽宁、吉林、北京等地。生于海拔1600米以下的山坡向阳处或岩石上。

## 药用价值

主治咽喉肿痛、口腔溃疡、传染性肝炎、泌尿系统感染、痔疮、便血、尿血、丹毒、疮疖、带状疱疹、蜂螫蛇伤、烫伤。中医另用于治疗湿热黄疸、小便不利。现代药理研究表明还具有护肝、抗肿瘤、增强肌力、免疫调节等作用。

❶ 植株　❷ 花　❸ 茎生叶（3叶轮

**相似种** 珠芽景天

*Sedum bulbiferum* Makino

多年生草本。茎下部常横卧。叶腋常有圆球形、肉质、小形珠芽着生。基部叶常对生，上部的互生，下部叶卵状匙形，上部叶匙状倒披针形，先端钝，基部渐狭。花序聚伞状，3分枝，常再二歧分枝；花瓣5枚，黄色，披针形，先端有短尖。花期4～5月。分布于广西、广东、福建、四川、湖北、湖南、江西、安徽、浙江、江苏等地。生于山坡、沟边阴湿处。

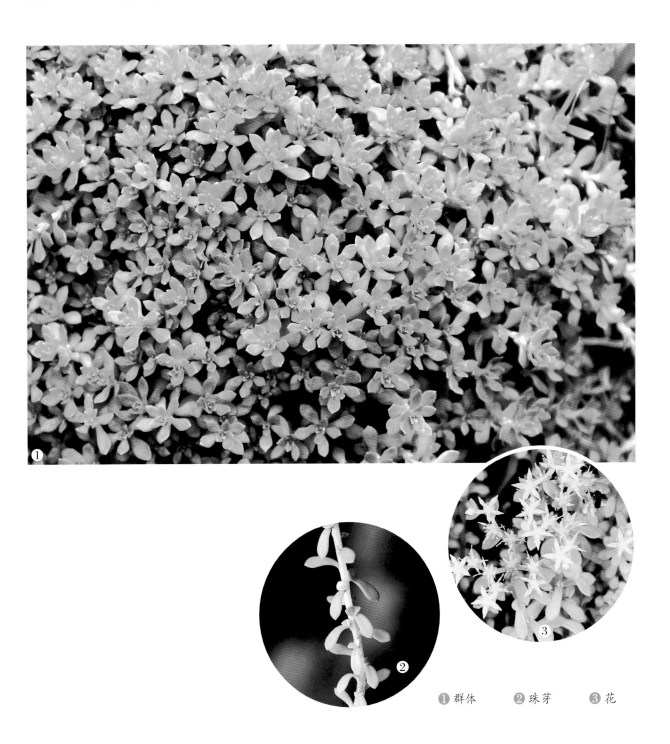

❶ 群体　　❷ 珠芽　　❸ 花

**相似种 佛甲草**

*Sedum lineare* Thunb.

多年生草本。3叶轮生，稀4叶轮生或对生；叶线形，先端钝尖，基部无柄，有短距。花序聚伞状，顶生，疏生花，中央有一朵花具短梗，另有2～3分枝，花瓣5枚，黄色。蓇葖果略叉开。花期4～5月，果期5～6月。分布于云南、四川、贵州、广东、湖南、湖北、甘肃、陕西、河南、安徽、江苏、浙江、福建、台湾、江西等地。生于低山草坡或岩石上。

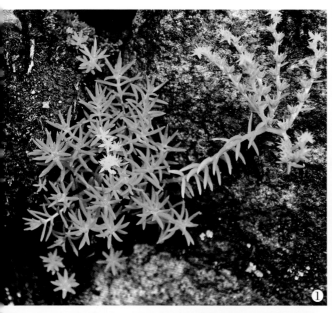

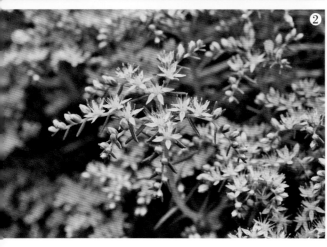

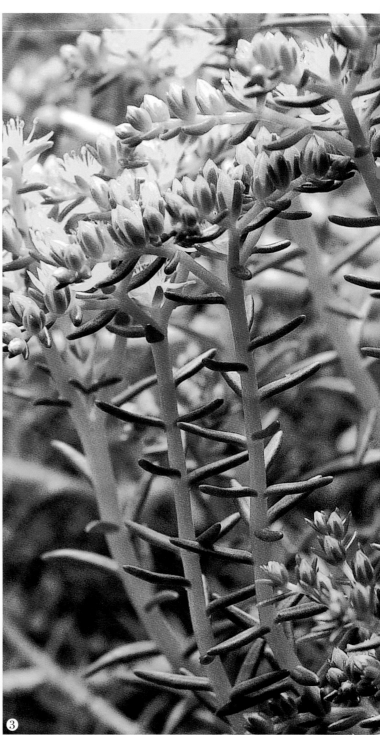

❶ 花期植株

❷ 花

❸ 茎生叶（3～4叶轮生或对生）

**相似种** 藓状景天

*Sedum polytrichoides* Hemsl.

多年生草本。茎稍木质，细弱，丛生。茎生叶多数，肉质，互生；叶片条形或条状披针形，先端尖，基部有距，全缘。聚伞花序顶生，有2～4分枝，花瓣5枚，黄色。蓇葖果星芒状叉开。花期5～6月，果期6～7月。分布于江西、安徽、浙江、陕西、河南、山东、辽宁、吉林、黑龙江等地。生于山坡岩石上。景宁畲族自治县鹤溪、红星、东坑、梅歧等乡镇（街道）有分布。

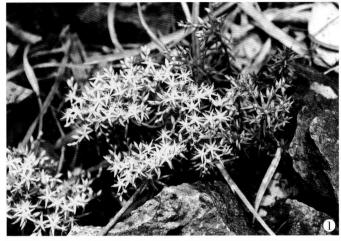

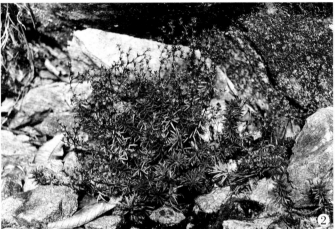

❶ 花期植株　　❷ 果期植株　　❸ 植株

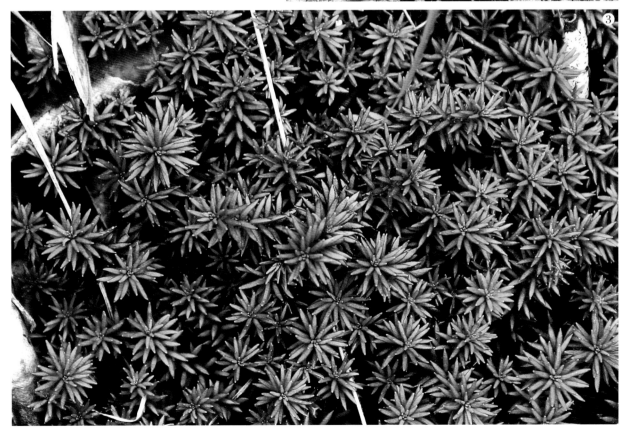

# 92 落新妇

| 学　名 | *Astilbe chinensis*(Maxim.) Franch. et Savat. |
| --- | --- |
| 科　名 | 虎耳草科 |
| 畲族名 | 山鸡脚　天师毛 |
| 土　名 | 金鸡脚 |

## 形态特征

多年生直立草本。基生叶为2～3回三出羽状复叶；顶生小叶菱状椭圆形，侧生小叶卵形或椭圆形，先端短渐尖或急尖，具重锯齿，基部楔形、浅心形或圆形，上面沿脉生硬毛，下面沿脉疏生硬毛和腺毛；茎生叶2～3片，较小。圆锥花序，花小密集，淡紫色。蓇葖果小。花期5～6月，果期7～9月。

## 分布与生境

分布于黑龙江、吉林、辽宁、河北、山西、陕西、甘肃、青海、山东、浙江、江西、河南、湖北、湖南、四川、云南等地。生于海拔390～3600米的山谷、溪边、林下、林缘和草甸。景宁畲族自治县鹤溪、东坑、梅歧、景南、梧桐等乡镇（街道）有分布。

## 药用价值

主治跌打损伤、风湿性关节炎、胃痛、肠炎、手术后疼痛、毒蛇咬伤、小儿惊风。中医另用于治疗风热感冒、头身疼痛、咳嗽。

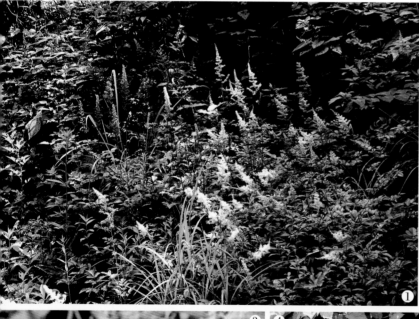

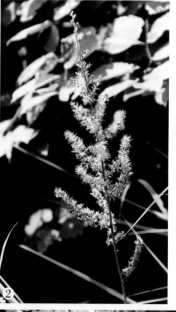

❶ 群体
❷ 花序
❸ 果序
❹ 枝叶
❺ 花（有花瓣）

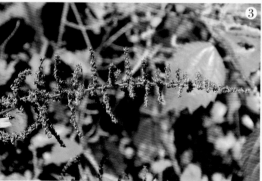

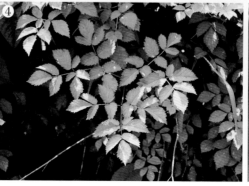

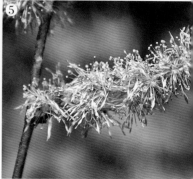

① 花序　　② 花（无花瓣）　　③ 小苗
④ 果序　　⑤ 枝叶

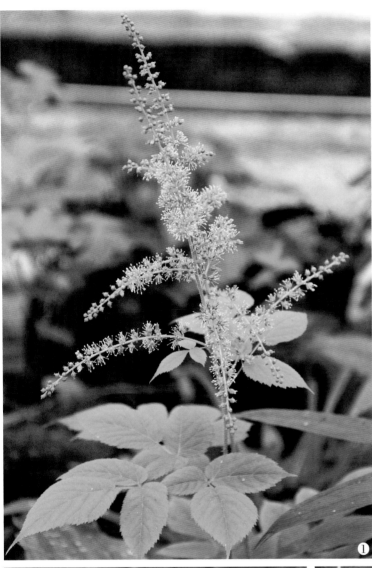

*Astilbe macrocarpa* Knoll

多年生草本。茎被褐色长柔毛和腺毛。1~2回三出复叶或羽状复叶，叶轴与小叶柄均被褐色长柔毛和腺毛，叶腋毛较密；顶生小叶常菱状椭圆形，侧生小叶宽卵形、卵形或狭卵形，稀长圆形，先端渐尖，具重锯齿。圆锥花序，花序轴与花梗均被褐色腺毛，无花瓣或具退化花瓣。花期5~6月，果期7~9月。分布于安徽、浙江、福建、湖南等地。生于沟谷灌丛和草丛中。景宁畲族自治县鹤溪、东坑等乡镇（街道）有分布。

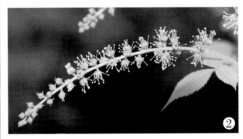

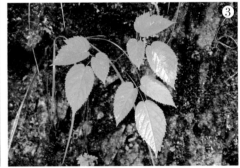

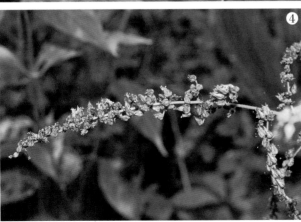

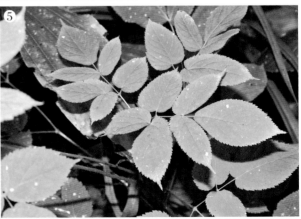

151

**相似种** 假升麻

*Aruncus sylvester* Kostel.

多年生草本。大型羽状复叶，通常二回，稀三回；小叶 3～9 枚，菱状卵形、卵状披针形或长椭圆形，先端渐尖，稀尾尖，基部宽楔形，稀圆形，边缘有不规则尖锐重锯齿。大型穗状圆锥花序，花小，白色。蓇葖果并立，无毛，果梗下垂。花期 6 月，果期 8～9 月。分布于黑龙江、吉林、辽宁、河南、甘肃、陕西、湖南、江西、安徽、浙江、四川、云南、广西、西藏等地。生于山沟、山坡杂木林下。景宁畲族自治县鹤溪街道、东坑镇有分布，稀见。

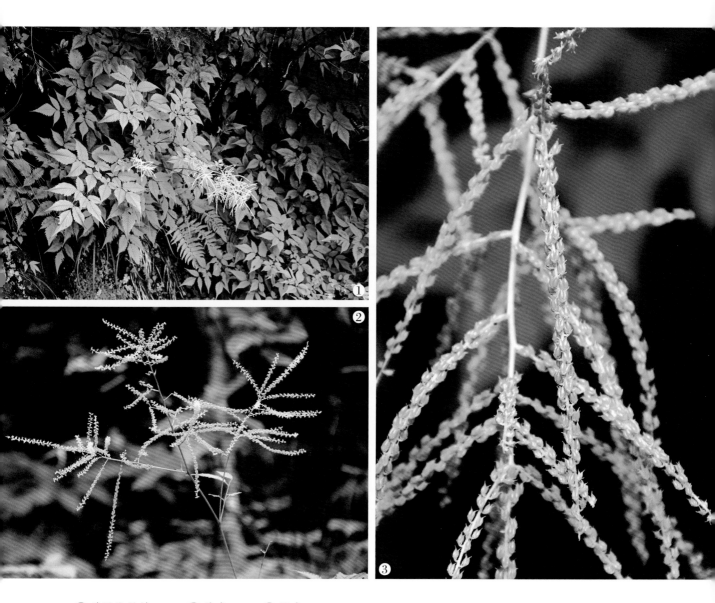

❶ 花果期植株　　❷ 花序　　❸ 果序

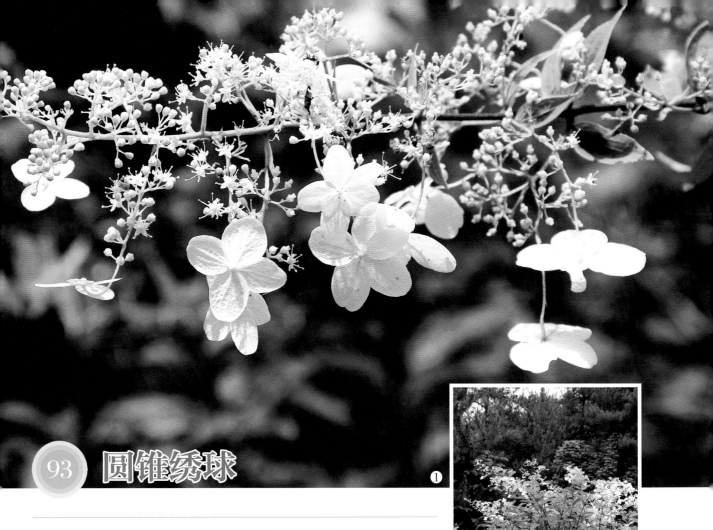

# 93 圆锥绣球

| | | | |
|---|---|---|---|
| **学　名** | *Hydrangea paniculata* Sieb. | **科　名** | 虎耳草科 |
| **畲族名** | 白蝴蝶 | **土　名** | 土常山 |

### ▨ 形态特征

落叶灌木或小乔木。叶 2～3 片对生或轮生；叶片卵形或椭圆形，先端渐尖或骤尖，具短尖头，基部圆形或宽楔形，密生小锯齿，上面无毛或疏被糙伏毛，下面沿中脉和侧脉上被紧贴长柔毛，侧脉 6～7 对。圆锥状聚伞花序，密被柔毛，不育花白色。蒴果近卵形，有棱角。花期 6～10 月，果期 8～11 月。

### ▨ 分布与生境

分布于西北（甘肃）、华东、华中、华南、西南地区。生于海拔 360～2100 米的山谷、山坡疏林下或山脊灌丛中。

### ▨ 药用价值

主治颈项瘿瘤、胸腹胀满、疟疾，外治皮肤癣癫。

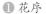
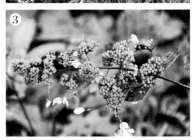
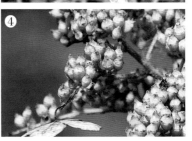
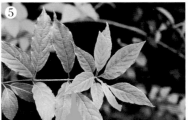

❶ 花序　　❷ 花期植株　　❸ 果序　　❹ 果　　❺ 枝叶

**相似种** 中国绣球

*Hydrangea chinensis* Maxim.

落叶灌木。叶纸质，长圆形或椭圆形，先端尾尖或短尖，基部楔形，近中部以上具钝齿或小齿，两面疏被柔毛或仅脉上被毛，下面脉腋间有簇毛，侧脉6～7对；叶柄被柔毛。聚伞花序顶生，孕性花瓣白色或带绿色。蒴果卵球形。花期5～7月，果期8～10月。分布于台湾、福建、浙江、安徽、江西、湖南、广西等地。生于溪边、路旁灌丛中或疏林下。

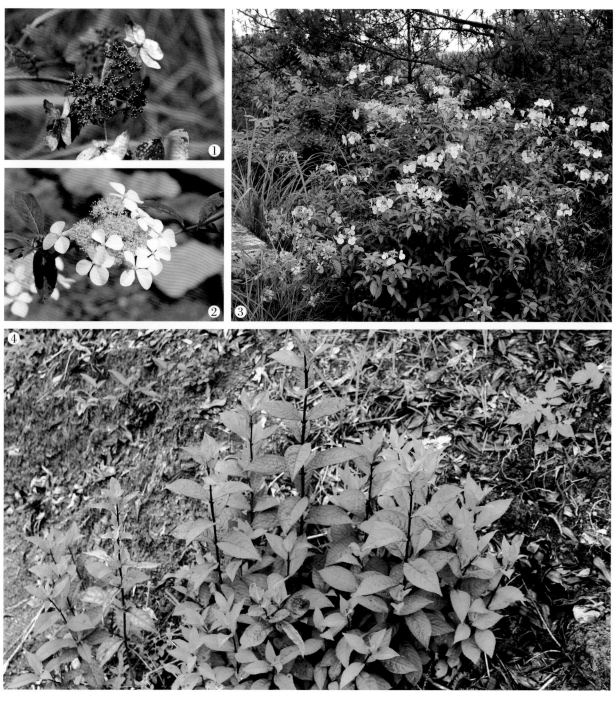

❶ 果序　　❷ 花序　　❸ 花期植株　　❹ 植株

**相似种** 粗枝绣球

*Hydrangea robusta* Hook. f. et Thomson

落叶灌木。小枝与叶柄、花序密被糙伏毛。叶纸质，长圆形、卵状披针形、倒披针形或长卵形，先端渐尖，基部楔形或钝圆，有锯齿，上面被糙伏毛，下面密被颗粒状腺体及糙伏毛，侧脉 7～10 对。伞房状聚伞花序，孕性花瓣粉蓝色或蓝紫色。蒴果半球形，顶端平截。花期 6～8 月，果期 9～11 月。分布于陕西、浙江、四川、云南、贵州、湖北和湖南等地。生于山谷密林、山坡疏林下或灌丛中。

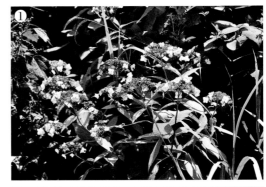

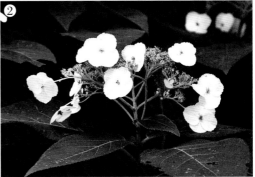

❶ 花期植株　　❷ 花序　　❸ 果
❹ 叶背　　❺ 枝叶

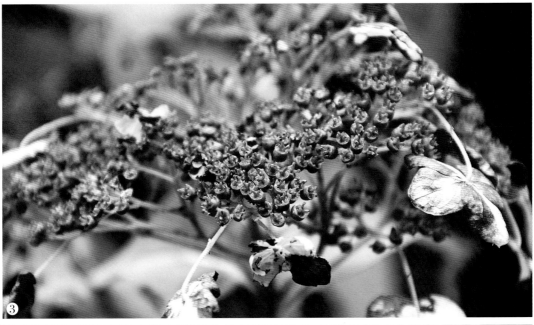

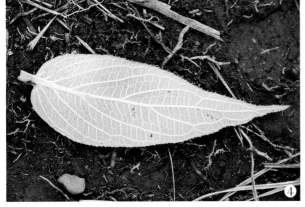

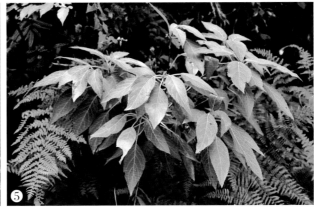

# 94 峨眉鼠刺

| 学　名 | *Itea omeiensis* Schneid. |
| 科　名 | 虎耳草科 |
| 畲族名 | 鸡骨柴 |

## 形态特征

灌木或小乔木。叶片薄革质，长圆形，先端尾状尖或渐尖，基部圆形或钝，边缘有极明显细密锯齿，近基部近全缘，上面深绿色，下面淡绿色，两面无毛；中脉和侧脉在下面显著突起，网脉明显。腋生总状花序，单生或2～3簇生，花瓣白色。蒴果狭圆锥形，顶端有喙，2瓣裂。花期4～6月，果期6～11月。

## 分布与生境

分布于安徽、浙江、江西、福建、湖南、广西、四川、贵州和云南等地。生于海拔350～1650米的山坡林下或溪谷灌丛中。

## 药用价值

主治体虚、劳伤乏力、咳嗽、咽喉肿痛、跌打损伤、骨折。

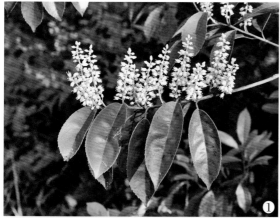

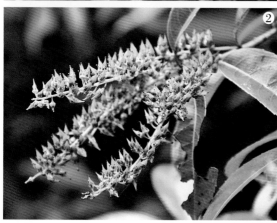

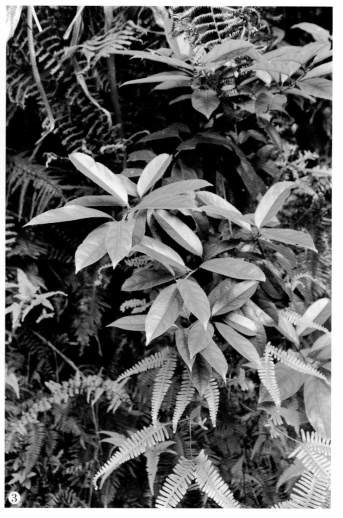

❶ 花序　　❷ 果序　　❸ 枝叶

# 95 虎耳草

| 学　名 | *Saxifraga stolonifera* Curt. | 科　名 | 虎耳草科 |
| --- | --- | --- | --- |
| 畲族名 | 耳朵草 | 土　名 | 坛荷 |

## 形态特征

多年生草本。具匍匐枝，密被卷曲长腺毛。基生叶肾形或圆形，先端急尖或钝，基部截形或心形，边缘（5～）7～11浅裂；茎生叶1～4片，披针形。聚伞花序圆锥状，花两侧对称；花瓣白色，中上部具紫红色斑点，基部具黄色斑点。种子卵形，具瘤状突起。花期4～8月，果期6～10月。

## 分布与生境

分布于河北、陕西、甘肃、江苏、安徽、浙江、江西、福建、台湾、河南、湖北、湖南、广东、广西、四川、贵州、云南等地。生于海拔400～4500米的林下、灌丛、草甸和阴湿岩隙。

## 药用价值

主治丹毒、风火牙痛、皮肤湿疹、中耳炎。中医另用于治疗小儿发热、咳嗽气喘，外用治耳郭溃烂、疔疮、疖肿。现代药理研究表明还具有强心、利尿、护肝、抗氧化、抑制肿瘤增生、抗雌雄性激素、抑制神经病理性疼痛等作用。

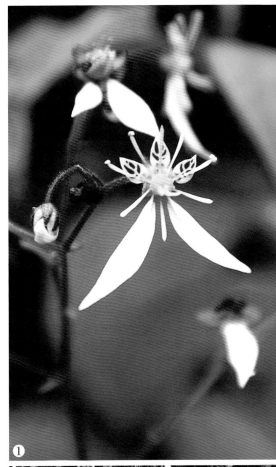

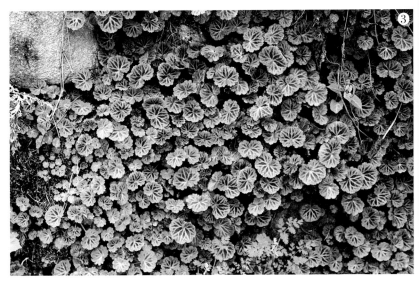

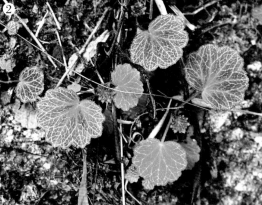

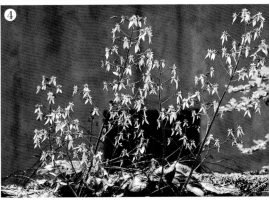

❶花　　❷小苗　　❸群体　　❹花序

**相似种** 裂叶虎耳草

*Saxifraga fortunei* Hook. f. var. *incisolobata* (Engl. et Irmsch.) Nakai

多年生草本。无匍匐茎。叶1～2枚基生，肾圆形，5～8中裂，裂片先端圆钝或钝尖，基部心形，边缘具疏粗齿，两面被稀疏长柔毛。圆锥花序疏散，花茎无叶，无毛，花瓣白色，心皮2枚，合生。花果期10～11月。分布于浙江省景宁畲族自治县，生于林下水湿地岩石上，罕见。

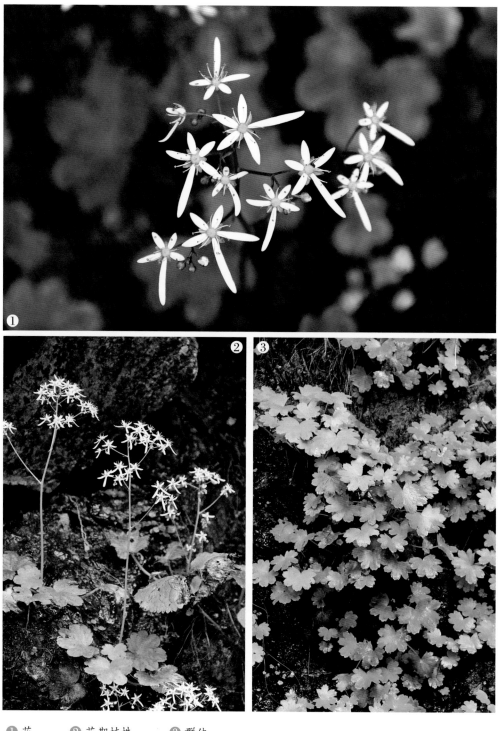

❶花　　❷花期植株　　❸群体

**相似种** 浙江虎耳草

*Saxifraga zhejiangensis* Z. Wei et Y.B. Chang

　　多年生草本。无匍匐茎，茎近无毛。基生叶片掌状肾形到肾圆形，3～9浅裂或近中裂，裂片长圆形，先端有不规整粗齿，上面绿色，下面紫红色，两面被疏柔毛。多歧聚伞花序，花瓣白色，无斑点。花期9～11月。分布于浙江。生于阔叶林下、溪边岩石上。景宁畲族自治县东坑、梅歧等乡镇有分布。被《浙江植物志》收录。

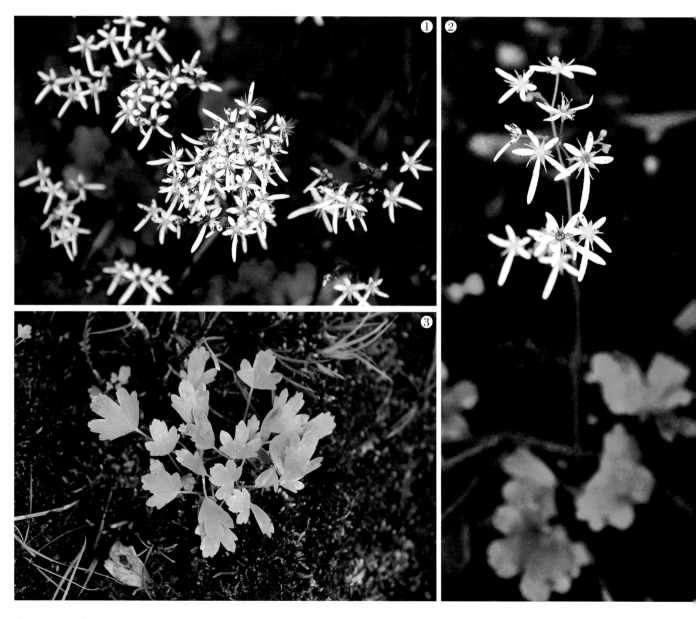

❶花　　　❷花期植株　　　❸植株

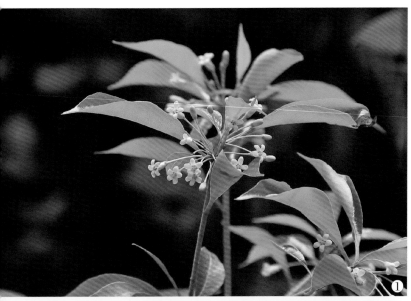

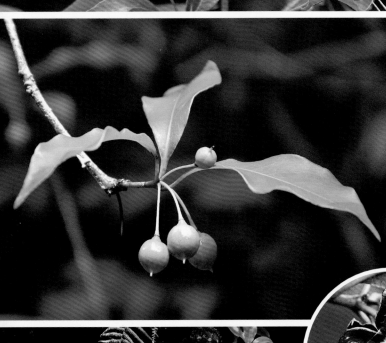

# 96 海金子

| 学　　名 | *Pittosporum illicioides* Makino |
| --- | --- |
| 科　　名 | 海桐花科 |
| 畲族名 | 山江子　山桐子 |
| 土　　名 | 山桐子 |

### 形态特征

常绿灌木。叶 3~8 片簇生枝顶，呈假轮生状，薄革质，倒卵形或倒披针形，先端渐尖，基部狭楔形，侧脉 6~8 对。伞形花序顶生，有 2~10 花。蒴果近圆形，略呈三角形或有纵沟 3 条，果柄纤细，下弯。种子红色。花期 4~5 月，果期 6~10 月。

### 分布与生境

分布于福建、台湾、浙江、江苏、安徽、江西、湖北、湖南、贵州等地。生于山沟溪坑边、林下岩石旁及山坡杂木林中。

### 药用价值

主治骨折、毒蛇咬伤、关节炎、疔疮疖痈。

❶ 花序
❷ 蒴果
❸ 种子
❹ 枝叶

**相似种** 狭叶海金子

*Pittosporum illicioides* Makino var. *stenophyllum* P.L. Chiu

与原变种海金子的区别在于叶片狭披针形，长 10～18 厘米，宽 1.7～3.3 厘米。分布于浙江。景宁畲族自治县东坑镇、澄照乡有分布，较少见。

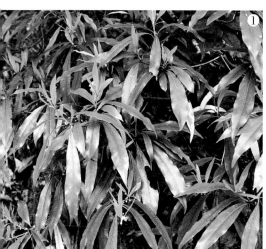
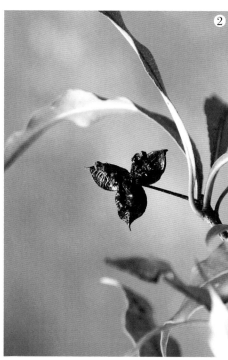
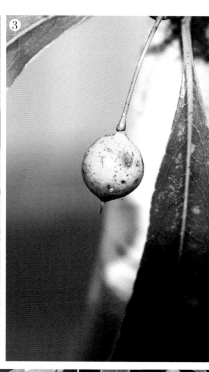
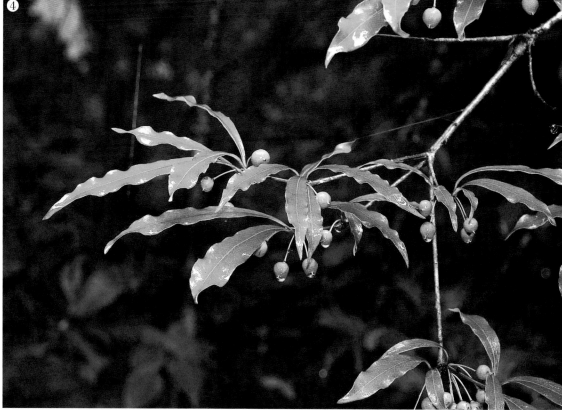

❶❷❸❹
枝 种 蒴 果
叶 子 果 枝

**相似种** 海桐

*Pittosporum tobira* (Thunb.) Ait.

　　常绿灌木或小乔木。叶聚生于枝顶，革质，倒卵形或倒卵状披针形，先端圆形或钝，常微凹，基部狭楔形，上面深绿色，发亮。伞形花序或伞房状伞形花序顶生或近顶生，花白色。蒴果圆球形，有棱或呈三角形。花期4～6月，果期9～12月。分布于长江以南沿海地区。生于林下沟边。景宁畲族自治县不产，但广泛栽培。

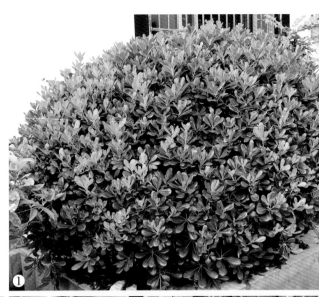

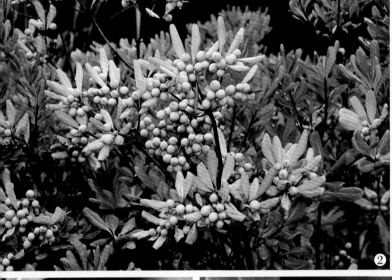

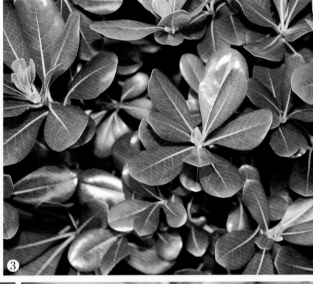

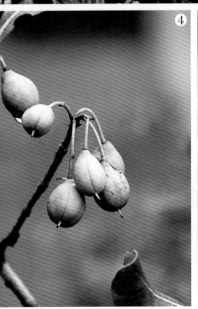

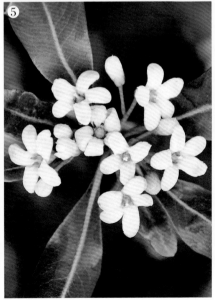

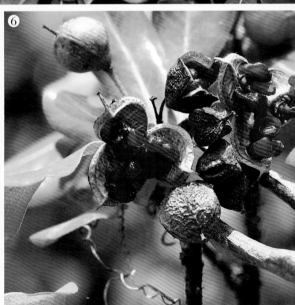

❶ 植株（栽培）　　❷ 果枝　　❸ 枝叶　　❹ 蒴果　　❺ 花序　　❻ 种子

## 97 龙芽草

| 学　名 | *Agrimonia pilosa* Ledeb. |
|---|---|
| 科　名 | 蔷薇科 |
| 畲族名 | 龙牙草　牙骨草 |
| 土　名 | 龙牙草 |

### 形态特征

多年生草本。茎被疏柔毛及短柔毛，稀见下部被长硬毛。叶为间断奇数羽状复叶，常有3～4对小叶；小叶倒卵形、倒卵状椭圆形或倒卵状披针形，上面被柔毛，下面脉上常伏生疏柔毛，有腺点。穗状总状花序，花瓣黄色，长圆形。瘦果倒卵状圆锥形，被疏柔毛，顶端有数层钩刺。花果期5～10月。

### 分布与生境

我国南北各地均有分布。常生于海拔100～3800米的溪边、路旁、草地、灌丛、林缘及疏林下。

### 药用价值

主治各种出血、脱力、肾虚腰痛、胃肠炎、痢疾、肠道滴虫、绦虫病，外治痈疖疔疮、阴道滴虫。

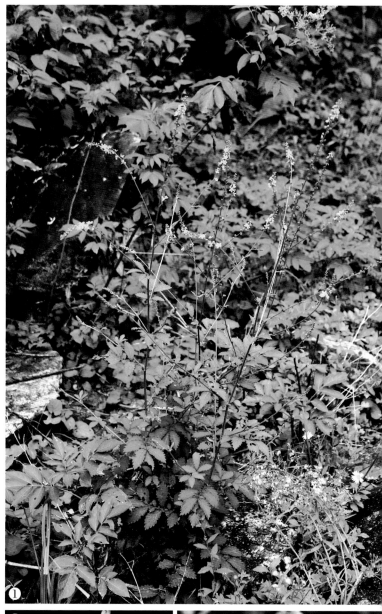

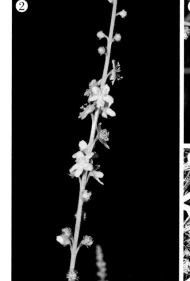

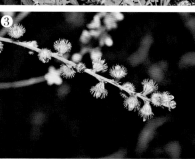

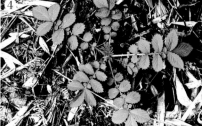

❶ 花果期植株
❷ 花序
❸ 果序
❹ 小苗

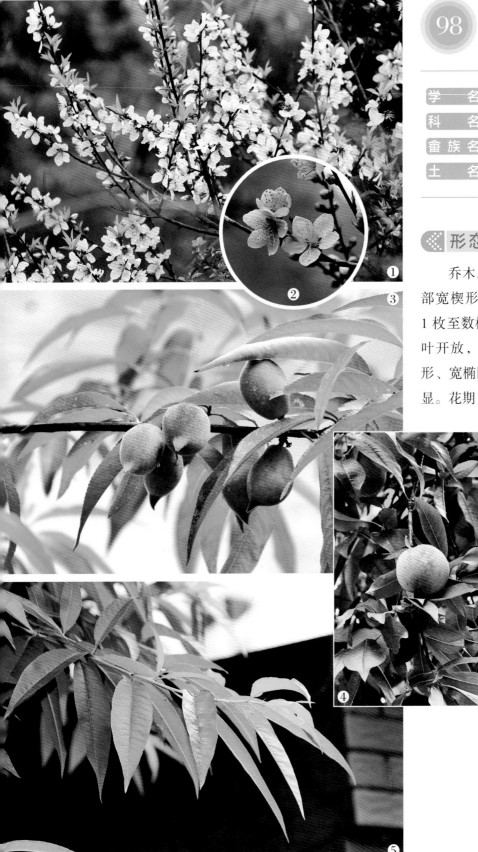

① 花枝　② 花　③ 未成熟果
④ 成熟果　⑤ 枝叶

## 98 桃

| 学　　名 | *Amygdalus persica* L. |
| 科　　名 | 蔷薇科 |
| 畲族名 | 野桃 |
| 土　　名 | 毛桃 |

### 形态特征

乔木。叶长圆状披针形，先端渐尖，基部宽楔形，具粗或细锯齿；叶柄粗，常具1枚至数枚腺体，有时无腺体。花单生，先叶开放，花瓣粉红色，稀白色。核果卵圆形、宽椭圆形或扁圆形，密被柔毛，腹缝明显。花期3～4月，果成熟期8～9月。

### 分布与生境

原产我国，全国各地广泛栽培。

### 药用价值

主治血滞经闭、痛经、产后瘀阻、腹痛、癥瘕积聚、跌打瘀痛、肠燥便秘、阴虚盗汗、咯血。中医另用于治疗风湿痹痛、疮癣、肺痈、肠痈、咳嗽气喘。现代药理研究表明，桃仁还具有提高免疫力、抗肿瘤、促进黑色素合成、护肝保肾及保护心血管、神经和呼吸系统等作用。

# 99 野山楂

| | |
|---|---|
| **学　名** | *Crataegus cuneata* Sieb. & Zucc. |
| **科　名** | 蔷薇科 |
| **畲族名** | 山枣　不哩 |
| **土　名** | 山里红 |

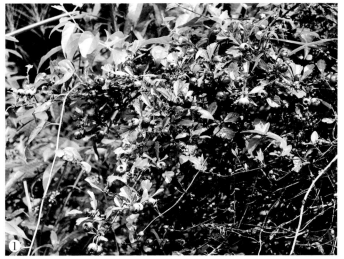

## 形态特征

　　落叶灌木。枝常具细刺，小枝幼时被柔毛，老枝无毛。叶宽倒卵形至倒卵状长圆形，先端急尖，基部楔形，下延至叶柄，有不规则重锯齿，先端常有 3 浅裂，稀 5～7 浅裂，上面无毛，下面疏被柔毛，沿叶脉较密，后脱落。伞房花序具 5～7 花，花瓣白色。果实近球形或扁球形，红色或黄色。花期 5～6 月，果期 9～11 月。

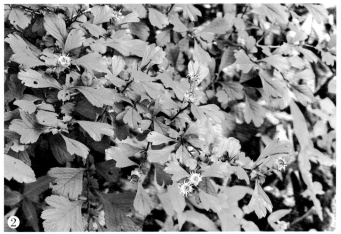

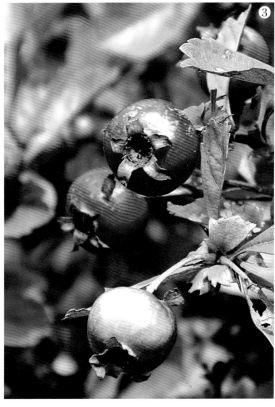

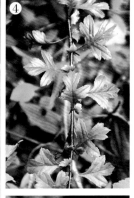

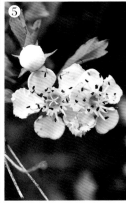

## 分布与生境

　　分布于河南、湖北、江西、湖南、安徽、江苏、浙江、云南、贵州、广东、广西、福建等地。生于海拔 250～2000 米的山谷、多石湿地或山地灌木丛中。

## 药用价值

　　主治消化不良、肉食积滞、肠炎、细菌性痢疾、痛经、产后瘀痛、高血压、绦虫病。中医另用于治疗胃脘胀满、泻痢腹痛、心腹刺痛、胸痹心痛、疝气疼痛、高脂血症。

❶ 果期植株　❷ 植株　❸ 果
❹ 枝叶　❺ 花

165

## 相似种 湖北山楂

*Crataegus hupehensis* Sarg. Pl. Wils.

　　乔木或灌木。叶片卵形至卵状长圆形，先端短渐尖，基部宽楔形或近圆形，边缘有圆钝锯齿，上半部具 2～4 对浅裂片；叶柄长 3.5～5 厘米，无毛。伞房花序具多花，萼筒钟状，花瓣卵形，白色。果实近球形，直径 2.5 厘米，成熟时深红色，有斑点。花期 5～6 月，果期 8～9 月。分布于湖北、湖南、江西、江苏、浙江、四川、陕西、山西、河南。生于山坡灌木丛中。景宁畲族自治县沙湾镇东堡村有栽培。

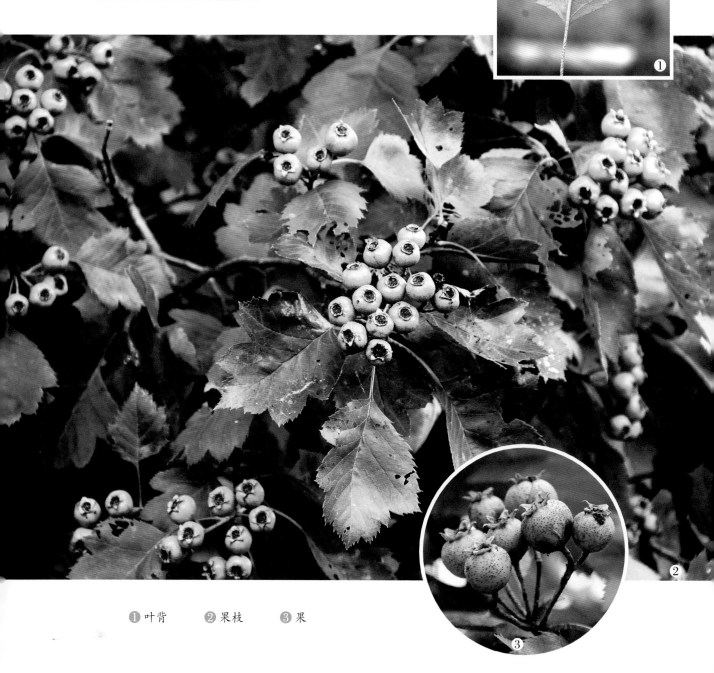

❶ 叶背　　❷ 果枝　　❸ 果

# 100 石斑木

| 学　名 | *Rhaphiolepis indica* (L.) Lindl. ex Ker | 科　名 | 蔷薇科 |
| --- | --- | --- | --- |
| 畲族名 | 牛眼珠 | 土　名 | 牛眼睛 |

## 形态特征

　　常绿灌木，稀小乔木。叶片集生于枝顶，卵形、长圆形，稀倒卵形或长圆披针形，先端圆钝、急尖、渐尖或长尾尖，边缘具细钝锯齿，上面光亮，下面色淡。顶生圆锥花序或总状花序，花瓣5枚，白色或淡红色。果实球形，紫黑色。花期4～5月，果期7～8月。

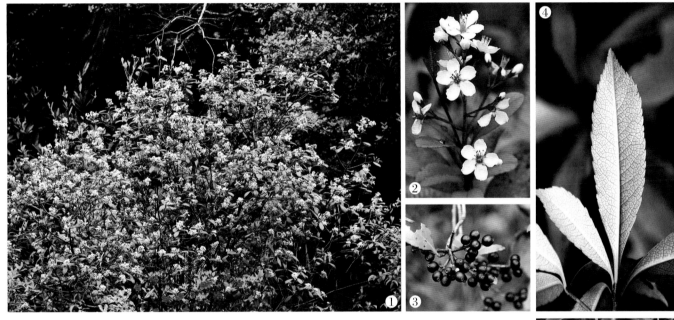

❶ 花期植株　　❷ 花　　❸ 成熟果　　❹ 叶背　　❺ 果枝

## 分布与生境

　　分布于安徽、浙江、江西、湖南、贵州、云南、福建、广东、广西、台湾等地。生于海拔150～1600米的山坡、路边或溪边灌木林中。

## 药用价值

　　主治跌打损伤、骨髓炎。

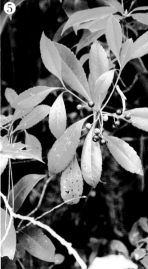

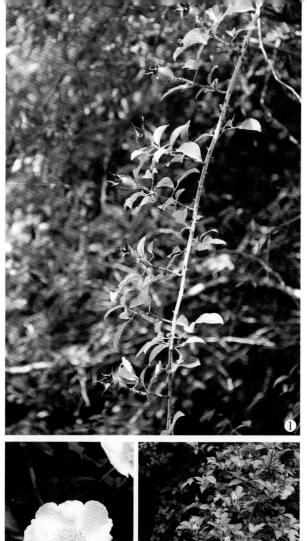

# 101 金樱子

| | |
|---|---|
| 学　名 | *Rosa laevigata* Michx. |
| 科　名 | 蔷薇科 |
| 畲族名 | 甜缸 |
| 土　名 | 鸡陀刺 |

### 形态特征

常绿攀缘灌木。小枝散生扁平弯皮刺。复叶具小叶3枚，椭圆状卵形、倒卵形或披针卵形，先端急尖或圆钝，稀尾尖，有锐锯齿；小叶柄和叶轴具皮刺和腺毛。花单生叶腋，花瓣白色，先端微凹。果梨形或倒卵圆形，稀近球形，熟后紫褐色，密被刺毛。花期4～6月，果期9～10月。

### 分布与生境

分布于陕西、安徽、江西、江苏、浙江、湖北、湖南、广东、广西、台湾、福建、四川、云南、贵州等地。生于海拔200～1600米的向阳山野、田边、溪畔灌木丛中。

### 药用价值

（1）果实：主治滑精遗尿、尿频、脾虚泻痢、子宫脱垂。

（2）根：主治跌打损伤、腰腿酸痛、慢性腹泻、子宫脱垂、崩漏白带、乳糜尿，外治疔肿初起。

（3）叶：外治疮疖、烫伤、外伤出血。

中医另用果实治崩漏带下、久泻久痢。现代药理研究表明还具有抗氧化、降糖降脂、抗肝损、保护肾功能等作用。

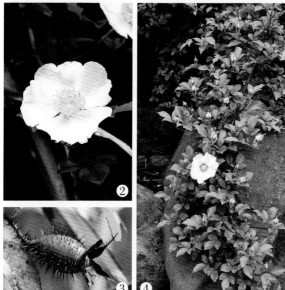
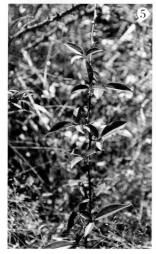
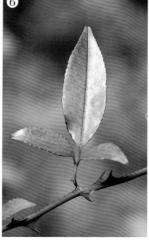

❶ 果期植株　　❷ 花　　❸ 果
❹ 花期植株　　❺ 枝叶　　❻ 叶

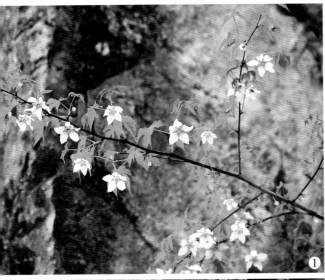

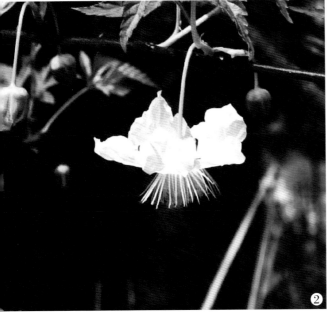

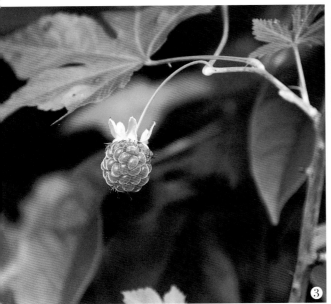
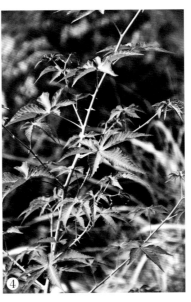

# 102 掌叶覆盆子

| | |
|---|---|
| 学　名 | *Rubus chingii* Hu |
| 科　名 | 蔷薇科 |
| 畲族名 | 上树搁公扭　山狗公　搁公扭根 |
| 土　名 | 搁公扭 |

### 形态特征

落叶灌木。枝具皮刺，无毛。单叶，近圆形，基部心形，掌状 5 深裂，稀 3 裂或 7 裂，叶缘具重锯齿，掌状 5 脉；托叶线状披针形。单花腋生，花瓣白色。果实近球形，红色，被白色柔毛。花期 3～4 月，果期 5～6 月。

### 分布与生境

分布于江苏、安徽、浙江、江西、福建、广西。生于山坡疏林、灌木丛或山麓林缘。

### 药用价值

主治肾虚遗精、遗尿、尿频、眼目昏糊、习惯性流产。为地方标准收录的畲药。中医另用于治疗阳痿早泄。现代药理研究表明还具有抗衰老，抗诱变，增强耐寒、耐疲劳能力，促进淋巴细胞增殖，减少血清胆固醇等作用。

❶ 花枝
❷ 花
❸ 果
❹ 枝叶

169

**相似种** 武夷悬钩子

*Rubus jiangxiensis* Z.X. Yu, W.T. Ji et H. Zheng

　　叶片不分裂或2～5浅裂，果实与叶对生，有腺毛。分布于福建、江西、浙江。生于溪边或灌木丛中。景宁畲族自治县景南乡有分布，较少见。

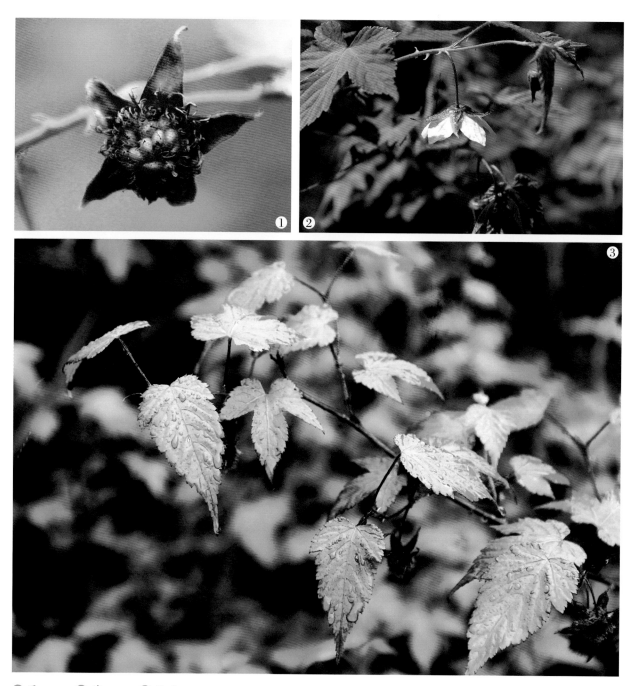

❶果　　❷花　　❸枝叶

# 103 山莓

| 学 名 | *Rubus corchorifolius* L. f. |
| 科 名 | 蔷薇科 |
| 畲族名 | 三月扭　三月泡 |
| 土 名 | 尖叶扭 |

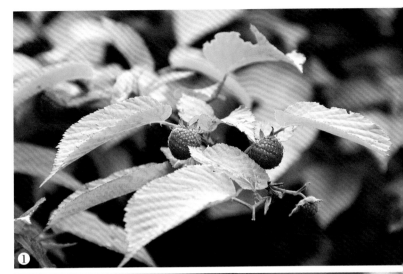

## 形态特征

　　落叶小灌木。枝具皮刺，幼时被柔毛。单叶，卵形至卵状披针形，先端渐尖，基部微心形，边缘不分裂或 3 裂，通常不育枝上的叶 3 裂，有不规则锐锯齿或重锯齿，基部具 3 脉。花单生或稀数朵簇生于短枝上，花瓣白色。果实近球形或卵球形，红色，密被细柔毛。花期 2～3 月，果期 4～6 月。

## 分布与生境

　　除东北地区及甘肃、青海、新疆、西藏外，全国均有分布。生于海拔 200～2200 米的向阳山坡、溪边、山谷、荒地和灌丛中。

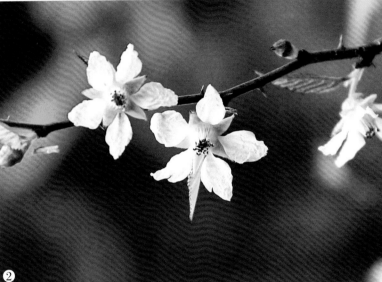

## 药用价值

　　主治吐血、痢疾、便血、痔疮出血、月经不调、赤白带下、遗精、跌打损伤、痈疔。中医另用于治疗肠炎、风湿关节痛以及用于消肿解毒。现代药理研究表明还具有抗肿瘤、抗氧化、降糖降脂等作用。

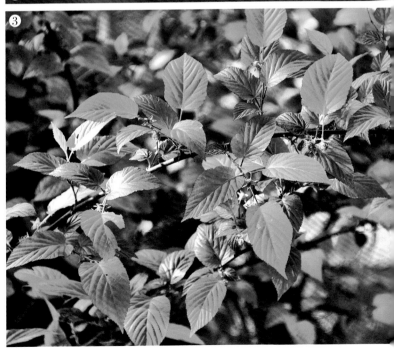

❶果　　❷花　　❸枝叶

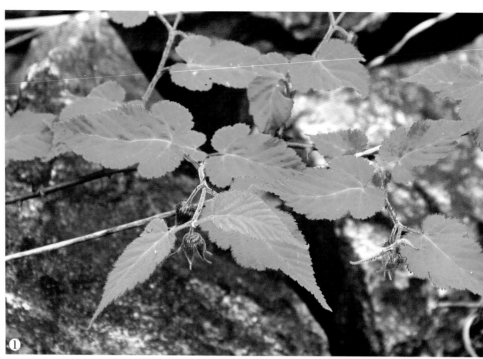

**相似种** 光果悬钩子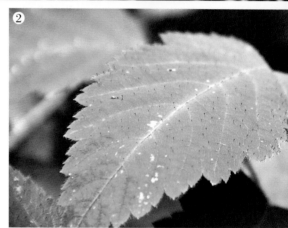

*Rubus glabricarpus* Cheng

　　落叶灌木。枝基部具宽扁皮刺，嫩枝具柔毛和腺毛。单叶，卵状披针形，先端渐尖，基部微心形或近截形，边缘 3 浅裂或缺刻状浅裂，有不规则重锯齿或缺刻状锯齿，并有腺毛。花单生，顶生或腋生，花萼外密被柔毛和腺毛，花瓣白色。果实卵球形，红色，无毛。花期 3～4 月，果期 5～6 月。分布于浙江、福建。生于山坡、山脚、沟边及杂木林中。

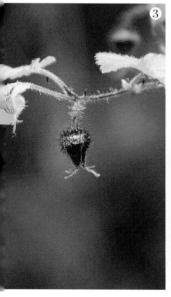 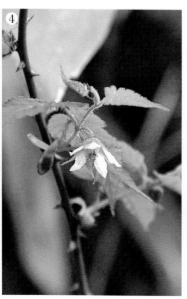 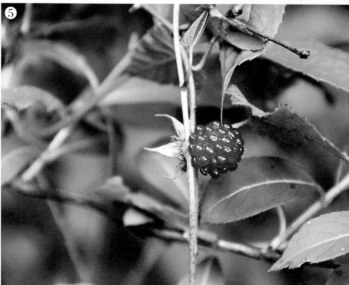

❶ 枝叶　　❷ 叶（有腺毛）　　❸ 花苞　　❹ 花　　❺ 果

**相似种** 三花悬钩子

*Rubus trianthus* Focke

　　藤状灌木。枝无毛，疏生皮刺。单叶，卵状披针形或长圆状披针形，先端渐尖，基部心形，稀近截形，3 裂或不裂，通常不育枝上的叶较大而 3 裂，边缘有不规则或缺刻状锯齿。花常 3 朵，有时超过 3 朵，组成短总状花序，花瓣白色。果实近球形，红色。花期 4～5 月，果期 5～6 月。分布于江西、湖南、湖北、安徽、浙江、江苏、福建、台湾、四川、云南、贵州。生于山坡、路旁、溪边。

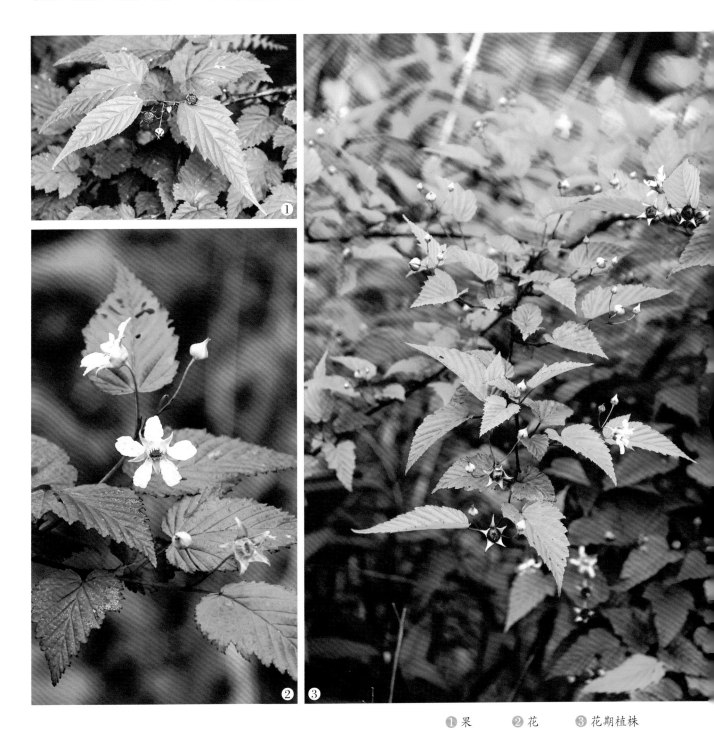

❶ 果　　　❷ 花　　　❸ 花期植株

# 104 蓬蘽

| 学　　名 | *Rubus hirsutus* Thunb. | 科　　名 | 蔷薇科 |
|---|---|---|---|
| 畲族名 | 牛乳扭 | 土　　名 | 布袋扭 |

## 形态特征

半常绿小灌木。枝红褐色或褐色，被柔毛和腺毛，疏生皮刺。小叶 3～5 枚，卵形或宽卵形，先端急尖，顶生小叶先端常渐尖，基部宽楔形至圆形，两面疏生柔毛，边缘具不整齐尖锐重锯齿。花常单生于侧枝顶端，也有腋生，花瓣白色。果实近球形，红色，无毛。花期 4～6 月，果期 5～7 月。

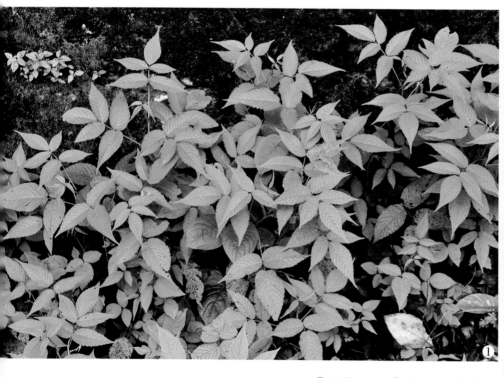
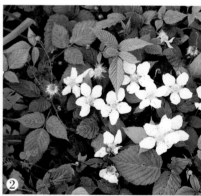
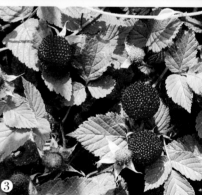

❶ 植株　　❷ 花　　❸ 果

## 分布与生境

分布于河南、江西、安徽、江苏、浙江、福建、台湾、广东。生于海拔 1500 米以下的山沟、路边或灌丛中。

## 药用价值

主治牙周炎、急性乳腺炎、淋巴结结核、疮疖、外伤出血、断指、骨折。中医另用于治疗多尿、头目眩晕。

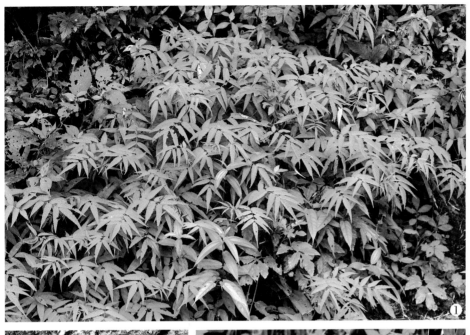

**相似种 空心泡**

*Rubus rosaefolius* Smith

　　直立或攀缘灌木。小枝具柔毛或近无毛，疏生较直立皮刺。小叶5～7枚，卵状披针形或披针形，先端渐尖，基部圆形，边缘有尖锐缺刻状重锯齿。花常1～2朵，顶生或腋生，花瓣长圆形、长倒卵形或近圆形，白色。果实卵球形或长圆状卵圆形，红色，有光泽。花期4～5月，果期4～7月。分布于江西、湖南、安徽、浙江、福建、台湾、广东、广西、四川、贵州。生于山地杂木林内阴处以及草坡或高山腐殖质土壤中。

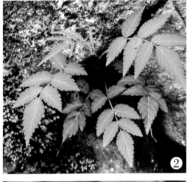

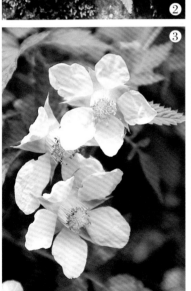

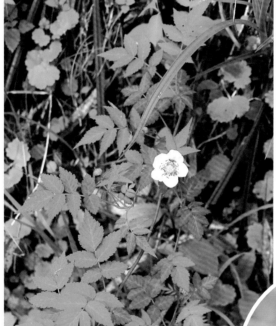

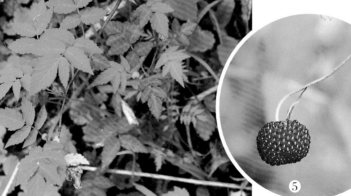

❶ 群体　　❷ 植株　　❸ 花　　❹ 花期植株　　❺ 果

## 相似种 红腺悬钩子

*Rubus sumatranus* Miq.

直立或攀缘灌木。小枝、叶轴、叶柄、花梗和花序均被紫红色腺毛、柔毛和皮刺。小叶 5～7 枚，稀 3 枚，卵状披针形至披针形，先端渐尖，基部圆形，边缘具不整齐尖锐锯齿。花 3 朵或数朵组成伞房状花序，稀单生，花瓣白色。果实长圆形，橘红色。花期 4～6 月，果期 5～8 月。分布于湖北、湖南、江西、安徽、浙江、福建、台湾、广东、广西、四川、贵州、云南、西藏。生于山地、山谷林下、林缘、灌丛及草丛中。

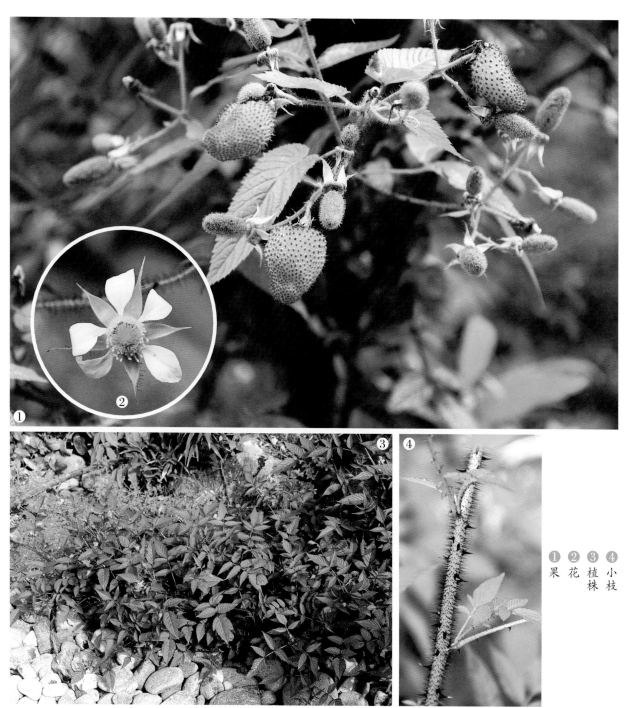

❶❷❸❹
果 花 植 小
　　 株 枝

# 105 高粱泡

| 学　　名 | *Rubus lambertianus* Ser. |
|---|---|
| 科　　名 | 蔷薇科 |
| 畲族名 | 寒扭　冬泡 |
| 土　　名 | 寒扭 |

## 形态特征

半落叶蔓性灌木。枝具微弯小皮刺。单叶，宽卵形，稀长圆状卵形，先端渐尖，基部心形，边缘明显3~5裂或呈波状，有细锯齿。圆锥花序顶生，有时仅数朵花簇生于叶腋，花瓣白色。果实小，近球形，由多数小核果组成，无毛，熟时红色。花期7~8月，果期9~11月。

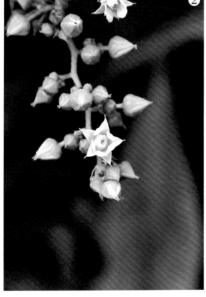

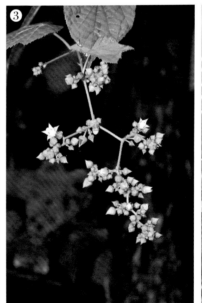

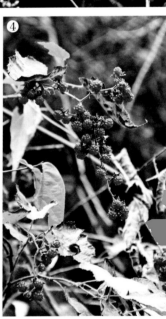

❶❷❸❹
花期植株　花　花序　果序

## 分布与生境

分布于河南、湖北、湖南、安徽、江西、江苏、浙江、福建、台湾、广东、广西、云南。生于山坡、山谷、林缘或路边灌木丛中。

## 药用价值

主治产后腹痛、出血、产褥热、痛经、白带、感冒、子宫下垂、遗精、痔疮。中医另用于治疗坐骨神经痛、风湿关节痛、偏瘫，叶外用治创伤出血。

## 相似种 木莓

*Rubus swinhoei* Hance

　　落叶或半常绿灌木。单叶，叶形变化较大，自宽卵形至长圆状披针形，先端渐尖，基部截形至浅心形，上面仅沿中脉有柔毛，下面密被灰色茸毛或近无毛。花常5～6朵组成总状花序，花瓣白色。果实球形，由多数小核果组成，成熟时黑紫色。花期4～6月，果期7～8月。分布于陕西、湖北、湖南、江西、安徽、江苏、浙江、福建、台湾、广东、广西、贵州、四川。生于海拔300～1500米的山坡疏林、灌丛、溪谷杂木林下。

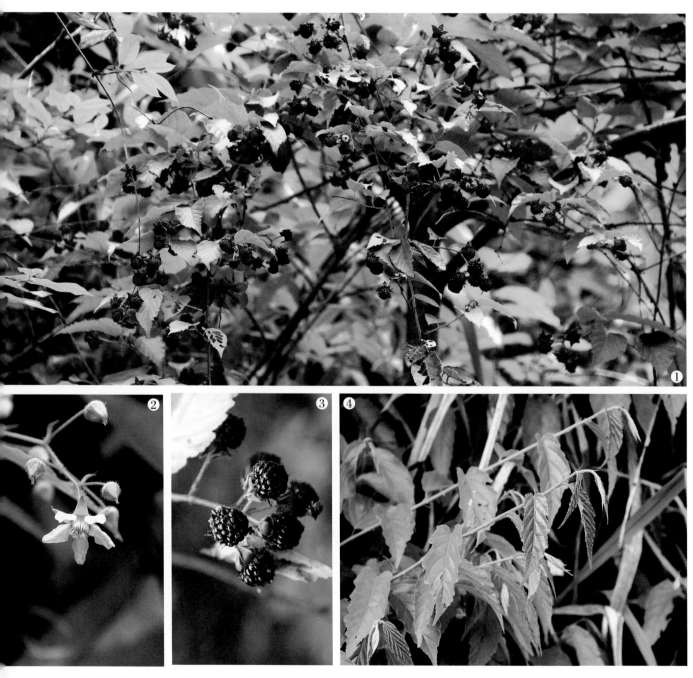

❶ 果期植株　　❷ 花　　❸ 成熟果　　❹ 枝叶

## 106 茅莓

| | | | |
|---|---|---|---|
| **学　名** | *Rubus parvifolius* L. | **科　名** | 蔷薇科 |
| **畲族名** | 山桃旦根 | **土　名** | 种田扭 |

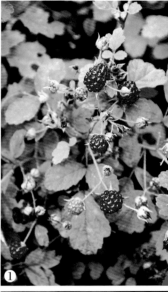

### 形态特征

灌木。枝被柔毛和稀疏钩状皮刺。小叶通常 3 枚，菱状圆形或倒卵形，先端圆钝或急尖，基部圆形或宽楔形，上面伏生疏柔毛，下面密被灰白色茸毛，边缘有不整齐粗锯齿或缺刻状粗重锯齿。伞房花序顶生或腋生，具花数朵，花瓣粉红至紫红色。果实卵球形，红色。花期 4～7 月，果期 7 月。

### 分布与生境

分布于黑龙江、吉林、辽宁、河北、河南、山西、陕西、甘肃、湖北、湖南、江西、安徽、山东、江苏、浙江、福建、台湾、广东、广西、四川、贵州。生于海拔 400～2600 米的山坡杂木林下、向阳山谷、路旁或荒野。

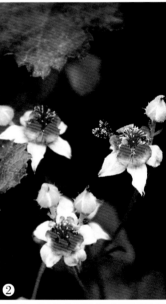

### 药用价值

主治感冒发热，咽喉肿痛，咯血，吐血，尿血，急、慢性肝炎，糖尿病，尿路结石，痢疾，肠炎，跌打瘀痛，风湿痹痛；外治外伤出血、痈疮肿毒、湿疹、皮炎。中医另用于治疗肝脾肿大、肾炎水肿、泌尿系统感染、月经不调、白带。现代药理研究表明还具有抗脑缺血、抗肿瘤等作用。

❶❷❸❹
果 花 花期植株 叶背

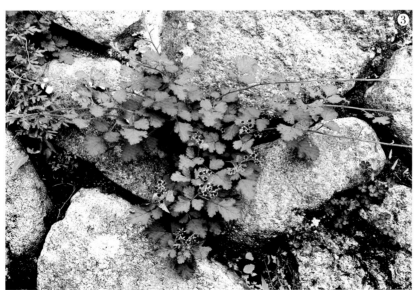

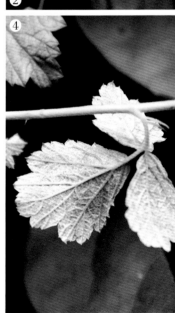

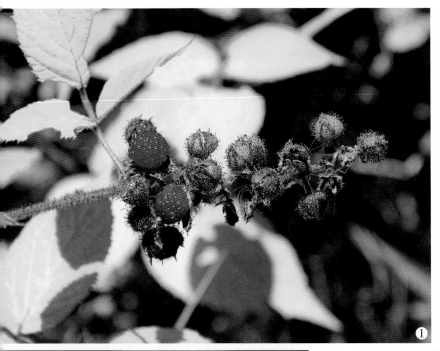

**相似种** 腺毛莓

*Rubus adenophorus* Rolfe

　　攀缘灌木。小枝具紫红色腺毛、柔毛和稀疏宽扁皮刺。小叶宽卵形或卵形，上下两面均疏被柔毛，具粗锐重锯齿。总状花序顶生或腋生，花梗、苞片和花萼均密被黄色长柔毛和紫红色腺毛，花瓣紫红色。果球形，成熟时红色。花期4～6月，果期6～7月。分布于江西、湖北、湖南、浙江、福建、广东、广西、贵州。生于山地、山谷、疏林或林缘。景宁畲族自治县鹤溪、东坑、景南、毛垟、大际等乡镇（街道）有分布。

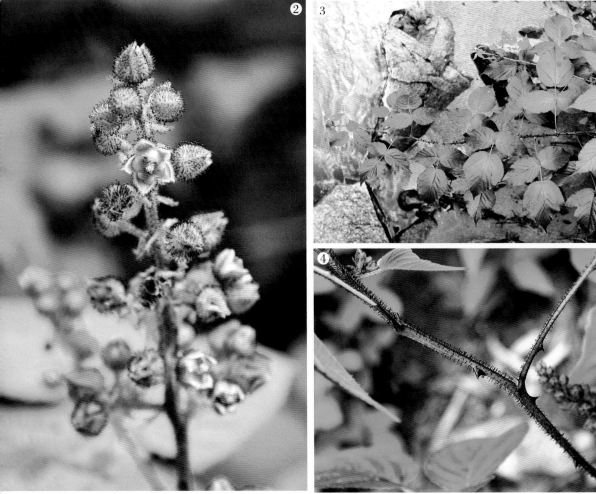

❶ 果序　　❷ 花序　　❸ 枝叶　　❹ 小枝

# 107 中华绣线菊

| 学　名 | *Spiraea chinensis* Maxim. | 科　名 | 蔷薇科 |
| 畲族名 | 新米花 | 土　名 | 米筛花 |

## 形态特征

灌木。小枝呈拱形弯曲，幼时被黄色茸毛，有时无毛。叶菱状卵形或倒卵形，先端急尖或圆钝，基部宽楔形或圆形，有缺刻状粗齿或不明显 3 裂，上面暗绿色，被柔毛，脉纹深陷，下面密被黄色茸毛，脉纹突起；叶柄被茸毛。伞形花序具 16～25 花，花瓣白色。蓇葖果开张，被柔毛。花期 4～6 月，果期 6～10 月。

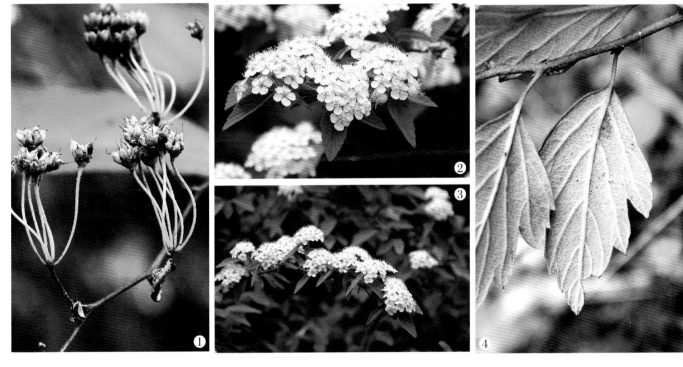

❶ 蓇葖果　❷ 花　❸ 花序　❹ 叶背

## 分布与生境

分布于陕西、安徽、江西、江苏、浙江、湖北、湖南、广东、广西、台湾、福建、四川、云南、贵州等地。喜生于向阳山野、溪畔灌木丛中。景宁畲族自治县景南、九龙、梧桐、大地等乡镇有分布。

## 药用价值

主治咽喉肿痛。

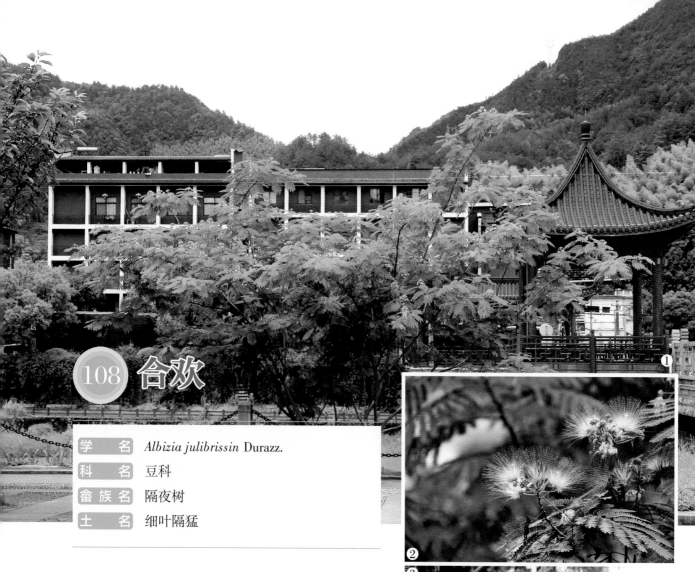

## 108 合欢

| | |
|---|---|
| 学　名 | *Albizia julibrissin* Durazz. |
| 科　名 | 豆科 |
| 畲族名 | 隔夜树 |
| 土　名 | 细叶隔猛 |

### 形态特征

落叶乔木。二回羽状复叶，总叶柄近基部及最顶一对羽片着生处各有 1 枚腺体；羽片 4～12 对，栽培的有时达 20 对；小叶 10～30 对，线形至长圆形，向上偏斜，先端具小尖头，有缘毛，中脉紧靠上边缘。头状花序于枝顶排成圆锥花序，花粉红色。荚果带状。花期 6～7 月，果期 8～10 月。

### 分布与生境

分布于我国东北至华南及西南各地。生于山坡，可栽培。

### 药用价值

主治心烦失眠、跌打损伤、骨折疼痛、肺痈、疮肿、胸中郁闷、胃口不好。现代药理研究表明还具有减肥、抗肿瘤、避孕等作用。

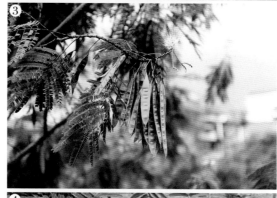
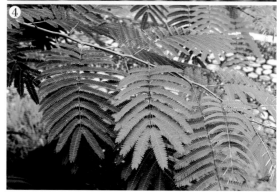

❶ 花期植株　　❷ 花
❸ 荚果　　　　❹ 枝叶

**相似种** 山槐

*Albizia kalkora* (Roxb.) Prain

　　落叶小乔木或乔木。二回羽状复叶，羽片 2～4 对；小叶 5～14 对，长圆形或长圆状卵形，先端圆钝具细尖头，基部偏斜，两面均被短柔毛，中脉稍偏于上侧。头状花序 2～7 朵生于叶腋，或于枝顶排成圆锥花序，花初白色，后变黄色。荚果带状。花期 6～7 月，果期 9～10 月。分布于我国华北、西北、华东、华南至西南各地。生于山坡灌丛、疏林中。

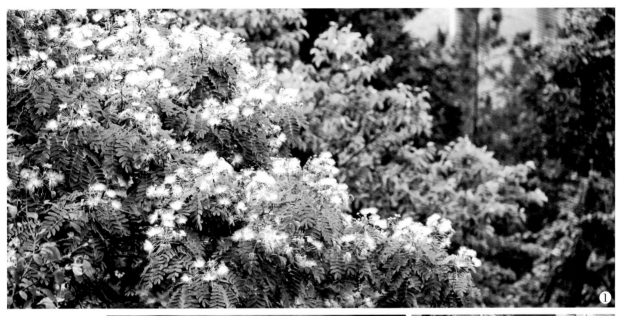

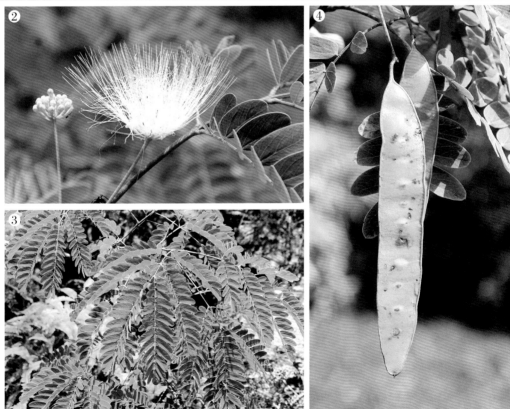

❶ 花期植株
❷ 花
❸ 枝叶
❹ 荚果

# 109 假地蓝

| | | | |
|---|---|---|---|
| 学　名 | *Crotalaria ferruginea* Grah. ex Benth. | 科　名 | 豆科 |
| 畲族名 | 软骨山花生　野落谷生 | 土　名 | 野花生 |

## 形态特征

　　草本。茎直立或铺地蔓延，具多分枝，被棕黄色伸展长柔毛。单叶，叶片椭圆形，两面被毛，尤以叶下叶脉上更密，先端钝或渐尖，基部略楔形，侧脉隐见。总状花序顶生或腋生，有花2～6朵，花冠黄色。荚果长圆形，无毛，熟时黑紫色。花期7～8月，果期9～10月。

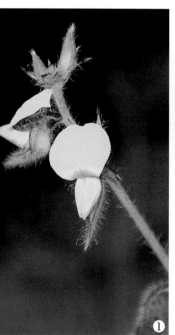
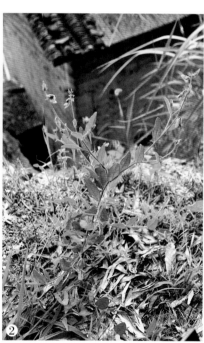
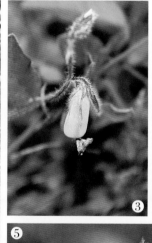
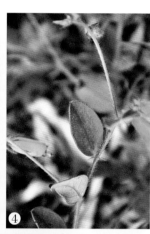
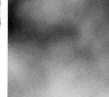

❶ 花　　❷ 花果期植株　　❸ 未成熟荚果
❹ 茎叶　　❺ 成熟荚果

## 分布与生境

　　分布于江苏、安徽、浙江、江西、湖南、湖北、福建、台湾、广东、广西、四川、贵州、云南、西藏。生于海拔400～1000米的山坡疏林及荒山草地。景宁畲族自治县沙湾、澄照等乡镇有分布，不常见。

## 药用价值

　　主治肾亏遗精、耳鸣耳聋、头目眩晕、扁桃体炎、淋巴结炎、膀胱炎、慢性肾炎、疔毒。

# 110 野百合

| | | | |
|---|---|---|---|
| 学　名 | *Crotalaria sessiliflora* L. | 科　名 | 豆科 |
| 畲族名 | 硬骨山花生　麦粒齐　大响铃 | 土　名 | 介狗铃 |

## 形态特征

　　直立草本。单叶互生，叶片线形或线状披针形，两端渐尖，上面近无毛，下面密被丝质短柔毛；叶柄近无。总状花序顶生、腋生，花一至多数；花萼二唇形，密被棕褐色长柔毛；花冠蓝色或紫蓝色。荚果长圆形。花期9～10月，果期9～12月。

## 分布与生境

　　分布于辽宁、河北、山东、江苏、安徽、浙江、江西、福建、台湾、湖南、湖北、广东、海南、广西、四川、贵州、云南、西藏。生于海拔70～1500米的荒地路旁及山谷草地。

## 药用价值

　　主治皮肤癌、宫颈癌、疮疖、毒蛇咬伤。

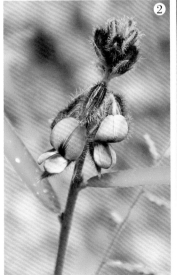

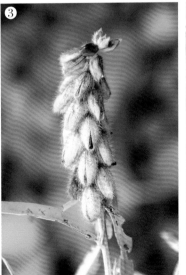

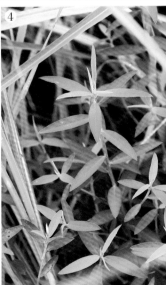

❶ 群体
❷ 花
❸ 荚果
❹ 茎叶

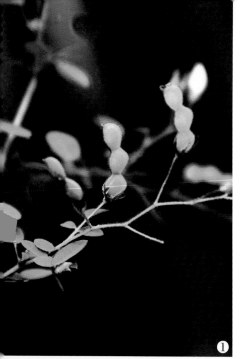

# 111 小叶三点金

| 学 名 | *Desmodium microphyllum* (Thunb.) DC. | 科 名 | 豆科 |
| 畲族名 | 红关门草 | 土 名 | 红盲夹 |

## 形态特征

多年生草本。茎多分枝，纤细，通常红褐色，近无毛。三出羽状复叶，小叶倒卵状长椭圆形或长椭圆形，先端圆，基部宽楔形，上面无毛，下面被疏柔毛或无毛。总状花序有6～10花，花冠紫红色或蓝紫色。荚果线形，扁平。花期7～8月，果期9～10月。

## 分布与生境

分布于长江以南各地，西至云南、西藏，东至台湾。生于海拔150～2500米的荒地草丛或灌木林中。

## 药用价值

主治疳积、咳嗽气喘、跌打损伤、蛇咬伤、痔疮、漆疮。中医另用于治疗黄疸、痢疾，外用治毒蛇咬伤、痈疮溃烂、漆疮、痔疮。

1 荚果
2 枝叶
34 花果期植株
5 花

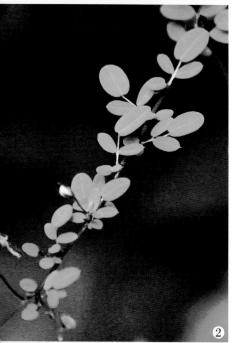

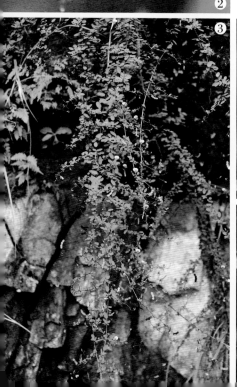

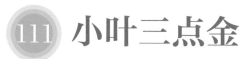

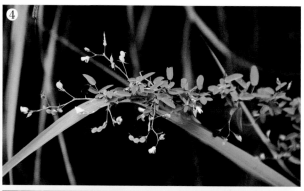

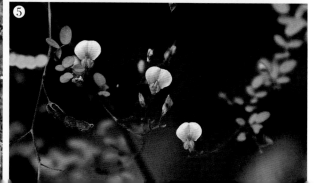

# 112 鸡眼草

| 学　名 | *Kummerowia striata* (Thunb.) Schindl. | 科　名 | 豆科 |
| 畲族名 | 塌地隔猛草　锄头草 | 土　名 | 隔猛草 |

## 形态特征

一年生草本。披散或平卧，多分枝，茎和枝上被倒生白色细毛。三出羽状复叶，小叶纸质，倒卵形、长倒卵形或长圆形，较小，先端圆形，稀微缺，基部近圆形或宽楔形，全缘，两面沿中脉及边缘有白色粗毛。花小，单生或2～3朵簇生于叶腋，花冠粉红色或紫色。荚果圆形或倒卵形，稍侧扁。花期7～9月，果期10～11月。

## 分布与生境

分布于我国东北、华北、华东、华中、华南、西南地区。生于海拔500米以下的路旁、田边、溪边或缓山坡草地。

## 药用价值

主治肠炎、痢疾、夜盲症、小儿疳积。中医另用于治疗牙痛、肝炎、泌尿系统感染、跌打损伤、疔疮疖肿。

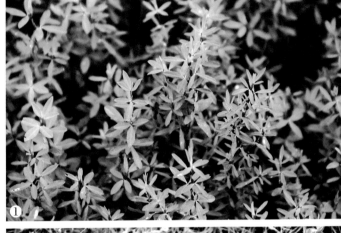

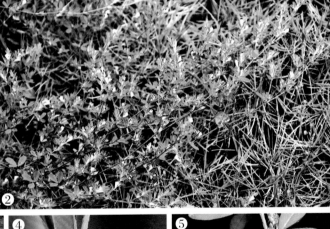

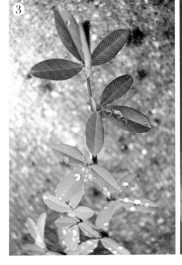

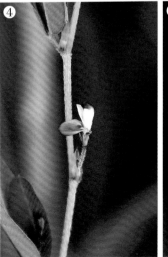

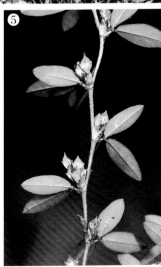

❶ 群体　❷ 花期植株　❸ 茎叶　❹ 花　❺ 果序

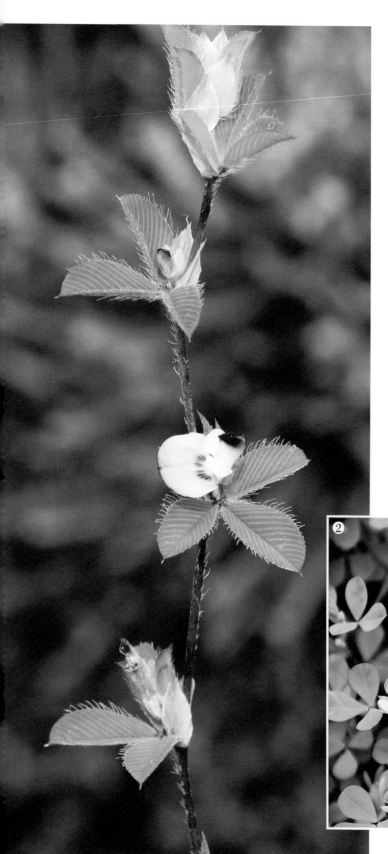

**相似种** 长萼鸡眼草

*Kummerowia stipulacea* (Maxim.) Makino

本种与鸡眼草的主要区别：小叶倒卵形、宽倒卵形或倒卵状楔形，茎和枝上的毛不向下倒生。花期7～9月，果期10～11月。分布于我国东北、华北、华东、华中、华南、西北地区。生于海拔100～1200米的路旁、草地、山坡、固定或半固定沙丘等处。

❶ 花
❷ 茎叶

# 113 截叶铁扫帚

| 学　名 | *Lespedeza cuneata* G. Don |
| 科　名 | 豆科 |
| 畲族名 | 白隔猛草　夜关门 |
| 土　名 | 关门草 |

## 形态特征

　　半灌木。茎直立或斜升，被毛。叶密集，柄短；小叶楔形或线状楔形，先端截形或近截形，具小刺尖，基部楔形，上面近无毛，下面密被伏毛。总状花序腋生，具2～4朵花；花冠淡黄色或白色，旗瓣基部有紫斑，闭锁花簇生于叶腋。荚果宽卵形或近球形，被伏毛。花期6～9月，果期10～11月。

## 分布与生境

　　分布于陕西、甘肃、山东、浙江、台湾、河南、湖北、湖南、广东、四川、云南、西藏等地。生于海拔2500米以下的山坡、路旁。

## 药用价值

　　主治慢性气管炎、湿热黄疸、小儿疳积、口腔炎、毒蛇咬伤。现代药理研究表明还能治疗肾小球性血尿和非胰岛素依赖型糖尿病。

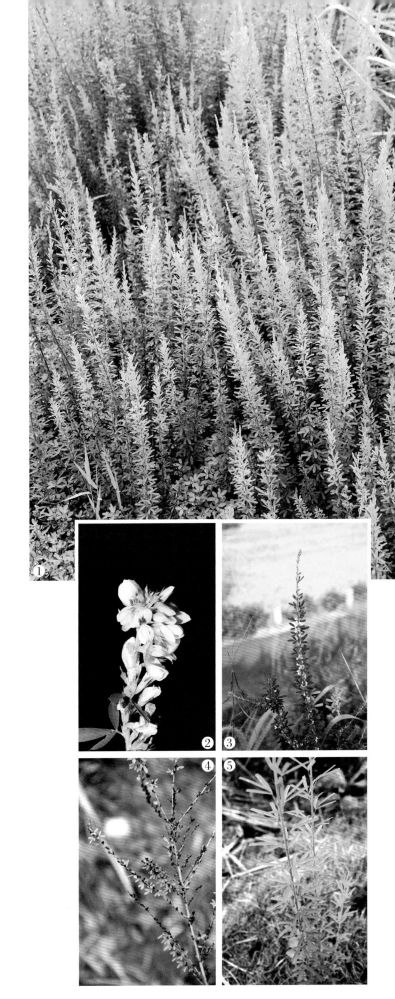

❶ 群体
❷ 花序
❸ 花期植株
❹ 果期植株
❺ 茎叶

# 114 铁马鞭

| 学　名 | *Lespedeza pilosa* (Thunb.) Sieb. et Zucc. | 科　名 | 豆科 |
|---|---|---|---|
| 畲族名 | 细叶马殿西 | 土　名 | 野花生 |

## 形态特征

半灌木。全株密被长柔毛，茎平卧，细长。羽状复叶具3枚小叶，小叶宽倒卵形或倒卵圆形，先端圆形、近截形或微凹，有小刺尖，基部圆形或近截形，两面密被长毛，顶生小叶较大。总状花序腋生，总花梗极短；花冠黄白色或白色，闭锁花常1～3朵集生于茎上部叶腋。荚果宽卵形。花期7～9月，果期9～10月。

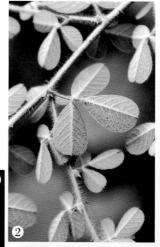

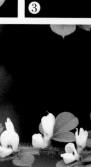

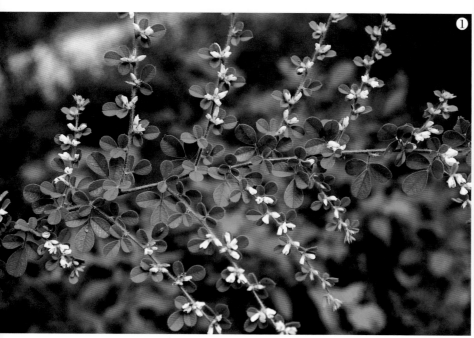

❶ 花期植株　　❷ 叶背　　❸ 果序　　❹ 花序

## 分布与生境

分布于陕西、甘肃、江苏、安徽、浙江、江西、福建、湖北、湖南、广东、四川、贵州、西藏等地。生于海拔1000米以下的荒山坡及草地。

## 药用价值

主治筋骨痛、乳痈、瘰疬、黄疸型肝炎、失眠、疳积。中医另用于治疗颈淋巴结结核、寒性脓肿、虚热不退、水肿，外用治乳腺炎。

**相似种** 中华胡枝子

*Lespedeza chinensis* G. Don

直立或披散小灌木。全株被白色伏毛，羽状复叶具 3 枚小叶，小叶倒卵状长圆形、长圆形、卵形或倒卵形，先端截形、近截形、微凹或钝头，具小刺尖，边缘稍反卷。总状花序腋生，花冠白色或黄色。荚果卵圆形，先端具喙。花期 8～9 月，果期 10～11 月。分布于江苏、安徽、浙江、江西、福建、台湾、湖北、湖南、广东、四川等地。生于灌木丛、林缘、路旁、山坡等处。

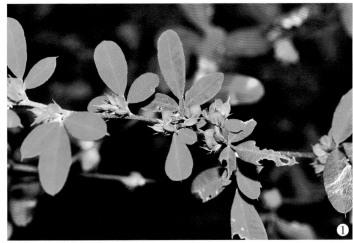

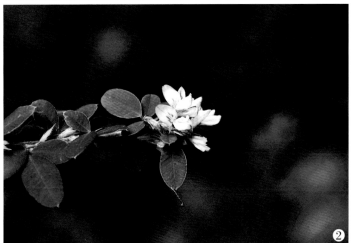

❶ 果序　　❷ 花　　❸ 花序

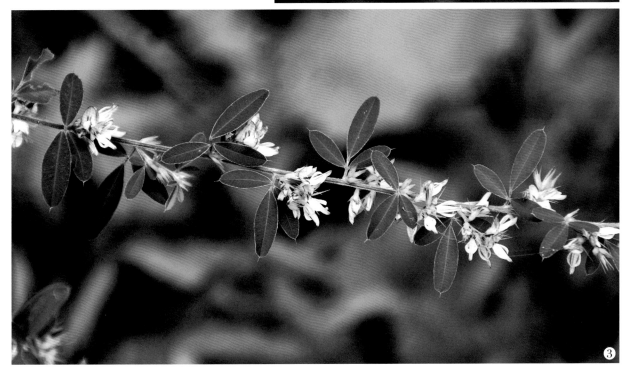

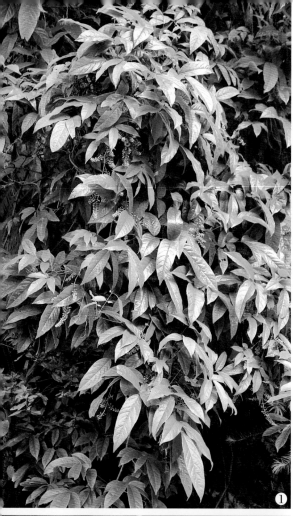

# 115 香花崖豆藤

| 学　名 | *Millettia dielsiana* Harms |
| 科　名 | 豆科 |
| 畲族名 | 红血绳　红茉莉水绳 |
| 土　名 | 血绳 |

### 形态特征

常绿攀缘灌木。奇数羽状复叶，小叶 5 枚，披针形、长圆形至狭长圆形，先端急尖至渐尖，基部钝圆，上面有光泽，几无毛，下面被平伏柔毛或无毛。圆锥花序顶生，宽大，花冠紫红色。荚果线形至长圆形，扁平，密被灰色茸毛。花期 6～7 月，果期 9～11 月。

### 分布与生境

分布于陕西、甘肃、安徽、浙江、江西、福建、湖北、湖南、广东、海南、广西、四川、贵州、云南。生于山坡、山谷、沟边、林缘或灌丛中。

### 药用价值

主治贫血、月经不调、闭经、风湿痹痛、跌打损伤、创伤出血。

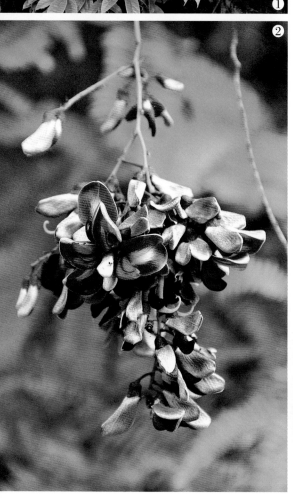

❶ 花期植株　　❷ 花序　　❸ 叶　　❹ 荚果

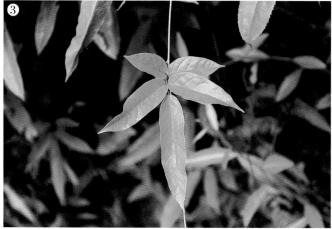

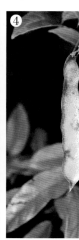

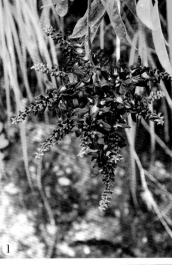

# 116 网络崖豆藤

| | | | |
|---|---|---|---|
| 学　名 | *Millettia reticulata* Benth. | 科　名 | 豆科 |
| 畲族名 | 白介狗乱筋 | 土　名 | 白血绳 |

### 形态特征

攀缘灌木。奇数羽状复叶，小叶 5～9 枚，卵状长椭圆形或长圆形，先端钝、渐尖或微凹缺，基部圆形，两面均无毛或被稀疏柔毛。圆锥花序顶生，花序轴被黄褐色柔毛；花密集，花冠红紫色。荚果线形，狭长，扁平，无毛。花期 6～8 月，果期 10～11 月。

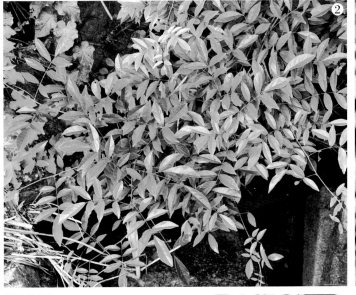

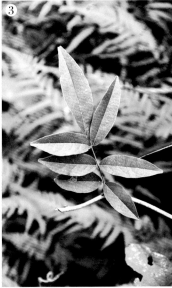

### 分布与生境

分布于江苏、安徽、浙江、江西、福建、台湾、湖北、湖南、广东、海南、广西、四川、贵州、云南。生于林缘、灌丛及沟谷。

### 药用价值

主治狂躁不宁、风湿痹痛。

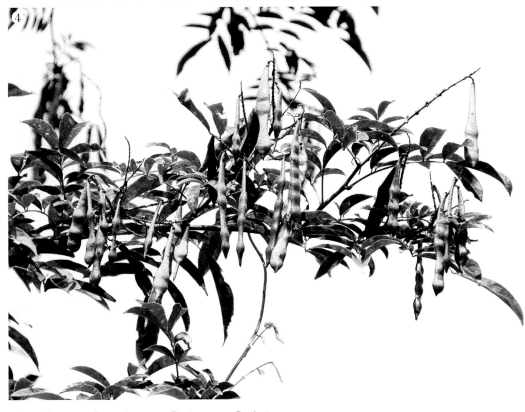

❶ 花序　　❷ 植株　　❸ 叶　　❹ 荚果

## 相似种 亮叶崖豆藤

*Millettia nitida* Benth.

常绿攀缘灌木。奇数羽状复叶，小叶5枚，卵状披针形或长圆形，先端钝尖，基部圆形或钝，上面光亮无毛。圆锥花序顶生，粗壮，密被锈褐色茸毛，花冠青紫色。荚果线状长圆形，密被黄褐色茸毛。花期6～7月，果期10～11月。分布于广东、海南、广西、贵州、江西、浙江、福建、台湾等地。生于山坡、山谷、林缘、灌丛中。景宁畲族自治县东坑、景南、梅歧、梧桐等乡镇有分布。

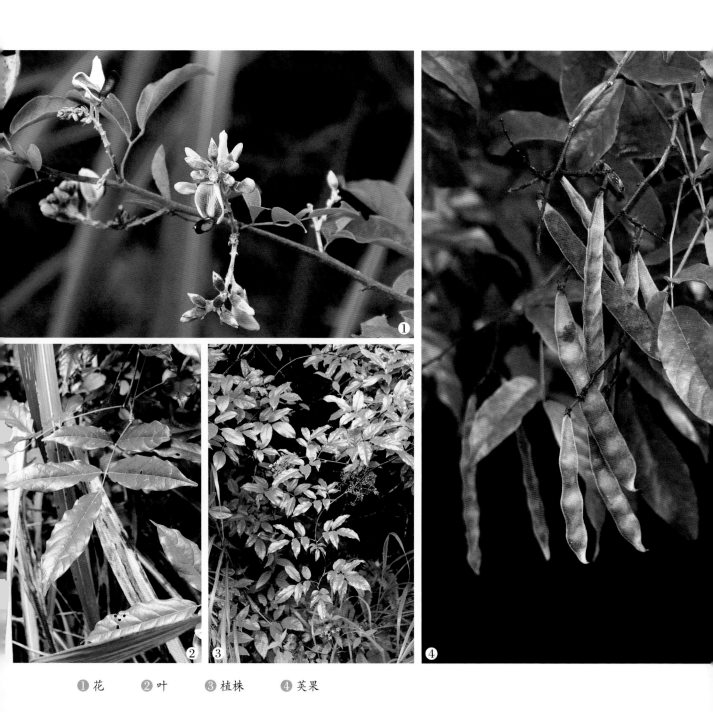

❶ 花　　❷ 叶　　❸ 植株　　❹ 荚果

# 117 葛

| 学　名 | *Pueraria lobata* (Willd.) Ohwi | 科　名 | 豆科 |
| 畲族名 | 野葛藤　山割藤 | 土　名 | 葛绳 |

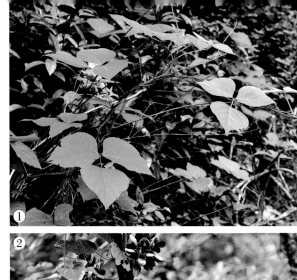

## 形态特征

　　粗壮藤本。全体被黄色长硬毛，茎基部木质。羽状复叶具 3 枚小叶，顶生小叶宽卵形或斜卵形，先端长渐尖，侧生小叶斜卵形，稍小，上面被淡黄色伏贴毛，下面较密；小叶柄被黄褐色茸毛。总状花序，花冠紫色。荚果长椭圆形，扁平，被褐色长硬毛。花期 7～9 月，果期 9～10 月。

## 分布与生境

　　分布于我国南北各地，除新疆、青海及西藏外，几乎遍及全国。生于山地、林缘、旷野。

## 药用价值

　　(1) 葛根：主治热病表证、项背强痛、口渴、泄泻、痢疾、斑疹不透。中医另用于治疗眩晕头痛、中风偏瘫、胸痹心痛、酒毒伤中。

　　(2) 葛花：主治酒毒烦渴、肠风下血。

　　现代药理研究表明还具有降血糖和降血脂作用。

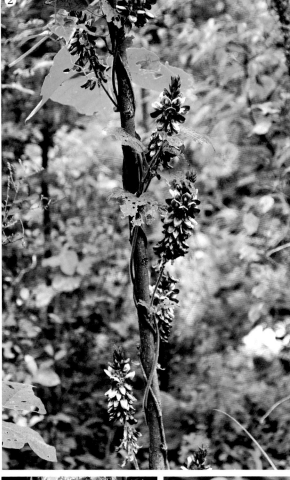

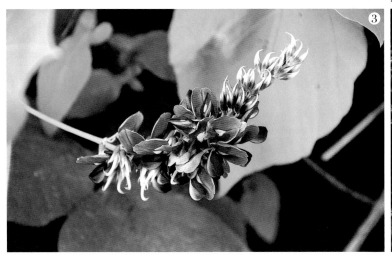

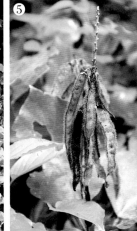

❶ 茎叶　　❷ 花序　　❸ 花　　❹ 植株　　❺ 荚果

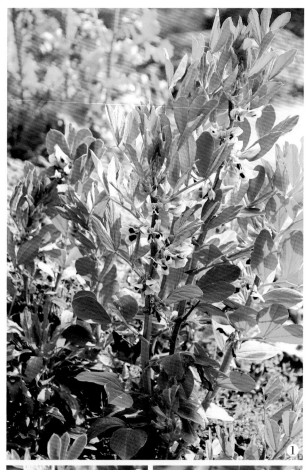

# 118 蚕豆

| | | |
|---|---|---|
| 学 名 | *Vicia faba* L. |
| 科 名 | 豆科 |
| 畲族名 | 蚕豆 |
| 土 名 | 佛豆 |

## 形态特征

一年生草本。偶数羽状复叶有 2～6 枚小叶，小叶片椭圆形、宽椭圆形或倒卵状长圆形，先端圆钝，具短尖头，基部楔形，全缘，两面均无毛。总状花序腋生，花梗近无，花冠白色，具紫色脉纹及黑色斑晕。荚果肥厚，表皮绿色被茸毛。种子扁平，中间内凹。花期 3～4 月，果期 5～6 月。

## 分布与生境

全国各地均有栽培。原产于欧洲地中海沿岸、亚洲西南部至北非。

## 药用价值

主治各种内出血、白带、高血压。中医另用于治疗脚气、水肿。

❶ 花期植株　　❷ 花　　❸ 荚果
❹ 种子　　　　❺ 群体

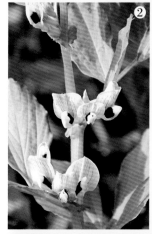

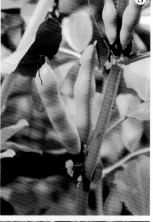

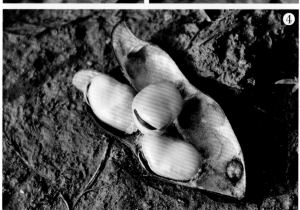

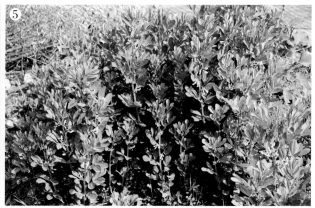

# 119 紫藤

| 学　名 | *Wisteria sinensis* (Sims) Sweet | 科　名 | 豆科 |
| 畲族名 | 南绳 | 土　名 | 黄景花 |

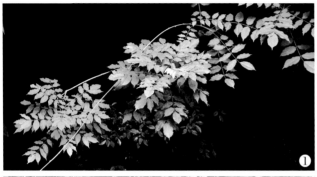

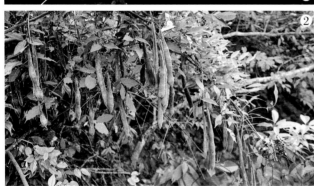

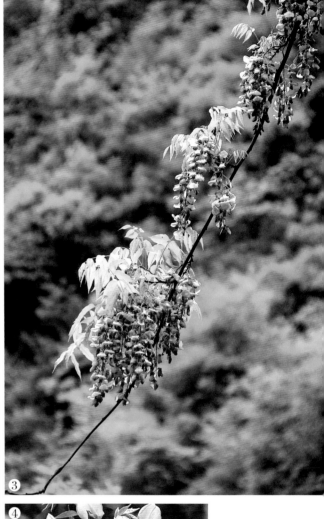

❶❷❸❹
植英花花
株果期序
　　植
　　株

## 形态特征

落叶藤本。奇数羽状复叶，小叶 7～13 枚，纸质，卵状椭圆形至卵状披针形，先端渐尖至尾尖，基部钝圆或楔形，或歪斜；上部小叶较大，基部一对最小；嫩叶两面被平伏毛，后秃净。总状花序，花冠紫色。荚果倒披针形，密被茸毛。花期 4～5 月，果期 5～10 月。

## 分布与生境

分布于河北以南的黄河、长江流域及广西、贵州、云南。生于向阳山坡、沟谷、旷地、灌草丛或疏林下。在景宁自治县民间常采其花蒸炒作蔬食。

## 药用价值

主治风湿痹痛。中医另用于治疗腹痛、蛲虫病。

## 相似种 常春油麻藤

*Mucuna sempervirens* Hemsl.

常绿木质藤本。羽状复叶具 3 枚小叶，顶生小叶椭圆形、长圆形或卵状椭圆形，先端渐尖，基部稍楔形，侧生小叶极偏斜。总状花序生于老茎上，花冠深紫色。果木质，带形。种子间缢缩，近念珠状。花期 4～5 月，果期 9～10 月。分布于四川、贵州、云南、陕西、湖北、浙江、江西、湖南、福建、广东、广西等地。生于海拔 300～3000 米的林中、灌丛、溪谷、河边。

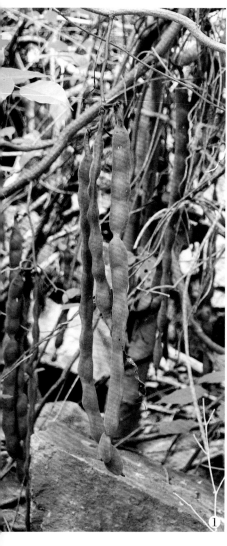

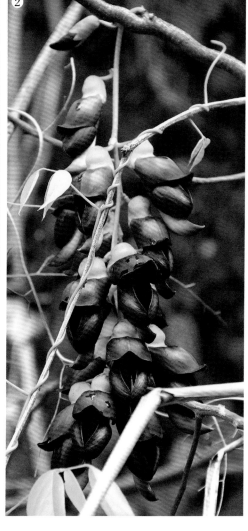

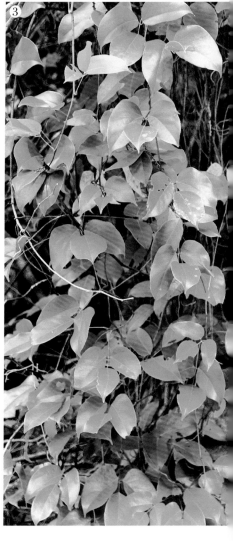

❶ ❷ ❸
荚 花 植
果 序 株

## 120 野老鹳草

| 学 名 | *Geranium carolinianum* L. Sp. Pl. |
|---|---|
| 科 名 | 牻牛儿苗科 |
| 畲族名 | 五叶草 |
| 土 名 | 鹭嘴草 |

### 形态特征

　　一年生草本。基生叶早枯，茎生叶互生或最上部对生；茎下部叶具长柄，茎上部叶柄渐短；叶片圆肾形，基部心形，掌状5～7裂近基部。花序腋生和顶生，每总花梗具2朵花，花瓣淡紫红色。蒴果长约2厘米，被短糙毛。花期4～5月，果期7～8月。

### 分布与生境

　　分布于山东、安徽、江苏、浙江、江西、湖南、湖北、四川和云南。生于旷野和低山荒坡、田间草丛中。

### 药用价值

　　主治风湿痹痛、跌打损伤、筋骨酸痛、肌肤麻木、肠炎、痢疾、月经不调。

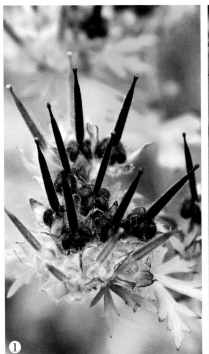
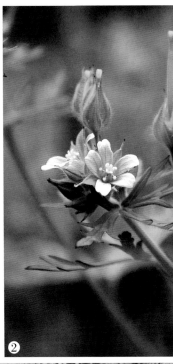
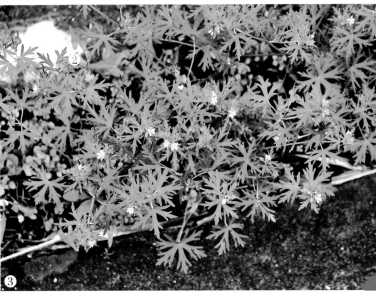
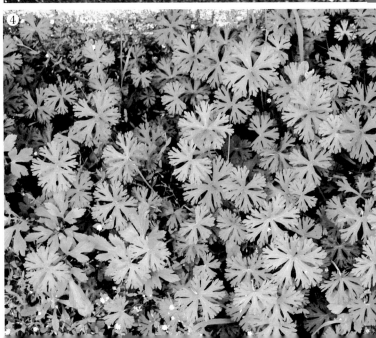

❶ 蒴果
❷ 花
❸ 花期植株
❹ 植株

## 相似种 东亚老鹳草

*Geranium nepalense* Swcct var. *thunbergii* (Sicb. ct Zucc.) Kudo

多年生草本。茎平卧或斜升，多分枝，有倒生柔毛。叶对生；叶片肾状五角形或三角状近圆形，3～5深裂。花序腋生，常有花2朵，花瓣紫红色、淡紫色或白色，稍长于萼片；萼片披针形，边缘膜质，具3脉。蒴果连花柱长约2厘米，有短柔毛和长腺毛。花期6～7月，果期8～10月。分布于我国华中、华东、西北地区。生于荒坡、田间草丛中。景宁畲族自治县东坑、大际等乡镇有分布。

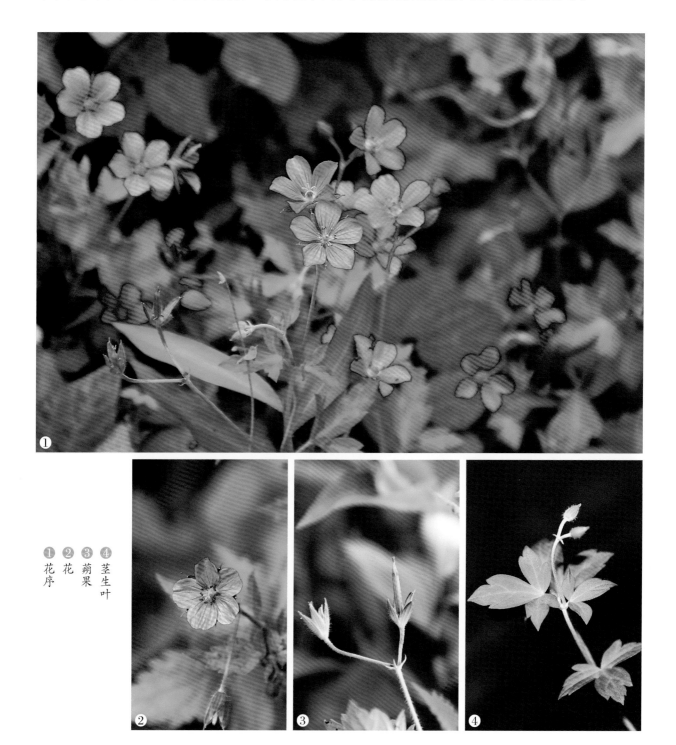

❶ ❷ ❸ ❹
花 花 蒴 茎
序　　果 生
　　　　叶

**相似种** 老鹳草

*Geranium wilfordii* Maxim.

　　多年生草本。茎直立或伏卧，密被倒生细柔毛。叶对生；叶片肾状三角形，基部微心形，通常3深裂或中裂，下部叶近5裂，中间裂片稍大。花序腋生和顶生，每梗具2花，花瓣有5条脉纹。蒴果长约2厘米，被短柔毛和长糙毛。花期7～8月，果期8～10月。分布于我国东北、华北、华东、华中各地及陕西、甘肃和四川。生于林下、林缘、溪边、山坡草丛中。景宁畲族自治县鹤溪、东坑、景南等乡镇（街道）有分布。

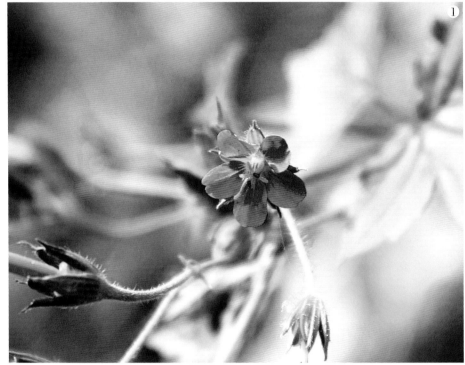
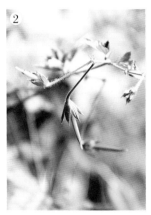

❶ 花
❷ 蒴果
❸ 花果期植株
❹ 茎生叶

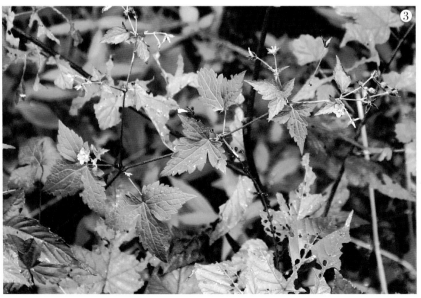
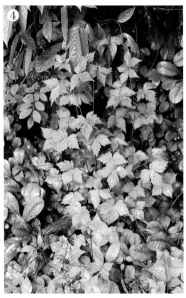

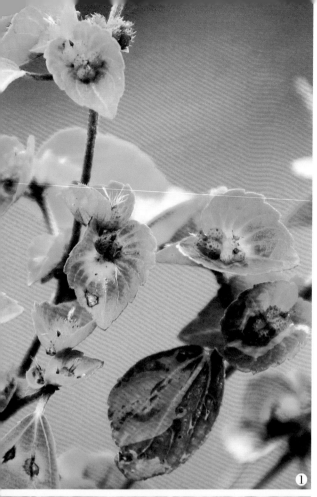

# 121 铁苋菜

| 学 名 | *Acalypha australis* L. | 科 名 | 大戟科 |
|---|---|---|---|
| 畲族名 | 山落麻 | 土 名 | 野落麻 |

## 形态特征

一年生草本。叶长卵形、近菱状卵形或宽披针形，先端短渐尖，基部楔形，具圆齿；基出脉3条，侧脉3~4对；叶柄被柔毛。雄花集成穗状或头状，生于花序上部，下部具雌花。蒴果三角状半圆形，外面被毛。花期7~9月，果期8~10月。

## 分布与生境

我国除西部高原和干燥地区外，大部分地区均有分布。生于海拔20~1200米的平原或山坡较湿润耕地和空旷草地。

## 药用价值

主治肠炎、痢疾、吐血、衄血、下血、疳积，外治皮炎、湿疹、外伤出血。现代药理研究表明还具有抗肿瘤、抗氧化、平喘等作用。

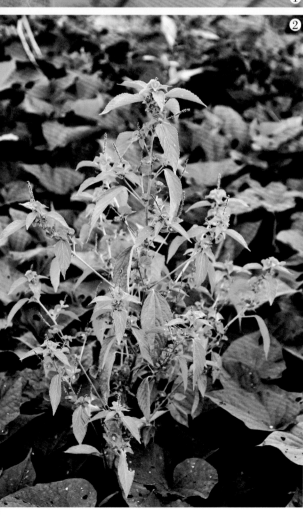

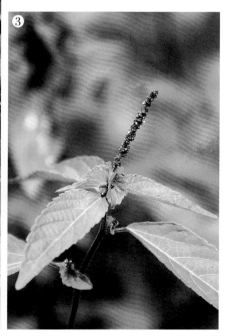

① 蒴果
② 花期植株
③ 雄花序

202

# 122 泽漆

| 学　名 | *Euphorbia helioscopia* L. | 科　名 | 大戟科 |
| 畲族名 | 王虎丹 | 土　名 | 雷公草 |

## 形态特征

　　一年生草本。茎直立，单一或自基部多分枝，分枝斜展向上，光滑无毛。叶互生，倒卵形或匙形，先端具牙齿，中部以下渐狭呈楔形；总苞叶 5 枚，倒卵状长圆形，无柄。花序单生，有柄或近无柄；总苞钟状，腺体 4 枚，盘状；雄花数枚，雌花 1 枚。蒴果三棱状阔圆形。花期 4～5 月，果期 5～8 月。

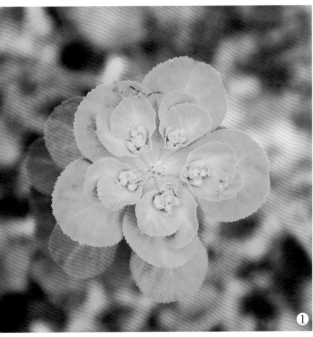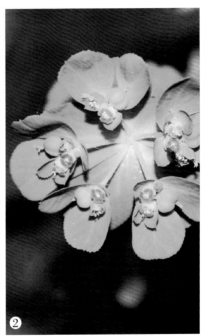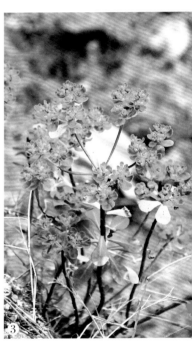

❶ 花期植株　　❷ 花、果　　❸ 果期植株

## 分布与生境

　　除黑龙江、吉林、内蒙古、广东、海南、台湾、新疆、西藏外，其他各地广布。生于山沟、路旁、荒野和山坡。在景宁畲族自治县不常见，偶见于路边。

## 药用价值

　　主治水肿、腹水、痢疾，外治淋巴结结核、结核性肛瘘、癣、神经性皮炎。中医另用于治疗痰饮咳喘。现代药理研究表明泽漆与有些药物配伍有很好的抗肿瘤作用。

# 123 算盘子

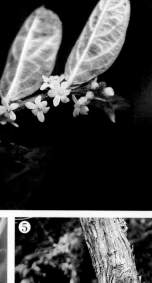

| | |
|---|---|
| **学　名** | *Glochidion puberum* (L.) Hutch. |
| **科　名** | 大戟科 |
| **畲族名** | 馒头柴　雷打柿　天雷不打石 |
| **土　名** | 百家橘 |

## 形态特征

　　直立灌木。小枝、叶片下面和果实均密被短柔毛。叶片长圆形、长卵形或倒卵状长圆形，上面灰绿色，下面粉绿色。花小，2～5朵簇生于叶腋内；雄花束常着生于小枝下部，雌花束在上部，或雌雄花同生于一叶腋内。蒴果扁球状，边缘有8～10条纵沟。种子近肾形，朱红色。花期5～6月，果期6～10月。

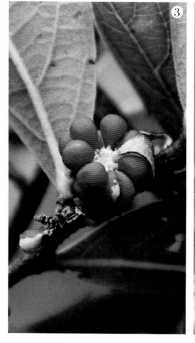

## 分布与生境

　　分布于陕西、甘肃、江苏、安徽、浙江、江西、福建、台湾、河南、湖北、湖南、广东、海南、广西、四川、贵州、云南和西藏等地。生于海拔300～2200米的山坡、溪旁灌木丛中或林缘。

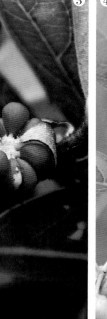
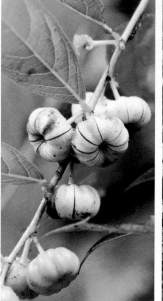
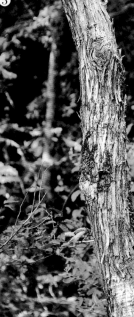

## 药用价值

　　主治消化不良、肠炎、痢疾、疟疾、咽喉肿痛、跌打损

❶植株　　❷花　　❸种子　　❹蒴果　　❺树干

伤。中医另用于治疗毒蛇、蜈蚣咬伤，疮疖肿痛，感冒发热，风湿性关节炎，白带，痛经。

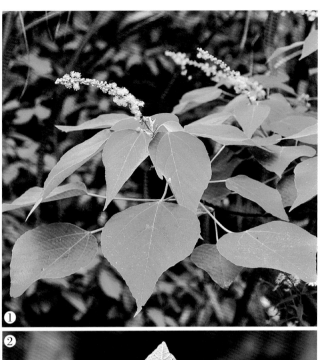

# 124 白背叶

| 学　名 | *Mallotus apelta* (Lour.) Muell. Arg. |
| 科　名 | 大戟科 |
| 畲族名 | 白叶山桐子　白山刚子 |
| 土　名 | 白背叶 |

## 形态特征

灌木或小乔木。小枝、叶柄和花序均密被淡黄色星状柔毛和散生橙黄色颗粒状腺体。叶互生，卵形或阔卵形，稀心形，先端急尖或渐尖，基部截平或稍心形，边缘具疏齿。雌雄异株，雄花序为圆锥花序或穗状，雌花序穗状。蒴果近球形，密生灰白色星状毛及软刺。种子近球形，黑色。花期6～9月，果期8～11月。

## 分布与生境

分布于浙江、广西、湖北、湖南、江西、福建、广东、四川、安徽和江苏。生于山坡或山谷灌丛中。

## 药用价值

主治慢性肝炎、脾肿大、白带、化脓性中耳炎，外治刀伤出血。中医另用于治疗子宫下垂、脱肛、妊娠水肿、消炎止血、跌打损伤。现代药理研究表明还具有抗肿瘤作用。

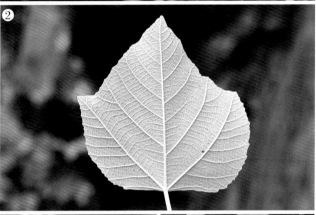

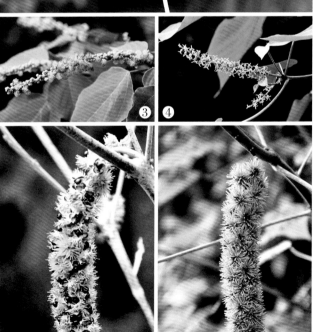

❶ 枝叶
❷ 叶背
❸ 雄花序
❹ 雌花序
❺ 种子
❻ 蒴果

## 相似种 野桐

*Mallotus japonicus* (Thunb.) Muell. Arg. var. *floccosus* S.M. Hwang

　　小乔木或灌木。枝、叶柄和花序轴均密被褐色星状毛。叶互生，纸质；叶形多变，先端急尖、突尖或急渐尖，基部圆形、楔形，稀心形，全缘，不分裂或上部每侧具1裂片或粗齿；基出脉3条，近叶柄具黑色圆形腺体2枚。雌雄异株，总状花序。蒴果近扁球形，密生软刺。种子近球形。花期6～7月，果期8～10月。分布于陕西、甘肃、安徽、河南、江苏、浙江、江西、福建、湖北、湖南、广东、广西、贵州、四川、云南和西藏。生于海拔800～1800米的低山灌丛和杂木林中。

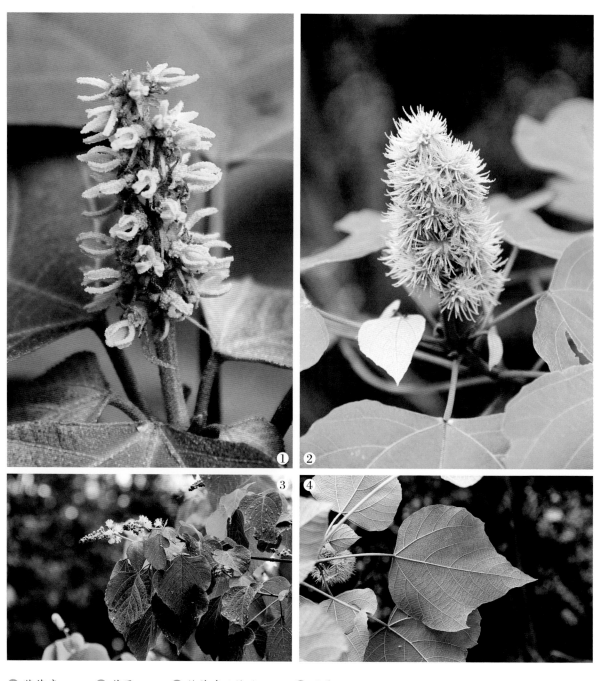

❶ 雌花序　　❷ 蒴果　　❸ 雄花序及枝叶　　❹ 叶背

**相似种** 东南野桐

*Mallotus lianus* Croiz.

　　本种与野桐的主要区别：叶盾状着生，嫩叶两面均被红棕色星状短茸毛。花期7～9月，果期10～11月。分布于云南、广西、贵州、四川、广东、江西、湖南、福建和浙江。生于海拔200～1100米的山坡林中或林缘。景宁畲族自治县鹤溪、红星、家地等乡镇（街道）有分布。

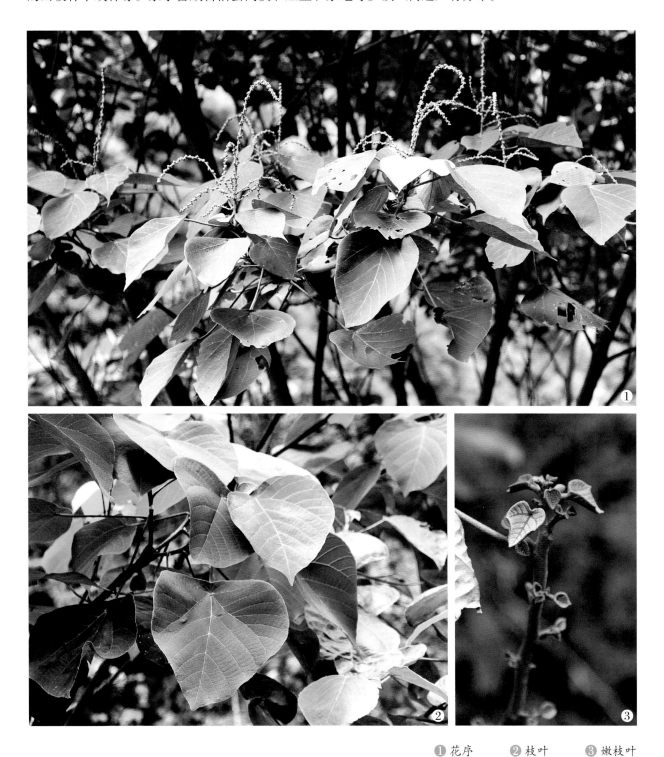

❶ 花序　　❷ 枝叶　　❸ 嫩枝叶

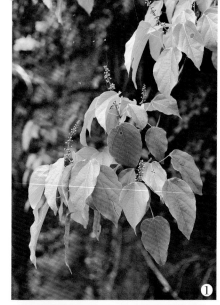

**相似种** 杠香藤

*Mallotus repandus* (Willd.) Muell. Arg. var. *chryso-carpus* (Pamp.) S.M. Hwang

攀缘状灌木。嫩枝、叶柄、花序和花梗均密生黄色星状柔毛。叶互生，纸质；叶片卵形或椭圆状卵形，先端急尖或渐尖，基部楔形或圆形，全缘或波状；基出脉3条。雌雄异株，总状花序或下部有分枝。蒴果具2～3个分果爿，密生黄色粉末状毛和具颗粒状腺体。花期5～6月，果期6～9月。分布于陕西、甘肃、四川、贵州、湖北、湖南、江西、安徽、江苏、浙江、福建和广东。生于山地疏林中或林缘。

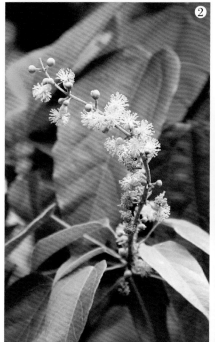

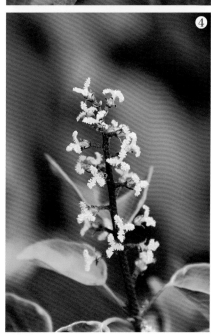

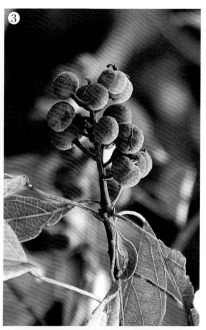

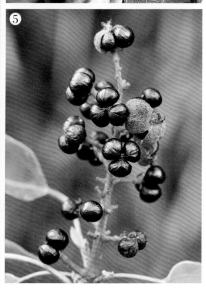

❶ 枝叶
❷ 雄花序
❸ 蒴果
❹ 雌花序
❺ 种子

## 125 叶下珠

| | |
|---|---|
| 学　　名 | *Phyllanthus urinaria* L. |
| 科　　名 | 大戟科 |
| 畲族名 | 矮骨水隔猛 |
| 土　　名 | 叶下珠 |

### 形态特征

一年生草本。茎通常直立，基部多分枝，枝倾卧而后上升。叶片纸质，呈羽状排列，长圆形或倒卵形，先端圆钝或急尖，有小尖头。雌雄同株，几无花梗，无花瓣。蒴果扁球形，红色。花期 5～7 月，果期 7～10 月。

### 分布与生境

分布于华东、华中、华南、西南各地及河北、山西、陕西。生于海拔 500 米以下的旷野平地、旱田、路旁或林缘。

### 药用价值

主治痢疾、肠炎、疳积、毒蛇咬伤、感冒发热、风火赤眼、夜盲症。中医另用于治疗肾炎水肿、泌尿系统感染、结石、疟疾、眼角膜炎、黄疸型肝炎，外用治青竹蛇咬伤。现代药理研究表明还具有抗肝肿瘤的作用。

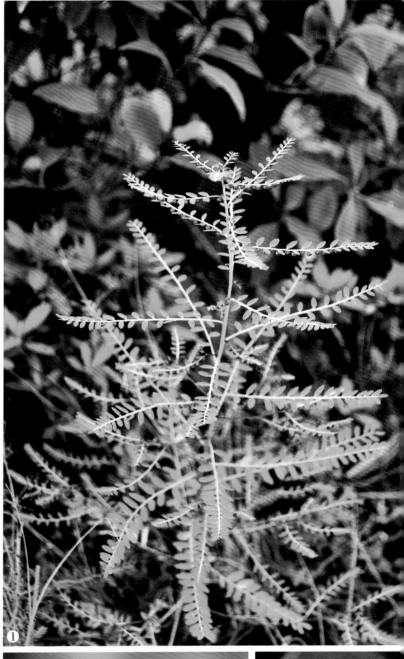

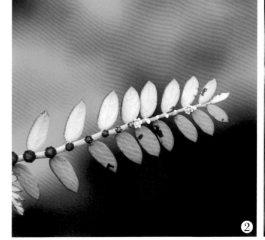
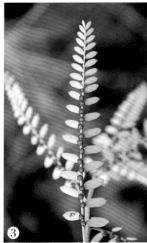

❶ 果期植株
❷ 花
❸ 蒴果

**相似种** 浙江叶下珠

*Phyllanthus chekiangensis* Croiz. et Metc.

　　灌木。小枝纤细,有纵条纹,除子房和果皮外,全株均无毛。叶2列,在小枝上排成15~30对;叶片椭圆形或椭圆状披针形,先端急尖,有小尖头,基部偏斜或近偏斜;每边3~4条侧脉,纤细。花紫红色,单生或数朵簇生于叶腋。蒴果扁球形,外被锈色秕糠状毛。花期5~6月,果期8~9月。分布于安徽、浙江、江西、福建、广东、广西、湖北、湖南等地。生于海拔300~750米的山地疏林下或山坡灌木丛中。景宁畲族自治县大均等乡镇有分布,较少见。

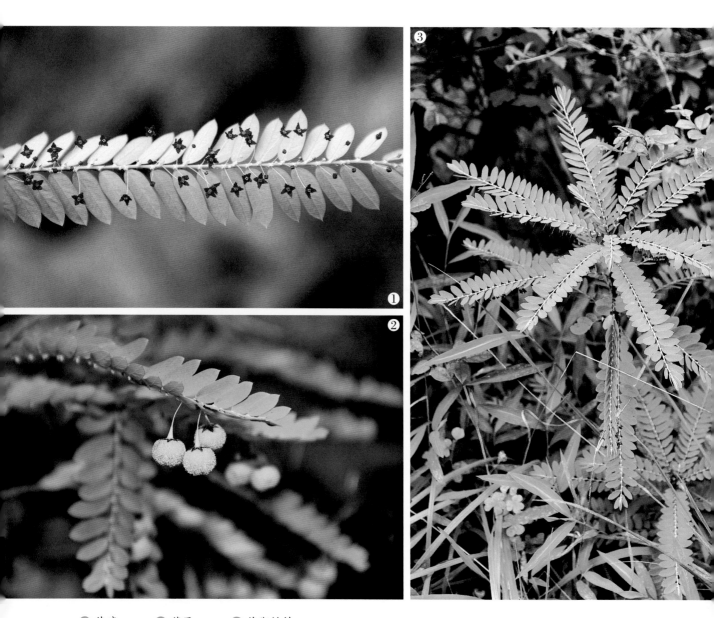

❶ 花序　　❷ 蒴果　　❸ 花期植株

**相似种** 蜜甘草

*Phyllanthus ussuriensis* Rupr. et Maxim.

　　一年生草本。茎直立，分枝细长，具棱，全株无毛。叶互生，2 列；叶片线形或披针形，先端尖，基部渐狭，具短柄。花一至少数生于叶腋，单性同株。蒴果扁球状，直径约 3 毫米，光滑。种子三角状卵形，表面生细小、黑褐色瘤状突起。花期 7～8 月，果期 9～10 月。分布于黑龙江、吉林、辽宁、山东、江苏、安徽、浙江、江西、福建、台湾、湖北、湖南、广东、广西等地。生于山坡或路旁草地。

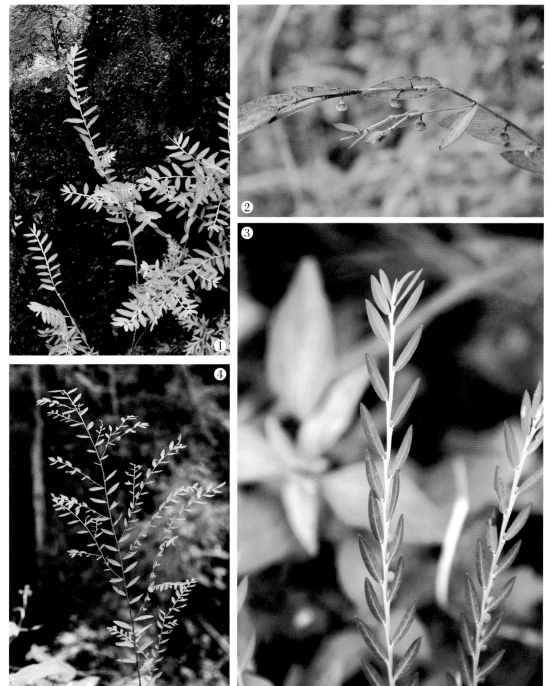

❶❷❸❹ 植株 蒴果 茎叶

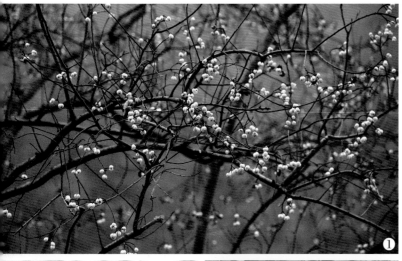

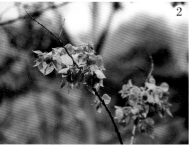

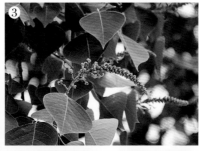

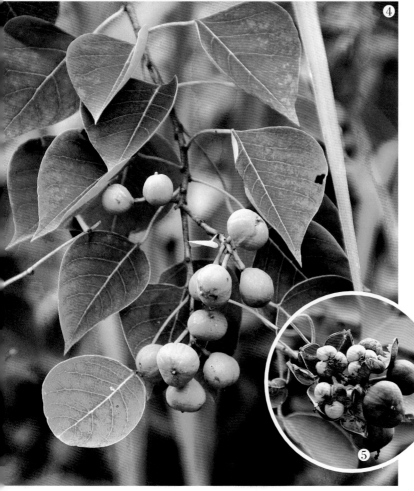

## 126 乌桕

| 学　　名 | *Sapium sebiferum* (L.) Roxb. |
| --- | --- |
| 科　　名 | 大戟科 |
| 畲 族 名 | 仲子树　更子树 |
| 土　　名 | 柏子树 |

### 形态特征

乔木。叶互生，纸质；叶片菱形、菱状卵形，先端骤缩具长短不等的尖头，基部阔楔形或钝，全缘；叶柄纤细。雌雄同株，花单性，聚集成顶生总状花序；雌花常生于花序轴最下部，雄花生于花序轴上部。蒴果梨状球形，成熟时黑色。具3粒种子，种子外被白色、蜡质假种皮。花期5～6月，果期8～10月。

### 分布与生境

分布于黄河以南各地，北达陕西、甘肃南部。生于旷野、塘边或疏林中。

### 药用价值

主治肝硬化腹水、血吸虫病、毒蛇咬伤、外伤出血。中医另用于治疗大小便不利，外用于治疗疔疮、鸡眼、乳腺炎、湿疹、皮炎。现代药理研究表明还具有降血压、防止动脉硬化等作用。

❶ 果枝　　❷ 嫩枝叶　　❸ 花序
❹ 蒴果　　❺ 种子

**相似种** 山乌桕

*Sapium discolor* (Champ. ex Benth.) Muell. Arg.

　　落叶乔木或灌木。叶片椭圆状卵形，先端急尖或短渐尖，基部宽楔形或近圆形，全缘；叶柄纤细，顶端具 2 枚毗连腺体。雌雄同株，花单性，密集成顶生总状花序。蒴果黑色，球形。种子近球形，外薄被蜡质假种皮。花期 5~6 月，果期 7~9 月。广布于云南、四川、贵州、湖南、广西、广东、江西、安徽、福建、浙江、台湾等地。生于山谷或山坡混交林中。

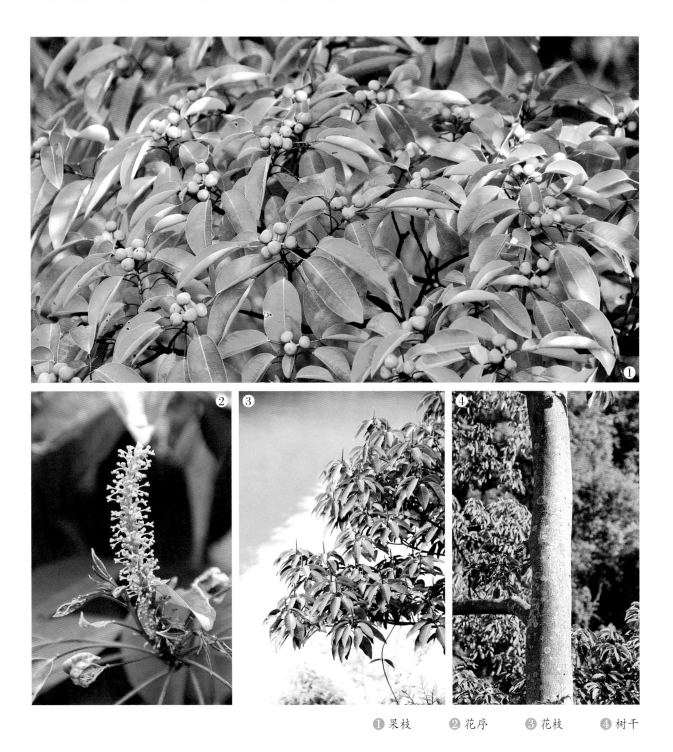

❶ 果枝　　❷ 花序　　❸ 花枝　　❹ 树干

213

**相似种** 白木乌桕

*Sapium japonicum* (Sieb. et Zucc.) Pax et Hoffm.

　　落叶灌木或乔木。叶互生，纸质；叶片卵形或椭圆形，先端短尖或突尖，基部钝、截平或有时微心形，两侧常不对称，全缘；基部靠近中脉两侧具2枚腺体。花单性，雌雄同株常同序，聚集成顶生纤细总状花序。蒴果三棱状球形，黄褐色。花期5～6月，果期8～9月。分布于山东、安徽、江苏、浙江、福建、江西、湖北、湖南、广东、广西、贵州和四川。生于林中湿润处或溪涧边。景宁畲族自治县鹤溪、东坑等乡镇（街道）有分布，较少见。

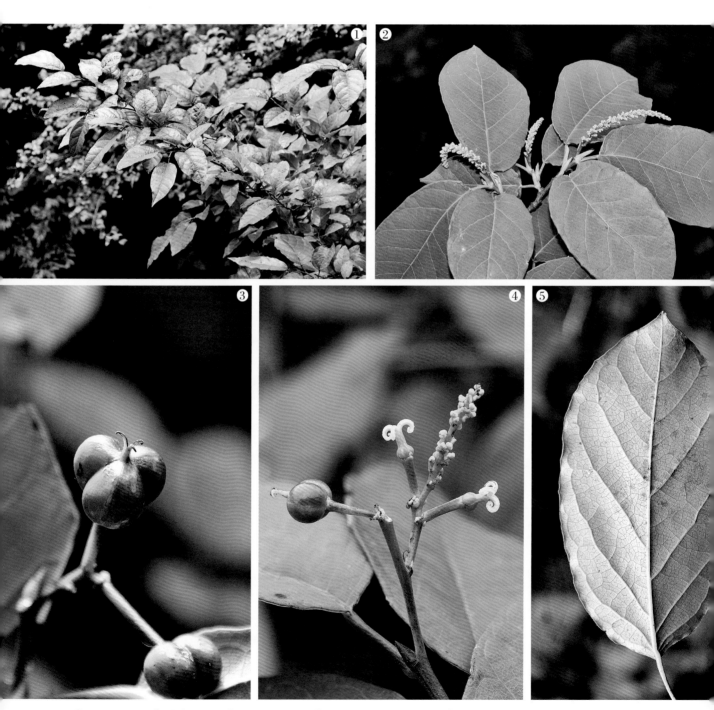

❶ 枝叶　　❷ 花序　　❸ 成熟果　　❹ 雌、雄花及幼果　　❺ 叶背

# 127 盐肤木

| 学　名 | *Rhus chinensis* Mill. |
| --- | --- |
| 科　名 | 漆树科 |
| 畲族名 | 盐芽　盐肤柴　盐葡萄 |
| 土　名 | 五倍子树 |

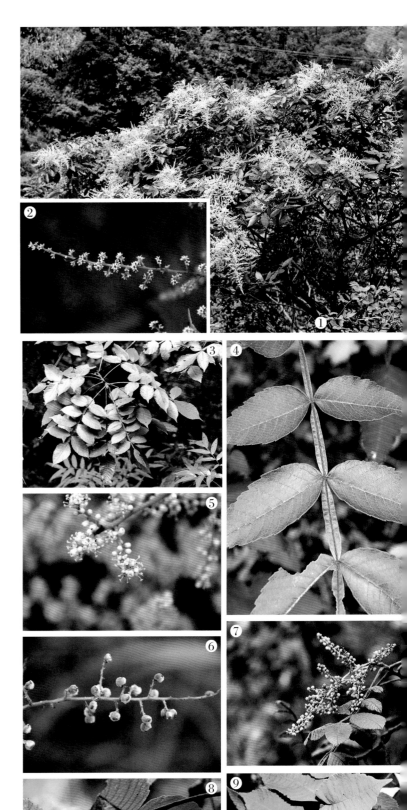

## 形态特征

　　落叶小乔木或灌木。奇数羽状复叶有小叶(2～)3～6对；叶轴具宽叶状翅，小叶自下而上逐渐增大，叶轴和叶柄密被锈色柔毛，叶缘具粗锯齿或圆齿，叶面暗绿色，叶背粉绿色，被白粉。圆锥花序宽大，多分枝；雄花序长，雌花序较短。核果球形，橙红色，略压扁。花期8～9月，果期10月。

## 分布与生境

　　我国除东北地区及内蒙古、新疆外，其余各地均有分布。生于海拔170～2700米的向阳山坡、沟谷、溪边疏林或灌丛中。

## 药用价值

　　(1) 五倍子：主治肺虚久咳、久痢久泻、自汗、盗汗、痔血、便血、遗精、脱肛，外治疮疡肿毒、外伤出血。

　　(2) 根：主治感冒发热、支气管炎、咳嗽咯血、肠炎、痢疾、黄疸、水肿、痔血。根、叶外用治跌打损伤、毒蛇咬伤、漆疮。

　　为地方标准收录的畲药。现代药理研究表明还具有抗凝血作用。

❶ 花期植株　　　　❷ 雌花序　　　❸ 枝叶
❹ 叶轴（具宽叶状翅）❺ 雄花序　　❻❼ 核果
❽ 五倍子"肚倍"（虫瘿，畲药药用部分）
❾ 五倍子"角倍"（虫瘿，畲药药用部分）

# 128 凤仙花

| 学　名 | *Impatiens balsamina* L. | 科　名 | 凤仙花科 |
| 畲族名 | 指甲花 | 土　名 | 指甲花 |

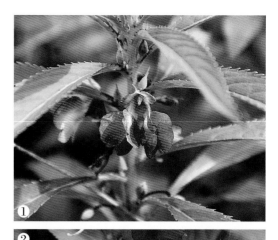

## 形态特征

一年生草本。茎粗壮，肉质，直立；不分枝或有分枝，无毛或幼时被疏柔毛。叶互生，叶片披针形、狭椭圆形或倒披针形，先端尖或渐尖，基部楔形，边缘有锐锯齿。花单生或2～3朵簇生于叶腋，白色、粉红色或紫色，单瓣或重瓣。蒴果宽纺锤形，两端尖，密被柔毛。种子多数，圆球形，黑褐色。花期7～10月。

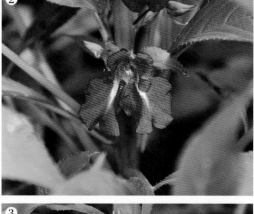

## 分布与生境

我国各地庭园广泛栽培，为常见观赏花卉。

## 药用价值

（1）花：主治闭经、跌打损伤、瘀血肿痛、风湿性关节炎、痈疽疔疮、蛇咬伤。

（2）种子：主治闭经、难产、肿块积聚、噎膈、咽中骨鲠。

（3）全草（除根）：主治风湿痹痛、跌打损伤、瘀积肿痛、痈疽疔疮。

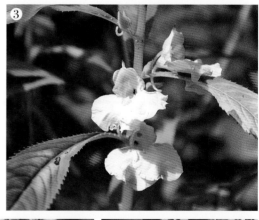

现代药理研究表明还具有抗肿瘤、抗氧化、抗过敏等作用。

❶ ❷ ❸ ❹ ❺ ❻
花 花 花 花 蒴 植
（ （ （ 序 果 株
紫 红 白
花 花 花
类 类 类
型 型 型
） ） ）

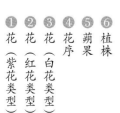
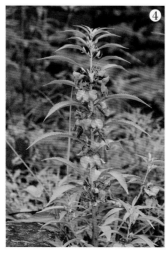
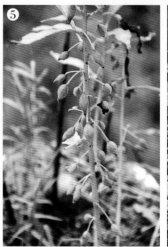
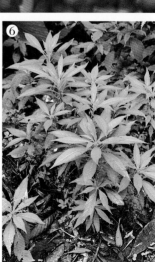

**相似种** 浙江凤仙花

*Impatiens chekiangensis* Y.L. Chen

分布于浙江。景宁畲族自治县鹤溪、红星、渤海、九龙、梅歧等乡镇（街道）有分布。

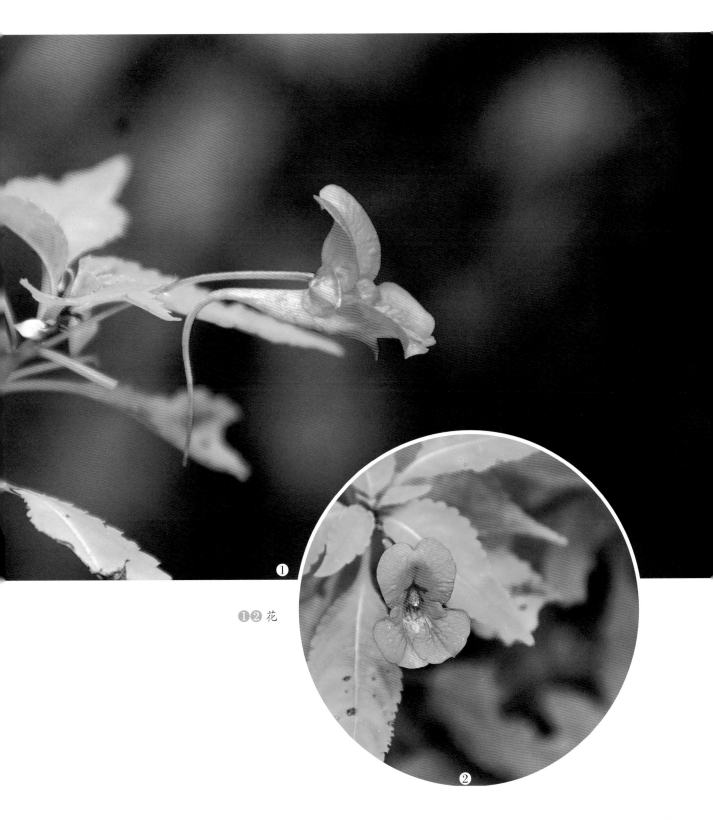

❶❷ 花

**相似种** 鸭跖草状凤仙花

*Impatiens commellinoides* Hand.–Mazz.

分布于浙江、江西、湖南、广东。景宁畲族自治县东坑、大际、梧桐等乡镇有分布。

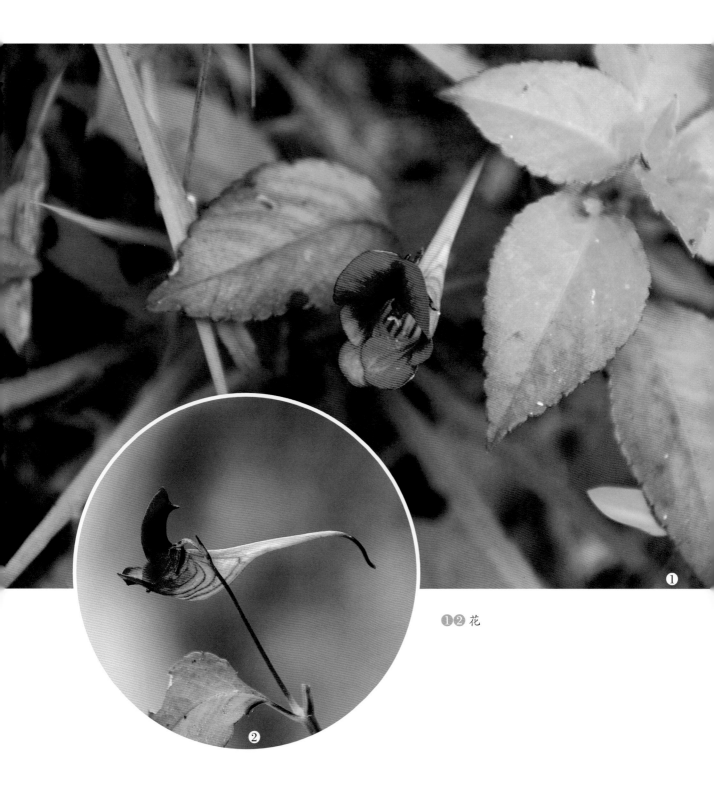

❶❷ 花

**相似种** 牯岭凤仙花

*Impatiens davidi* Franch.

分布于江西、安徽、浙江、福建、湖北、湖南。景宁畲族自治县东坑、梅歧等乡镇有分布。

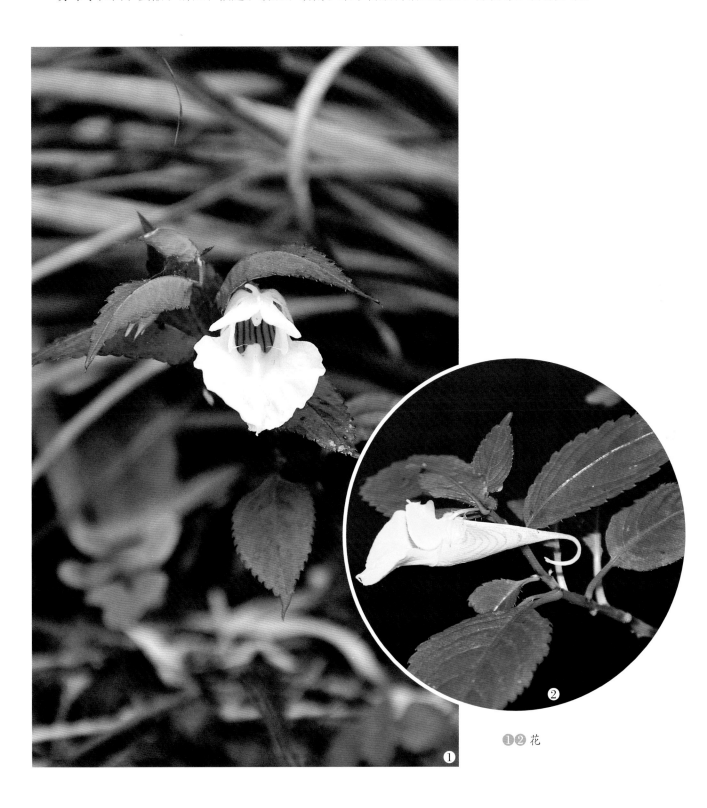

❶❷ 花

**相似种** 九龙山凤仙花

*Impatiens jiulongshanica* Y.L. Xu et Y.L. Chen

分布于浙江。景宁畲族自治县东坑镇有分布，稀见。

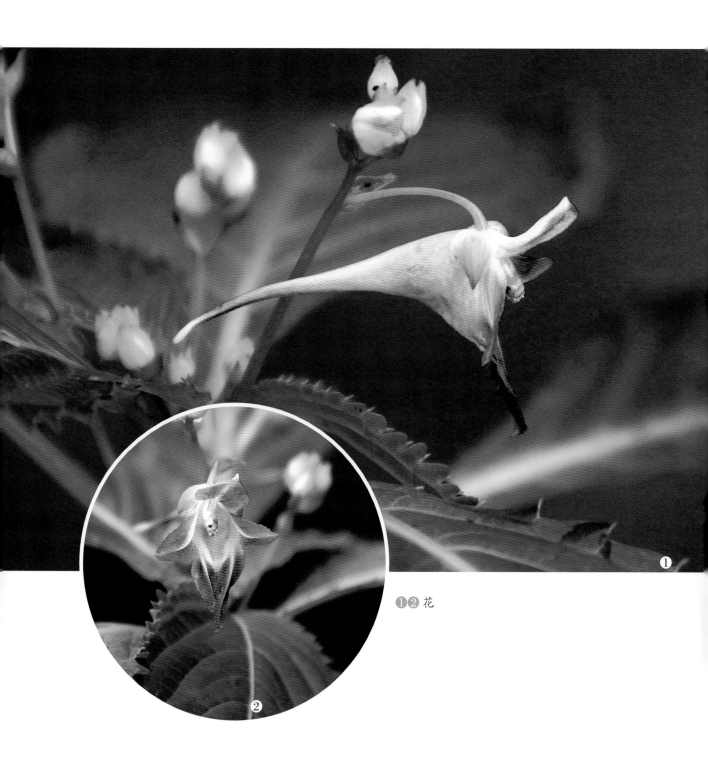

❶❷ 花

**相似种** 阔萼凤仙花

*Impatiens platysepala* Y.L. Chen

分布于江西、浙江。景宁畲族自治县东坑、大均、梧桐等乡镇有分布。

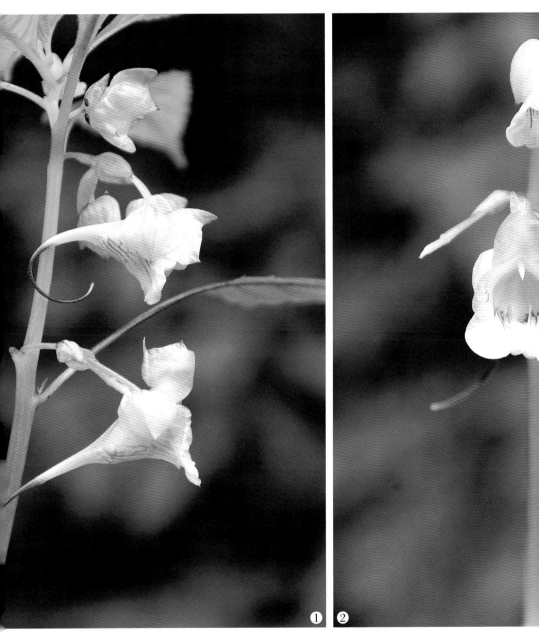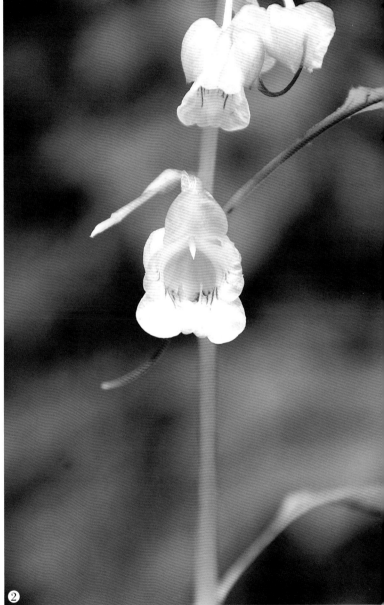

❶❷ 花

## 相似种 长距天目山凤仙花

*Impatiens tienmushanica* Y.L. Chen var. *longicalcarata* Y.L. Xu et Y.L. Chen

分布于浙江。景宁畲族自治县鹤溪街道有分布。

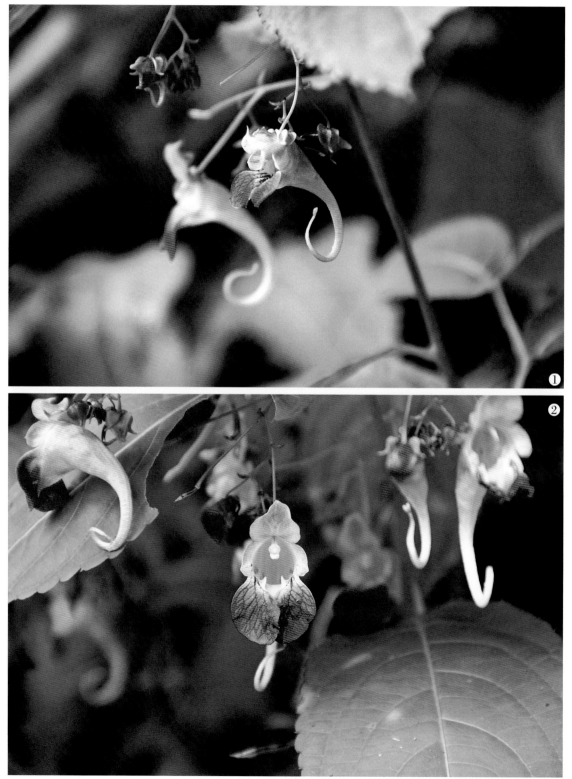

❶
❷

❶
❷
花

# 129 枸骨

| | | | |
|---|---|---|---|
| **学 名** | *Ilex cornuta* Lindl. et Paxt. | **科 名** | 冬青科 |
| **畲族名** | 野黄柏 | **土 名** | 八角刺 |

## 形态特征

常绿灌木或小乔木。叶二型，四角状长圆形，先端宽三角形，有硬刺齿，或长圆形、卵形及倒卵状长圆形而全缘，但先端仍具尖硬刺，反曲，基部圆形或平截，具1～3对刺齿，无毛。花序簇生叶腋，4基数，淡黄绿色。果球形，熟时红色。花期4～5月，果期9月。

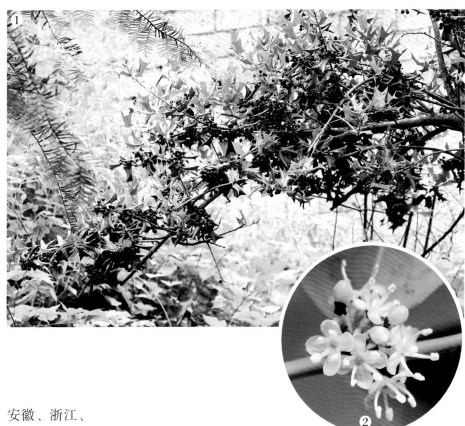

## 分布与生境

分布于江苏、上海、安徽、浙江、江西、湖北、湖南等地。生于海拔150～1900米的山坡、丘陵疏林中及路边、溪旁和村舍附近。

## 药用价值

（1）叶：主治肺结核咯血、潮热，肝肾阴虚，头晕耳鸣，腰膝酸痛。现代药理研究表明枸骨叶还具有抗心肌缺血、降血脂、避孕等作用。

（2）果实：主治体虚低热、月经过多、白带、泄泻。

（3）根：主治丹毒、骨节酸痛。

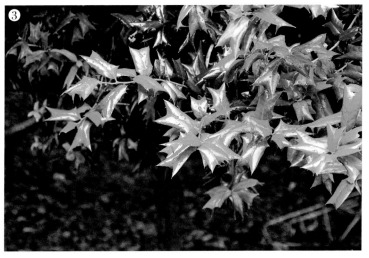

❶ 果枝　　❷ 雄花　　❸ 枝叶

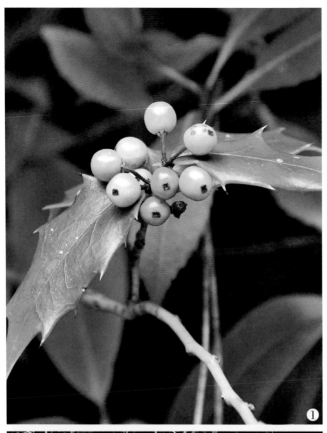

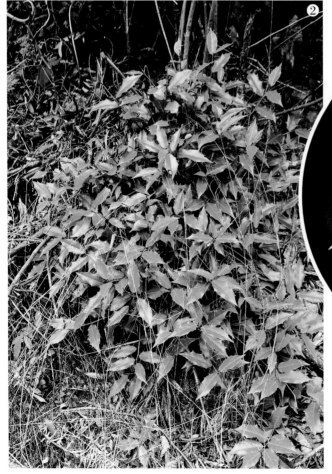

**相似种** 温州冬青

*Ilex wenchowensis* S.Y. Hu

　　常绿小灌木。小枝绿色，具纵棱，被短柔毛。叶片革质，卵形，先端渐尖具刺，基部截形或圆形，边缘深波状，每边具 3～7 刺；叶面绿色，略具光泽，背面淡绿色，两面无毛。花序簇生于二年生枝叶腋内，全部 4 基数。果扁球形。花期 5 月，果期 10 月。分布于浙江。生于海拔 600～850 米的山坡、沟谷杂木林中。景宁畲族自治县景南、大际、雁溪等乡镇有分布。

❶ 未成熟果
❷ 植株
❸ 枝叶

# 130 大叶冬青

| | | | |
|---|---|---|---|
| 学　名 | *Ilex latifolia* Thunb. | 科　名 | 冬青科 |
| 畲族名 | 苦丁茶 | 土　名 | 苦丁茶 |

## 形态特征

常绿乔木。叶较大，长圆形或卵状长圆形，先端钝或短渐尖，基部圆形或宽楔形，疏生锯齿；叶柄长 1.5～2.5 厘米。花序簇生叶腋，圆锥状；花 4 基数，浅黄绿色。果球形，密集，熟时红色。花期 4～5 月，果期 6～11 月。

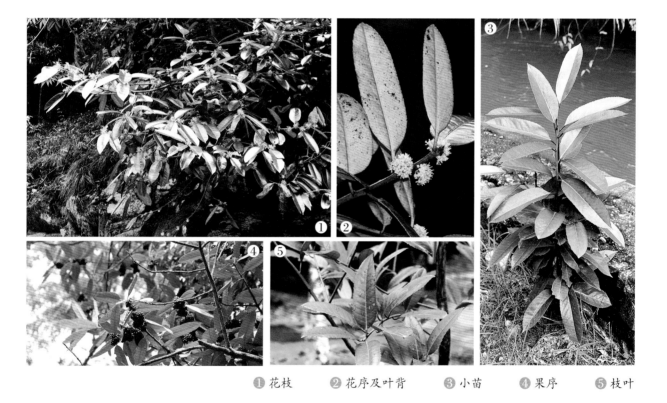

❶ 花枝　　❷ 花序及叶背　　❸ 小苗　　❹ 果序　　❺ 枝叶

## 分布与生境

分布于江苏、安徽、浙江、江西、福建、河南、湖北、广西、云南。生于海拔 250～1500 米的山坡常绿阔叶林、灌丛中。景宁畲族自治县红星、渤海、东坑、澄照等乡镇（街道）有分布。

## 药用价值

主治风热头痛、目赤肿痛、鼻炎、口腔炎，外治乳腺炎初起、烫伤、黄水疮、骨折肿痛。现代药理研究表明还具有降血脂作用。

## 相似种 冬青

*Ilex chinensis* Sims

常绿乔木。叶片薄革质，长椭圆形至披针形，稀卵形，先端渐尖，基部宽楔形，边缘具钝齿或稀锯齿；中脉在上面扁平，下面隆起，侧脉8～9对。复聚伞花序单生叶腋，花淡紫色或紫红色。果椭圆形，成熟时红色，光滑。花期4～6月，果期11～12月。分布于江苏、安徽、浙江、江西、福建、台湾、河南、湖北、湖南、广东、广西、云南等地。生于海拔500～1000米的山坡常绿阔叶林中和林缘。

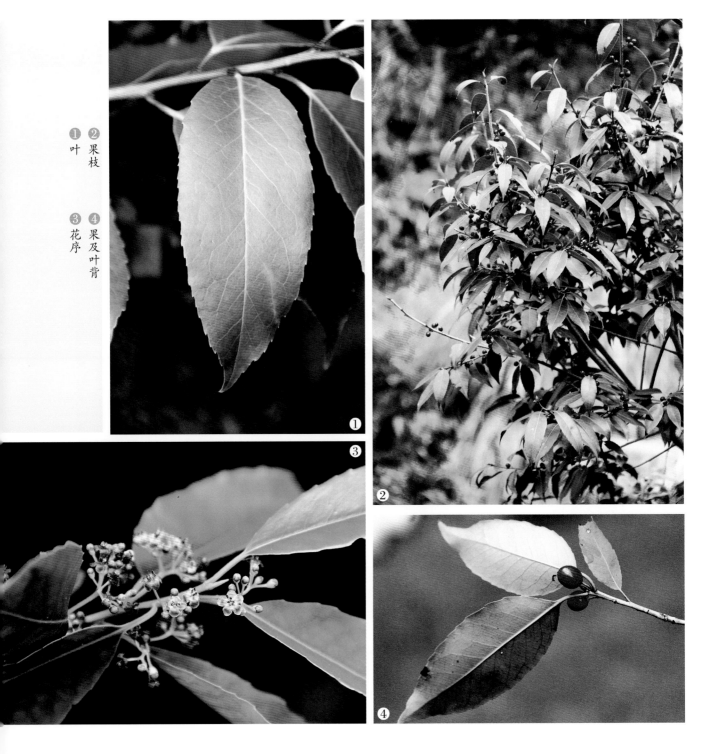

❶ 叶
❷ 果枝
❸ 花序
❹ 果及叶背

## 相似种 铁冬青

*Ilex rotunda* Thunb.

常绿乔木。叶片薄革质或纸质，宽椭圆形、椭圆形或长圆形，先端短渐尖，基部楔形或钝，全缘，两面无毛；中脉在叶面凹陷，叶背隆起，侧脉6～9对。聚伞花序或伞状花序，单生叶腋；花瓣长圆形，白色。果球形，直径6～8毫米，成熟时红色。花期3～4月，果期翌年2～3月。分布于江苏、安徽、浙江、江西、福建、台湾、湖北、湖南、广东、香港、广西、海南、贵州、云南等地。生于海拔400～1100米的山坡常绿阔叶林中和林缘。

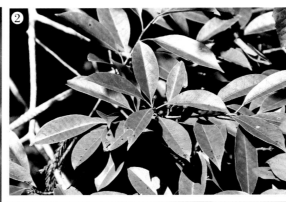

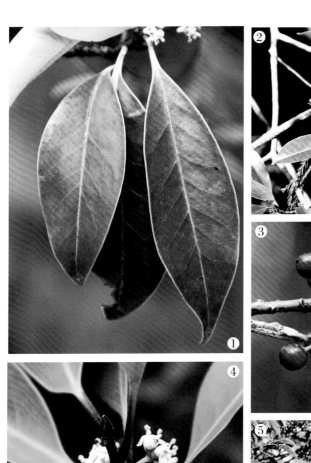

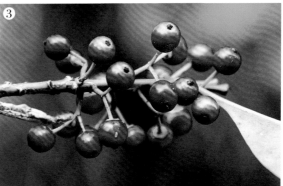

❶ ❷ ❸
叶 枝 果
　 叶 序

❹ ❺
花 果
序 枝

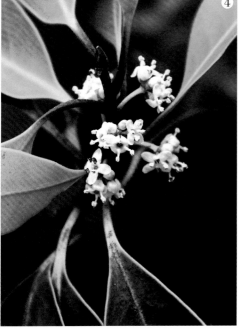

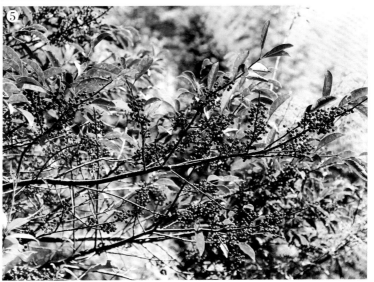

# 131 毛冬青

| 学 名 | *Ilex pubescens* Hook. et Arn. | 科 名 | 冬青科 |
| 畲族名 | 细叶冬青 | 土 名 | 火柴头 |

## 形态特征

　　常绿灌木或小乔木。小枝密被长硬毛。叶椭圆形或长卵形，先端骤尖或短渐尖，基部钝，疏生细尖齿或近全缘，两面及叶柄被长硬毛，侧脉4～5对。花序簇生1～2年生枝叶腋。果球形，密集，熟时红色。花期4～5月，果期8～11月。

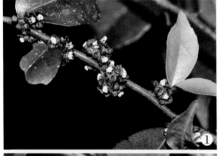
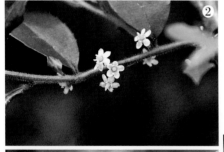
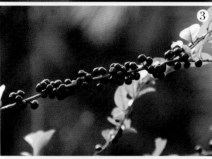
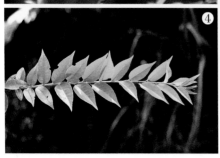

## 分布与生境

　　分布于安徽、浙江、江西、福建、台湾、湖南、广东、海南、香港、广西和贵州。生于山坡常绿阔叶林中或林缘、灌木丛中及溪旁、路边。

## 药用价值

　　主治血栓闭塞性脉管炎、上呼吸道感染、冠状动脉硬化性心脏病、痢疾、牙周炎，外治骨折、烫伤、脓疱疮、带状疱疹、疮疖及创口感染。中医另用于治疗心绞痛、心肌梗死、中心性视网膜炎、小儿肺炎。现代药理研究表明还具有降血压、抗凝血等作用。

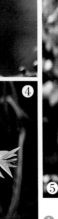

❶ 雄花　　❷ 雌花　　❸ 果序　　❹ 枝叶　　❺ 果期植株

# 132 扶芳藤

| 学 名 | *Euonymus fortunei* (Turcz.) Hand.–Mazz. | 科 名 | 卫矛科 |
|---|---|---|---|
| 畲族名 | 爬墙老虎 | 土 名 | 爬墙虎 |

## 形态特征

常绿匍匐或攀缘灌木。叶革质，椭圆形、长椭圆形或长倒卵形，宽窄变异较大，先端钝或急尖，基部楔形，边缘具钝而疏的锯齿，网脉不明显。聚伞花序具多花，花白绿色。蒴果淡红色，果皮具深色细点，近球形。花期6～7月，果期10月。

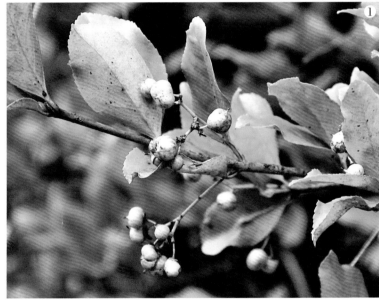
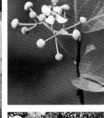
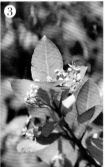
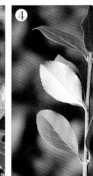
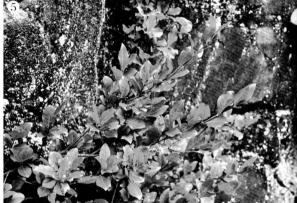

❶ 蒴果
❷ 花
❸ 花序
❹ 枝叶
❺ 植株

## 分布与生境

分布于江苏、浙江、安徽、江西、湖北、湖南、四川、陕西等地。生于山坡丛林中。景宁畲族自治县公路绿化带有栽培。

## 药用价值

主治跌打损伤、月经不调、肾虚腰痛、慢性腹泻。中医另用于治咯血、功能性子宫出血、风湿性关节痛、创伤出血。现代药理研究表明还具有抗心肌缺氧、抗衰老和提高免疫力等作用。

## 相似种 胶东卫矛

*Euonymus kiautschovicus* Loes.

半直立或蔓生半常绿灌木。叶片薄革质，倒卵形、长圆状卵形或椭圆形，先端尖或钝圆，基部楔形，边缘具细锯齿。聚伞花序，具多数花，排列疏散，花黄白色，4 基数。蒴果近球形，白色，果皮光滑，种子具橙红色假种皮。花期 8～9 月，果期 11～12 月。分布于江苏、浙江、安徽、江西、湖北、山东。生于山谷溪涧、山坡林中或岩石上。景宁畲族自治县有零星庭院栽培。

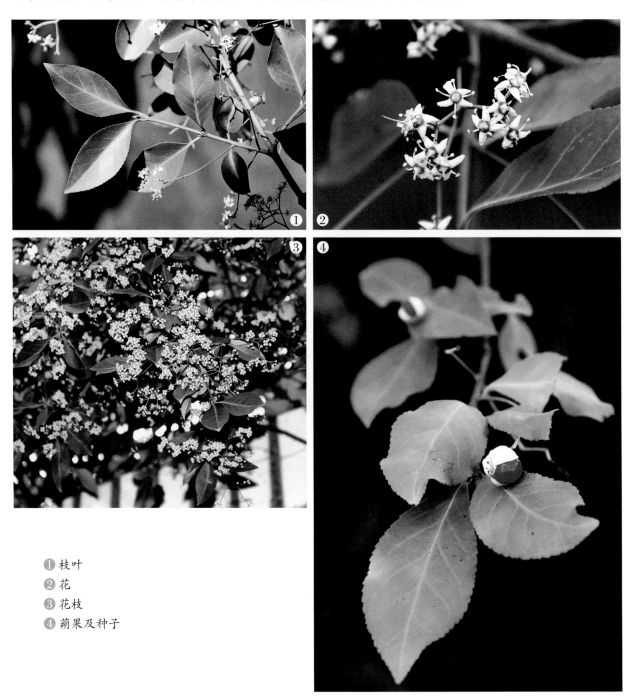

❶ 枝叶
❷ 花
❸ 花枝
❹ 蒴果及种子

**相似种** 无柄卫矛

*Euonymus subsessilis* Sprague

　　常绿藤本或匍匐灌木。小枝四棱形，灰褐色。叶片椭圆形、窄椭圆形或长圆形，大小变异颇大，先端渐尖或急尖，基部楔形、阔楔形或近圆形；叶缘具钝锯齿，侧脉明显；叶无柄或稀有短柄。聚伞花序 2～3 次分枝。蒴果近球状，密被棕红色刺状突起。花期 4～5 月，果期 9～10 月。分布于浙江、江西、安徽、湖北、湖南、四川、云南、贵州、广西、广东、福建。生于山中林内、路边、岩石坡地和河边。景宁畲族自治县红星、渤海、大均、梧桐等乡镇（街道）有分布。

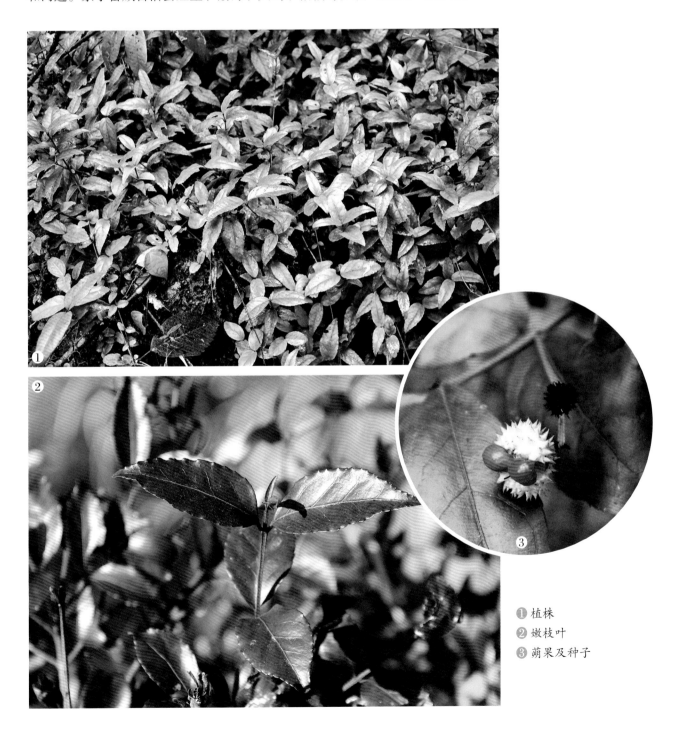

❶ 植株
❷ 嫩枝叶
❸ 蒴果及种子

# 133 野鸦椿

| 学　名 | *Euscaphis japonica* (Thunb.) Dippel |
| 科　名 | 省沽油科 |
| 畲族名 | 粪缸柴　白鸡胗 |
| 土　名 | 木鱼柴 |

## 形态特征

落叶小乔木或灌木。叶对生，奇数羽状复叶；小叶 5～9 枚，稀 3～11 枚，厚纸质，长卵形或椭圆形，稀圆形，先端渐尖，基部钝圆；叶缘具疏短锯齿，齿尖有腺体；小叶柄长 1～2 毫米。圆锥花序顶生，花较密集，黄白色。蓇葖果紫红色。种子近圆形，黑色，有光泽。花期 4～5 月，果期 6～9 月。

## 分布与生境

除西北各省外，全国均有分布，主要分布于江南各地，西至云南东北部。生于山谷、坡地、溪边、路边及杂木林中。

## 药用价值

主治头痛、风湿腰痛、气滞胃痛、泄泻痢疾、月经过多或血崩、跌打损伤、产褥热。

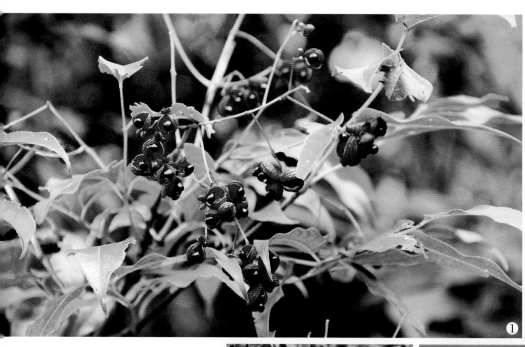

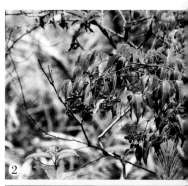

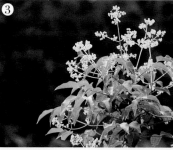

❶ ❷ ❸ ❹ ❺ ❻
种 果 花 枝 花 蓇
子 枝 序 叶 　 葖
　 　 　 　 　 果

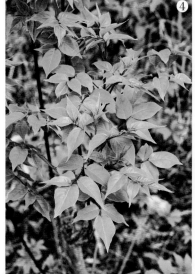

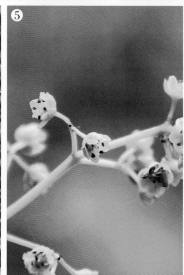

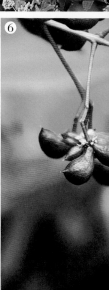

# 134 多花勾儿茶

| | | | |
|---|---|---|---|
| **学 名** | *Berchemia floribunda* (Wall.) Brongn. | **科 名** | 鼠李科 |
| **畲族名** | 打串籽　铁包金　清水藤 | **土 名** | 画眉杠 |

## 形态特征

藤状灌木。叶纸质，上部叶卵形、卵状椭圆形或卵状披针形，先端尖；下部叶椭圆形，先端钝或圆，稀短渐尖，基部圆形，稀心形；叶柄长 1～2（～5.2）厘米。花数朵簇生成顶生宽大聚伞状圆锥花序。核果圆柱状椭圆形。花期 7～10 月，果期翌年 4～7 月。

## 分布与生境

分布于山西、陕西、甘肃、河南、安徽、江苏、浙江、江西、福建、广东、广西、湖南、湖北、四川、贵州、云南、西藏。生于山坡、沟谷、林缘、林下或灌丛中。

## 药用价值

主治风湿痹痛、肺结核、肝炎、疳积、骨髓炎、湿疹、毒蛇咬伤。

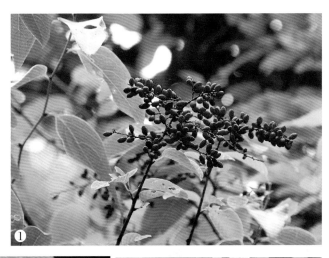

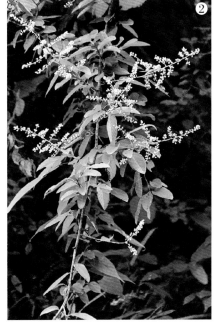
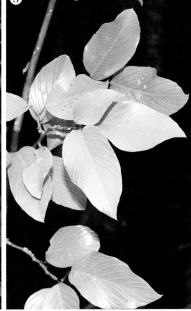
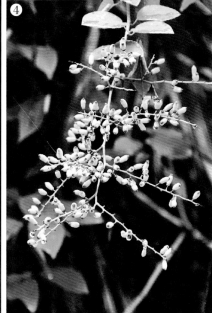

❶ 成熟果　　❷ 花期植株　　❸ 枝叶　　❹ 未成熟果

**相似种** 牯岭勾儿茶

*Berchemia kulingensis* Schneid.

藤状灌木。叶纸质，卵状椭圆形或卵状矩圆形，先端钝圆或锐尖，具小尖头，基部圆形或近心形，上面绿色，下面常灰绿色；叶柄长6～10毫米，无毛。花绿色，通常2～3朵簇生排成近无梗或具短总梗的疏散聚伞总状花序。核果长圆柱形，成熟时黑紫色。花期6～7月，果期翌年4～6月。分布于安徽、江苏、浙江、江西、福建、湖南、湖北、四川、贵州、广西。生于海拔300～2150米的山谷灌丛、林缘或林中。

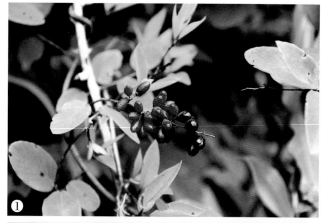

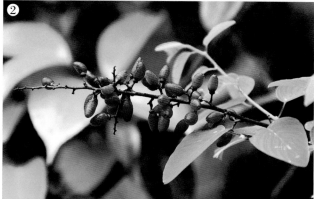

❶ 成熟果　　❷ 未成熟果
❸ 花序　　　❹ 花果期植株

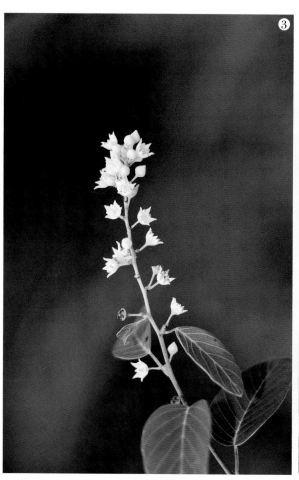

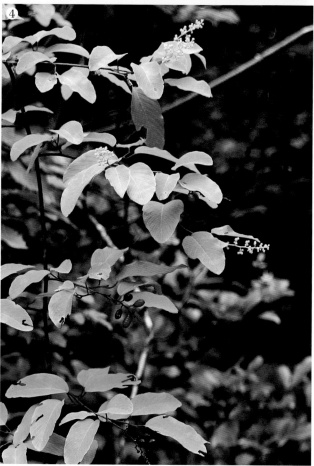

# 135 长叶冻绿

| 学　名 | *Rhamnus crenata* Sieb. et Zucc. | 科　名 | 鼠李科 |
|---|---|---|---|
| 畲族名 | 黄烂 | 土　名 | 山六厘 |

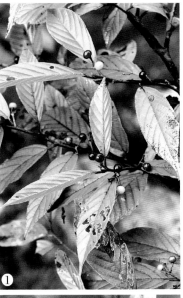

## 形态特征

　　落叶灌木或小乔木。叶纸质，倒卵状椭圆形、椭圆形或倒卵形，先端渐尖、尾状长渐尖或骤缩成短尖，基部楔形或钝，边缘具圆细锯齿，上面无毛，下面被柔毛或沿脉多少被柔毛。花数个或10余个密集成腋生聚伞花序，花瓣近圆形。核果球形或倒卵状球形，成熟时黑色或紫黑色。花期5～8月，果期8～10月。

## 分布与生境

　　分布于陕西、河南、安徽、江苏、浙江、江西、福建、台湾、广东、广西、湖南、湖北、四川、贵州、云南。常生于海拔2000米以下的山地林下或灌丛中。

## 药用价值

　　主治疥疮、痢疾、牛皮癣、湿疹。

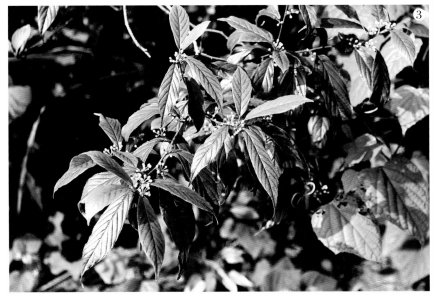

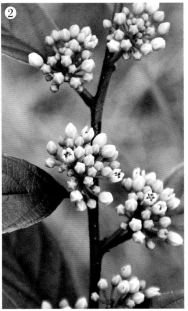

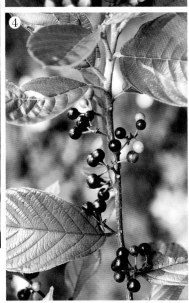

❶ 果枝　　❷ 花序
❸ 花枝　　❹ 果序

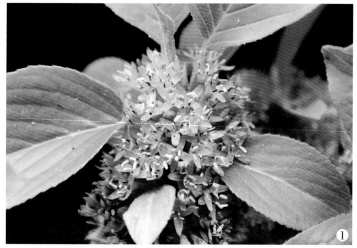

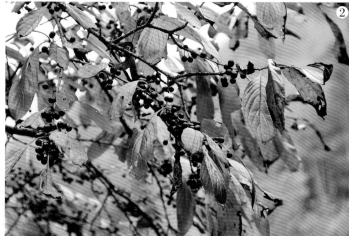

**相似种** 冻绿

*Rhamnus utilis* Decne.

灌木或小乔木。叶纸质，对生或近对生，枝端常具针刺；叶片椭圆形、矩圆形或倒卵状椭圆形，先端突尖或锐尖，基部楔形或稀圆形，边缘具细锯齿或圆齿状锯齿；侧脉每边通常5～6条，两面均突起，具明显网脉。花单性，雌雄异株。核果圆球形或近球形，成熟时黑色。花期4～6月，果期5～8月。分布于甘肃、陕西、河南、河北、山西、安徽、江苏、浙江、江西、福建、广东、广西、湖北、湖南、四川、贵州。常生于海拔1500米以下的沟谷、山坡草丛、灌丛或疏林下。

❶ 花序
❷ 成熟果
❸ 果枝

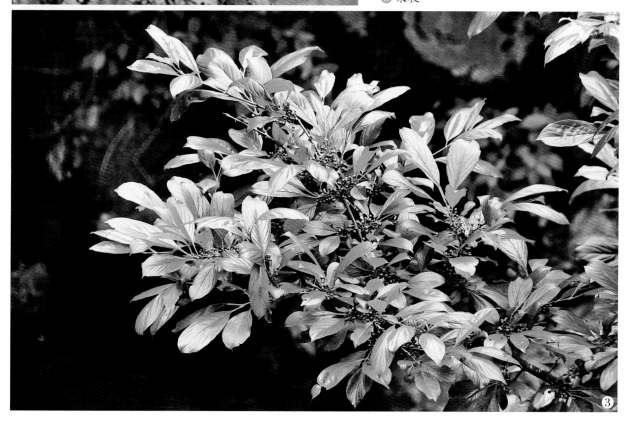

## 136 蛇葡萄

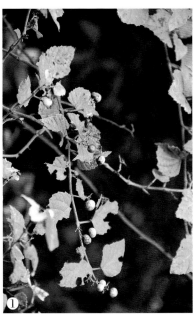

| 学　名 | *Ampelopsis glandulosa* (Wall.) Momiy. |
|---|---|
| 科　名 | 葡萄科 |
| 畲族名 | 山天罗　白山天罗 |
| 土　名 | 山葡萄 |

### 形态特征

　　木质藤本。叶互生，阔卵形，先端渐尖，基部心形；通常3浅裂，裂片三角状卵形，有时不分裂，边缘具较大圆锯齿；上面暗绿色，下面淡绿色；叶柄被柔毛。聚伞花序与叶对生，花序梗被柔毛；花多数，细小，绿黄色。浆果近球形或肾形，由深绿色变蓝黑色。花期6～7月，果期9～10月。

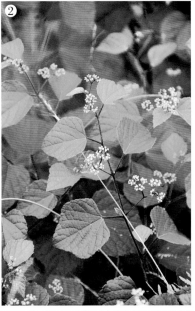

### 分布与生境

　　分布于江苏、安徽、浙江、江西、福建、湖北、湖南、广东、广西、四川、贵州。生于山坡疏林中或溪沟边灌木丛中。在景宁畲族自治县较少见，偶见于路边。

### 药用价值

　　主治疔痈疮毒、乳腺炎、风湿痹痛、跌打损伤、烫伤、中耳炎、毒蛇咬伤。

❶ ❷ ❸
果 花 枝
　 序 叶

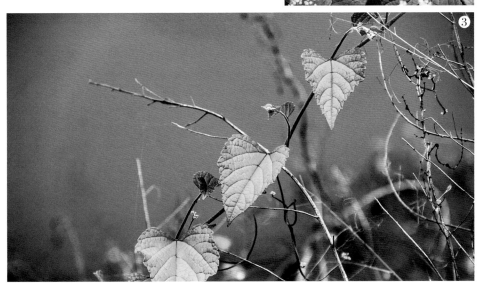

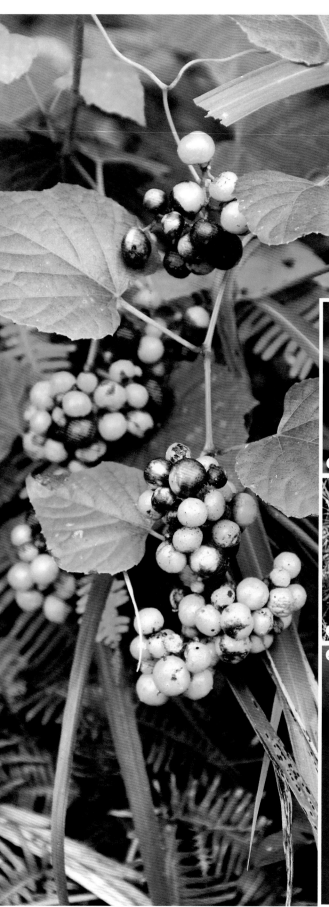

**相似种** 牯岭蛇葡萄

*Ampelopsis brevipedunculata* (Maxim.) Trautv. var. *kulingensis* Rehd.

　　木质藤本。叶心状五角形，明显 3 浅裂，侧裂片常呈尾状，基部浅心形，叶缘具齿，上面深绿色，下面淡绿色。花小，黄绿色，两性。浆果近球形，熟时鲜蓝色。花期 6～7 月，果期 9～10 月。分布于安徽、江苏、浙江、江西、福建、湖南、广东、广西、四川、贵州。生于沟谷林下或山坡灌丛中。

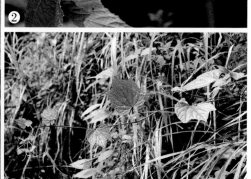

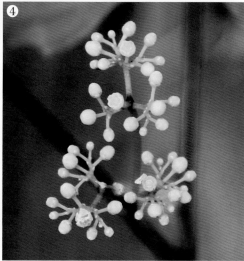

❶ 成熟果
❷ 未成熟果
❸ 茎叶
❹ 花序

# 137 乌蔹莓

| 学　名 | *Cayratia japonica* (Thunb.) Gagnep. |
|---|---|
| 科　名 | 葡萄科 |
| 畲族名 | 细叶南绳　猪娘菜 |
| 土　名 | 五爪金龙 |

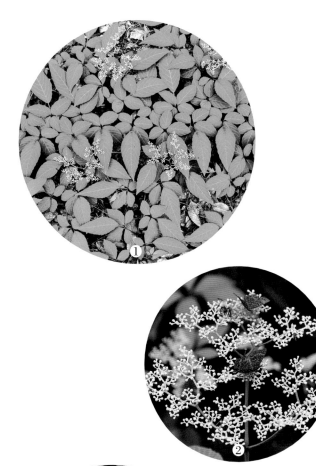

## 形态特征

草质藤本。鸟足状复叶，小叶 5 枚；中央小叶长椭圆形或椭圆披针形，侧生小叶椭圆形或长椭圆形，先端渐尖，基部楔形或宽圆形。复二歧聚伞花序腋生，花小，花瓣 4 枚。果近球形，成熟时黑色。花期 5～6 月，果期 8～10 月。

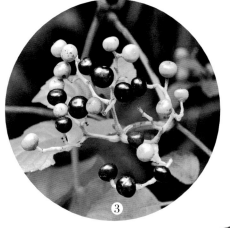

## 分布与生境

分布于陕西、河南、山东、安徽、江苏、浙江、湖北、湖南、福建、台湾、广东、广西、海南、四川、贵州、云南等地。生于 300～2500 米的山谷林中或山坡灌丛中。

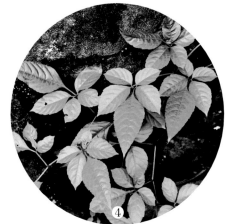

## 药用价值

主治咽喉肿痛、淋巴结炎、尿血、跌打损伤、肺结核咯血、创伤感染、带状疱疹、痈疖。中医另用于治疗咯血、痢疾、毒蛇咬伤。

❶ 花期植株　❷ 花序　❸ 果　❹ 茎叶

**相似种** 白毛乌蔹莓

*Cayratia albifolia* C.L. Li

半木质藤本。鸟足状复叶，5枚小叶；小叶长椭圆形或卵状椭圆形，先端渐尖，基部楔形或钝圆形。上面无毛或中脉上被稀短柔毛，下面密被灰色短柔毛。伞房状多歧聚伞花序腋生。果球形，紫红色。花期5~6月，果期7~8月。分布于江西、浙江、福建、湖北、湖南、广东、广西、四川、贵州、云南等地。生于海拔300~2000米的山谷林中或山坡岩石上。景宁畲族自治县梅歧等乡镇有分布。

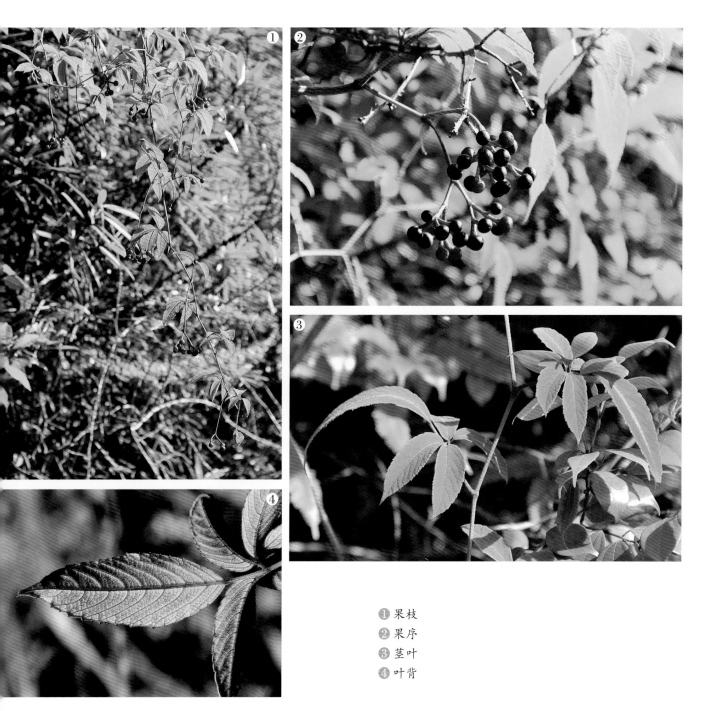

❶ 果枝
❷ 果序
❸ 茎叶
❹ 叶背

**相似种** 脱毛乌蔹莓

*Cayratia albifolia* C.L. Li var. *glabra* (Gagnep.) C.L. Li

　　本变种与原变种白毛乌蔹莓的区别在于，叶片下面绿色，无毛或脉上疏被短柔毛。花期5～7月，果期6～8月。分布于安徽、浙江、江西、福建、湖北、湖南、广东、广西、四川、贵州、云南。生于山坡灌丛或沟谷林中。景宁畲族自治县红星、大均、东坑等乡镇（街道）有分布。

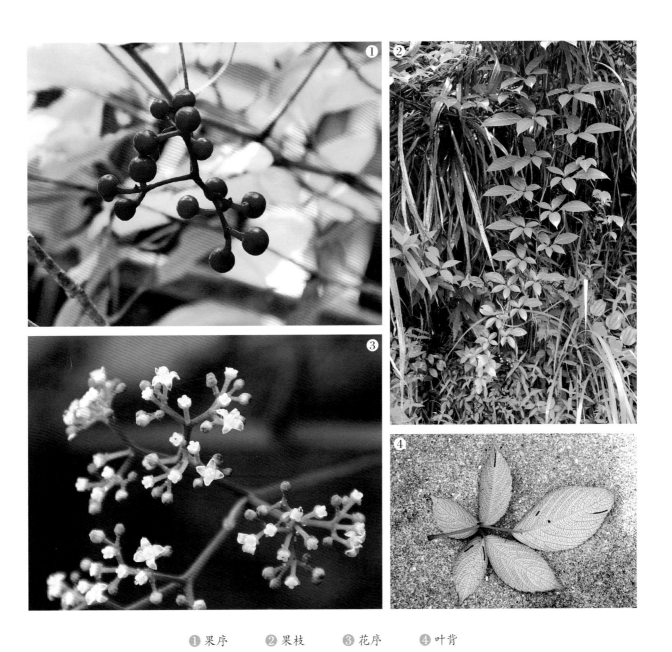

❶果序　　❷果枝　　❸花序　　❹叶背

# 138 三叶崖爬藤

| | | | |
|---|---|---|---|
| 学　名 | *Tetrastigma hemsleyanum* Diels et Gilg | 科　名 | 葡萄科 |
| 畲族名 | 金线（丝）吊葫芦 | 土　名 | 三叶青 |

## 形态特征

　　草质藤本。块根卵形或椭圆形，表面深棕色。掌状复叶互生，3 枚小叶；小叶披针形、长椭圆状披针形或卵状披针形，先端渐尖，稀急尖，基部楔形或圆形，侧生小叶基部不对称；每边有 4～6 个小锯齿，两面无毛。花序腋生，花二歧状着生在分枝末端。浆果球形，熟时红色。花期 4～5 月，果期 7～8 月。

## 分布与生境

　　分布于江苏、浙江、江西、福建、台湾、广东、广西、湖北、湖南、四川、贵州、云南、西藏等地。生于海拔 300～1300 米的山坡、山谷、溪边、林下岩石缝中。

## 药用价值

　　主治小儿高热、肺炎、乙型脑炎、肺结核咯血、毒蛇咬伤。现代药理研究表明还具有抗肿瘤作用。

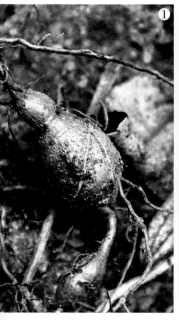
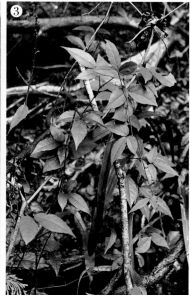
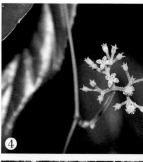
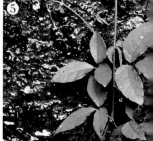

❶块根　　❷果　　❸植株　　❹花　　❺茎叶

# 139 网脉葡萄

| | | | |
|---|---|---|---|
| **学　名** | *Vitis wilsonae* Veitch | **科　名** | 葡萄科 |
| **畲族名** | 山天罗根 | | |

## 形态特征

　　木质藤本。叶互生，叶片心形或卵状椭圆形，不裂或不明显 3 浅裂，上面绿色，下面沿脉被褐色蛛丝状茸毛；基出脉 5 条，网脉明显。圆锥花序与叶对生，花小。浆果球形，熟时黑色，被白粉。花期 5～6 月，果期 9～10 月。

## 分布与生境

　　分布于陕西、甘肃、河南、安徽、江苏、浙江、福建、湖北、湖南、四川、贵州、云南。生于海拔 400～2000 米的山坡灌丛、林下或溪边林中。景宁畲族自治县鹤溪、东坑、梧桐、家地等乡镇（街道）有分布。

## 药用价值

　　主治痈疽疔毒。

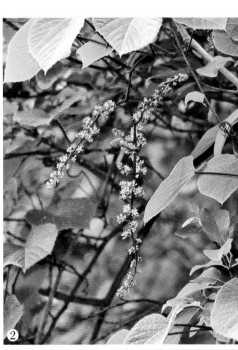

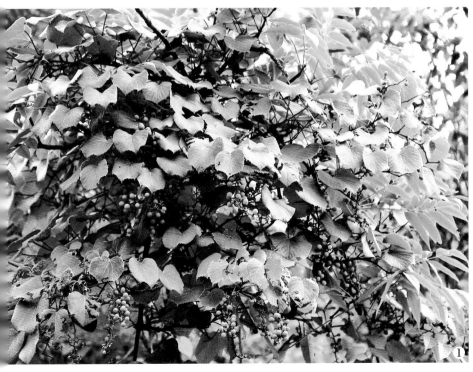

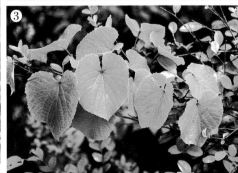

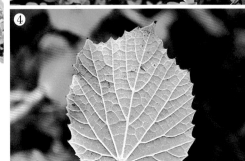

❶ 果期植株　　❷ 花序　　❸ 枝叶　　❹ 叶背

**相似种** 东南葡萄

*Vitis chunganensis* Hu

　　落叶木质藤本。幼枝近圆柱形，无毛，紫色，卷须与叶对生。叶卵形或狭卵形，先端短渐尖，基部深心形，边缘疏生小齿，下面密被白粉；侧脉 5～6 对，下面稍隆起，小脉不明显。圆锥花序与叶对生，花小，黄绿色。浆果球形，熟时黑色。分布于安徽、江西、浙江、福建、湖南、广东、广西。生于海拔 600～1800 米的山坡灌丛和沟谷林中。景宁畲族自治县东坑、大际、梧桐、九龙等乡镇有分布。

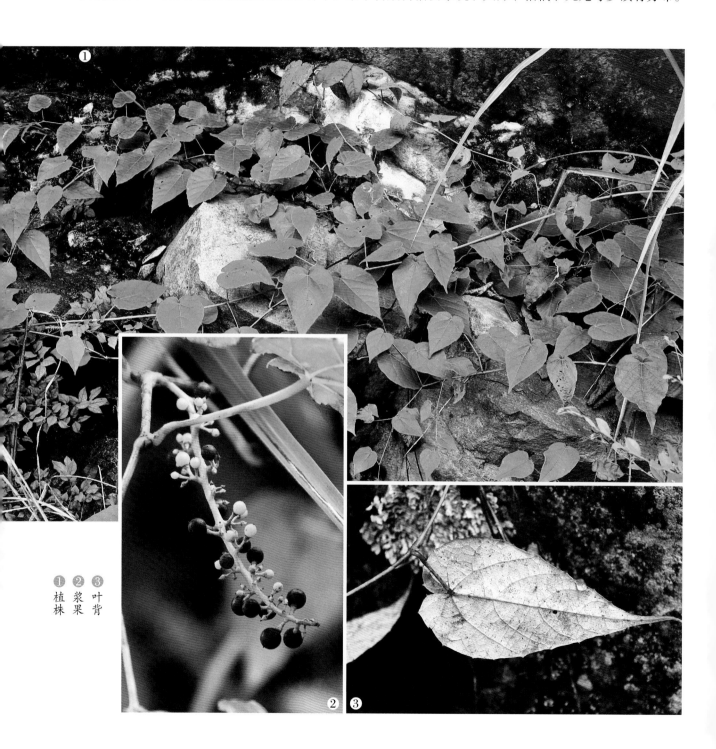

❶ ❷ ❸
植　浆　叶
株　果　背

## 相似种 刺葡萄

*Vitis davidii* (Roman. du Caill.) Foex

　　木质藤本。枝被皮刺，刺长 2～4 毫米，无毛，卷须二叉分枝。叶卵圆形或卵状椭圆形，先端短尾尖，基部心形；每边有 12～33 个锐齿，常 3 浅裂，两面无毛；基出脉 5 条，网脉明显，下面比上面突出。圆锥花序与叶对生，花小。浆果球形，熟时黑色，被白粉。花期 4～5 月，果期 8～10 月。分布于陕西、甘肃、江苏、安徽、浙江、江西、湖北、湖南、广东、广西、四川、贵州、云南。生于山坡、沟谷林中或灌丛中。

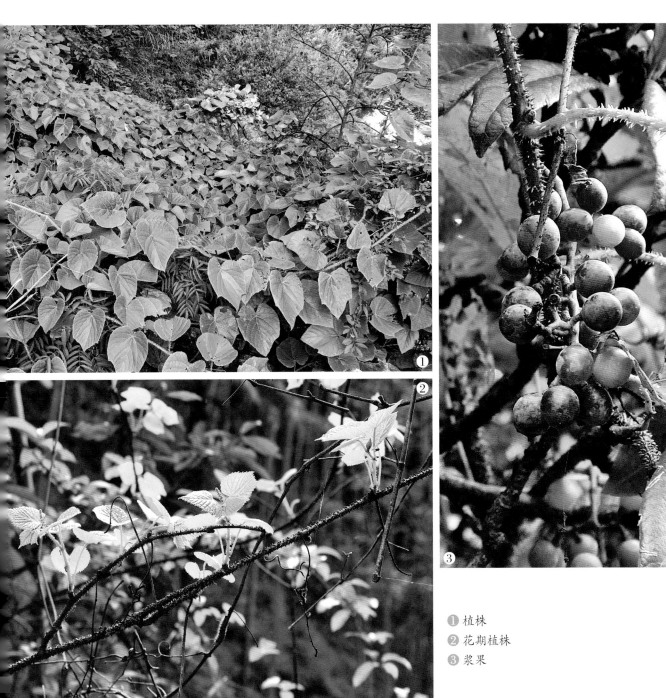

❶ 植株
❷ 花期植株
❸ 浆果

## 相似种 红叶葡萄

*Vitis erythrophylla* W.T. Wang

木质藤本。小枝纤细，卷须不分枝，每隔 2 节间断与叶对生。叶卵圆形或卵状披针形，3～5 浅裂至中裂，先端急尖或渐尖，基部心形；每侧边缘有不整齐 12～16 个尖锐锯齿；上面幼时紫红色，老后变成紫绿色，下面叶紫红色。圆锥花序与叶对生。浆果球形。花期 4～5 月，果期 8～10 月。分布于江西、浙江。生于海拔约 1000 米以下的山坡林中、林缘。景宁畲族自治县红星、渤海、九龙、沙湾、梧桐等乡镇（街道）有分布。

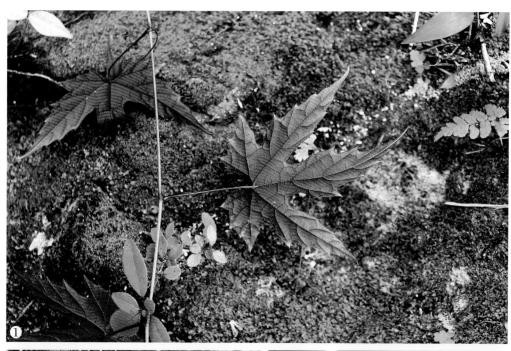

❶ 叶背
❷ 枝叶
❸ 未成熟果

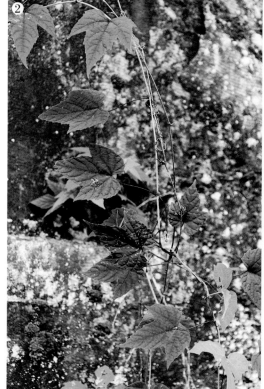

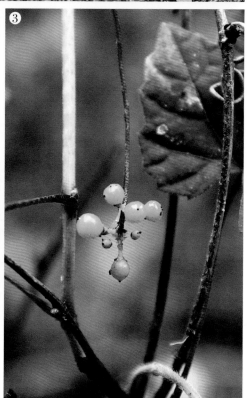

**相似种** 龙泉葡萄

*Vitis longquanensis* P.L. Qiu

　　木质藤本。小枝圆柱形，有纵棱纹，被白色蛛丝状茸毛，以后脱落变稀疏。叶两型，上部某些分枝叶为3～5裂，下部叶大多不分裂，叶下面密被淡褐色蛛丝状茸毛，稀脱落仅脉上被茸毛。圆锥花序疏散，与叶对生。果实圆球形，成熟时紫黑色，被白霜。果期7～9月。分布于浙江、江西、福建。生于海拔700～1320米的路旁山沟、山坡灌丛或疏林中。

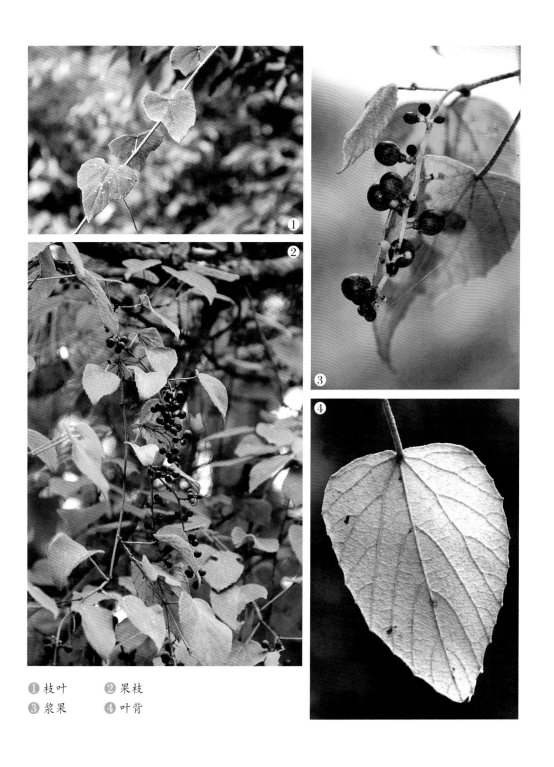

❶ 枝叶　　❷ 果枝
❸ 浆果　　❹ 叶背

## 相似种 华东葡萄

*Vitis pseudoreticulata* W.T. Wang

木质藤本。小枝圆柱形，有显著纵棱纹，嫩枝疏被蛛丝状茸毛，以后脱落近无毛。卷须二叉分枝，每隔2节间断与叶对生。叶卵圆形或肾状卵圆形，先端急尖或短渐尖，稀圆形，基部心形；基出脉5条，中脉有侧脉3～5对，下面沿侧脉被白色短柔毛，网脉在下面明显。圆锥花序疏散，与叶对生。果实成熟时紫黑色，直径0.8～1厘米。分布于河南、安徽、江苏、浙江、江西、福建、湖北、湖南、广东、广西。生于海拔100～300米的河边、山坡荒地、草丛、灌丛或林中。

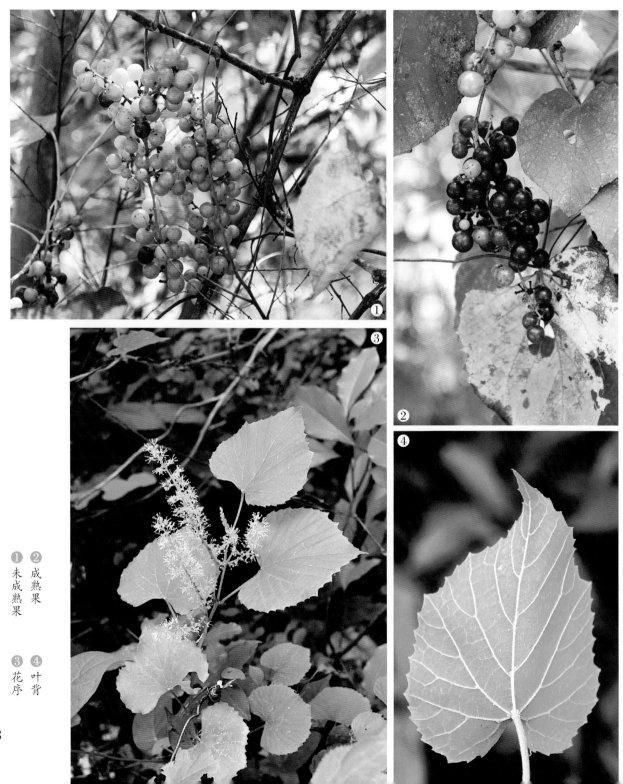

❶❷
未成熟果
成熟果

❸❹
花序
叶背

**相似种** 温州葡萄

*Vitis wenchouensis* C. Ling ex W.T. Wang

木质藤本。小枝纤细，有纵棱纹，无毛。卷须不分枝，每隔 2 节间断着生。叶为三角状戟形或三角状长卵形，不分裂或 3～5 浅裂，叶形变化大，上面沿脉被短伏毛，下面紫色；基出脉 5 条，中脉有侧脉 4～5 对，网脉两面明显突出。圆锥花序与叶对生。果实近球形，直径 0.5～0.8 厘米。果期 6～7 月。分布于浙江。生于山谷溪边常绿阔叶林中。景宁畲族自治县红星、渤海、九龙、梅歧等乡镇（街道）有分布。

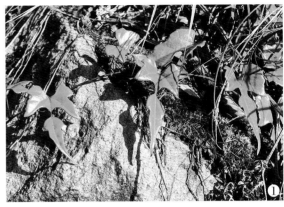

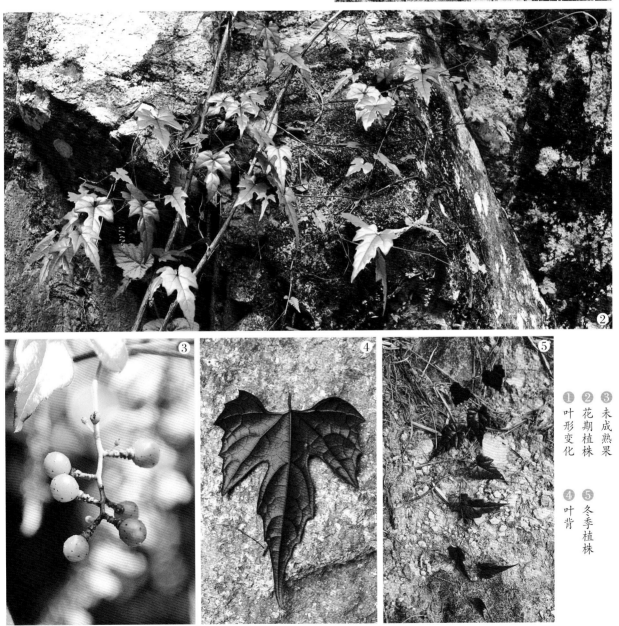

❶❷❸ 叶形变化 花期植株 未成熟果

❹❺ 叶背 冬季植株

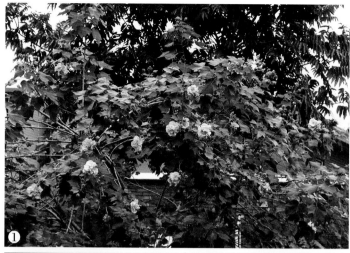

# 140 木芙蓉

| 学　名 | *Hibiscus mutabilis.* |
|---|---|
| 科　名 | 锦葵科 |
| 畲族名 | 芙蓉猎骨皮 |
| 土　名 | 九头花 |

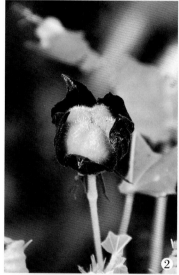
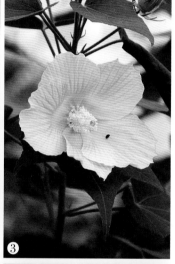
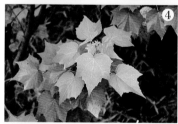
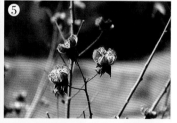

## 形态特征

落叶灌木或小乔木。小枝、叶柄、花梗和花萼均密被星状毛与短柔毛相混的细绵毛。叶卵状心形，常5～7裂，裂片三角形，先端渐尖，具钝圆锯齿，上面疏被星状毛，下面密被星状细茸毛，掌状脉5～11条。花单生枝端叶腋，花瓣5枚，花冠初开时淡红色，后深红色。蒴果球形，密被毛。种子肾形，背面被长柔毛。花期8～10月，果期10～11月。

## 分布与生境

原产湖南，辽宁、河北、山东、陕西、安徽、江苏、浙江、江西、福建、台湾、广东、广西、湖南、湖北、四川、贵州和云南等地均有分布，通常为栽培种。

## 药用价值

主治疮痈肿毒、烫伤、毒蛇咬伤、跌打损伤、月经过多、白带、吐血。

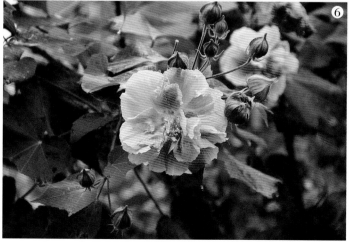

1 花期植株
2 蒴果
3 花
4 枝叶
5 种子
6 花（重瓣类型）

## 141 梵天花

| | | | |
|---|---|---|---|
| 学　名 | *Urena procumbens* L. | 科　名 | 锦葵科 |
| 畲族名 | 野棉花　五龙会 | 土　名 | 山棉花 |

### 形态特征

落叶小灌木。枝平铺，小枝被星状茸毛。茎下部叶片圆卵形，上部叶片菱状卵形或卵形，通常掌状3～5深裂，裂口深达中部以下，基部圆形至近心形，边缘具锯齿，两面均被星状短硬毛。花单生或近簇生，花冠淡红色。果扁球形，具刺和长硬毛，刺端有倒钩。花果期7～11月。

### 分布与生境

分布于广东、台湾、福建、广西、江西、湖南、浙江等地。常生于山坡灌丛中。

### 药用价值

主治风湿痹痛、痢疾、体虚浮肿、毒蛇咬伤、跌打损伤、疮疡肿毒。

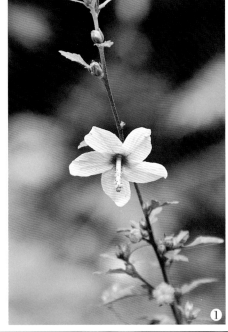
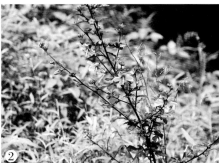
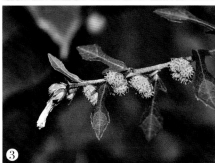
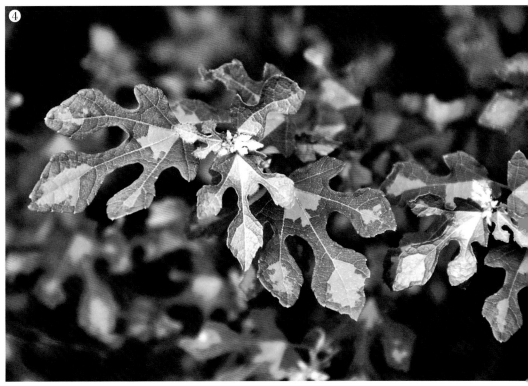

❶ 花
❷ 花果期植株
❸ 果
❹ 枝叶

# 142 马松子

| 学　名 | *Melochia corchorifolia* L. | 科　名 | 梧桐科 | 畲族名 | 高火麻 |

## 形态特征

　　半灌木状草本。枝黄褐色，略被星状短柔毛。叶薄纸质，卵形、矩圆状卵形或披针形，先端急尖或钝，基部圆形或心形，边缘有锯齿，上面近无毛，下面略被星状短柔毛。花排成顶生或腋生密聚伞花序或团伞花序，花瓣白色或淡红色。蒴果圆球形，有5棱，被长柔毛。花果期为夏秋季。

## 分布与生境

　　广泛分布于长江以南各地及台湾、四川。生于田野、山坡、路边草丛中。

## 药用价值

　　主治皮肤瘙痒、癣症、瘾疹、湿疮、湿疹。

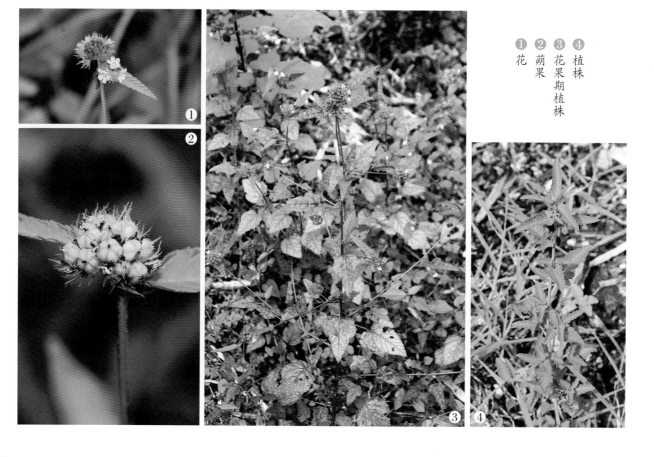

❶ 花
❷ 蒴果
❸ 花果期植株
❹ 植株

# 143 结香

| 学　名 | *Edgeworthia chrysantha* Lindl. | 科　名 | 瑞香科 |
| 畲族名 | 落雪花 | 土　名 | 水昌花 |

## 形态特征

　　落叶灌木。小枝粗，常三叉分枝，幼时被绢状毛，茎皮极坚韧。叶互生，纸质，椭圆状长圆形或倒披针形，先端急尖，基部楔形，上面绿色，下面粉绿色。先叶开花，头状花序顶生或侧生，下垂；有花30~50朵，结成绒球状，花黄色，芳香。果卵形。花期3~4月，果期8~9月。

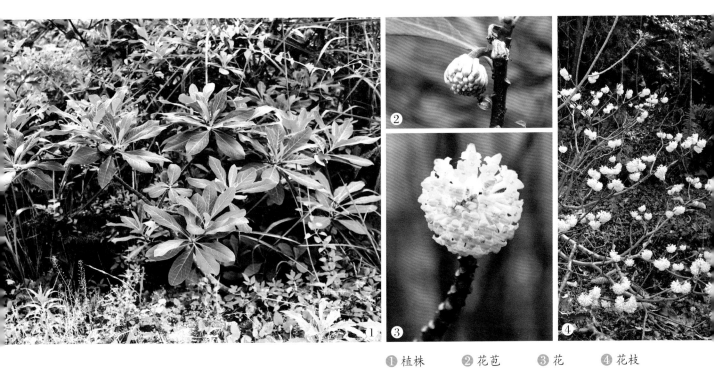

❶ 植株　　❷ 花苞　　❸ 花　　❹ 花枝

## 分布与生境

　　分布于河南、陕西及长江以南各地。喜生于阴湿肥沃地，野生或栽培。

## 药用价值

　　结香根主治风湿痹痛、跌打损伤、肺虚久咳、肾亏遗精。结香花中医另用于治疗目赤疼痛、夜盲。

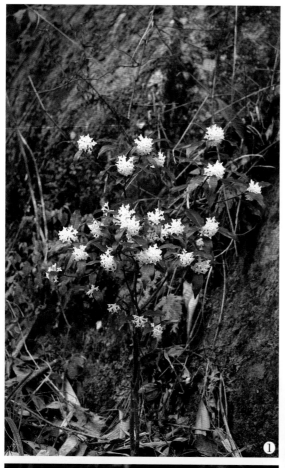

*Daphne kiusiana* Miq. var. *atrocaulis*
(Rehd.) F. Maekawa

常绿灌木。单叶，互生，有时簇生于枝顶；叶片皮革质，椭圆形至倒披针形，两端渐尖，基部楔形，全缘，微反卷，上面深绿色，下面淡绿色。花5～13朵簇生而组成稠密顶生头状花序，花萼管状，白色，有时淡黄白色。果实卵状椭圆形，红色。花期3～4月，果期8～9月。分布于江苏、浙江、安徽、江西、福建、台湾、湖北、湖南、广东、广西、四川等地。生于海拔300～1400米的林缘或疏林中较阴湿处。景宁畲族自治县鹤溪、东坑、澄照等乡镇（街道）有分布。

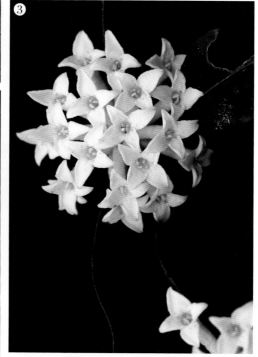

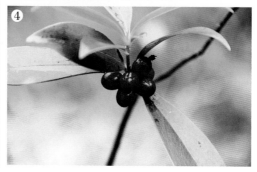

❶ 花期植株　❷ 植株　❸ 花序　❹ 果

# 144 了哥王

| | | | |
|---|---|---|---|
| **学　名** | *Wikstroemia indica* (L.) C.A. Mey | **科　名** | 瑞香科 |
| **畲族名** | 志仁　之二 | **土　名** | 志一　之一 |

## 形态特征

　　落叶灌木。小枝紫褐色或红褐色，无毛。叶对生，纸质，长圆形或椭圆状长圆形，先端钝或急尖，基部阔楔形或狭楔形；侧脉细密，极倾斜。花黄绿色，数朵组成顶生伞形总状花序。果卵形或椭圆形，成熟时红色至暗紫色。花期5～10月，果期8～11月。

## 分布与生境

　　分布于广东、海南、广西、福建、台湾、湖南、贵州、云南、浙江等地。生于海拔1500米以下的山坡、山麓较湿润灌丛中。景宁畲族自治县红星、大均、毛垟等乡镇（街道）有分布，不常见。

## 药用价值

　　主治支气管炎、肺炎、扁桃体炎、咽喉炎、淋巴结炎、跌打损伤、乳腺炎、阿米巴痢疾、湿热水肿、疔疮肿毒。中医另用于治疗哮喘、风湿性关节炎、麻风、闭经。现代药理研究表明还具有抗肿瘤作用。

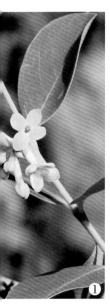 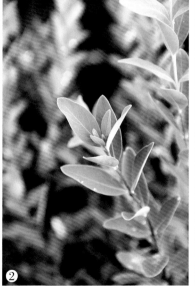 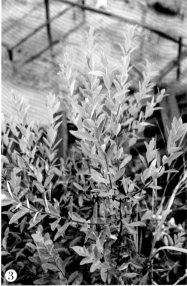 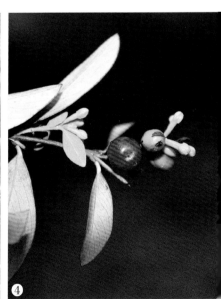

❶花　　　❷枝叶　　　❸植株　　　❹果

# 145 北江荛花

| 学　名 | *Wikstroemia monnula* Hance | 科　名 | 瑞香科 |
|---|---|---|---|
| 畲族名 | 山麻皮 | 土　名 | 山棉皮 |

## 形态特征

　　落叶灌木。叶对生或近对生，膜质，卵状椭圆形至长椭圆形，先端尖，基部宽楔形或近圆形，上面绿色，下面淡绿色；叶柄短。总状花序顶生，有3～8花；花细瘦，紫红色或淡红色。核果卵圆形，肉质，白色。花期4～6月，果期7～9月。

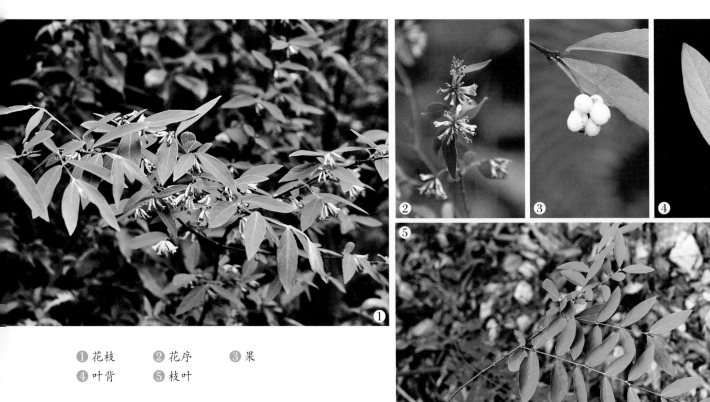

❶ 花枝　　❷ 花序　　❸ 果
❹ 叶背　　❺ 枝叶

## 分布与生境

　　分布于广东、广西、贵州、湖南、浙江。生于海拔650～1100米的山坡、灌丛或路旁。

## 药用价值

　　可用于活血化瘀。

# 146 王瓜

| | |
|---|---|
| 学　名 | *Trichosanthes cucumeroides* (Ser.) Maxim. |
| 科　名 | 葫芦科 |
| 畲族名 | 山苦瓜郎 |
| 土　名 | 山天罗 |

## 形态特征

多年生攀缘草本。茎细弱，多分枝，被短柔毛，卷须二歧。叶片阔卵形或圆形，常3～5浅裂至深裂，或有时不分裂，基部深心形；叶面深绿色，被短茸毛及疏散短刚毛，叶背淡绿色，密被短茸毛，边缘具细齿或波状齿。花单性异株，雄花组成总状花序，雌花单生。果实卵圆形、卵状椭圆形或球形，熟时橙红色，平滑，两端圆钝，具喙。花期5～8月，果期8～11月。

## 分布与生境

分布于华东、华中、华南和西南地区。生于山谷密林、山坡疏林或灌丛中。景宁畲族自治县鹤溪、红星、渤海、景南等乡镇（街道）有分布。

## 药用价值

主治咽喉肿痛、痈疮肿毒、小便不利、跌打损伤、毒蛇咬伤。中医另用于治疗伤寒烦渴、黄疸、带下、经水不利、少腹满痛、睾丸肿大、腹泻等。

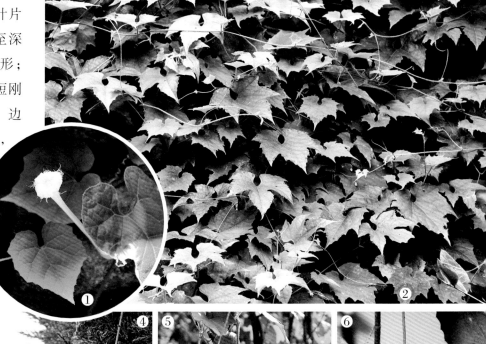

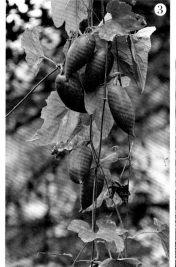

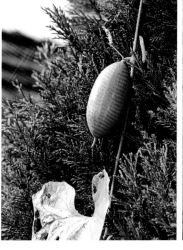

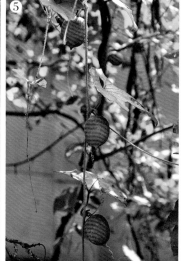

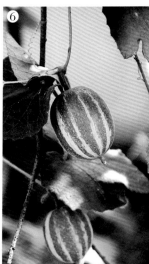

❶花　　❷植株　　❸❹❺成熟果　　❻未成熟果

#  长萼栝楼

| 学　名 | *Trichosanthes laceribractea* Hayata | 科　名 | 葫芦科 |
|---|---|---|---|
| 畲族名 | 老虎爪 | 土　名 | 野西瓜 |

## 形态特征

　　多年生攀缘藤木。茎具纵棱及槽，无毛或疏被短刚毛状刺毛。单叶互生，叶片纸质，形状变化较大，轮廓近圆形或阔卵形，常3～7浅裂至深裂，两面沿各级脉被短刚毛状刺毛，掌状脉5～7条。雌雄异株，雄花总状花序腋生，雌花单生，花冠白色。果实球形至卵状球形，成熟时橙黄色至橙红色，平滑。花期7～8月，果期9～10月。

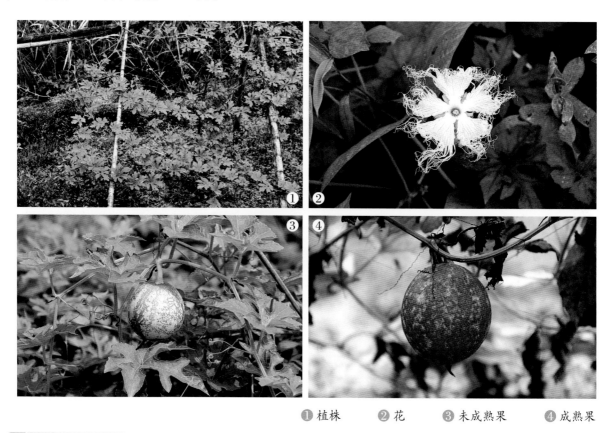

❶ 植株　　❷ 花　　❸ 未成熟果　　❹ 成熟果

## 分布与生境

　　分布于浙江、台湾、江西、湖北、广西、广东和四川。生于山坡、路旁。景宁畲族自治县广泛栽培。

## 药用价值

　　主治痰热咳嗽、结胸、胸痹、便秘、乳痈、热病口渴、疮肿、痔漏。现代药理研究表明还具有改善心血管系统功能、抗肿瘤及泻下等作用。

**相似种** 南赤瓟

*Thladiantha nudiflora* Hemsl. ex Forbes et Hemsl.

　　多年生攀缘草本。全体密生柔毛状硬毛。茎草质，有较深棱沟，卷须稍粗壮，密被硬毛，下部有明显的沟纹，上部二歧。叶片卵状心形、宽卵状心形或近圆心形，先端渐尖或锐尖，基部弯缺开放或有时闭合，边缘具胼胝质小尖头细锯齿。雌雄异株，雄花为总状花序，雌花单生。果实圆形，顶端稍钝或有时渐狭，基部钝圆，有时密生毛及不甚明显的纵纹，后渐无毛，成熟后红色。花期6～8月，果期9～10月。分布于我国秦岭及长江中下游以南各地。常生于海拔900～1700米的沟边、林缘或山坡灌丛中。景宁畲族自治县鹤溪、渤海等乡镇（街道）有分布。

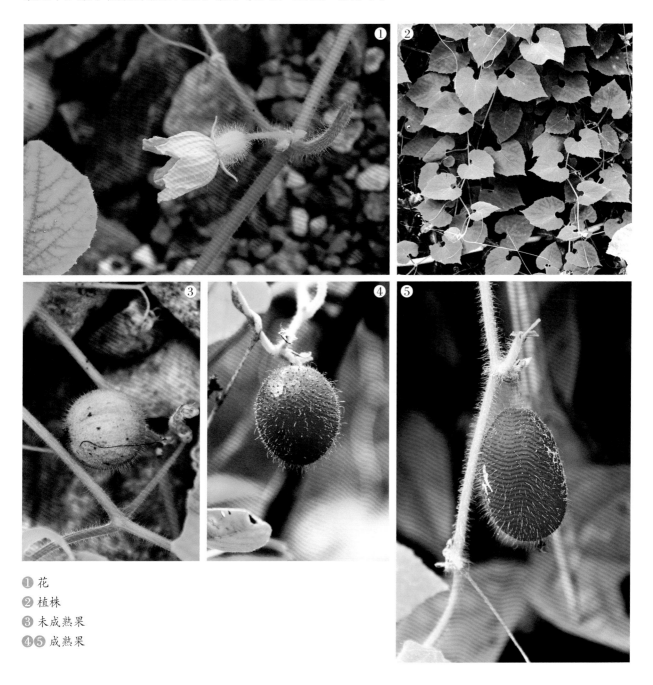

① 花
② 植株
③ 未成熟果
④⑤ 成熟果

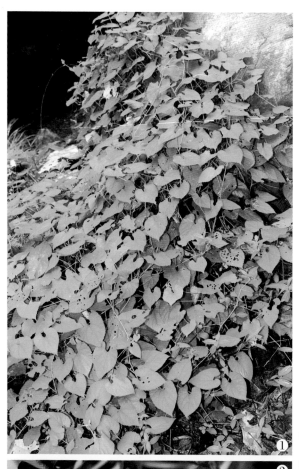

*Thladiantha punctata* Hayata

　　多年生攀缘草本。全体几乎无毛，茎、枝有明显纵向条纹。叶片长卵形或长卵状披针形，先端渐尖，基部弯缺开放或有时靠合，上面深绿色，下面淡绿色；边缘具小齿或缺刻状齿，齿端具由于小脉伸出而形成的胼胝质小尖头。雌雄异株，花序常为总状花序或上部分枝成圆锥花序，稀单生，花序轴细弱，雌花常单生，稀2～3朵生在长约1厘米的总梗顶端。果实卵形或长圆形，基部钝圆，顶端有小尖头，表面平滑。花期5～6月，果期7～8月。分布于安徽、浙江、江西、福建和台湾。生于海拔600～900米的山坡、沟边、林下或湿地。景宁畲族自治县鹤溪、渤海等乡镇（街道）有分布。

❶植株　　❷未成熟果　　❸花

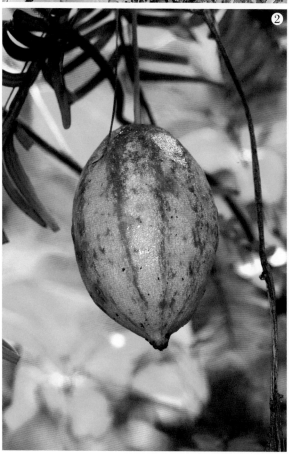

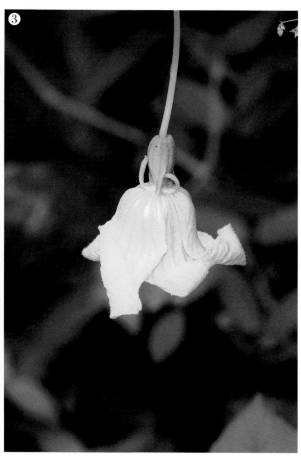

## 148 紫薇

| 学 名 | *Lagerstroemia indica* L. |
|---|---|
| 科 名 | 千屈菜科 |
| 畲族名 | 哈吱咕树 |
| 土 名 | 怕痒树 |

### 形态特征

　　落叶灌木或小乔木。小枝具 4 棱，略呈翅状。叶互生或有时对生，纸质，椭圆形、宽长圆形或倒卵形，先端短尖或钝，有时微凹，基部宽楔形或近圆形；叶柄无或很短。花淡红色、紫色或白色，常组成顶生圆锥花序。蒴果椭圆状球形或宽椭圆形，成熟时室背开裂。花期 7～9 月，果期 9～11 月。

### 分布与生境

　　广东、广西、湖南、福建、江西、浙江、江苏、湖北、河南、河北、山东、安徽、陕西、四川、云南、贵州及吉林均有分布或栽培。半阴生，喜生于肥沃湿润土壤上，也能耐旱。

### 药用价值

　　主治各种出血、湿疹、黄疸、痢疾、乳腺炎、痈疽肿毒。中医另用于治疗骨折、肝炎、肝硬化腹水。

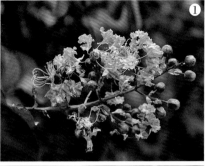
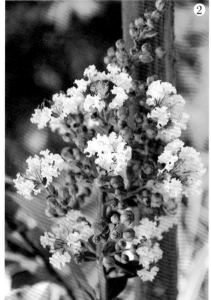
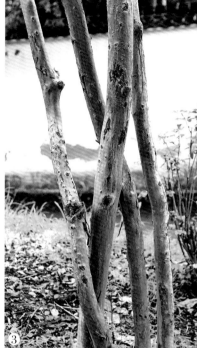
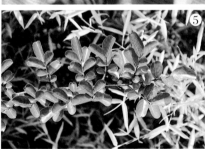
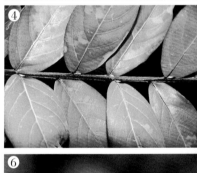
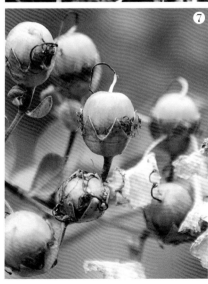
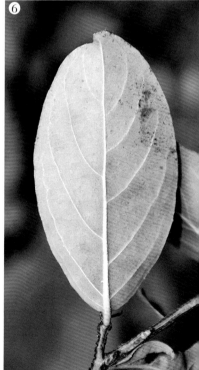

❶ 花（紫花类型）　　❷ 花（白花类型）
❸ 树干　　❹ 小枝（具 4 棱）
❺ 枝叶　　❻ 叶背
❼ 蒴果

**相似种** 福建紫薇

*Lagerstroemia limii* Merr.

　　灌木或小乔木，高约4米。小枝圆柱形，密被灰黄色柔毛，以后脱落而成褐色，光滑。叶互生至近对生，革质至近革质，先端短渐尖或急尖，基部短尖或圆形，上面几光滑或疏生短柔毛，下面沿中脉、侧脉及网脉密被柔毛。花为顶生圆锥花序，花轴及花梗密被柔毛；花瓣淡红色至紫色，圆卵形，有皱纹。蒴果卵形。花期6~9月，果期8~11月。我国特有植物，分布于福建、浙江和湖北。生于溪边和山坡灌木丛中。景宁畲族自治县公园、绿化带有栽培。

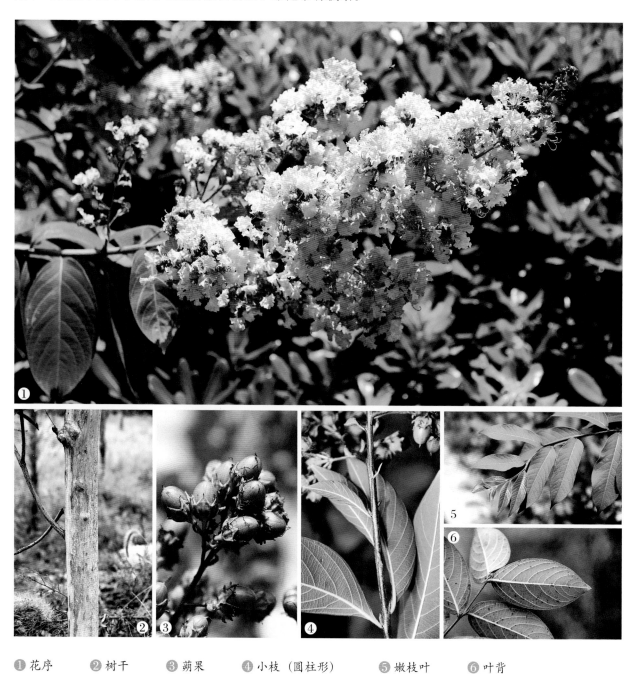

❶花序　　❷树干　　❸蒴果　　❹小枝（圆柱形）　　❺嫩枝叶　　❻叶背

## 149 圆叶节节菜

| | |
|---|---|
| 学　名 | *Rotala rotundifolia* (Buch.–Ham. ex Roxb.) Koehne |
| 科　名 | 千屈菜科 |
| 畲族名 | 老蟹眼 |
| 土　名 | 蟹眼睛 |

### 形态特征

多年生草本。常丛生，各部无毛。茎基部具4棱，常匍匐，上部直立。叶对生，叶片近圆形或宽椭圆形，先端近圆形或稍凸，基部渐狭，侧脉4对。花小，通常组成顶生穗状花序。蒴果椭圆形。花果期5～12月。

### 分布与生境

分布于广东、广西、福建、台湾、浙江、江西、湖南、湖北、四川、贵州、云南等地。生于水田或湿地里。

### 药用价值

主治牙龈肿痛、乳痈、疮毒、痢疾、疳积。

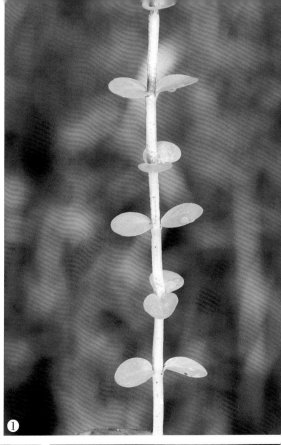
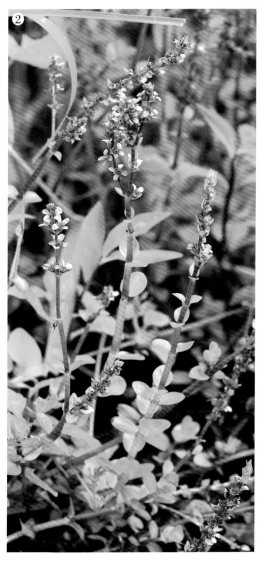
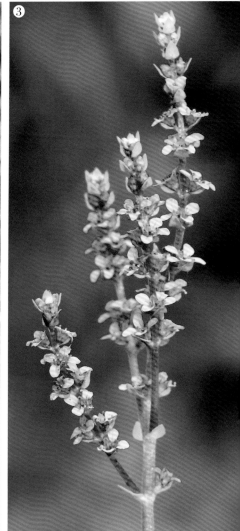

❶ 茎叶
❷ 花期植株
❸ 花序

## 相似种 节节菜

*Rotala indica* (Willd.) Koehne

一年生草本。多分枝，节上生根，基部常匍匐，茎略具4棱。叶对生，无柄；叶片倒卵状椭圆形或长圆状倒卵形，先端近圆形或钝，具小尖头，基部楔形或渐狭，下面叶脉明显。花小，通常组成腋生穗状花序。蒴果椭圆形。花期9～10月，果期10～12月。分布于广东、广西、湖南、江西、福建、浙江、江苏、安徽、湖北、陕西、四川、贵州、云南等地。常生于稻田或湿地里。

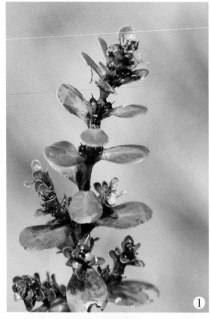

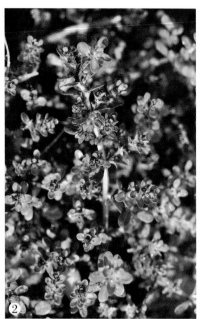

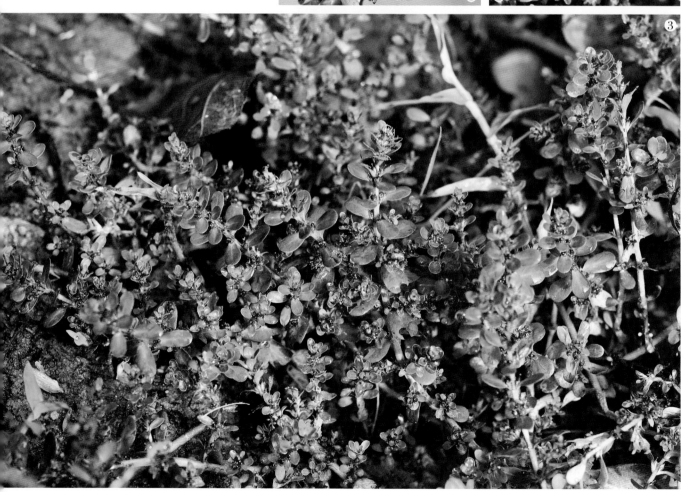

❶ 果序　　❷ 花序　　❸ 花期植株

# 150 地菍

| 学　名 | *Melastoma dodecandrum* Lour. | 科　名 | 野牡丹科 |
| --- | --- | --- | --- |
| 畲族名 | 嘎狗噜　牛屎板　崩迪　粪桶板 | 土　名 | 塌地茄　地落苏 |

## 形态特征

　　小灌木。茎匍匐或披散，逐节生根，多分枝。叶片坚纸质，卵形或椭圆形，先端急尖，基部宽楔形，近全缘或具密浅圆锯齿，基出脉3～5条。聚伞花序顶生，有花1～3朵，花瓣粉红色或紫红色。果坛状球形，近顶端略缢缩，肉质，熟时黑紫色。花期5～7月，果期7～9月。

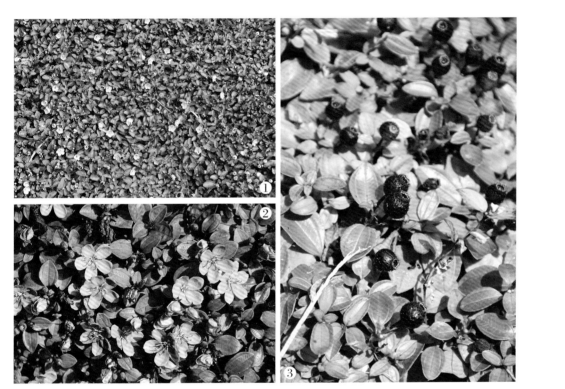

❶ ❷ ❸
群　花　果
体

## 分布与生境

　　分布于贵州、湖南、广西、广东、江西、浙江、福建。生于海拔1250米以下的山坡草丛中或疏林下，为酸性土壤常见植物。

## 药用价值

　　主治痢疾、肾盂肾炎、消化道出血、胃痛、子宫脱垂、痈肿疔毒。为地方标准收录的畲药。中医另用于治疗流行性脑脊髓膜炎、肠炎、肺脓疡、盆腔炎、子宫出血、贫血、白带、腰腿痛、风湿骨痛、外伤出血、蛇咬伤。现代药理研究表明还具有降血糖作用。

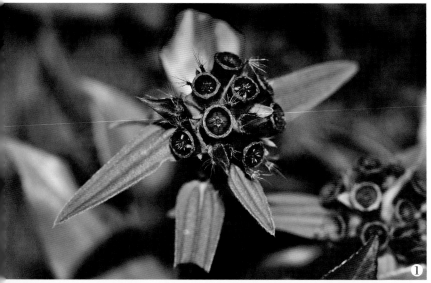

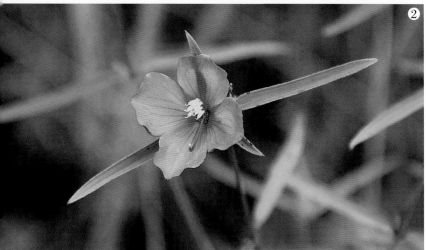

# 151 金锦香

| 学　名 | *Osbeckia chinensis* L. |
| 科　名 | 野牡丹科 |
| 畲族名 | 甜石榴　金石榴　山丛 |
| 土　名 | 高树地石榴 |

## 形态特征

直立半灌木。茎四棱形，被紧贴糙伏毛。叶线形或线状披针形，先端急尖，基部钝或近圆形，两面被糙伏毛，基出脉 3～5 条，叶柄极短。头状花序有 2～8 花，花瓣淡紫红色。蒴果卵状球形，紫红色。花期 7～9 月，果期 9～11 月。

## 分布与生境

分布于长江流域以南地区。生于海拔 1100 米以下的荒山草坡、田地边或疏林中。

## 药用价值

主治细菌性痢疾、阿米巴痢疾、阿米巴脓疡、咯血、痈疮肿毒、肺脓疡、月经不调、脱肛、外伤出血。中医另用于治疗肠炎、感冒咳嗽、咽喉肿痛、小儿支气管哮喘、阑尾炎、毒蛇咬伤。

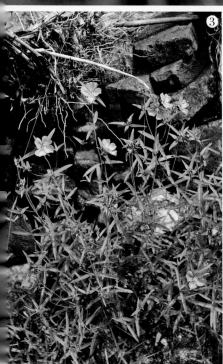

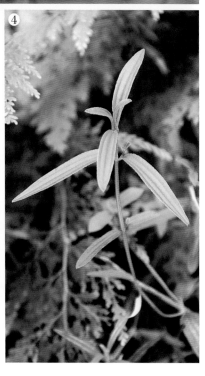

❶ 蒴果　　　❷ 花
❸ 花果期植株　❹ 茎叶

# 152 丁香蓼

| | | | |
|---|---|---|---|
| **学　名** | *Ludwigia prostrata* Roxb. | **科　名** | 柳叶菜科 |
| **畲族名** | 水苋果 | **土　名** | 野蓼 |

## 形态特征

一年生草本。茎较多分枝，有纵棱。叶狭椭圆形，先端渐尖，基部楔形。花瓣黄色，狭匙形。蒴果四棱形，熟时不规则室背开裂。花期 8～9 月，果期 9～10 月。

## 分布与生境

分布于华东、华中、华南、华北、东北地区。生于海拔 100～700 米的水边、路旁、田边湿地。

## 药用价值

主治细菌性痢疾、肠炎、淋症、水肿、白带。中医另用于治疗传染性肝炎、肾炎、膀胱炎、痔疮，外用治痈疖疔疮、蛇虫咬伤等。

❶ 花
❷ 花期植株
❸ 茎叶
❹ 果序

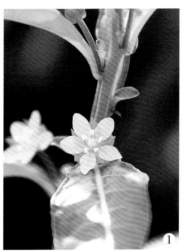
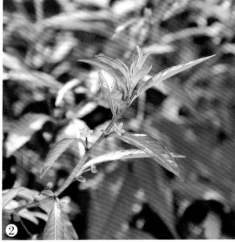
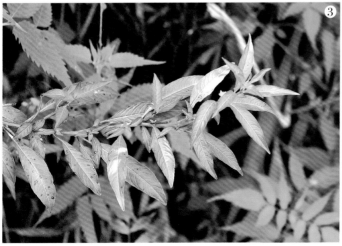
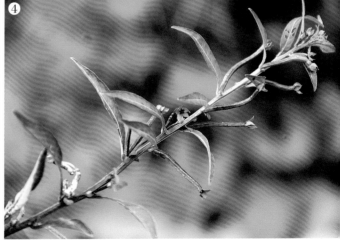

## 相似种 黄花水龙

*Ludwigia peploides* (Kunth) Kaven subsp. *stipulacea* (Ohwi) Raven

多年生草本。浮生，节上生根，植株无毛。叶互生，托叶大，明显；叶片长圆形，先端常锐尖，基部渐狭成柄，侧脉 7～11 对。花单生于上部叶腋，花瓣、花药、花柱均黄色。蒴果具 10 条纵棱。花果期 5～8 月。分布于安徽、浙江、福建、江西、四川、台湾。生于海拔 50～200 米的池塘、水沟、湿地。在景宁畲族自治县不常见，偶见于静水池塘中。

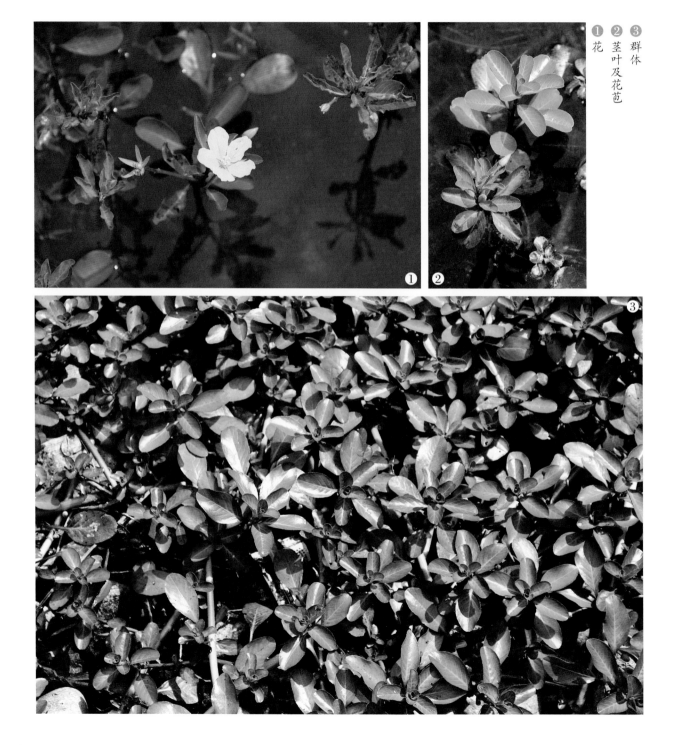

❶ 花　❷ 茎叶及花苞　❸ 群体

# 153 小二仙草

| 学　名 | *Haloragis micrantha* (Thunb.) R. Br. | 科　名 | 小二仙草科 |
| --- | --- | --- | --- |
| 畲族名 | 一扫光 | 土　名 | 瓜子草 |

## 形态特征

多年生小草本。茎纤细，具纵槽。叶片卵形或卵圆形，基部圆形，边缘具稀疏锯齿。顶生圆锥花序，由纤细总状花序组成；花两性，极小，花瓣淡红色或紫红色。坚果近球形，具明显 8 棱。花期 6～7 月，果期 7～8 月。

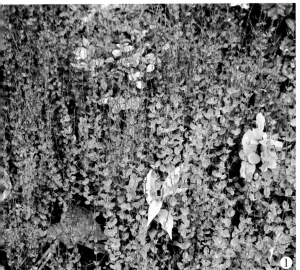
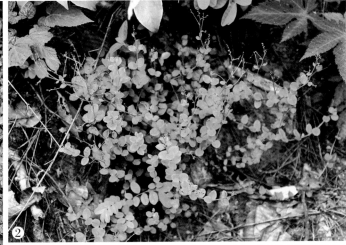
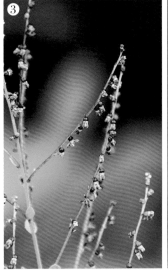
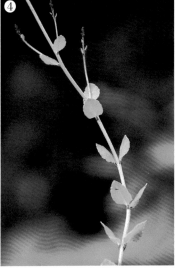

❶ 群体　　❷ 花期植株
❸ 花序　　❹ 茎叶

## 分布与生境

分布于河北、河南、山东、江苏、浙江、安徽、江西、福建、台湾、湖北、湖南、四川、贵州、广东、广西、云南等地。生于荒山草丛中。

## 药用价值

主治咽喉炎、牙龈炎、赤痢、热淋、月经不调、跌打损伤，外治疔疮、烫伤。中医另用于治疗咳嗽、哮喘等。

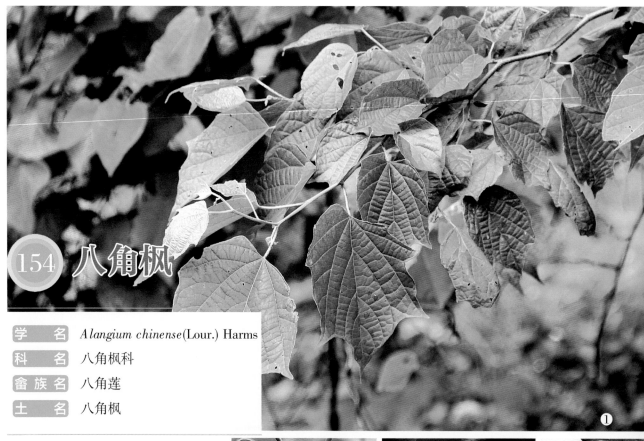

**154 八角枫**

| 学 名 | *Alangium chinense* (Lour.) Harms |
|---|---|
| 科 名 | 八角枫科 |
| 畲族名 | 八角莲 |
| 土 名 | 八角枫 |

❶

### 形态特征

　　落叶乔木或灌木。小枝略呈"之"字形，无毛或初被疏柔毛。叶近圆形或卵形，全缘或3～7裂，基部极偏斜。聚伞花序腋生，具7～30花，花瓣黄白色。核果卵圆形，成熟时黑色。花期6～7月，果期9～10月。

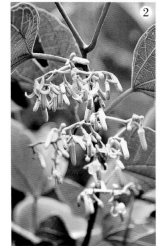  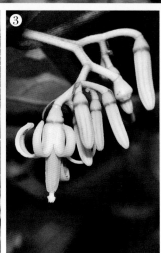 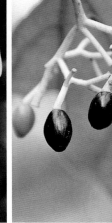

❶枝叶　　❷花序　　❸花（叶喜阳 摄）　　❹果

### 分布与生境

　　分布于河南、陕西、甘肃、江苏、浙江、安徽、福建、台湾、江西、湖北、湖南、四川、贵州、云南、广东、广西和西藏。生于海拔1800米以下的沟谷、林缘及向阳山地疏林中。

### 药用价值

　　主治风寒湿痹、跌打损伤、半身不遂、月经不调，并作肌肉松弛剂。中医另用于治疗精神分裂症。现代药理研究表明还能治疗心力衰竭。

## **相似种** 毛八角枫

*Alangium kurzii* Craib

落叶小乔木或灌木。树皮深褐色，平滑。叶片纸质，全缘，近圆形或阔卵形，先端短渐尖，基部心形或近心形，稀近圆形，倾斜，两侧不对称，上面深绿色，下面淡绿色。聚伞花序有 5～7 花，花瓣白色。核果椭圆形或矩圆状椭圆形，顶端具宿存萼齿和花盘，熟时黑色。花期 5～6 月，果期 9 月。分布于江苏、浙江、安徽、江西、湖南、贵州、广东、广西。生于低海拔疏林中。

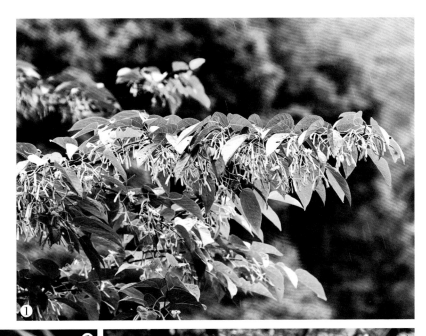

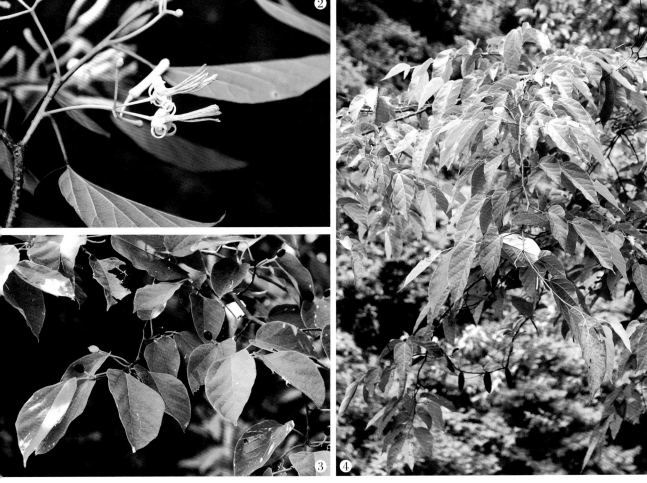

❶ 花枝　　❷ 花　　❸ 果枝（叶喜阳　摄）　　❹ 枝叶

## 相似种 云山八角枫

*Alangium kurzii* Craib var. *handelii* (Schnarf) Fang

与原变种毛八角枫的区别在于，叶为矩圆状卵形，稀椭圆形或卵形；边缘除近先端有不明显粗锯齿外，其余部分近全缘或略呈浅波状；幼时两面有毛，其后无毛。聚伞花序，花丝、药隔基部有粗伏毛。核果椭圆形。花期5月，果期8月。分布于江苏、浙江、福建、安徽、河南、江西、湖南、贵州、广东、广西等地。生于山地和疏林中。景宁畲族自治县鹤溪、东坑等乡镇（街道）有分布。

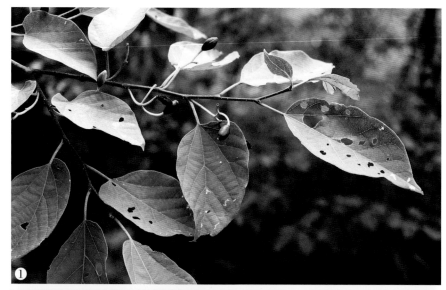

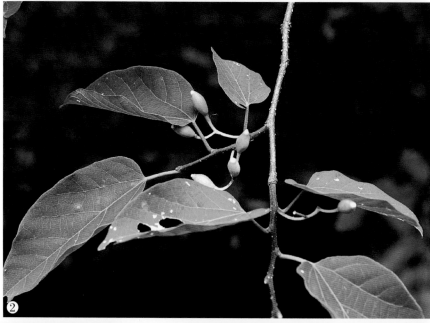

❶ 成熟果
❷ 未成熟果
❸ 叶背
❹ 叶

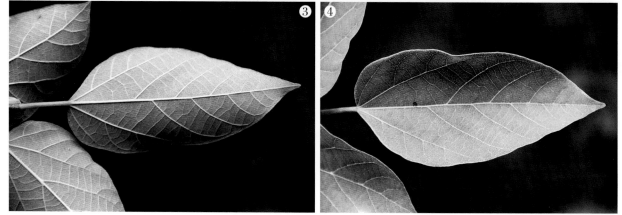

## 相似种 伞形八角枫

*Alangium kurzii* Craib var. *umbellatum* (Yang) Fang

　　与原变种毛八角枫的区别在于，叶为长椭圆形或矩圆状卵形，先端钝尖或短急锐尖，基部倾斜，除下面脉腋有髯毛外，其余无毛。花序伞形或聚伞状伞形，有3～6花，药隔密布黄色粗伏毛。核果卵圆形。花期5～6月，果期8～9月。分布于浙江和福建。生于疏林中。景宁畲族自治县景南乡有分布，较少见。

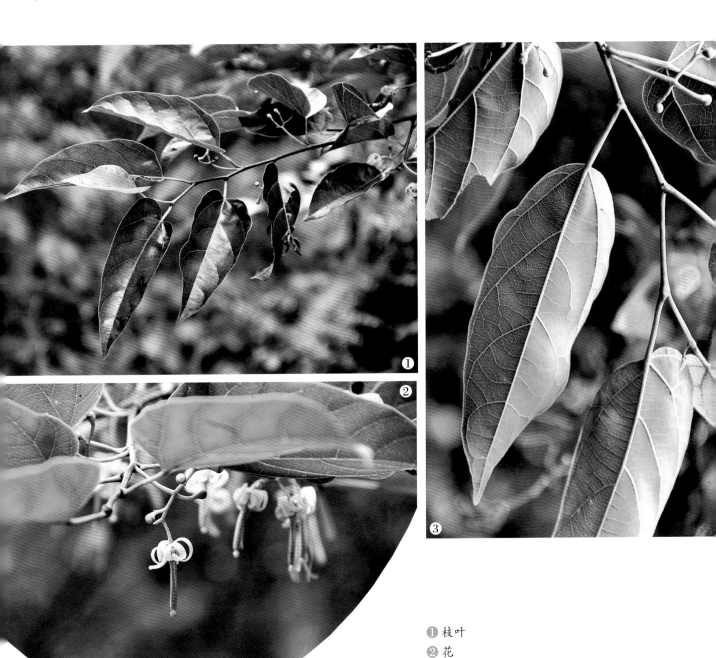

❶ 枝叶
❷ 花
❸ 叶背

# 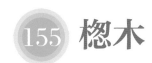 楤木

| 学 名 | *Aralia hupehensis* Hoo | 科 名 | 五加科 | 畲族名 | 老虎吊 | 土 名 | 百鸟不歇 |

### 形态特征

　　落叶小乔木或灌木。树皮灰色，疏生短刺。2～3回羽状复叶，叶轴及羽片轴疏生短刺，羽片具5～11枚小叶；小叶片宽卵形或卵状椭圆形，基部圆形或近心形，边缘具细齿，两面无毛或沿脉疏被柔毛。伞形花序再组成顶生大型圆锥花序，花白色。果球形，熟时黑色或紫黑色。花期6～8月，果期9～10月。

### 分布与生境

　　分布广，北起甘肃、陕西、山西、河北，南至广西、广东，西起云南，东至沿海地区，均有分布。生于海滨至海拔2700米的山坡疏林中或林缘、山谷灌丛中。

### 药用价值

　　主治风湿痹痛、跌打损伤、胃及十二指肠溃疡。中医另用于治疗肝炎、淋巴结肿大、肾炎水肿、糖尿病、白带等。现代药理研究表明还具有抗肿瘤作用。

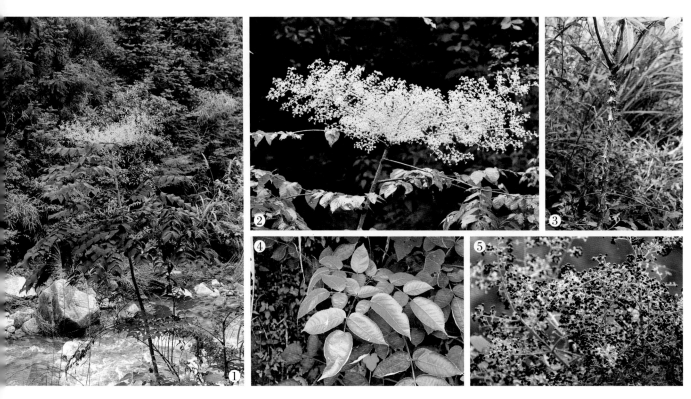

❶ 花期植株　　❷ 花序　　❸ 小枝　　❹ 枝叶　　❺ 果序

## 156 棘茎楤木

| 学　名 | *Aralia echinocaulis* Hand.–Mazz. | 科　名 | 五加科 |
| --- | --- | --- | --- |
| 畲族名 | 红老虎吊 | 土　名 | 红百鸟不歇 |

### 形态特征

　　小乔木。小枝密生红棕色细长直刺。二回羽状复叶，有 5～9 枚小叶；小叶片纸质，长圆状卵形至披针形，先端长渐尖，基部圆形至阔楔形，略歪斜，下面灰白色，边缘疏生细锯齿。伞形花序再组成顶生圆锥花序，花白色。果实球形，熟时紫黑色。花期 6～7 月，果期 8～9 月。

### 分布与生境

　　分布于四川、云南、贵州、广西、广东、福建、江西、湖北、湖南、安徽和浙江等地。生于山坡疏林中或林缘、山谷灌丛中，垂直分布海拔可达 2600 米。

### 药用价值

　　主治跌打损伤、风湿痹痛、崩漏。

❶ 花果期植株
❷ 花序
❸ 果序
❹ 小枝

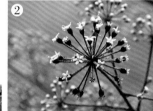

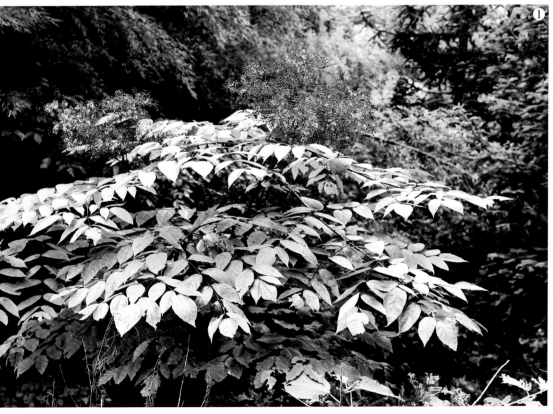

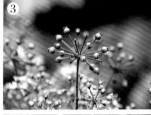

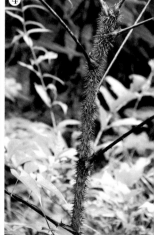

# 157 紫花前胡

| | | | |
|---|---|---|---|
| **学　名** | *Angelica decursiva* (Miq.) Franch. et Sav. | **科　名** | 伞形科 |
| **畲族名** | 山当归　陌生草　大香头 | **土　名** | 大猫脚趾 |

## 形态特征

多年生草本。叶一回三全裂或1～2回羽裂，中间羽片和侧生羽片基部均下延成狭翅状羽轴；小裂片长卵形，有白色软骨质锯齿，背面绿白色，主脉带紫色；叶柄具膨大成卵圆形的紫色叶鞘抱茎，茎上部叶鞘囊状，紫色。复伞形花序，花深紫色。果实椭圆形。花期8～9月，果期9～11月。

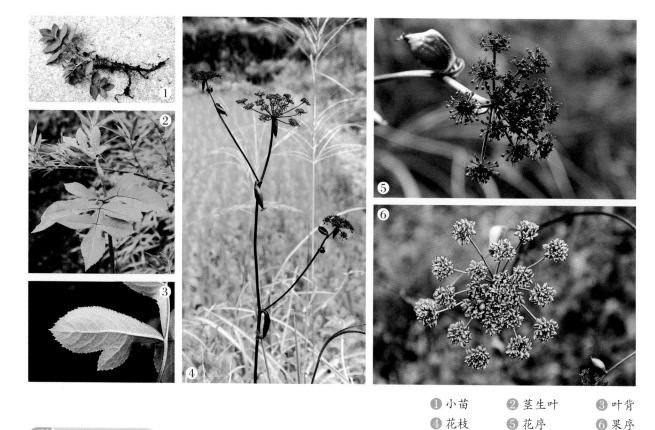

| ❶ 小苗 | ❷ 茎生叶 | ❸ 叶背 |
|---|---|---|
| ❹ 花枝 | ❺ 花序 | ❻ 果序 |

## 分布与生境

分布于辽宁、河北、陕西、河南、四川、湖北、安徽、江苏、浙江、江西、广西、广东、台湾。生于山坡林缘、溪沟边或灌丛中。

## 药用价值

主治流行性感冒、支气管炎、风湿性关节炎、月经不调、外伤出血。中医另用于治疗痰热喘满、咯痰黄稠、风热咳嗽痰多。现代药理研究表明还具有抗心肌缺血、抗氧化、保护心血管等作用。

# 158 福参

| 学　名 | *Angelica morii* Hayata | 科　名 | 伞形科 |
|---|---|---|---|
| 畲族名 | 土当归 | | |

## 形态特征

多年生草本。茎直立。叶片卵形至三角状卵形，常 3 裂至 3 深裂，边缘有缺刻状锯齿，两面无毛或沿叶脉有短毛，顶部叶简化成短管状鞘；叶柄基部膨大成长管状叶鞘，抱茎，背面无毛。复伞形花序，花瓣黄白色。果实长卵形。花果期 4～7 月。

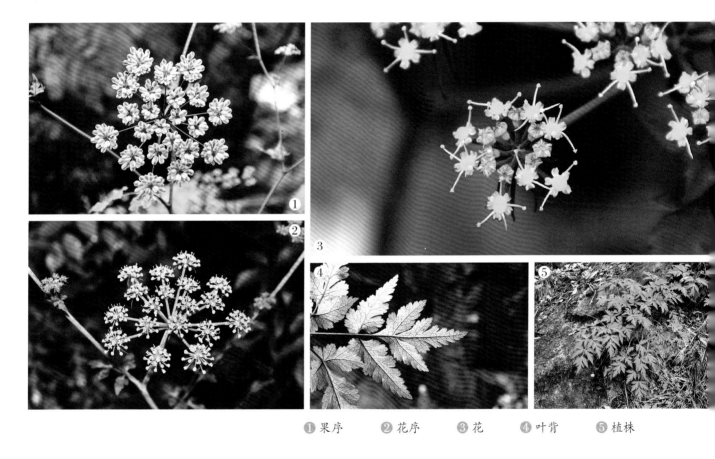

❶ 果序　　❷ 花序　　❸ 花　　❹ 叶背　　❺ 植株

## 分布与生境

分布于浙江、福建、台湾。生于山谷溪沟石缝内。

## 药用价值

主治脾虚泄泻、虚寒咳嗽、蛇咬伤。

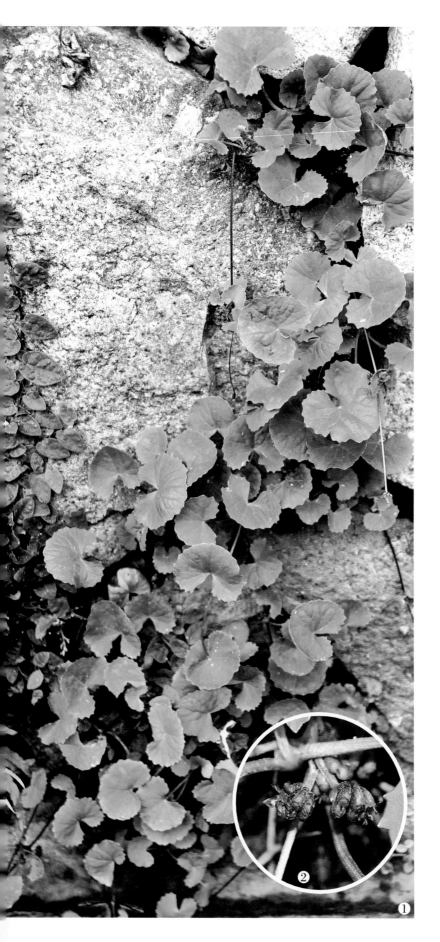

① 植株
② 花果

## 159 积雪草

| 学　名 | *Centella asiatica* (L.) Urban |
| 科　名 | 伞形科 |
| 畲族名 | 破铜钱 |
| 土　名 | 老鸦碗 |

### 形态特征

多年生草本。茎匍匐，细长，节上生根。叶片膜质至草质，圆形、肾形或马蹄形，边缘有钝锯齿，基部阔心形；掌状脉 5～7 条，两面隆起；基部叶鞘透明，膜质。伞形花序梗 2～4 个，聚生于叶腋；花瓣卵形，紫红色或乳白色。果实圆球形，两侧扁压。花期 4～10 月，果期 5～11 月。

### 分布与生境

分布于陕西、江苏、安徽、浙江、江西、湖南、湖北、福建、台湾、广东、广西、四川、云南等地。生于海拔 200～1900 米的潮湿草地或水沟边。

### 药用价值

主治中暑泄泻、湿热黄疸、吐血衄血、跌打损伤、痈肿疔疮。中医另用于治疗疝气腹痛、痢疾、淋症、喉肿、风疹、癣疥等。现代药理研究表明还具有抑制增生性瘢痕、抗肿瘤、抗抑郁等作用。

# 160 芫荽

| | |
|---|---|
| 学　　名 | *Coriandrum sativum* L. |
| 科　　名 | 伞形科 |
| 畲族名 | 园苏 |
| 土　　名 | 盐碎 |

## 形态特征

一年生或二年生草本。全株有强烈气味。茎圆柱形，多分枝。基生叶 1～2 回羽状全裂，裂片广卵形或扇形半裂，边缘深裂或具缺刻；茎生叶三至多回羽状分裂，小裂片狭线形，全缘。伞形花序顶生或与叶对生，花白色。果实圆球形，背面主棱与次棱分明。花果期 4～11 月。

## 分布与生境

原产于欧洲地中海地区，我国西汉时张骞从西域带回。现我国东北及河北、山东、安徽、江苏、浙江、江西、湖南、广东、广西、陕西、四川、贵州、云南、西藏等地均有栽培。

## 药用价值

主治麻疹透发不畅、虚寒胃痛。中医另用于治疗感冒无汗、消化不良、食欲缺乏等。现代药理研究表明还具有抗铝和铅沉积、促毛发生长、抗肿瘤等作用。

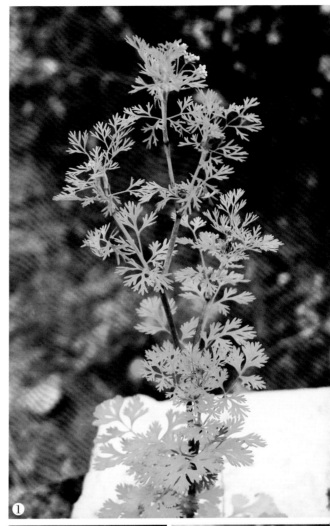

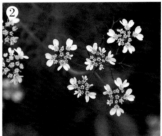

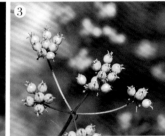

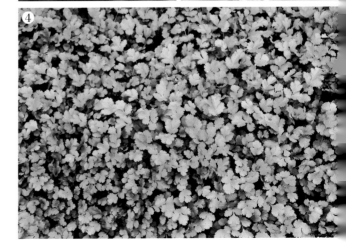

❶ 花期植株
❷ 花序
❸ 果序
❹ 群体

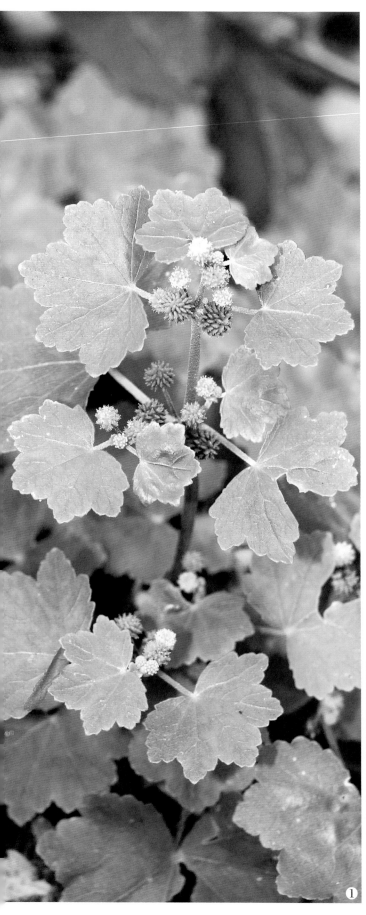

# 161 红马蹄草

| 学　名 | *Hydrocotyle nepalensis* Hook. |
| 科　名 | 伞形科 |
| 畲族名 | 踏草 |

## 形态特征

多年生草本。叶近圆形或肾形，边缘 5～9 浅裂，裂片有钝锯齿。单伞形花序数个簇生叶腋和茎端，小伞形花序有 20～60 花，密集成球形；花瓣卵形，白色。果实基部心形，两侧扁压。花期 5～7 月，果期 10～11 月。

## 分布与生境

分布于陕西、安徽、浙江、江西、湖南、湖北、广东、广西、四川、贵州、云南、西藏等地。生于海拔 350～2080 米的山坡、路旁、水沟和溪边草丛中。

## 药用价值

主治骨髓炎、无名肿痛、跌打损伤、外伤出血、铜钱癣、痔疮。中医另用于治疗感冒、咳嗽痰血。

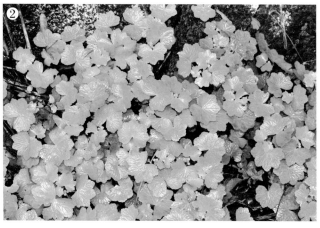

❶ 花果期植株　　❷ 群体

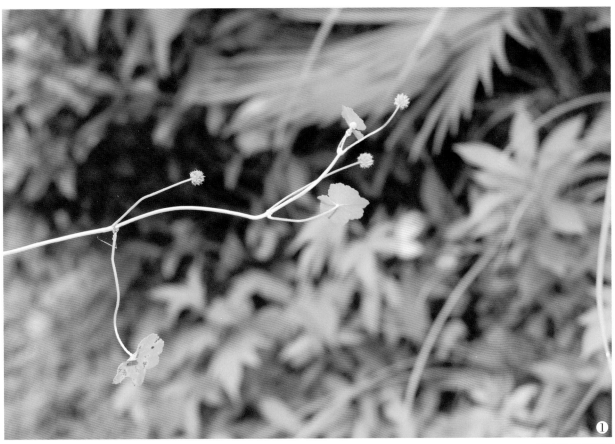

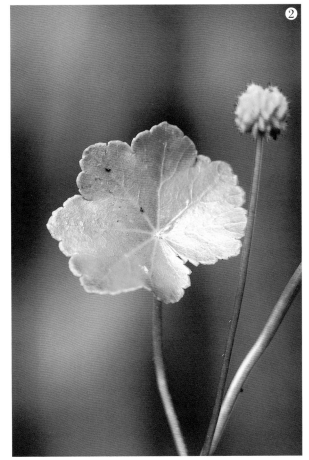

**相似种** 长梗天胡荽

*Hydrocotyle ramiflora* Maxim.

　　匍匐草本。茎细长柔弱，无毛或被柔毛。叶片圆形或圆肾形，5～7浅裂，边缘有钝锯齿，基部弯缺处开展成锐角或近于闭合。小伞形花序有多数花，花瓣白色。果实心状圆形。花果期6～8月。分布于浙江、台湾。生于潮湿草地或林下。

❶ 花果期植株
❷ 叶

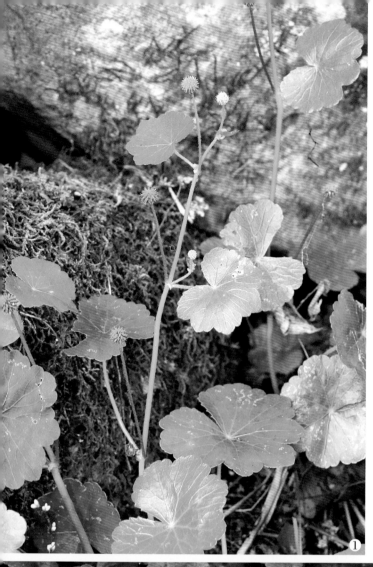

相似种 肾叶天胡荽

*Hydrocotyle wilfordi* Maxim.

　　多年生草本。茎直立或匍匐。叶片膜质至草质，圆形或肾圆形，边缘具不明显 7～9 裂，基部心形，弯缺处开展成锐角。花序梗纤细，单生于枝条上部，与叶对生，长过叶柄或等长；小伞形花序有多数花，密集成头状，花白色至淡黄色。果实圆卵形。花果期 5～9 月。分布于浙江、江西、福建、广东、广西、四川、云南等地。生于海拔 350～1400 米的阴湿山谷、田野、沟边、溪旁。

❶ 花果期植株　　❷ 群体

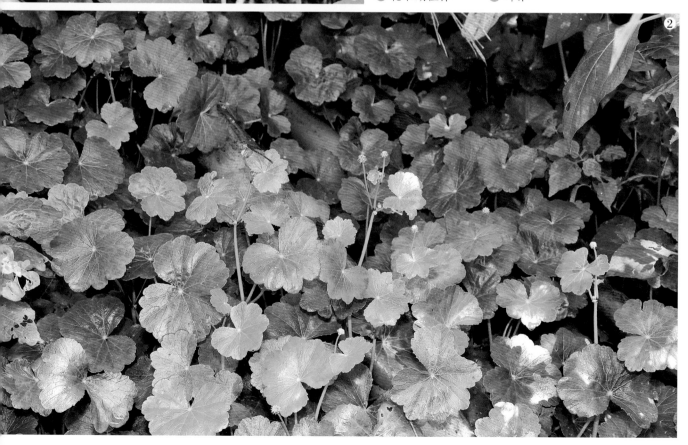

# 162 天胡荽

| 学　　名 | *Hydrocotyle sibthorpioides* Lam. |
|---|---|
| 科　　名 | 伞形科 |
| 畲族名 | 盆地锦　洋文锦 |
| 土　　名 | 遍地锦 |

## 形态特征

多年生草本。茎细长而匍匐，平铺地上成片，节上生根。叶片膜质至草质，圆形或肾圆形，基部心形；不分裂或5～7浅裂，裂片阔倒卵形，边缘有钝齿。伞形花序与叶对生，单生于节上；花瓣卵形，绿白色。果实略呈心形，成熟时有紫色斑点。花果期4～9月。

## 分布与生境

分布于陕西、江苏、安徽、浙江、江西、福建、湖南、湖北、广东、广西、台湾、四川、贵州、云南等地。生于海拔150～3000米的湿润草地、河沟边、林下。景宁畲族自治县餐馆、酒店用天胡荽或其变种破铜钱炒蛋、煮猪肚制作菜肴。

## 药用价值

主治风火赤眼、咽喉肿痛、急性黄疸型肝炎、夏季热、百日咳、尿路感染、带状疱疹。中医另用于治疗肝硬化腹水、结石症、伤风感冒，外用治湿疹、衄血等。现代药理研究表明还具有抗肿瘤作用。

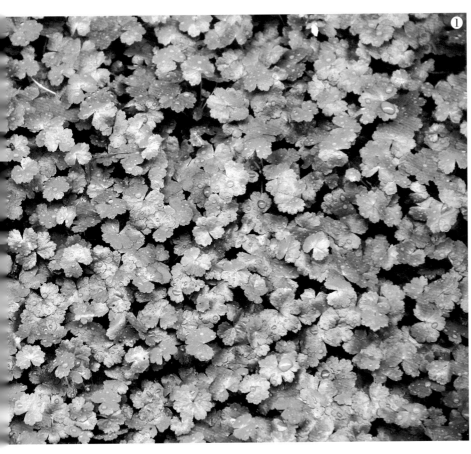 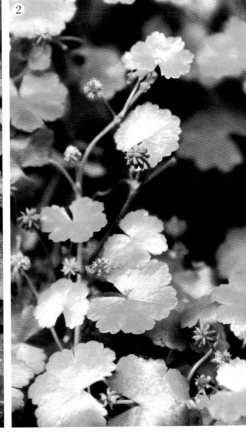

❶ 植株　　❷ 花果

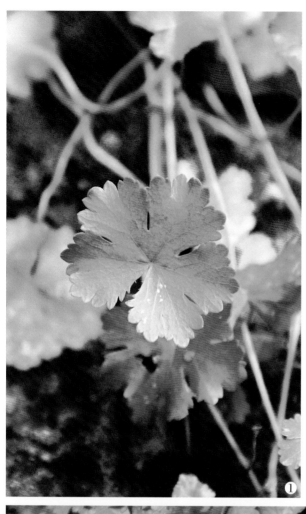

**相似种** 破铜钱

*Hydrocotyle sibthorpioides* Lam. var.
*batrachium* (Hance) Hand.–Mazz. ex Shan

　　与原变种天胡荽的区别在于，叶片 3～5 深裂几达基部，侧面裂片间有一侧或两侧仅裂达基部 1/3 处，裂片均楔形。分布于安徽、浙江、江西、湖南、湖北、台湾、福建、广东、广西、四川等地。生于海拔 150～2500 米的湿润草地、河沟边、林下。

❶ 叶　　❷ 群体

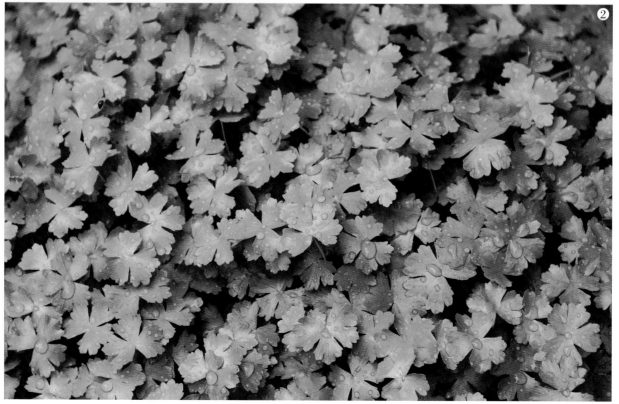

# 163 隔山香

| 学　名 | *Ostericum citriodorum* (Hance) Yuan et Shan |
| --- | --- |
| 科　名 | 伞形科 |
| 畲族名 | 天竹香　天竹参 |

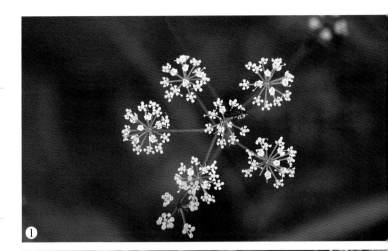

### 形态特征

多年生草本。茎单生，圆柱形，上部分枝。2～3回羽状分裂，一回羽片有较长叶柄，末回裂片短柄或近无柄，长披针形至长圆状椭圆形，先端急尖，具小短尖头，边缘密生细齿。复伞形花序，花瓣白色。果实椭圆形。花果期5～9月。

### 分布与生境

分布于湖南、江西、浙江、广西、广东、福建等地。生于山坡灌木林下或林缘、草丛中。景宁畲族自治县澄照、东坑、景南等乡镇有分布。

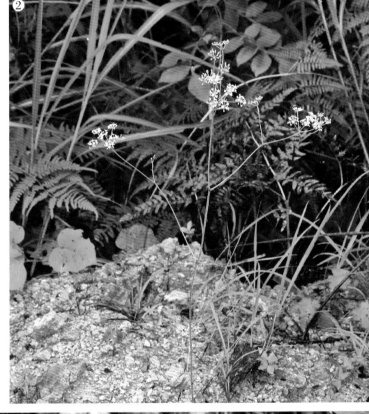

### 药用价值

主治中暑腹痛、胃痛、胸腹胀满、支气管炎、肝硬化腹水、阿米巴痢疾、疝气痛、毒蛇咬伤。中医另用于治疗风热咳嗽、心绞痛、疟疾、闭经、白带、跌打损伤等。

❶ 花序
❷ 花期植株
❸ 植株

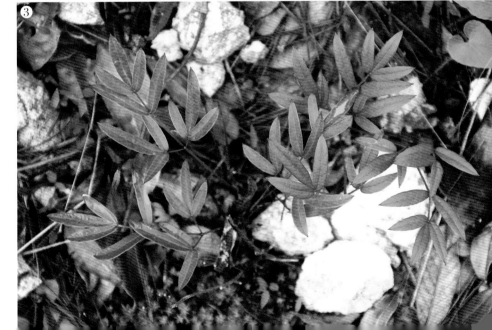

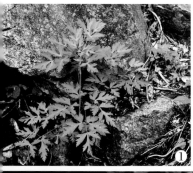
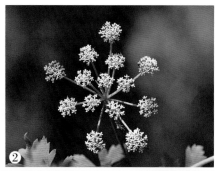
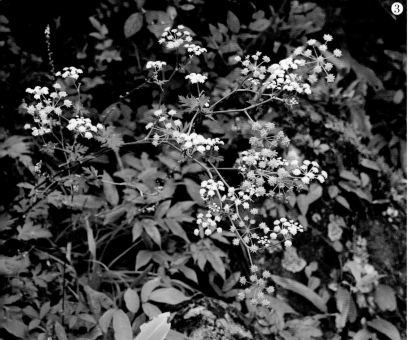
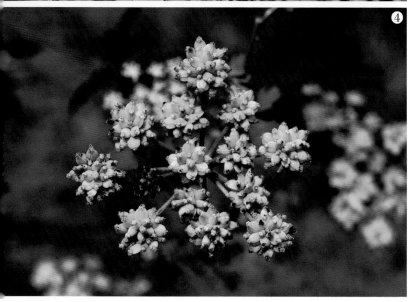

# 164 前胡

| 学　　名 | *Peucedanum praeruptorum* Dunn |
|---|---|
| 科　　名 | 伞形科 |
| 畲族名 | 白花山当归 |
| 土　　名 | 前胡 |

## 形态特征

多年生草本。茎圆柱形，具纵棱。基生叶和茎下部叶具长柄，基部有卵状披针形叶鞘；叶片宽卵形或三角状卵形，三出式 2~3 回分裂。复伞形花序顶生或侧生，小伞形花序有 15~20 花；花瓣卵形，白色。果实卵圆形，背部扁压。花期 8~9 月，果期 10~11 月。

## 分布与生境

分布于甘肃、河南、贵州、广西、四川、湖北、湖南、江西、安徽、江苏、浙江、福建等地。生于海拔 250~2000 米的山坡林缘、路旁或半阴性山坡草丛中。

## 药用价值

主治外感风热、咳喘、痞满、呕逆。中医另用于治疗咳痰黄稠、风热咳嗽且痰多。现代药理研究表明还具有降血压、抗心衰、抗心脑缺血、抗肿瘤等作用。

❶ 植株　　❷ 花序
❸ 花果期植株　　❹ 果序

# 165 变豆菜

| 学　名 | *Sanicula chinensis* Bunge | 科　名 | 伞形科 |

**畲族名** 水黄连

## 形态特征

多年生草本。茎粗壮，无毛。基生叶圆肾形或近圆形，常 3（5）裂；中裂片倒卵形，基部近楔形，侧裂片深裂，稀不裂，裂片有不规则锯齿；茎生叶有柄或近无柄。伞形花序 2～3 回叉式分枝，花瓣白色或绿白色。果圆卵形，具钩状皮刺。花果期 4～10 月。

## 分布与生境

分布于东北、华东、华中、华南、西北和西南地区。生于海拔 200～2300 米的山坡、山沟、溪边、疏林下阴湿草丛中。

## 药用价值

主治风寒咳嗽、百日咳、月经不调、闭经。

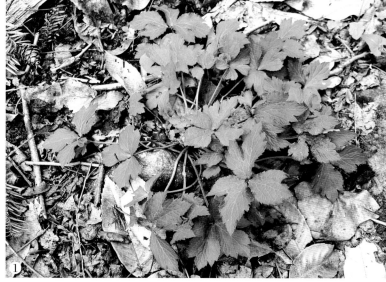

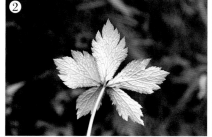

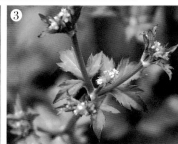

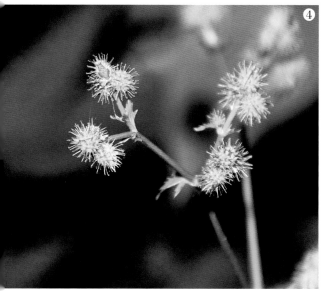

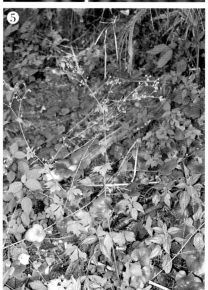

❶ 小苗　❷ 叶背　❸ 花序　❹ 果　❺ 果期植株

**相似种** 薄片变豆菜

*Sanicula lamelligera* Hance

　　多年生草本。基生叶圆心形或近五角形，掌状 3 裂成 3 枚小叶，小叶具缺刻和锯齿；叶柄长 4～18 厘米；最上部茎生叶小，3 裂至不分裂。花序常 2～4 回二歧分枝或 2～3 叉，花瓣白色、粉红色或淡蓝紫色。果长卵形或卵形。花果期 4～11 月。分布于安徽、浙江、台湾、江西、湖北、广东、广西、四川、贵州等地。生于海拔 500～2000 米的山坡林下、沟谷、溪边及湿润沙质土壤中。

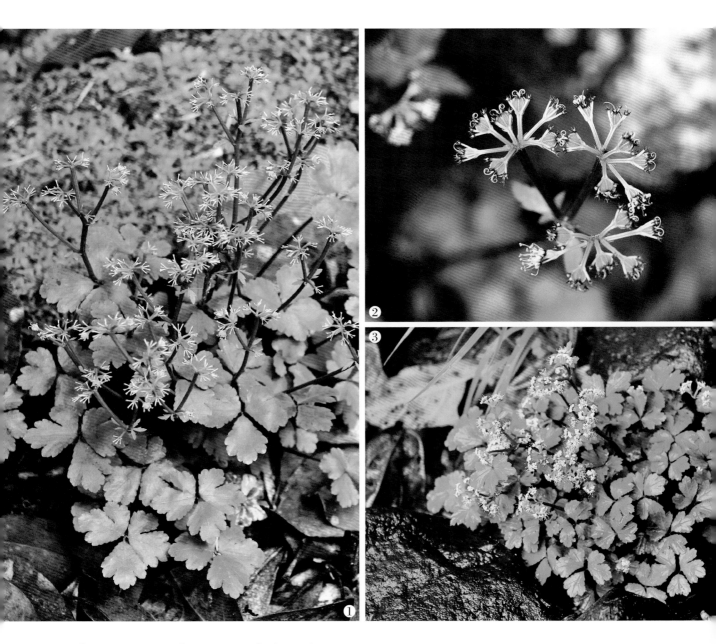

① 果期植株　　② 果序　　③ 花期植株

**相似种** 直刺变豆菜

*Sanicula orthacantha* S. Moore

多年生草本。基生叶圆心形或心状五角形，掌状 3 全裂，中间裂片倒卵形或菱状倒卵形，基部具短柄或近无柄，所有裂片表面绿色，背面淡绿色或沿脉处呈淡紫红色；茎生叶略小于基生叶，有柄，掌状 3 全裂。花序通常 2～3 分枝，花瓣白色、淡蓝色或紫红色。果实卵形。花果期 4～9 月。分布于安徽、浙江、江西、福建、湖南、广东、广西、陕西、甘肃、四川、贵州、云南等地。生于海拔 260～3200 米的山涧林下、路旁、沟谷及溪边。

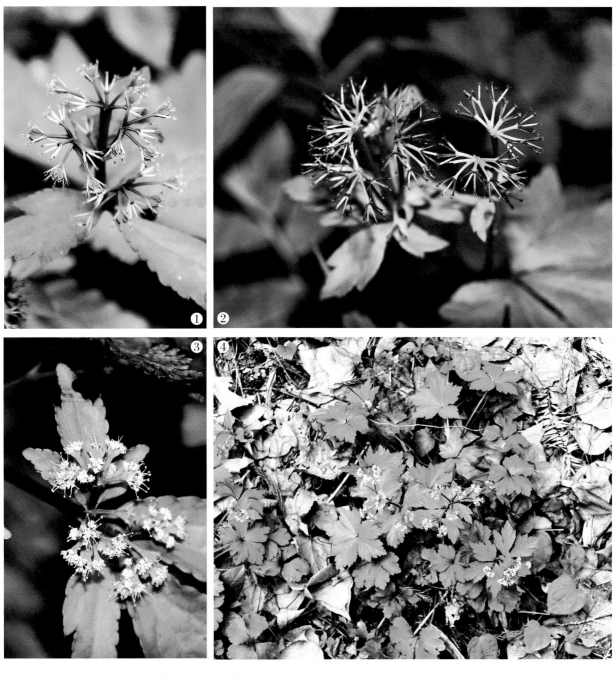

❶ 果序　　❷ 幼果　　❸ 花序　　❹ 花期植株

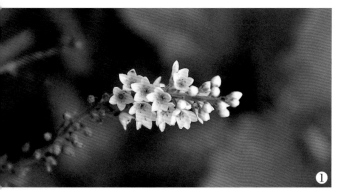

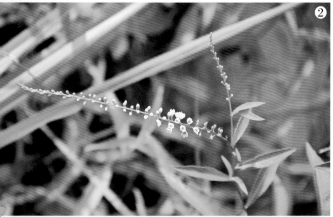

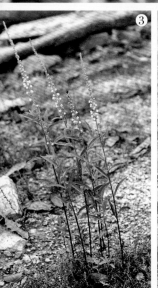
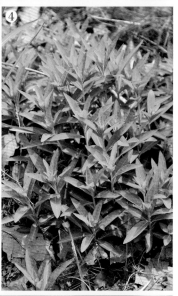

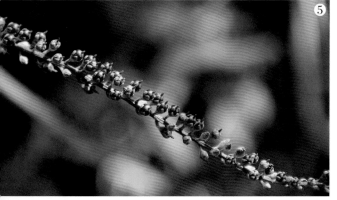

# 166 星宿菜

| 学　名 | *Lysimachia fortunei* Maxim. |
| 科　名 | 报春花科 |
| 畲族名 | 红头绳 |
| 土　名 | 田岸柴 |

## 形态特征

多年生草本。全株无毛，叶互生，近无柄；叶长圆状披针形、线状披针形或狭椭圆形，先端渐尖或短渐尖，基部渐狭，两面均有黑色腺点。顶生总状花序，花冠白色。蒴果球形，径 2～2.5 毫米。花期 6～7 月，果期 8～10 月。

## 分布与生境

分布于我国华中、华南、华东各地。生于溪边、湿地、路旁、田埂及林缘草丛中。

## 药用价值

主治乳腺炎、丹毒、闭经、筋骨疼痛、毒蛇咬伤。中医另用于治疗感冒发热、急性扁桃体炎、肺炎、肠炎腹泻、腹痛等。

❶ 花
❷ 花序
❸ 花期植株
❹ 群体
❺ 果序

# 167 山矾

| 学　名 | *Symplocos sumuntia* Buch.–Ham. ex D. Don | 科　名 | 山矾科 |
| 畲族名 | 土白芍 | 土　名 | 乌面毛 |

## 形态特征

乔木。叶薄革质，叶片卵形、卵状披针形或椭圆形，先端尾状渐尖，基部宽楔形，边缘具稀疏浅锯齿，有时近全缘，两面网脉明显。花序轴、花梗均被褐色短柔毛，总状花序，花冠白色。核果卵状坛形，顶端缢缩。花期2～3月，果期6～7月。

## 分布与生境

分布于江苏、浙江、福建、台湾、广东、海南、广西、江西、湖南、湖北、四川、贵州、云南。生于海拔200～1500米的山林间。

## 药用价值

主治湿热黄疸、劳伤乏力、痢疾、风火赤眼。中医另用于治咳嗽、关节炎，外用治急性扁桃体炎、鹅口疮等。现代药理研究表明还具有抗纤维蛋白溶解、抗艾滋病、抗肿瘤等作用。

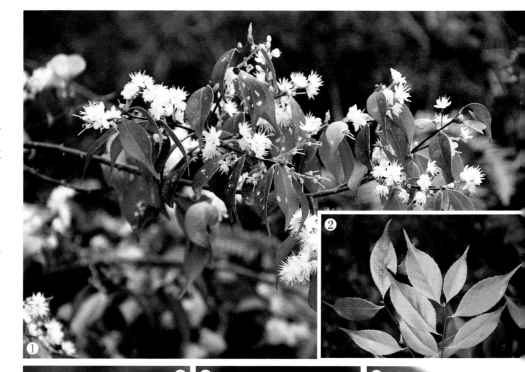

❶ 花枝
❷ 枝叶
❸ 花序
❹ 成熟果
❺ 未成熟果

**相似种** 薄叶山矾

*Symplocos anomala* Brand

　　常绿小乔木或灌木。顶芽、嫩枝均密被褐色短茸毛，后变无毛。叶薄革质，多为狭椭圆形、椭圆形或卵形，先端渐尖，基部楔形，全缘疏生浅圆锐锯齿或小尖锯齿，中脉在上面隆起。总状花序腋生，花冠白色。核果长圆形，被平伏短柔毛。花期8月，果期翌年4～5月。分布于长江流域以南各地。生于海拔1000～1700米的山地杂木林中。

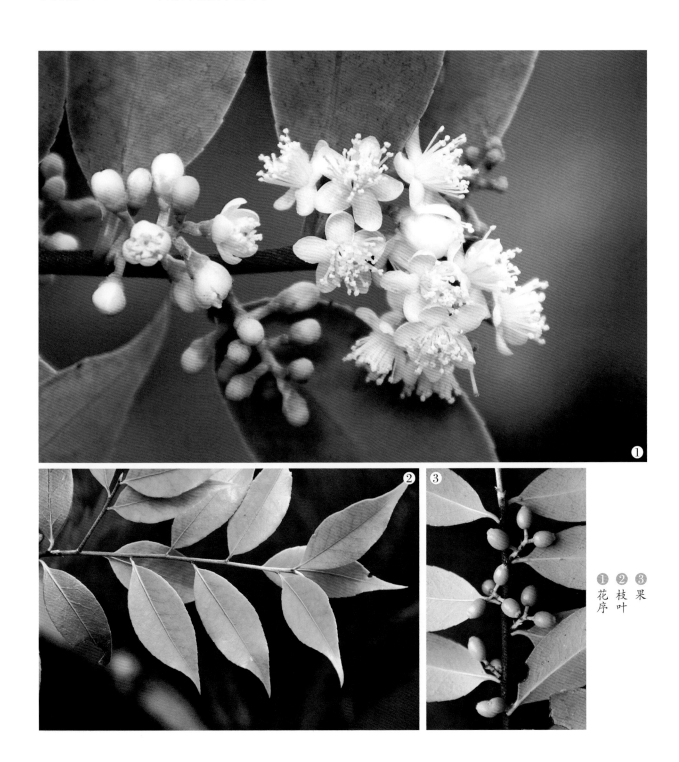

❶❷❸
花 枝 果
序 叶

# 168 金钟花

| | |
|---|---|
| 学　名 | *Forsythia viridissima* Lindl. |
| 科　名 | 木犀科 |
| 畲族名 | 大黄花 |
| 土　名 | 水速翘 |

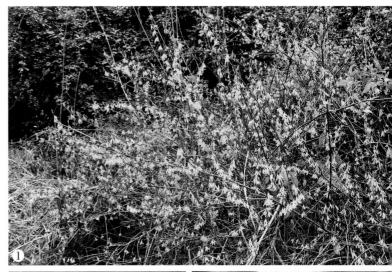

## 形态特征

落叶灌木。小枝绿色或黄绿色，四棱形。叶片长椭圆形至披针形，或倒卵状长椭圆形，先端锐尖，基部楔形；通常上半部具不规则锐锯齿或粗锯齿，稀近全缘，上面深绿色，下面淡绿色。花1~3（~4）朵着生于叶腋，先叶开放或花叶同放，花冠深黄色。蒴果卵形或宽卵形。花期3~4月，果期7~8月。

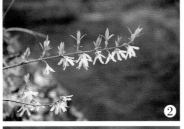

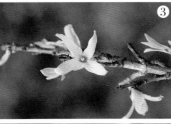

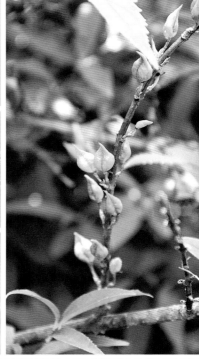

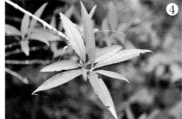

## 分布与生境

分布于江苏、安徽、浙江、江西、福建、湖北、湖南、云南。生于海拔300~2600米的沟谷、溪边杂木林下或灌丛中。

## 药用价值

主治流行性感冒、颈淋巴结结核、目赤肿痛、筋骨酸痛、肠痈、丹毒、疥疮。

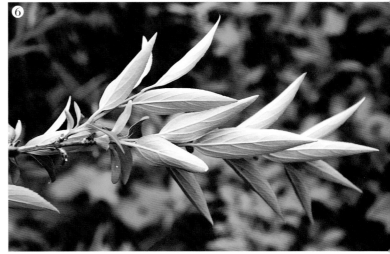

❶ 花期植株
❷ 花序
❸ 花
❹ 枝叶
❺ 果
❻ 叶背

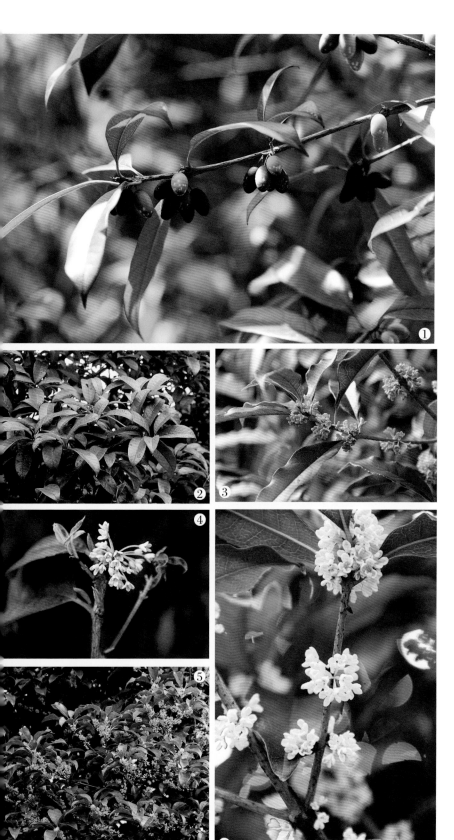

**169 木犀**

| 学　　名 | *Osmanthus fragrans* (Thunb.) Lour. |
| 科　　名 | 木犀科 |
| 畲族名 | 桂花 |
| 土　　名 | 桂花 |

### 形态特征

常绿乔木或灌木。小枝灰褐色，嫩枝灰绿色，无毛。叶片革质，椭圆形、长椭圆形或椭圆状披针形，先端渐尖，基部楔形；全缘或通常上半部具细锯齿，中脉在上面凹入，下面凸起。花簇生或束生于叶腋，花冠黄白色、淡黄色、黄色或橘红色。核果椭圆形，熟时紫黑色。花期 8～10 月，果期翌年 2～4 月。在园艺栽培上，由于花的色彩不同，有丹桂、金桂、银桂、四季桂等不同名称。

### 分布与生境

原产于我国西南部，现各地广泛栽培。

### 药用价值

（1）果实：主治肝胃气痛。

（2）花：主治风火牙痛、痰饮喘咳、经闭腹痛。

现代药理研究表明还具有抗氧化、抑制酶活性、保护神经等作用。

❶ 果（叶喜阳摄）　　❷ 枝叶　　❸ 丹桂
❹ 四季桂　　❺ 金桂　　❻ 银桂

# 170 醉鱼草

| 学　名 | *Buddleja lindleyana* Fortune |
|---|---|
| 科　名 | 马钱科 |
| 畲族名 | 柴花树　牛目引　牛莫引　山步仁 |
| 土　名 | 毒鱼草 |

## 形态特征

落叶灌木。小枝具 4 棱，棱上略有狭翅。叶对生，萌芽枝叶互生或近轮生；叶片卵形、椭圆形至长圆状披针形，先端渐尖，基部宽楔形至圆形，边缘全缘或具有波状齿。穗状聚伞花序顶生，花紫色。蒴果长圆形，外面被鳞片。花期 6～8 月，果期 10 月。

## 分布与生境

分布于江苏、安徽、浙江、江西、福建、湖北、湖南、广东、广西、四川、贵州和云南等地。生于海拔 200～2700 米的山地路旁、河边灌木丛中或林缘。

## 药用价值

主治支气管哮喘、肺脓疡、腮腺炎、丹毒、钩虫病、疟疾。中医另用于风湿性关节炎、跌打损伤，外用治创伤出血、烧烫伤，并作杀蛆灭孑孓用。现代药理研究表明还具有保肝等作用。

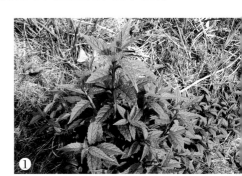

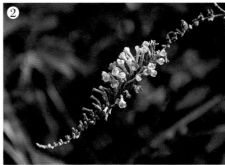

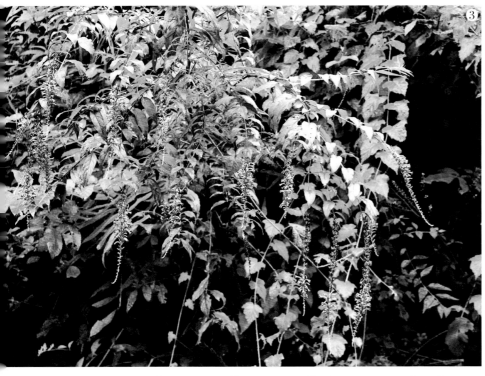

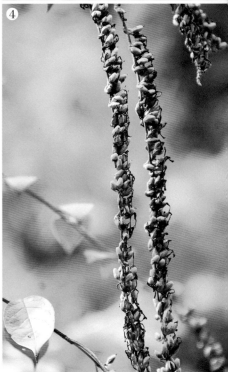

❶ 植株　　❷ 花序　　❸ 花期植株　　❹ 果序

# 171 五岭龙胆

| 学　名 | *Gentiana davidii* Franch. | 科　名 | 龙胆科 |
| 畲族名 | 矮脚黑鱼胆　九头青 | 土　名 | 矮秆鲤鱼胆 |

## 形态特征

多年生草本。叶对生，在营养枝上密集，基部呈莲座状；叶片线状披针形或椭圆状披针形，先端钝，基部渐狭，边缘微外卷。花多数，簇生枝端呈头状；花冠蓝色，漏斗状。蒴果内藏或外露，狭椭圆形或卵状椭圆形。花期 8～10 月，果期 10～11 月。

## 分布与生境

分布于湖南、江西、安徽、浙江、福建、广东、广西。生于海拔 350～2500 米的山坡草丛、路旁、林缘、林下。

## 药用价值

主治化脓性骨髓炎、疖、痈、结膜炎、尿路感染。

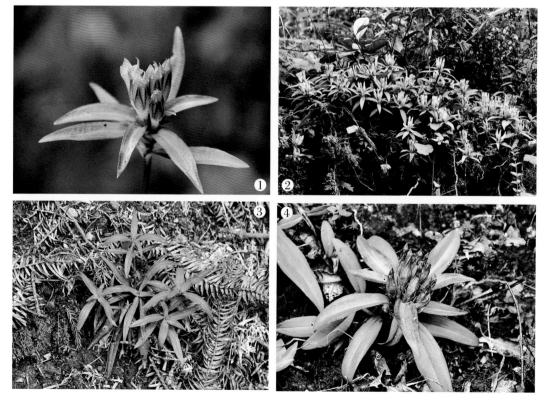

❶❷❸❹
花序
花期植株
植株
果序

# 172 龙胆

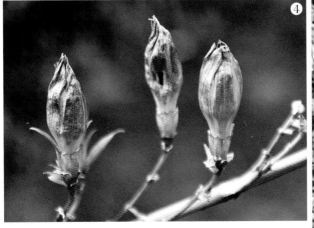

| 学　名 | *Gentiana scabra* Bunge |
| 科　名 | 龙胆科 |
| 畲族名 | 高脚鲤鱼胆 |
| 土　名 | 鲤鱼胆 |

## 形态特征

多年生草本。茎直立或平卧，稍粗壮，略具4棱。叶对生；叶片卵形或卵状披针形，先端渐尖，基部圆形，无柄，枝下部叶片有时缩小成鳞片状。花大，单生或簇生于茎端或叶腋，无花梗，花冠蓝紫色，管状钟形。蒴果内藏，宽卵圆形。花期9~10月，果期11月。

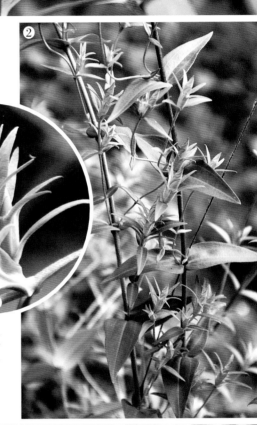

## 分布与生境

分布于内蒙古、黑龙江、吉林、辽宁、贵州、陕西、湖北、湖南、安徽、江苏、浙江、福建、广东、广西。生于海拔400~1700米的向阳茅草山上、山坡草地灌丛中或山顶草丛中。景宁畲族自治县梧桐、大际等乡镇有分布。

## 药用价值

主治目赤、咽痛、湿热黄疸、头痛、惊痫、口苦、胁痛、白带、阴囊肿痛、痈毒红肿。中医另用于治疗耳聋等症。现代药理研究表明还具有治疗甲状腺功能亢进、升血糖等作用。

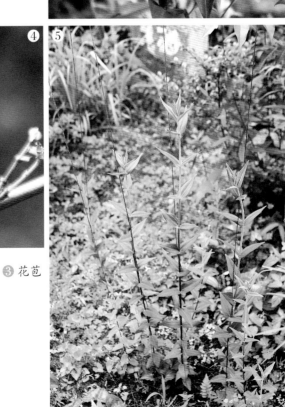

❶ 花　　❷ 花期植株　　❸ 花苞
❹ 蒴果　　❺ 植株

**相似种** 华南龙胆

*Gentiana loureirii* (G. Don) Griseb.

多年生矮小草本。茎直立，丛生，少分枝。叶对生，近基部叶较大，长圆状椭圆形或长圆状披针形；上部叶较小，有时呈倒披针形。花单生于枝顶，花冠紫色，漏斗形。蒴果倒卵形，先端圆形，有宽翅，两侧边缘有狭翅。花期 4 月。分布于江西、湖南、浙江、福建、广西、广东、台湾。生于海拔 300～2300 米的山坡路旁、荒山坡及林下。景宁畲族自治县东坑、景南、梧桐等乡镇有分布，较少见。

❶ 果期植株
❷ 花期植株
❸ 花（紫花类型）
❹ 花（白花类型）
❺ 植株

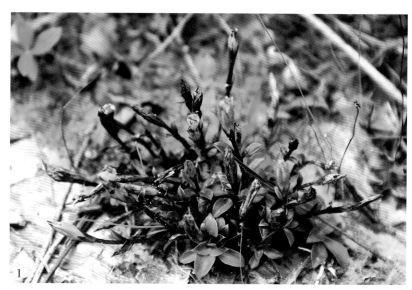

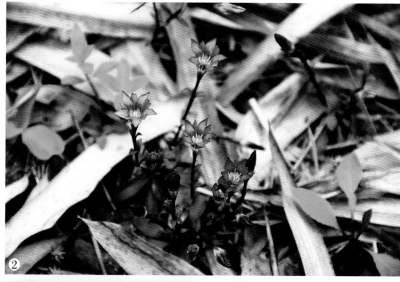

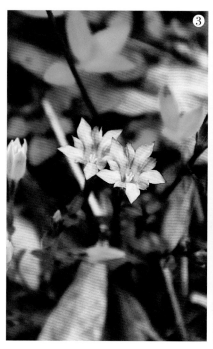

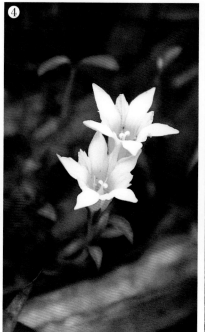

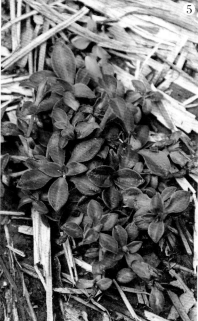

## 相似种 灰绿龙胆

*Gentiana yokusai* Burk.

一年生矮小草本。茎单一或丛生。基生叶莲座状，叶片卵形或宽卵形；茎上叶对生，先端急尖，近无柄。花单生于分枝顶端，花冠淡紫蓝色，蒴果倒卵形，先端钝圆，有宽翅，两侧边缘具狭翅。花果期 4～5 月。分布于四川、贵州、山西、陕西、河北、湖北、湖南、江西、安徽、江苏、浙江、福建、广东、台湾。生于海拔 50～2650 米的山谷沟边、山坡及山顶草丛中。景宁畲族自治县境内目前尚未发现有该种分布，照片摄于浙江丽水莲都区。

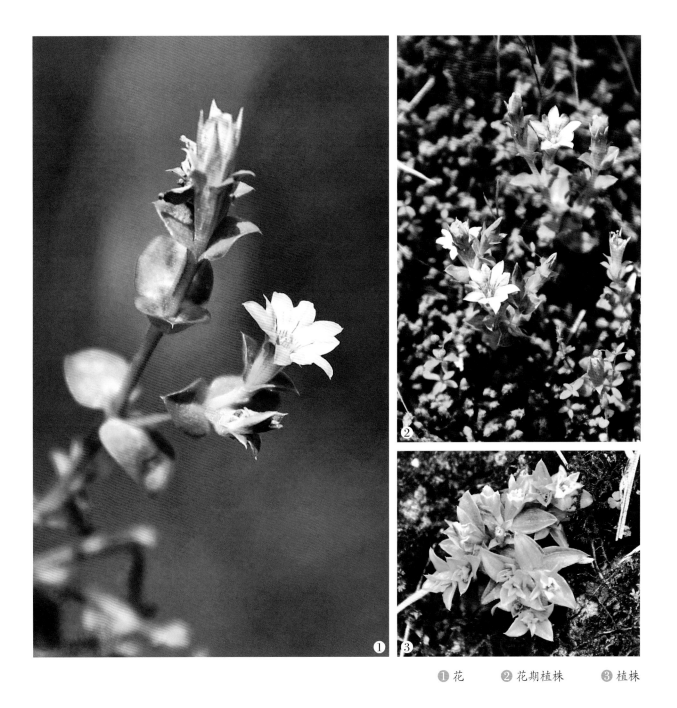

❶ 花　　❷ 花期植株　　❸ 植株

## (173) 獐牙菜

| | |
|---|---|
| **学　名** | *Swertia bimaculata* (Sieb. et Zucc.) Hook. f. et Thoms. ex C.B. Clarke |
| **科　名** | 龙胆科 |
| **畲族名** | 黑黑草 |
| **土　名** | 当药 |

### 形态特征

一年生直立草本。茎圆柱形，中上部有分枝。基生叶长圆形，茎生叶卵状椭圆形至卵状披针形，先端渐尖。大型圆锥状复聚伞花序疏散，多花；花萼绿色，花冠淡白绿色具紫色小斑点，中部具 2 个黄色大腺斑。蒴果长卵形，2 瓣开裂。花期 9～10 月，果期 11 月。

### 分布与生境

分布于西藏、云南、贵州、四川、甘肃、陕西、山西、河北、河南、湖北、湖南、江西、安徽、江苏、浙江、福建、广东、广西。生于海拔 250～3000 米的河滩、山坡草地、林下、灌丛和沼泽地。

### 药用价值

主治消化不良、胃炎、黄疸、火眼、牙痛、口疮。中医另用于治疗急性细菌性痢疾。现代药理研究表明还具有降血糖、调脂、抗肿瘤等作用。

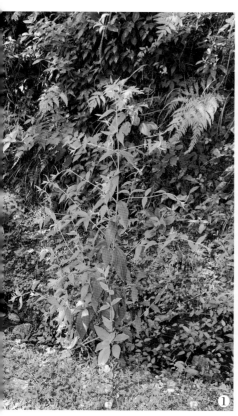
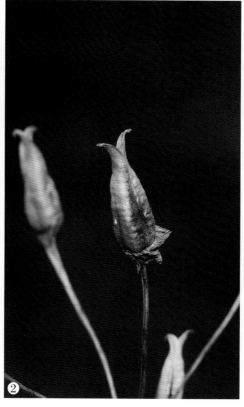
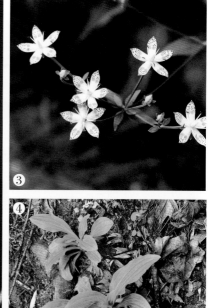

❶ 植株　❷ 蒴果　❸ 花　❹ 小苗

## 相似种 江浙獐牙菜

*Swertia hicknii* Burkill

　　一年生草本。茎直立，分枝多，具4棱。叶对生；叶片狭椭圆形或倒披针形，先端急尖或稍钝，基部狭近无柄。聚伞花序生于茎和分枝叶腋集成圆锥状，花冠白色具紫色条纹。蒴果长1厘米，2瓣开裂。分布于江西、安徽、江苏、浙江。生于海拔100～1600米的山沟和小山坡草丛中及林下阴湿处。景宁畲族自治县鹤溪、东坑、景南、秋炉等乡镇（街道）有分布。

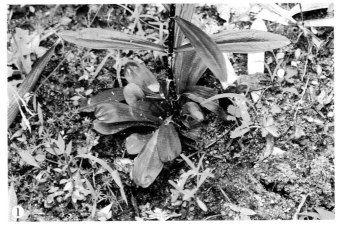

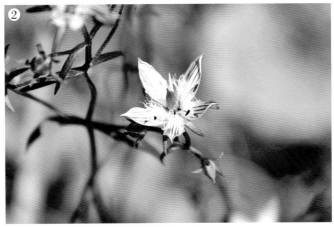

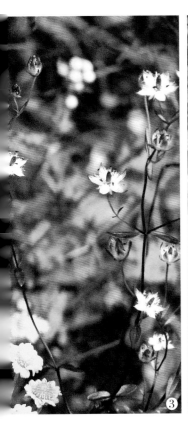

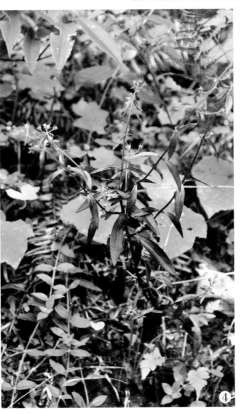

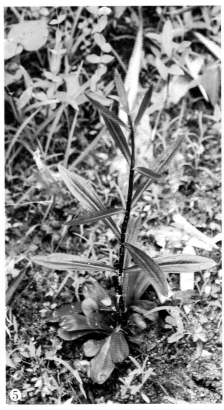

❶基生叶　　❷花　　❸花序　　❹植株　　❺小苗

#  174 链珠藤

| | | | |
|---|---|---|---|
| **学 名** | *Alyxia sinensis* Champ. ex Benth. | **科 名** | 夹竹桃科 |
| **畲族名** | 瓜子藤 | **土 名** | 仙人指甲 |

### 形态特征

常绿木质藤本。除花梗、苞片及萼片外，其余无毛。叶革质，对生或 3 枚轮生；叶片圆形、卵圆形或倒卵形，先端圆形或微凹，边缘反卷，侧脉不明显。聚伞花序腋生或近顶生，花小，花冠先淡红色后白色。核果卵形，2～3 颗组成链珠状。花期 7～10 月，果期 9～12 月。

### 分布与生境

分布于浙江、江西、福建、湖南、广东、广西、贵州等地。常生于林缘或灌木丛中。

### 药用价值

主治风湿性关节炎、跌打损伤、闭经、胃寒疼痛、消化不良。

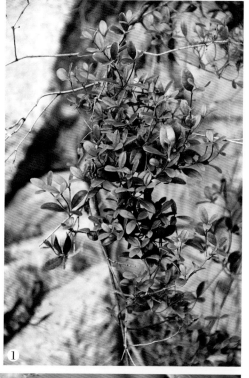

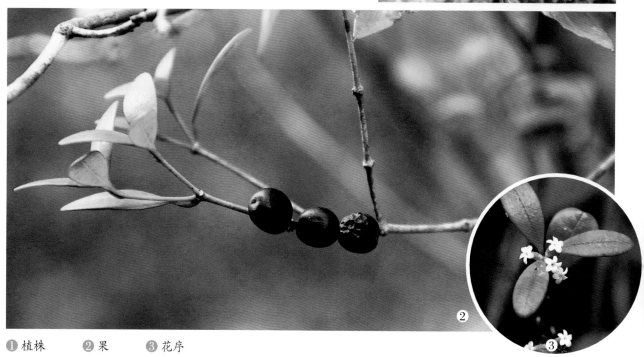

❶植株　　❷果　　❸花序

# 175 络石

| 学　名 | *Trachelospermum jasminoides* (Lindl.) Lem. |
|---|---|
| 科　名 | 夹竹桃科 |
| 畲族名 | 石岩竹　石络藤 |
| 土　名 | 墙络藤 |

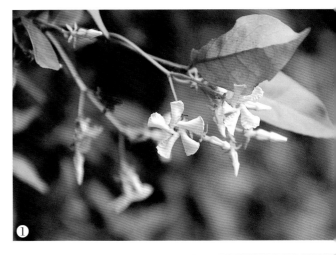

## 形态特征

常绿木质藤本。叶革质或近革质，椭圆形至卵状椭圆形或宽倒卵形，先端锐尖至渐尖或钝，基部渐狭至钝；叶面无毛，叶背被疏短柔毛，老渐无毛；中脉在叶面微凹，在叶背突起。聚伞花序多花组成圆锥状，腋生或顶生，花冠白色，芳香。蓇葖果双生，叉开。花期4～6月，果期8～10月。

## 分布与生境

山东、安徽、江苏、浙江、福建、台湾、江西、河北、河南、湖北、湖南、广东、广西、云南、贵州、四川、陕西等地有分布。生于村边、溪边、路旁、林缘或杂木林中，常缠绕于树上或攀缘于墙壁、岩石上。

## 药用价值

主治跌打损伤、风湿痹痛、产后腹痛、肾虚泄泻、白带、外伤出血。中医另用于治疗筋脉拘挛、喉痹等症。现代药理研究表明还具有抗疲劳、抗肿瘤、抗雌激素等作用。

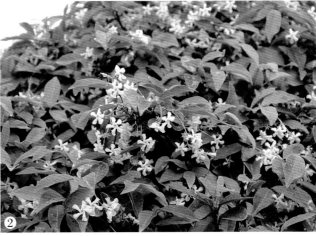

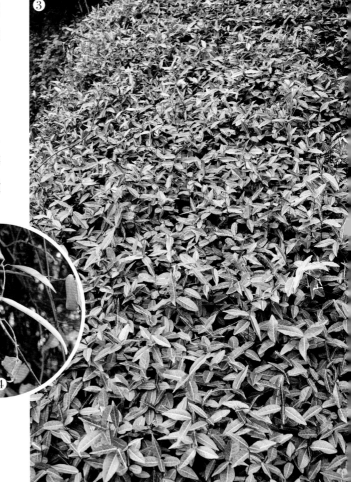

❶ 花　　❷ 花枝
❸ 群体　❹ 蓇葖果

## 相似种 紫花络石

*Trachelospermum axillare* Hook. f.

　　粗壮木质藤本。叶厚纸质，倒披针形、倒卵形或长椭圆形，先端渐尖或锐尖，基部楔形或锐尖；侧脉多至 15 对，在叶背明显。聚伞花序近伞形，腋生或有时近顶生，花暗紫红色。蓇葖果圆柱状长圆形，平行，粘生。花期 5～7 月，果期 8～10 月。分布于浙江、江西、福建、湖北、湖南、广东、广西、云南、贵州、四川和西藏等地。生于山谷、疏林中或水沟边。

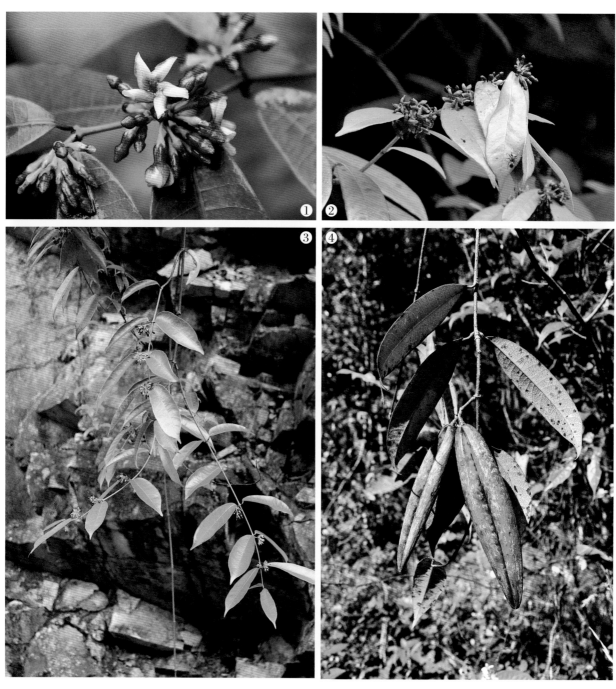

❶ 花　　❷ 花序　　❸ 枝叶　　❹ 蓇葖果

# 176 牛皮消

| 学　名 | *Cynanchum auriculatum* Royle ex Wight | 科　名 | 萝藦科 |
| 畲族名 | 野蕃茸　山番薯　九层壳 | 土　名 | 山蕃茸 |

## 形态特征

蔓性半灌木。茎圆形，被微柔毛。叶对生，膜质；叶片宽卵形至卵状长圆形，先端短渐尖，基部心形。聚伞花序伞房状，着花可达 30 朵，花冠白色。蓇葖果双生，披针状圆柱形，叉开。花期 6～8 月，果期 9～11 月。

## 分布与生境

分布于山东、河北、河南、陕西、甘肃、西藏、安徽、江苏、浙江、福建、台湾、江西、湖南、湖北、广东、广西、贵州、四川、云南等地。生长于低海拔的沿海地区到 3500 米高的山坡林缘及路旁灌木丛中或河流、水沟边潮湿地。

## 药用价值

主治食积腹痛、胃痛、哮喘、痢疾、毒蛇咬伤、疮毒红肿。中医另用于肾炎、胃及十二指肠溃疡、水肿等。现代药理研究表明还具有抗肿瘤、保肝、降血脂等作用。

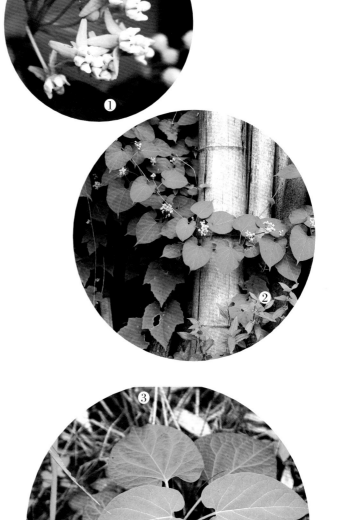

❶ 花序
❷ 花期植株
❸ 小苗

# 177 马蹄金

| | | | |
|---|---|---|---|
| 学　名 | *Dichondra repens* Forst. | 科　名 | 旋花科 |
| 畲族名 | 大叶洋皮近 | 土　名 | 落地金钱 |

## 形态特征

多年生匍匐小草本。茎细长，被灰色短柔毛，节上生根。叶肾形至圆形，先端钝圆或微缺，基部阔心形；叶面微被毛，背面被贴生短柔毛，全缘，具长柄。花单生叶腋，花冠黄色，钟状。蒴果近球形。花期4～5月，果期7～8月。

## 分布与生境

我国长江以南各地及台湾省均有分布。生于海拔150～1980米的山坡草地、路旁或沟边。

## 药用价值

主治湿热黄疸、肾炎水肿、慢性胆囊炎、乳痈、指头炎。中医另用于急、慢性肝炎，泌尿系统感染，扁桃腺炎，口腔炎及疮肿，毒蛇咬伤，痢疾，疟疾，肺出血等。

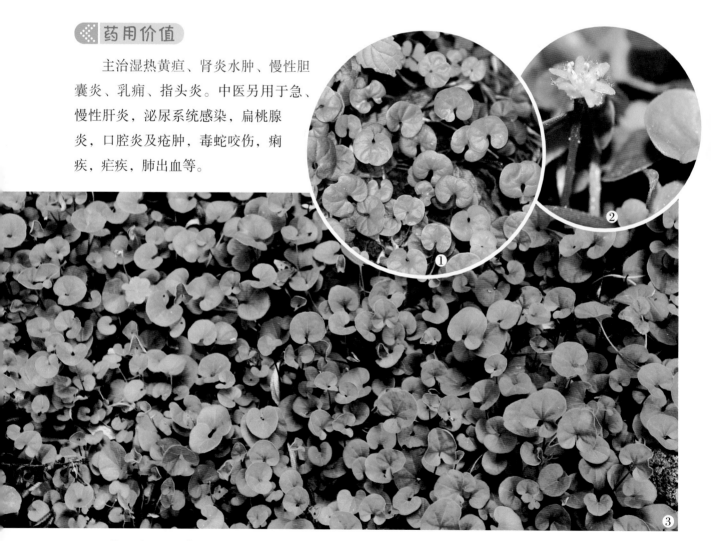

❶ 植株　　❷ 花　　❸ 群体

# 178 水团花

| | |
|---|---|
| **学　名** | *Adina pilulifera* (Lam.) Franch. ex Drake |
| **科　名** | 茜草科 |
| **畲族名** | 红水杨梅 |
| **土　名** | 水晶树 |

### 形态特征

常绿灌木至小乔木。叶对生，厚纸质，椭圆形至椭圆状披针形，先端短尖至渐尖而略钝，基部钝或楔形；侧脉 6～12 对，脉腋窝陷有稀疏毛。头状花序腋生，稀顶生，花冠白色。小蒴果楔形，具纵棱。花期 6～8 月，果期 9～11 月。

### 分布与生境

分布于长江以南各地。生于海拔 300～1350 米的山谷疏林下及溪边、路旁灌丛中。

### 药用价值

主治感冒、腮腺炎、肝炎、风火牙痛、外伤出血、无名肿痛。现代药理研究表明还具有抗病毒活性。

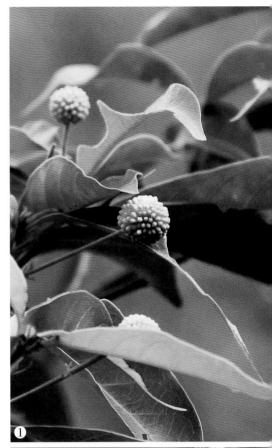

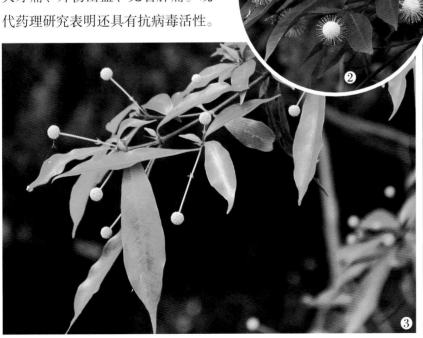

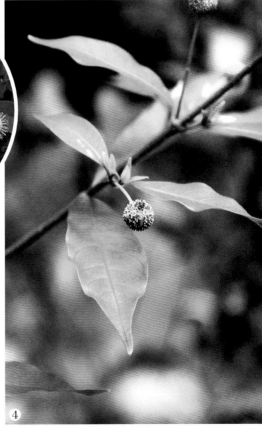

❶ 花苞　❷ 花　❸ 枝叶　❹ 果

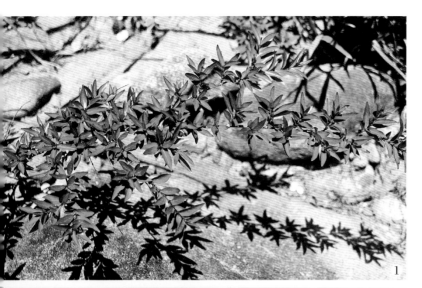

## 179 细叶水团花

| 学　　名 | *Adina rubella* Hance |
| 科　　名 | 茜草科 |
| 畲族名 | 水杨桃 |
| 土　　名 | 水杨梅 |

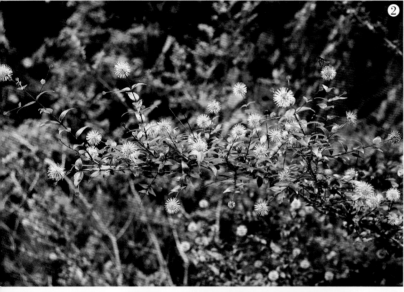

### 形态特征

落叶灌木。小枝延长，具赤褐色微毛，后无毛。叶对生，近无柄，薄革质；叶片卵状披针形或卵状椭圆形，全缘，先端渐尖或短尖，基部阔楔形或近圆形；侧脉5～7对，被稀疏或稠密短柔毛。头状花序通常单个顶生，或兼有腋生，花冠淡紫红色。小蒴果长卵状楔形。花期6～7月，果期8～10月。

### 分布与生境

分布于广东、广西、福建、江苏、浙江、湖南、江西、陕西。生于低海拔的溪边、河边、沙滩等湿润处。

### 药用价值

主治细菌性痢疾、肠炎、痈肿疮疖、风火牙痛、跌打损伤。

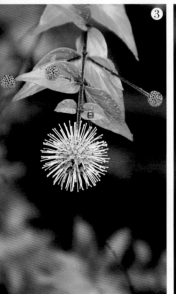
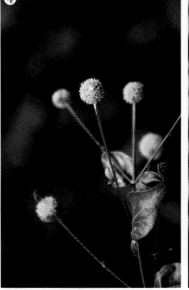
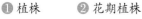

❶ 植株　　❷ 花期植株　　❸ 花　　❹ 果　　❺ 枝叶

# 180 栀子

| 学　　名 | *Gardenia jasminoides* Ellis |
| --- | --- |
| 科　　名 | 茜草科 |
| 畲族名 | 黄山里　山里黄 |
| 土　　名 | 黄枝 |

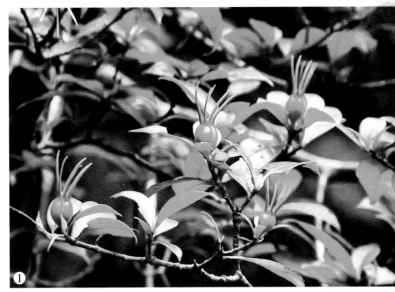

## 形态特征

常绿直立灌木。叶对生，少为 3 叶轮生，革质；叶片长圆状披针形、倒卵状长圆形、倒卵形或椭圆形，先端渐尖、骤然长渐尖或短尖而钝，基部楔形或短尖，两面常无毛，侧脉 8～15 对。花通常单生于枝顶，芳香，花冠白色或乳黄色，高脚碟状。果卵形、近球形、椭圆形或长圆形，黄色或橙红色。花期 3～7 月，果期 5 月至翌年 2 月。

## 分布与生境

分布于山东、江苏、安徽、浙江、江西、福建、台湾、湖北、湖南、广东、香港、广西、海南、四川、贵州、云南、河北、陕西和甘肃等地。生于海拔 1000 米以下的旷野、丘陵、山谷、山坡、溪边灌丛或林中。

## 药用价值

主治热病心烦、湿热黄疸、内热出血、热毒疮疡、扭伤瘀肿。为地方标准收录的畲药。中医另用于治疗淋症涩痛、目赤肿痛等症。现代药理研究表明还具有降血脂、降血压、抗血栓、抗动脉粥样硬化等作用。

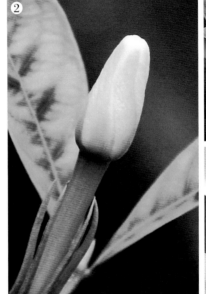

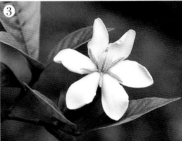

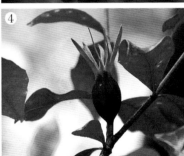

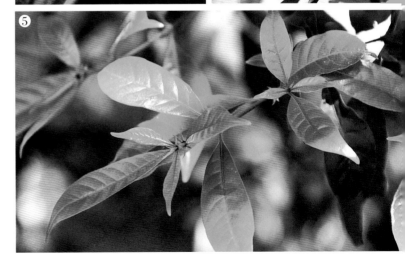

❶ 未成熟果　　❷ 花苞　　❸ 花
❹ 成熟果　　❺ 枝叶

## 相似种 水栀子

*Gardenia jasminoides* var. *radicans* Makino.

与原变种栀子的区别在于，本变种为匍状小灌木，多分枝，高不达 0.6 米，叶片倒披针形，花较小，果长 1.5 厘米。生于溪边、路旁灌丛中或石缝里。景宁畲族自治县东坑、渤海、九龙、梅歧等乡镇有分布。

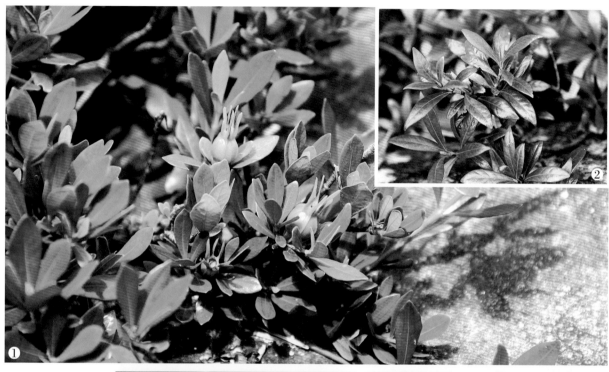

① 果期植株
② 枝叶
③ 花
④ 成熟果

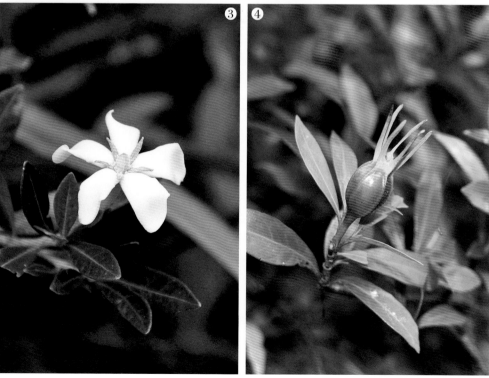

**相似种** 白蟾

*Gardenia jasminoides* Ellis var. *fortuniana* (Lindl.) Hara

与原变种栀子的区别在于，本变种花重瓣。原产于我国和日本，生于海拔 100～1500 米的旷野、丘陵、山谷、山坡、溪边的灌丛或林中。我国中部以南各地有栽培。

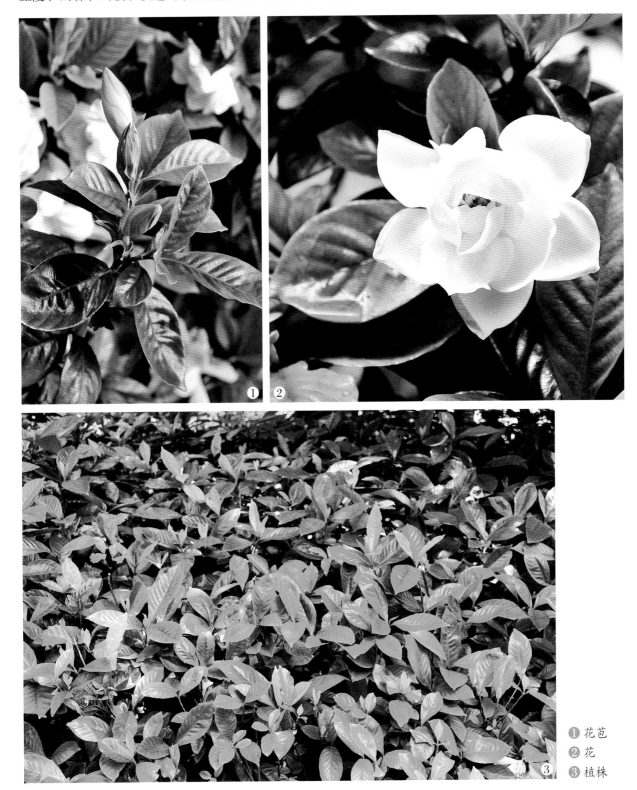

❶ 花苞
❷ 花
❸ 植株

# 181 金毛耳草

| | | | |
|---|---|---|---|
| **学　名** | *Hedyotis chrysotricha* (Palib.) Merr. | **科　名** | 茜草科 |
| **畲族名** | 塌地蜈蚣　陈头蜈蚣　铺地蜈蚣 | **土　名** | 穿地蜈蚣 |

### ❋ 形态特征

多年生披散草本。叶对生，具短柄，薄纸质；叶片阔披针形、椭圆形或卵形，先端短尖或突尖，基部楔形或阔楔形，上面疏被短硬毛，下面密被黄色茸毛，脉上被毛更密；侧脉每边2～3条，极纤细。花1～3朵腋生，花冠淡紫色或白色。蒴果近球形。花期几乎全年。

### ❋ 分布与生境

分布于广东、广西、福建、江西、江苏、浙江、湖北、湖南、安徽、贵州、云南、台湾等地。生于山坡、谷地、路边草丛中。

### ❋ 药用价值

主治暑热泄泻、湿热黄疸、急性肾炎、赤白带下。

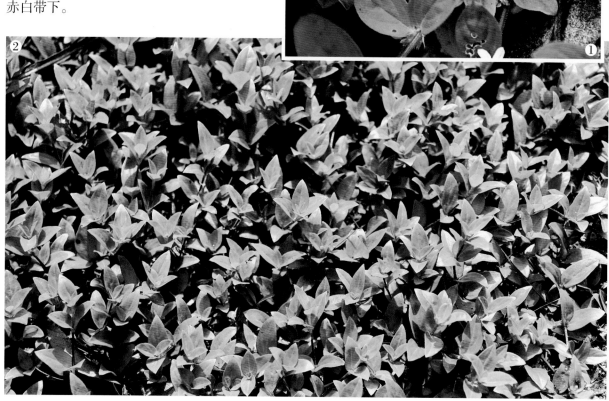

❶ 花　　❷ 群体

# 182 白花蛇舌草

| | |
|---|---|
| 学　名 | *Hedyotis diffusa* Willd. |
| 科　名 | 茜草科 |
| 畲族名 | 蛇舌草 |
| 土　名 | 二叶葎 |

## 形态特征

一年生纤细草本。茎稍扁，从基部开始分枝。叶对生，无柄，膜质；叶片线形，先端短尖，上面光滑，下面有时粗糙；中脉在叶面下陷，侧脉不明显。花单生或双生于叶腋，花冠白色，管状。蒴果膜质，扁球形。花期春季。

## 分布与生境

分布于我国东南、南部至西南地区。生于山坡、溪边草丛中。

## 药用价值

主治急性阑尾炎，急、慢性胆囊炎，急性肾炎，盆腔炎，附件炎，子宫颈糜烂，乳腺炎，尿路感染，肺脓疡。现代药理研究表明还具有免疫调节、抗肿瘤、抗化学诱变、保肝利胆、镇痛解毒等作用。

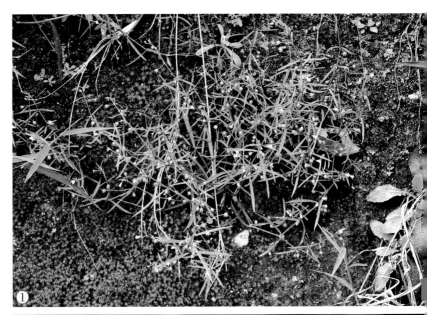

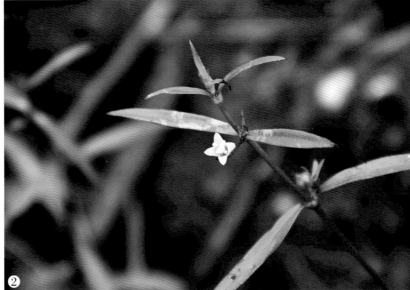

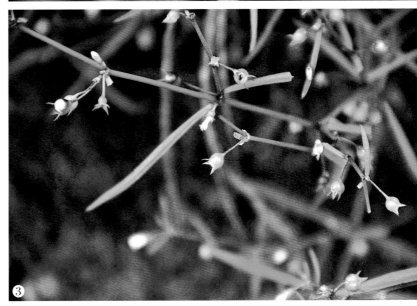

❶ 花果期植株
❷ 花
❸ 果

## 相似种 伞房花耳草

*Hedyotis corymbosa* (L.) Lam.

一年生柔弱披散草本。茎多分枝，直立或蔓生，四棱形。叶对生，近无柄，膜质；叶片线形，稀狭披针形，先端短尖，基部楔形，两面略粗糙；中脉在叶面下陷，在叶背平坦或微凸。伞房花序腋生，有花2～4朵；花冠白色或粉红色，管形。蒴果膜质，球形。花、果期几乎全年。分布于广东、广西、海南、福建、浙江、贵州和四川等地。多见于水田、田埂或湿润草地上。在景宁畲族自治县不常见，偶见于路边。

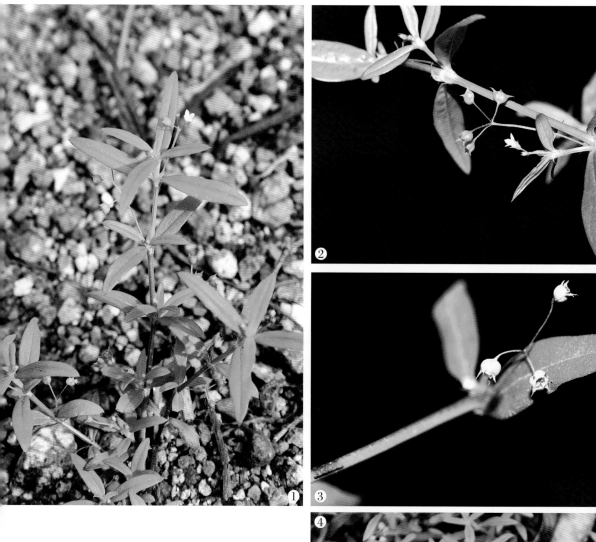

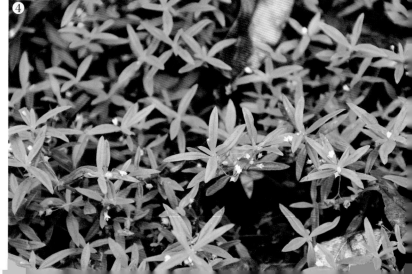

❶ 植株
❷ 花果枝
❸ 果序
❹ 群体

**相似种** 纤花耳草

*Hedyotis tenellifloa* Bl.

　　一年生柔弱草本。枝下部圆柱形，分枝具4棱。叶对生，无柄，薄革质；叶片线形或线状披针形，先端短尖或渐尖，基部楔形，微下延；中脉在叶面压入，侧脉不明显。花无梗，1~3朵簇生于叶腋内；花冠白色，漏斗状。蒴果卵形或近球形。花期4~11月。分布于广东、广西、海南、江西、浙江和云南等地。生于山谷两旁坡地或田埂上。

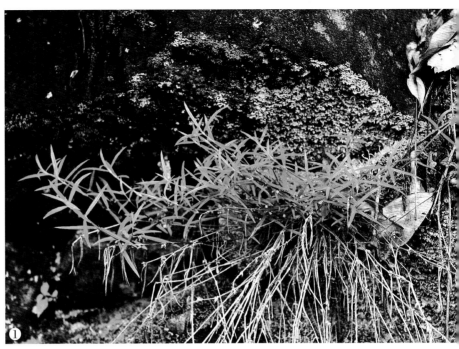

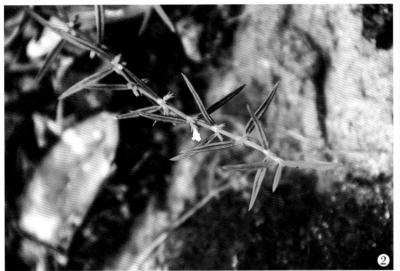

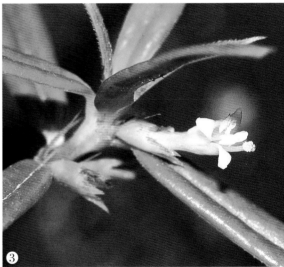

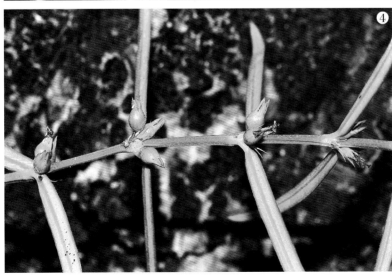

❶植株
❷花果枝
❸花
❹果

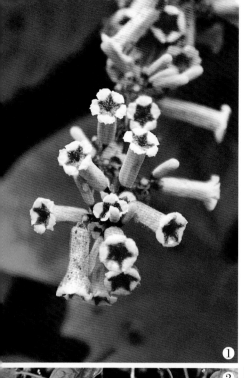

# 183 鸡矢藤

| 学 名 | *Paederia scandens* (Lour.) Merr. | 科 名 | 茜草科 |
| 畲族名 | 介鸡毛　鸡矢藤 | 土 名 | 对叶肾 |

### ❋ 形态特征

半木质缠绕藤本。茎幼时被柔毛，后渐脱落变无毛。叶对生，纸质或近革质；叶片卵形、卵状长圆形至披针形，先端急尖或渐尖，基部楔形或近圆或截平，有时浅心形，两面无毛或近无毛，有时下面脉腋内有束毛；侧脉每边 4～6 条，纤细；叶柄长 1.5～7 厘米。圆锥状聚伞花序腋生和顶生，花冠浅紫色，钟状。果球形，熟时近黄色，具光泽。花期 5～8 月，果期 9～11 月。

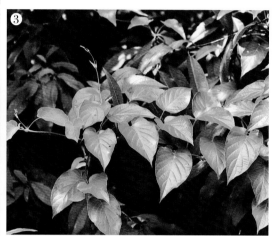

### ❋ 分布与生境

分布于陕西、甘肃、山东、江苏、安徽、江西、浙江、福建、台湾、河南、湖南、广东、香港、海南、广西、四川、贵州、云南等地。生于海拔 200～2000 米的山坡、林中、林缘、沟谷边、灌丛中。

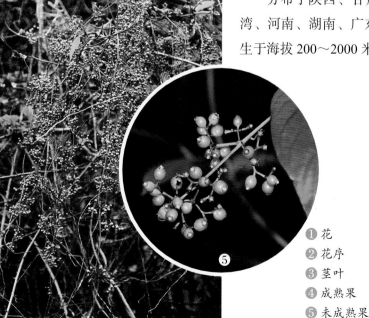

❶ 花
❷ 花序
❸ 茎叶
❹ 成熟果
❺ 未成熟果

### ❋ 药用价值

主治风湿痹痛、外伤疼痛、胆肾绞痛、皮炎、湿疹瘙痒、骨髓炎、麻风病。中医另用于治疗跌打损伤，肝、胆、胃肠绞痛，黄疸型肝炎，肠炎，痢疾，消化不良，小儿疳积，肺结核咯血，支气管炎，农药中毒以及放射反应引起的白细胞减少症；外用治疮疡肿毒、疮疖痈肿、毒蛇咬伤。

## 相似种 毛鸡矢藤

*Paederia scandens* (Lour.) Merr. var. *tomentosa* (Bl.) Hand.–Mazz.

　　本变种与原变种鸡矢藤的区别在于，茎被灰白色柔毛，叶面被柔毛或无毛，叶背被小茸毛或近无毛，花冠外面常有海绵状白毛。花期5～9月，果期9～11月。分布于江西、浙江、广东、香港、海南、广西、云南等地。生境和鸡矢藤同。

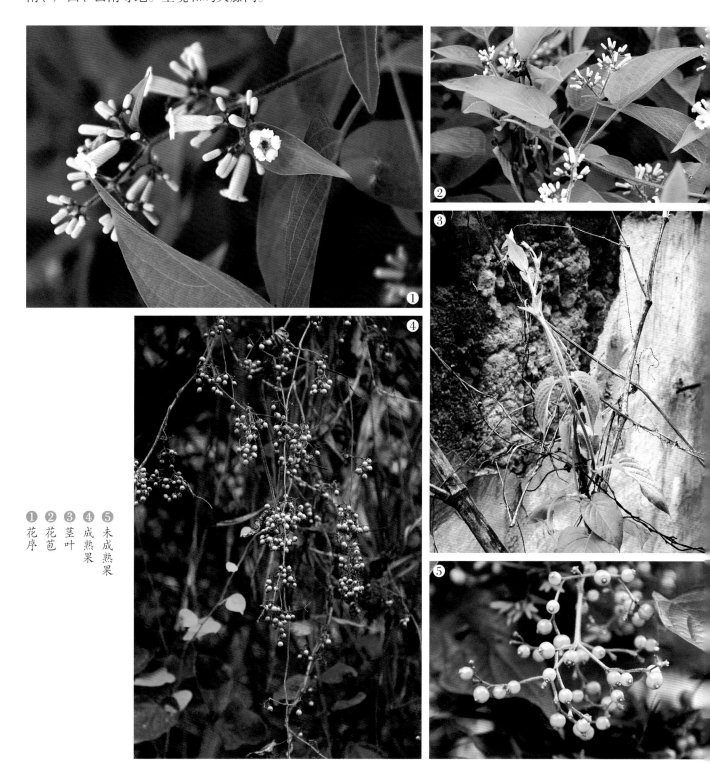

❶ ❷ ❸ ❹ ❺
花 花 茎 成 未
序 苞 叶 熟 成
　 　 　 果 熟
　 　 　 　 果

❶花序　❷花苞　❸茎叶　❹成熟果　❺未成熟果

## 相似种 疏花鸡矢藤

*Paederia laxiflora* Merr. ex Li

　　草质或近灌木状藤本。除花外全部无毛或近无毛。茎平滑，小枝末端圆柱形。叶纸质或近膜质，披针形，先端渐尖，基部近截平的圆形，上面绿色，下面较淡变苍白色。稀疏圆锥花序腋生和顶生，花冠白色带紫色。花期 5～6 月，果期冬季。分布于江西、浙江、福建、湖北、广西、云南。生于海拔 750～800 米的林缘或林下。景宁畲族自治县东坑、沙湾、大际、梧桐等乡镇有分布。

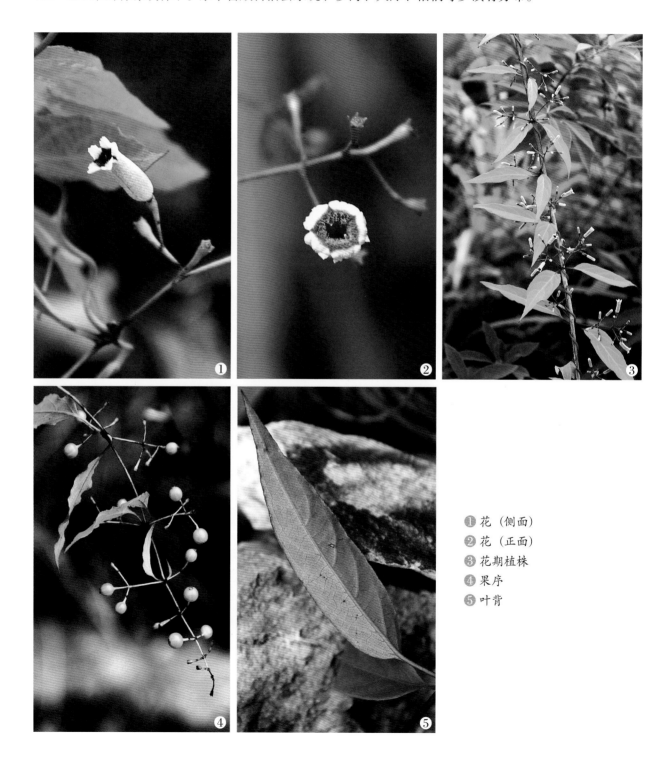

❶ 花（侧面）
❷ 花（正面）
❸ 花期植株
❹ 果序
❺ 叶背

# 184 东南茜草

| 学　名 | *Rubia argyi* (Levl. et Vaniot) Hara ex L.A. Lauener et D.K. Ferguson |
| --- | --- |
| 科　名 | 茜草科 |
| 畲族名 | 染卵草 |
| 土　名 | 擦草 |

## 形态特征

　　多年生草质攀缘藤木。茎、枝具 4 棱，棱上有倒生钩状皮刺。叶通常 4 片轮生，纸质；叶片心形至阔卵状心形，有时近圆心形，先端短尖至急尖，基部心形，基出脉通常 5～7 条。聚伞花序分枝成圆锥花序腋生或顶生，花冠白色。浆果近球形，有时臀状，成熟时黑色。花期 7～9 月，果期 9～11 月。

## 分布与生境

　　分布于陕西、江苏、安徽、浙江、江西、福建、台湾、河南、湖北、湖南、广东、广西、四川。常生于林缘、灌丛或村边。

## 药用价值

　　主治各种出血、月经不调、风湿痹痛、跌打损伤。现代药理研究表明还具有抗肿瘤、抗感染、保护神经等作用。

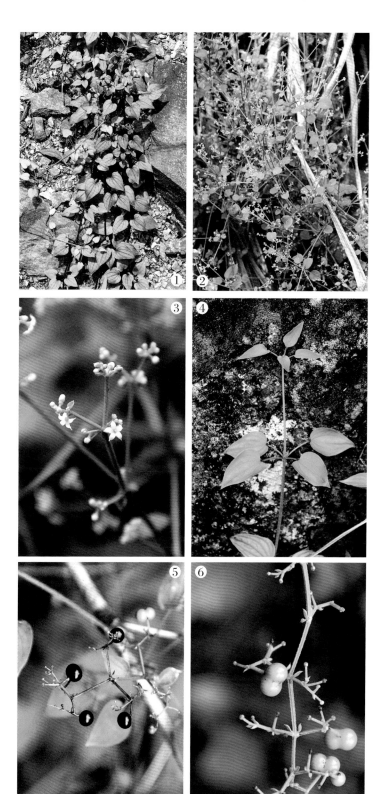

❶ 植株　　　❷ 花期植株
❸ 花序　　　❹ 茎叶
❺ 成熟果　　❻ 未成熟果

## 相似种 金剑草

*Rubia alata* Roxb.

　　草质攀缘藤本。茎具 4 棱或 4 翅，通常棱上有倒生皮刺。叶 4 片轮生，薄革质；叶片线形、披针状线形或狭披针形，先端渐尖，基部圆形至浅心形；边缘反卷，常具短小皮刺，两面均粗糙。花序腋生或顶生，花冠白色或淡黄色。浆果熟时黑色。花期为夏初至秋初，果期为秋冬季。我国特有，分布于长江流域以南各地，东至台湾，西至四川，北至河南和陕西。生于海拔 1500 米以下的山坡林缘、灌丛中或村边。

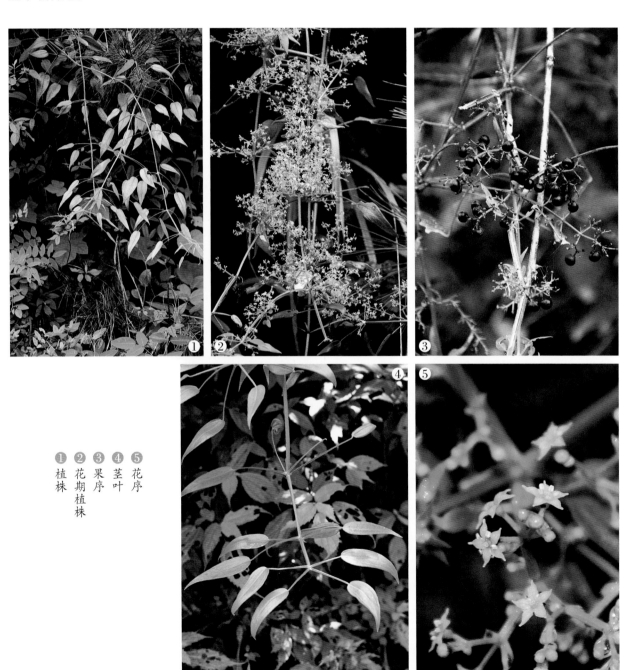

❶❷❸❹❺
植　花　果　茎　花
株　期　序　叶　序
　　植
　　株

## 185 钩藤

**学　名** *Uncaria rhynchophylla* (Miq.) Miq. ex Havil.

**科　名** 茜草科

**畲族名** 金钩吊

**土　名** 搭钩藤

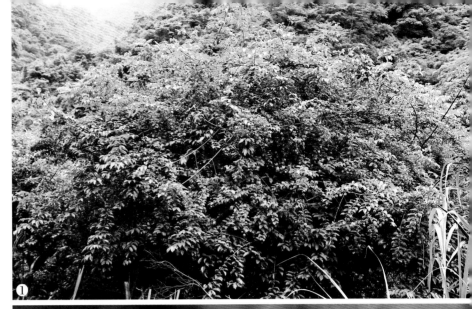

### 形态特征

藤本。小枝方柱形或略有4棱，无毛。叶纸质，椭圆形或椭圆状长圆形，两面均无毛，先端短尖或骤尖，基部楔形至截形；侧脉4～8对，脉腋窝陷有黏液毛；叶柄长5～15毫米，无毛。头状花序单生叶腋，或排列成单聚伞状，总花梗腋生，花冠黄色。蒴果被短柔毛，宿存萼裂片近三角形。花果期5～12月。

### 分布与生境

分布于广东、广西、云南、贵州、福建、湖南、湖北及江西。常生于山谷、溪边、疏林或灌丛中。

### 药用价值

主治小儿惊风、小儿夜啼、神经性头痛、高血压、风湿痹痛、跌打损伤。中医另用于治疗感冒夹惊、妊娠子痫等。现代药理研究表明还具有提高心肌兴奋性、抗癫痫和保护神经、镇静、抗血小板聚集、抗血栓、抗肿瘤等作用。

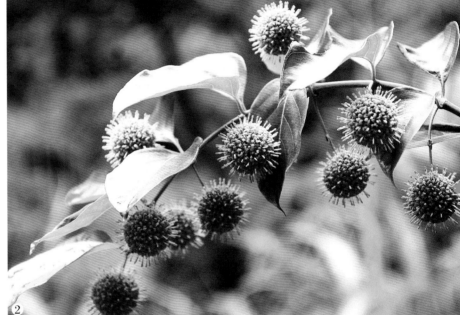

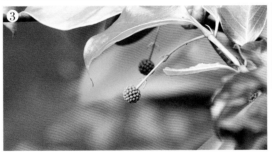

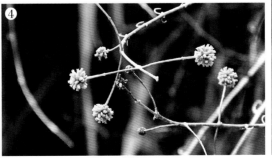

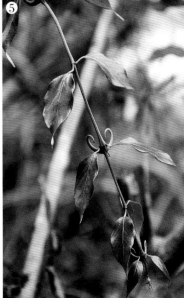

❶ 花期植株　　❷ 花序　　❸ 花苞　　❹ 果序　　❺ 枝叶

## 186 兰香草

| 学　名 | *Caryopteris incana* (Thunb.) Miq. |
| --- | --- |
| 科　名 | 马鞭草科 |
| 畲族名 | 满山香 |
| 土　名 | 飞扬草 |

### 形态特征

直立小灌木。叶片厚纸质，披针形、卵形或长圆形，先端钝或尖，基部楔形、近圆形至截平；两面被短柔毛，有黄色腺点，背脉明显；边缘具粗齿，很少近全缘。聚伞花序紧密，腋生和顶生，花冠淡紫色或淡蓝色，二唇形。蒴果倒卵状球形。花果期8～11月。

### 分布与生境

分布于江苏、安徽、浙江、江西、湖南、湖北、福建、广东、广西。多生长于较干旱的山坡、路旁或林边。

### 药用价值

主治风寒感冒、百日咳、慢性支气管炎、肝炎、胃痛、风湿痹痛、外伤出血、痈肿疮疖。中医另用于上呼吸道感染、胃肠炎、跌打肿痛、产后瘀血腹痛，外用治毒蛇咬伤、湿疹、皮肤瘙痒等。

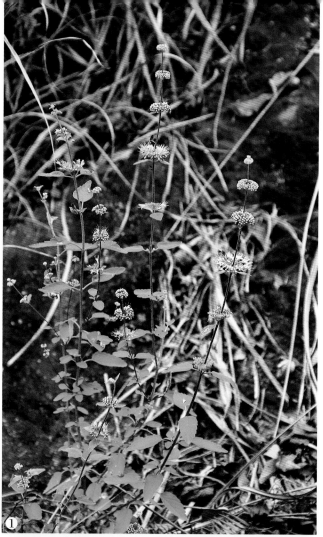

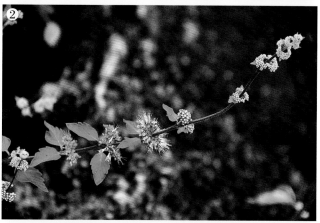

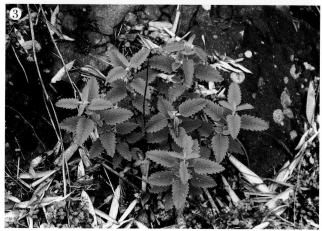

❶ 花果期植株
❷ 花序
❸ 植株

**相似种** 狭叶兰香草

*Caryopteris incana* (Thunb.) Miq. var. *angustifolia* S.L. Chen et Y.L. Kuo

　　与原变种兰香草的主要区别为，叶片狭披针形，长 3～4.5 厘米，宽 0.4～0.8 厘米，先端渐尖。花果期 9～10 月。分布于江西、浙江。景宁畲族自治县大均、梧桐等乡镇有分布，生于瓯江支流小溪边石壁上。

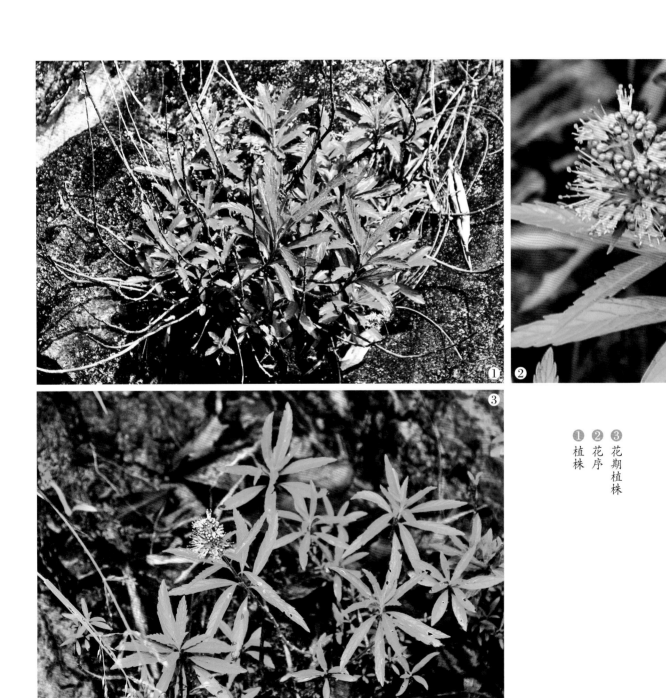

❶ ❷ ❸
植　花　花
株　序　期
　　　　植
　　　　株

# 187 大青

| 学　名 | *Clerodendrum cyrtophyllum* Turcz. |
|---|---|
| 科　名 | 马鞭草科 |
| 畲族名 | 细叶山靛青　野靛青 |
| 土　名 | 土地骨皮 |

## 形态特征

灌木或小乔木。叶片纸质，椭圆形、卵状椭圆形或长圆状披针形，先端渐尖或急尖，基部圆形或宽楔形；通常全缘，两面无毛或沿脉疏生短柔毛，背面常有腺点。伞房状聚伞花序，生于枝顶或近枝顶叶腋，花冠白色。果实球形或倒卵形，熟时蓝紫色。花果期 7～12 月。

## 分布与生境

分布于华东、华中、华南、西南（四川除外）地区。生于海拔 1700 米以下的丘陵、山地林下或溪谷旁。系景宁畲族自治县主要野菜之一。

## 药用价值

主治时行热病、痢疾、肠炎、痈肿、丹毒、偏正头痛。中医另用于防治流行性脑脊髓膜炎、流行性乙型脑炎、感冒头痛、肺炎、流行性腮腺炎、扁桃体炎、传染性肝炎、尿路感染等。

**❶❷❸❹**
枝　花　成　植
叶　序　熟　株
　　　　果

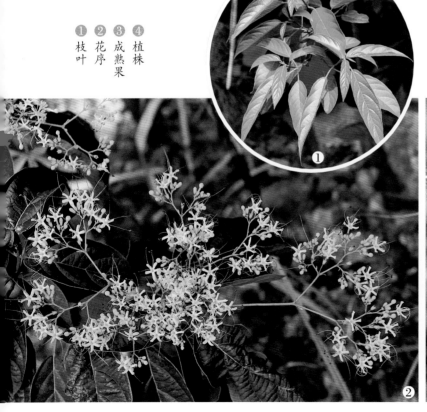

❶

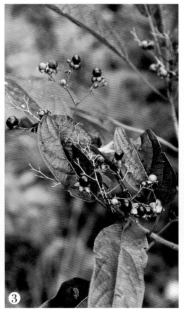

❷　❸

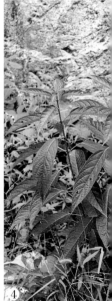

❹

**相似种** 浙江大青

*Clerodendrum kaichianum* Hsu

　　落叶灌木或小乔木。嫩枝略呈四棱形，密生黄褐色、褐色或红褐色短柔毛。叶片厚纸质，椭圆状卵形或卵形，先端渐尖，基部宽楔形或近截形，两侧稍不对称；全缘，基部脉腋常有几个盘状腺体。伞房状聚伞花序顶生，花冠乳白色。核果倒卵状球形至球形，熟时蓝绿色。花果期6～11月。分布于浙江、安徽、江西、福建。生于海拔500～1300米的山谷、山坡阔叶林或溪边路旁。景宁畲族自治县鹤溪、渤海、梧桐、东坑、景南、梅歧等乡镇（街道）有分布。

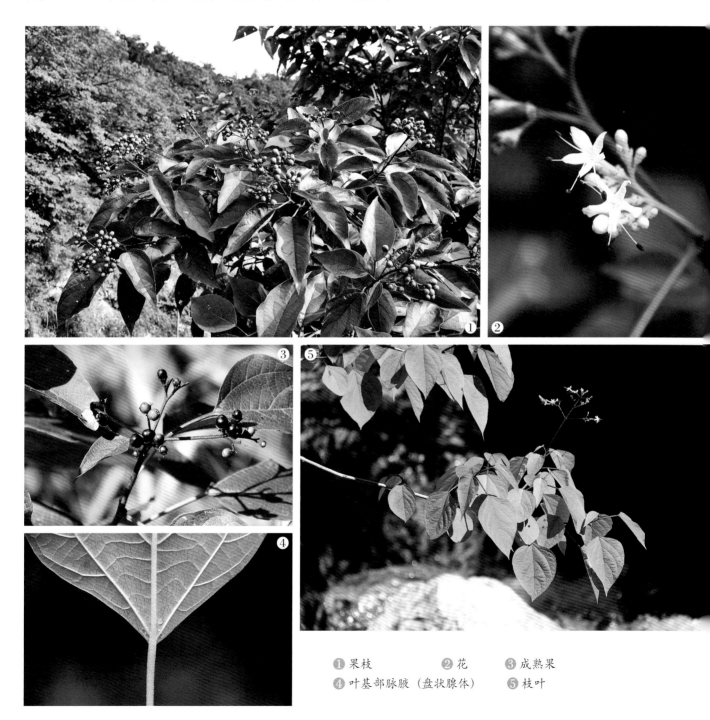

❶ 果枝　　　　　❷ 花　　　❸ 成熟果
❹ 叶基部脉腋（盘状腺体）　❺ 枝叶

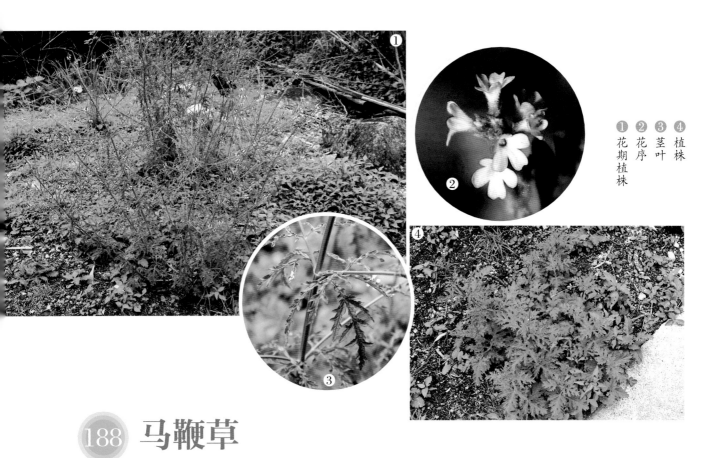

❶❷❸❹
花花茎植
期序叶株
植
株

# 188 马鞭草

| 学　名 | *Verbena officinalis* L. | 科　名 | 马鞭草科 |
|---|---|---|---|
| 畲族名 | 铁马鞭　鸭母草 | 土　名 | 土荆芥 |

## 形态特征

多年生草本。茎四方形，节和棱上有硬毛。叶片卵圆形至长圆状披针形，基生叶边缘通常有粗锯齿和缺刻，茎生叶多数 3 深裂，裂片边缘有不整齐锯齿；两面均有硬毛，背面脉上尤多。穗状花序顶生或腋生，细弱，花冠淡紫红色。果长圆形。花果期 4～10 月。

## 分布与生境

分布于山西、陕西、甘肃、江苏、安徽、浙江、福建、江西、湖北、湖南、广东、广西、四川、贵州、云南、新疆、西藏。常生于路边、山脚或村边荒地。

## 药用价值

主治疟疾、丝虫病、肝炎、痢疾、肾炎水肿、尿路感染、月经不调、血瘀闭经、白喉、咽喉肿痛、牙周炎，外治金疮出血、疔疮肿毒。中医另用于治癥瘕积聚、喉痹、痈肿等。现代药理研究表明还具有抗肿瘤、抗早孕、保护神经等作用。

# 189 藿香

| 学　名 | *Agastache rugosa* (Fisch. et Mey.) O. Ktze. | 科　名 | 唇形科 |
|---|---|---|---|
| 畲族名 | 薄荷 | 土　名 | 大叶薄荷 |

## 形态特征

多年生草本。茎直立，四棱形。叶心状卵形至长圆状披针形，先端尾状长渐尖，基部心形，稀截形，边缘具粗齿，上面绿色，下面略淡。多花，轮伞花序，在主茎或侧枝上组成顶生密集圆筒形穗状花序，花冠淡紫蓝色。成熟小坚果卵状长圆形。花期6~10月，果期9~11月。

## 分布与生境

各地广泛分布，常见栽培。

## 药用价值

主治夏季感冒、湿阻胸闷、呕吐痛泻。中医另用于治霍乱腹痛、驱逐肠胃充气、清暑。

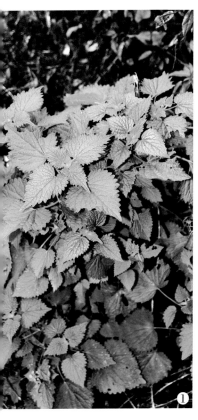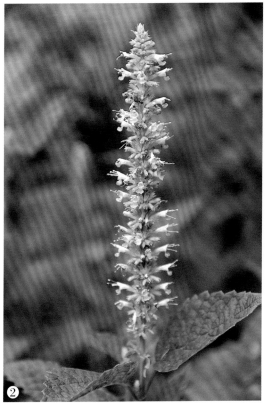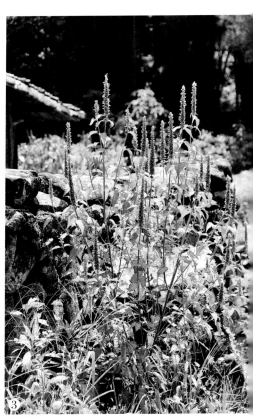

❶ 植株　　❷ 花序　　❸ 花期植株

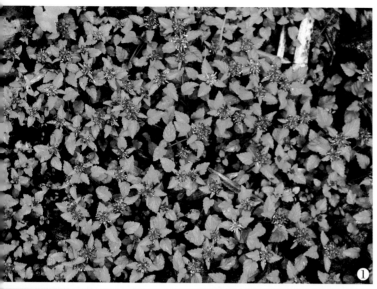

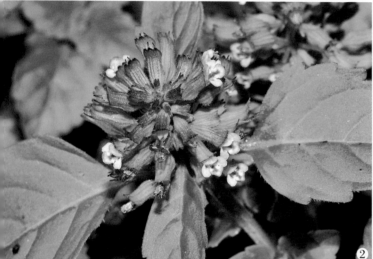

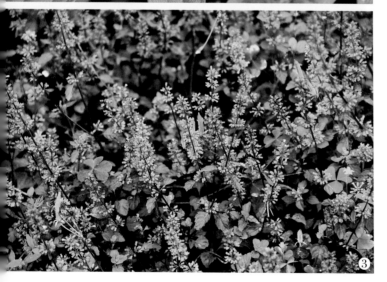

# 190 细风轮菜

| 学　　名 | *Clinopodium gracile* (Benth.) Matsum. |
| 科　　名 | 唇形科 |
| 畲族名 | 野仙草 |
| 土　　名 | 野香草 |

### 形态特征

多年生纤细草本。茎柔弱，四棱形，具槽，被倒向短柔毛。叶片圆卵形或卵形，先端钝，基部圆形或楔形，边缘具锯齿。轮伞花序集生于茎端成短总状花序，花冠粉红色或淡紫色。小坚果卵球形。花果期3～8月。

### 分布与生境

分布于江苏、浙江、福建、台湾、安徽、江西、湖南、广东、广西、贵州、云南、四川、湖北及陕西。生于路旁、沟边、空旷草地、林缘和灌丛中。

### 药用价值

主治白喉、咽喉肿痛、肠炎、痢疾、乳腺炎、疔疮疖痛、无名肿痛、外伤出血、过敏性皮炎。中医另用于感冒头痛、中暑腹痛、荨麻疹、跌打损伤等。现代药理研究表明还具有抗肿瘤、抗辐射等作用。

❶ 群体　　❷ 花序　　❸ 果序

## 相似种 邻近风轮菜

*Clinopodium confine* (Hance) O. Ktze.

与细风轮菜十分相似，但茎近无毛或仅在棱上疏被微柔毛。叶片圆卵形，两面均无毛。轮伞花序稍多花，通常均为腋生。花果期4～8月。分布于浙江、江苏、安徽、河南、江西、福建、广东、湖南、广西、贵州及四川。生于海拔500米以下的田边、山坡、草地。

❶ 花序　❷ 花期植株

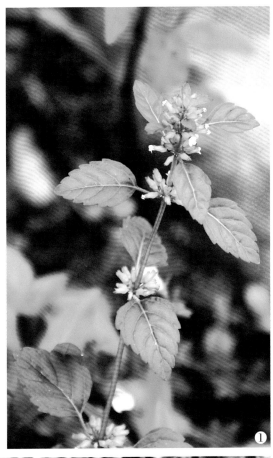

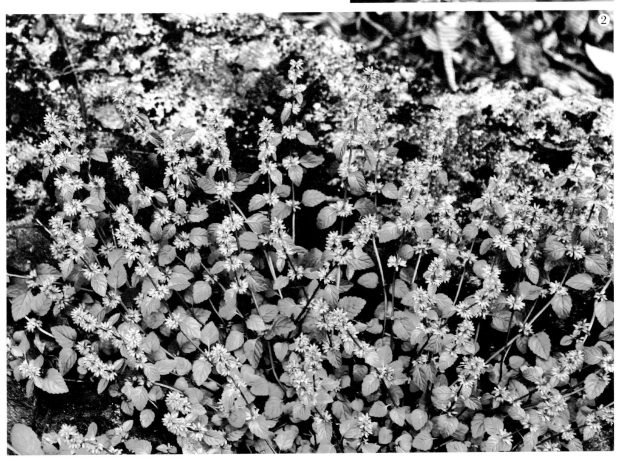

# 191 风轮菜

| 学　名 | *Clinopodium chinense* (Benth.) O. Ktze. | 科　名 | 唇形科 |
| 畲族名 | 假仙草 | 土　名 | 野青草 |

## 形态特征

多年生草本。茎多分枝，四棱形，具细条纹，密被短柔毛及腺微柔毛。叶卵形或长卵形，先端急尖或钝，基部圆形或宽楔形，边缘具整齐锯齿，两面均具平伏短或长柔毛。轮伞花序多花密集，腋生，球形或半球形。小坚果倒卵形。花期5～10月，果期6～11月。

## 分布与生境

分布于山东、浙江、江苏、安徽、江西、福建、台湾、湖南、湖北、广东、广西及云南。生于海拔1000米以下的山坡、草丛、路边、沟边、灌丛、林下。

## 药用价值

主治感冒、白喉、各种出血、痢疾、乳腺炎、腘窝脓肿。中医另用于治疗中暑、肝炎，外用治疗疮肿毒、皮肤瘙痒等。现代药理研究表明还具有抗肿瘤、抗辐射等作用。

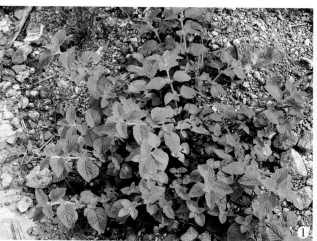

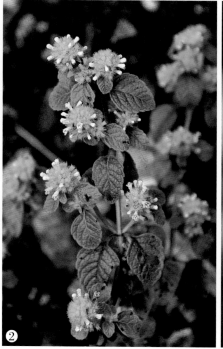

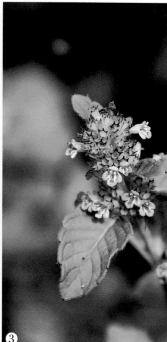

❶ 植株
❷ 花期植株
❸ 花序

# 192 广防风

| | | | |
|---|---|---|---|
| **学　名** | *Epimeredi indica* (L.) Rothm. | **科　名** | 唇形科 |
| **畲族名** | 野薄荷 | **土　名** | 山薄荷 |

## 形态特征

一年生草本。茎直立，粗壮，四棱形，具浅槽，密被白色短柔毛。叶阔卵圆形，先端急尖或短渐尖，基部楔形或宽楔形，边缘有不规则锯齿，上面榄绿色，下面灰绿色，有极密白色短茸毛。轮伞花序在主茎及侧枝顶部排列成稠密或间断长穗状花序，花冠淡紫色。小坚果黑色，具光泽，近圆球形。花期6～9月，果期10～11月。

## 分布与生境

分布于广东、广西、贵州、云南、西藏、四川、湖南、江西、浙江、福建及台湾。生于海拔40～1580（～2400）米的林缘或路旁荒地上。

## 药用价值

主治感冒发热、风湿痹痛、湿疹、痈肿、毒蛇咬伤。中医另用于治疗呕吐腹痛、胃气痛、疮癣、癫疮等。

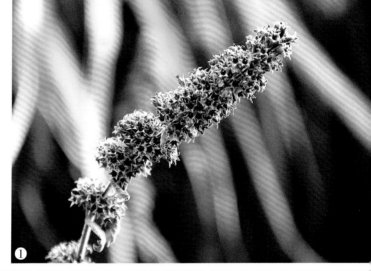

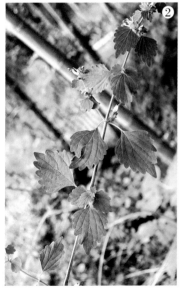 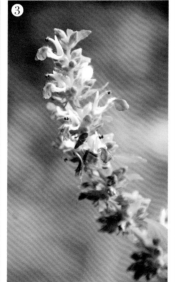 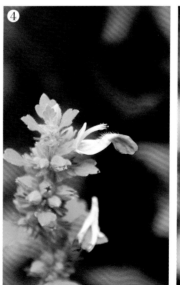 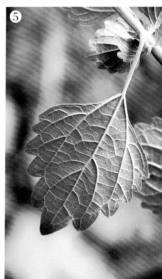

❶ 果序　　❷ 茎叶　　❸ 花序　　❹ 花　　❺ 叶背

# 193 活血丹

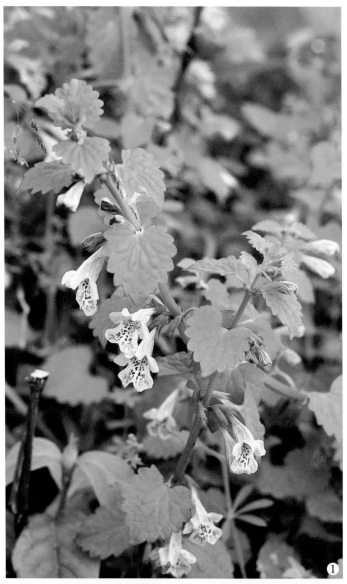

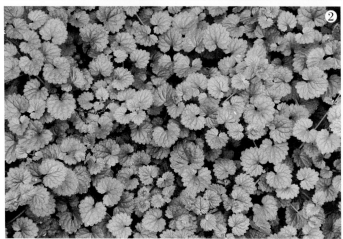

① 花　　② 群体

| 学　　名 | *Glechoma longituba* (Nakai) Kupr |
| 科　　名 | 唇形科 |
| 畲族名 | 红老鸦碗　方梗老鸦碗　入骨箭 |
| 土　　名 | 方杆老鸦碗 |

## 形态特征

多年生匍匐草本。茎四棱形，几无毛，幼嫩部分被疏长柔毛。叶片心形或近肾形，叶柄长为叶片的 1～2 倍。轮伞花序通常 2 花，花冠淡蓝色、蓝色至紫色。成熟小坚果深褐色，长圆状卵形。花期 4～5 月，果期 5～6 月。

## 分布与生境

除青海、甘肃、新疆及西藏外，全国各地均有分布。生于海拔 50～2000 米的林缘、路旁、溪沟边及阴湿草丛中。

## 药用价值

主治黄疸型肝炎、腮腺炎、胆囊炎、胆石症、疳积、淋症、溃疡病、多发性脓疡、小儿湿疹。中医另用于外敷治跌打损伤、痈肿疮疖、丹毒，内服治伤风咳嗽、出血、疟疾、月经不调、小儿支气管炎、惊风、子痫子肿、肺结核、糖尿病及风湿性关节炎等。现代药理研究表明还具有抗肿瘤的作用。

**相似种** 单花莸

*Caryopteris nepetaefolia*
(Benth.) Maxim.

多年生草本，有时蔓生，仅基部木质化。茎四方形，被向下弯曲柔毛。叶片纸质，宽卵形至近圆形，先端钝，基部阔楔形至圆形，边缘具4～6对钝齿，两面均被柔毛及腺点。单花腋生，花梗纤细，花冠淡蓝色，雄蕊4枚，与花柱均伸出花冠管外。蒴果4瓣裂。花果期4～8月。分布于江苏、安徽、浙江、福建。生于阴湿山坡、林边、路旁或水沟边。景宁畲族自治县红星、大均等乡镇（街道）有分布，少见。

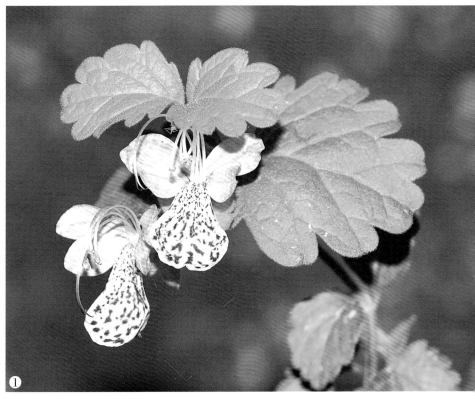

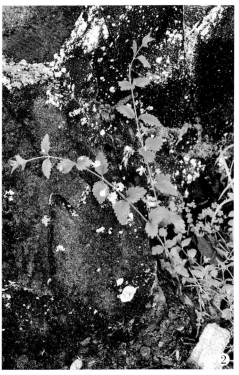

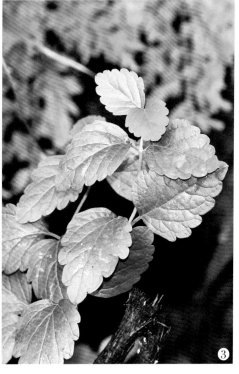

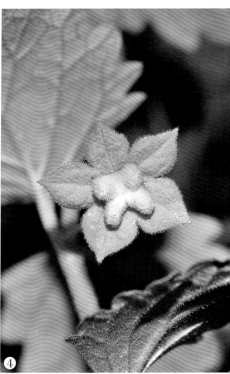

❶ 花　　❷ 花期植株　　❸ 茎叶　　❹ 果

# 194 薄荷

| | | | |
|---|---|---|---|
| **学　名** | *Mentha haplocalyx* Briq. | **科　名** | 唇形科 |
| **畲族名** | 山薄荷 | **土　名** | 细叶薄荷 |

## 形态特征

多年生芳香草本。茎直立，多分枝，锐四棱形，上部被倒向微柔毛，下部仅沿棱上被微柔毛。叶片长圆状披针形、披针形或卵状披针形，先端锐尖，基部楔形至近圆形，边缘在基部以上疏生粗大牙齿状锯齿。轮伞花序腋生，花冠淡红色、青紫色或白色。小坚果卵形，黄褐色。花果期8～11月。

## 分布与生境

分布于全国南北各地。生于溪边草丛中、山谷及水旁阴湿处。

## 药用价值

主治风热感冒头痛、目赤、口疮、咽喉肿痛、麻疹透发不畅、皮肤瘾疹。中医另用于治疗胸胁胀闷。现代药理研究表明还具有抗早孕、抗着床、抑制子宫收缩、乌发等作用。

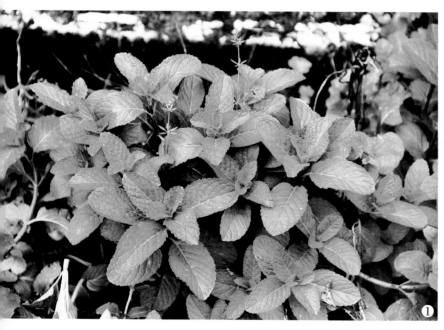

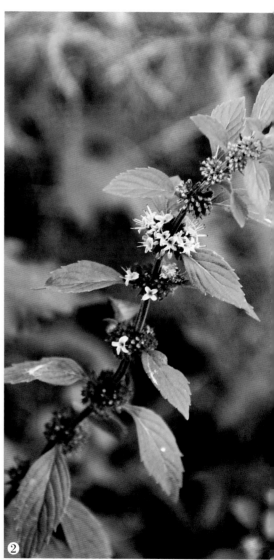

❶植株　❷花序

# 195 牛至

| 学　名 | *Origanum vulgare* L. |
| 科　名 | 唇形科 |
| 畲族名 | 土茵陈　猫艾 |
| 土　名 | 大叶香薷 |

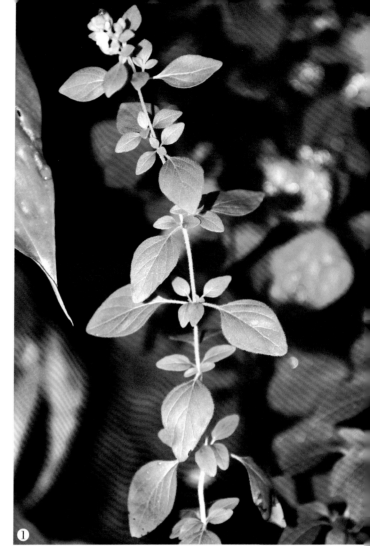

### 形态特征

多年生芳香草本。茎直立或近基部伏地，四棱形，具倒向微卷曲短柔毛。叶片卵圆形或卵形，先端钝或稍钝，基部宽楔形至近圆形或微心形，全缘或偶有疏齿，两面有细柔毛和腺点。顶生伞房状圆锥花序，花多密集，花冠紫红色、淡红色至白色。小坚果卵圆形。花期7～10月，果期10～11月。

### 分布与生境

分布于河南、江苏、浙江、安徽、江西、福建、台湾、湖北、湖南、广东、贵州、四川、云南、陕西、甘肃、新疆及西藏。生于海拔500～3600米的路旁、山坡、林下及草地。景宁畲族自治县望东垟保护区有分布。

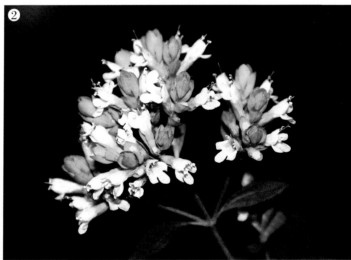

### 药用价值

主治感冒、中暑、急性胃肠炎、腹痛、胸膈胀满、跌打损伤。中医另用于治疗气阻食滞、小儿食积腹胀、月经过多、崩漏带下、皮肤瘙痒及水肿等。

❶ 花期植株
❷ 花序
❸ 茎叶

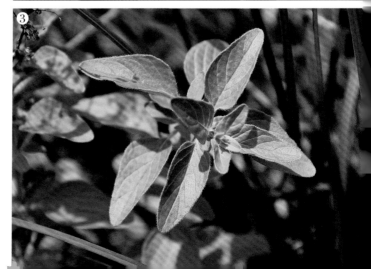

# 196 紫苏

| | | | |
|---|---|---|---|
| 学　名 | *Perilla frutescens* (L.) Britt. | 科　名 | 唇形科 |
| 畲族名 | 紫苏 | 土　名 | 紫苏 |

## 形态特征

　　一年生芳香直立草本。叶宽卵形或圆形，先端短尖或突尖，基部圆形或阔楔形，边缘在基部以上有粗锯齿；两面绿色或紫色，或仅下面紫色；叶柄密被长柔毛。轮伞花序 2 花，密被长柔毛，偏向一侧顶生及腋生总状花序。小坚果近球形。花期 7～10 月，果期 9～11 月。

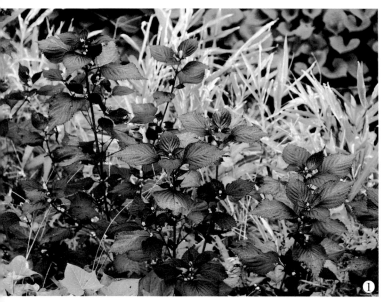
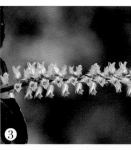
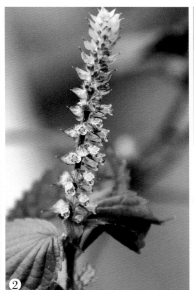
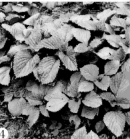

❶ 花期植株　　❷ 花序　　❸ 果序　　❹ 群体

## 分布与生境

　　全国各地广泛栽培。

## 药用价值

　　（1）梗：主治胸闷不舒、气滞腹胀、妊娠呕吐、胎动不安。中医另用于治疗胃脘疼痛、嗳气呕吐。

　　（2）叶：主治风寒感冒、鼻塞头痛、咳喘、鱼蟹中毒。中医另用于治疗妊娠呕吐。

　　（3）种子：主治咳嗽痰多、气喘、胸闷呃逆。中医另用于治疗肠燥便秘。

　　现代药理研究表明还具有抗过敏、调脂保肝、抗氧化等作用。

## 197 回回苏

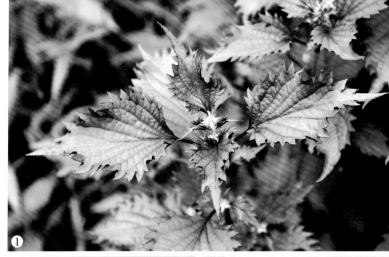

**学　　名** *Perilla frutescens* (L.) Britt. var. *crispa* (Thunb.) Hand.–Mazz.

**科　　名** 唇形科

**畲族名** 狗食麻

**土　　名** 鸡冠苏

### 形态特征

与原变种紫苏的不同在于，叶具狭而深锯齿，常为紫色；果萼较小。

### 分布与生境

全国各地广泛栽培。

### 药用价值

（1）梗：主治胸闷不舒、气滞腹胀、妊娠呕吐、胎动不安。

（2）叶：主治风寒感冒、鼻塞头痛、咳喘、鱼蟹中毒。

（3）种子：主治咳嗽痰多、气喘、胸闷呃逆。

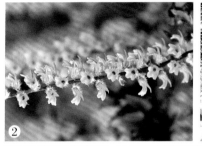

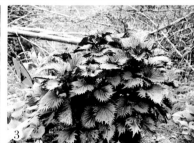

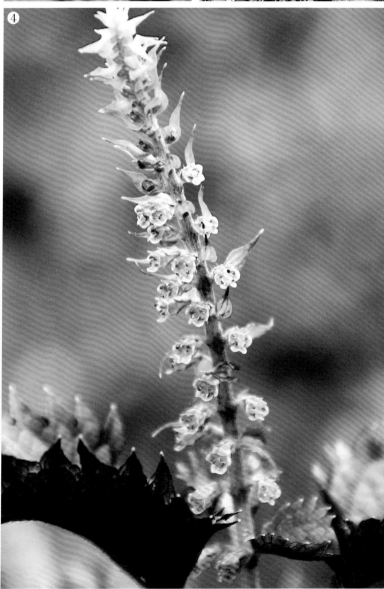

❶ 茎叶
❷ 果序
❸ 植株
❹ 花序

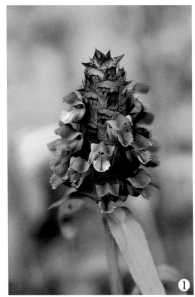

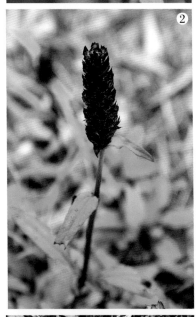

## 198 夏枯草

| 学 名 | *Prunella vulgaris* L. | 科 名 | 唇形科 |
| 畲族名 | 雷独草 好公草 | 土 名 | 九重楼 |

### 形态特征

多年生草本。茎钝四棱形，被稀疏粗毛或近无毛。叶片卵状长圆形或卵形，先端钝，基部圆形至宽楔形，下延至叶柄形成狭翅，边缘具不明显波状齿或近全缘。轮伞花序密集组成顶生穗状花序，花冠蓝紫色或红紫色。小坚果黄褐色，长圆状卵形。花期5～6月，果期7～8月。

### 分布与生境

分布于陕西、甘肃、新疆、河南、湖北、湖南、江西、浙江、福建、台湾、广东、广西、贵州、四川及云南等地。生于海拔3000米以下的荒坡、草地、溪边及路旁。

### 药用价值

主治高血压、肝热头痛、头晕、淋巴结结核、淋巴结炎、目赤肿痛。中医另用于治疗瘿瘤、乳痈、乳癖、乳房胀痛等。现代药理研究表明还具有抗肿瘤、降血脂、降血糖等作用。

❶ 花序　　❷ 果序　　❸ 小苗　　❹ 群体

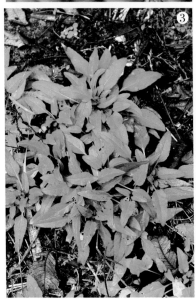

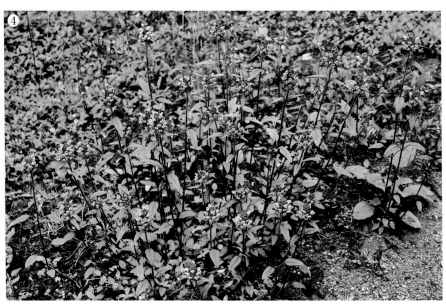

## 199 香茶菜

| | | | |
|---|---|---|---|
| **学　名** | *Rabdosia amethystoides* (Benth.) Hara | **科　名** | 唇形科 |
| **畲族名** | 铁拳头　铁厂头 | **土　名** | 铁厂角 |

### 形态特征

多年生直立草本。茎四棱形，具槽。叶片卵形至披针形，大小不一，生于主茎中下部的较大，生于侧枝及主茎上部的较小，先端渐尖或急尖，基部骤缩或渐狭形成狭翅。聚伞花序 3 花至多花组成顶生疏散圆锥花序，花冠白色或淡蓝色。小坚果卵形。花果期 8～11 月。

### 分布与生境

分布于广东、广西、贵州、福建、台湾、江西、浙江、江苏、安徽及湖北。生于林下、路边湿润处或草丛中。

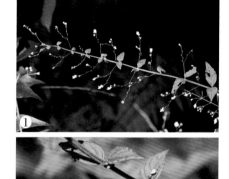

### 药用价值

主治湿热黄疸、闭经、跌打损伤、筋骨酸痛、乳痈、发背、毒蛇咬伤。中医另用于治疗疮疡等。现代药理研究表明还具有抗肿瘤、提高心血管活性等作用。

❶❷❸❹❺
花　花　植　茎　果
序　序　株　叶　序

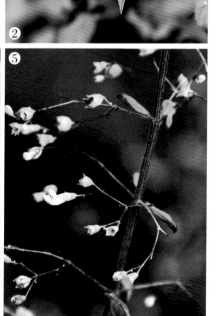

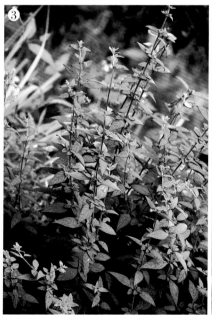

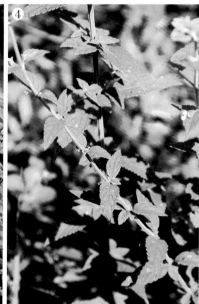

## 相似种 线纹香茶菜

*Rabdosia lophanthoides* (Buch.–Ham. ex D. Don) Hara

多年生柔弱草本。茎四棱形，被多节长柔毛。叶片卵形或阔卵形，先端钝，基部宽楔形或截形，边缘具圆齿，上面密被具节微硬毛，下面脉上具节毛并密布褐色腺点。聚伞花序组成顶生及侧生圆锥花序，花冠白色或粉红色，具紫色斑点。花期 10 月，果期 10～11 月。分布于西藏、云南、四川、贵州、广西、广东、福建、江西、湖南、湖北及浙江。生于海拔 500～2700 米的山坡、路边、林中阴湿处及荒草地上。

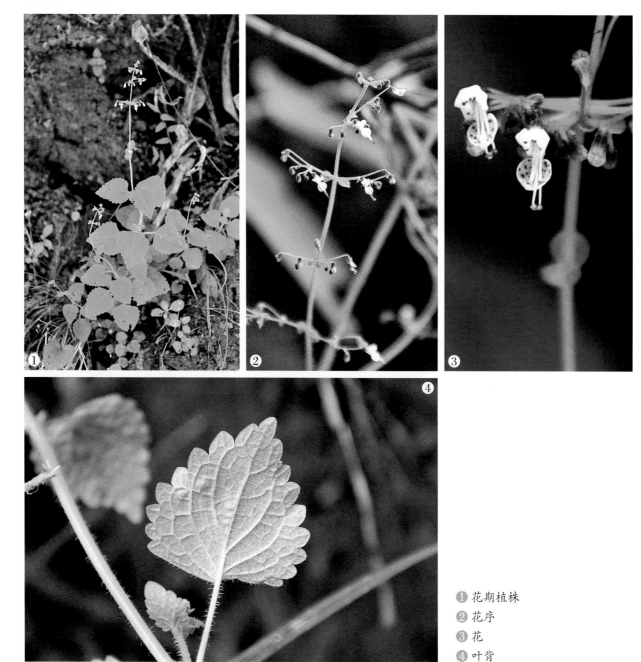

1 花期植株
2 花序
3 花
4 叶背

**相似种** 长管香茶菜

*Rabdosia longituba* (Miq.)

多年生直立草本。茎钝四棱形，具浅槽，带紫色，密被向下细微柔毛，上部分枝。叶片坚纸质，狭卵形，先端渐尖至长渐尖，基部渐狭，边缘在基部以上具细锯齿，侧脉上面微隆起，下面显著隆起。花序狭圆锥状，由3～5花疏离组成聚伞花序；花冠紫色，长达1.8厘米。成熟小坚果扁圆球形。花果期8～10月。分布于浙江东部及南部。生于海拔约1130米的山地林下。景宁畲族自治县东坑等乡镇有分布，较少见。

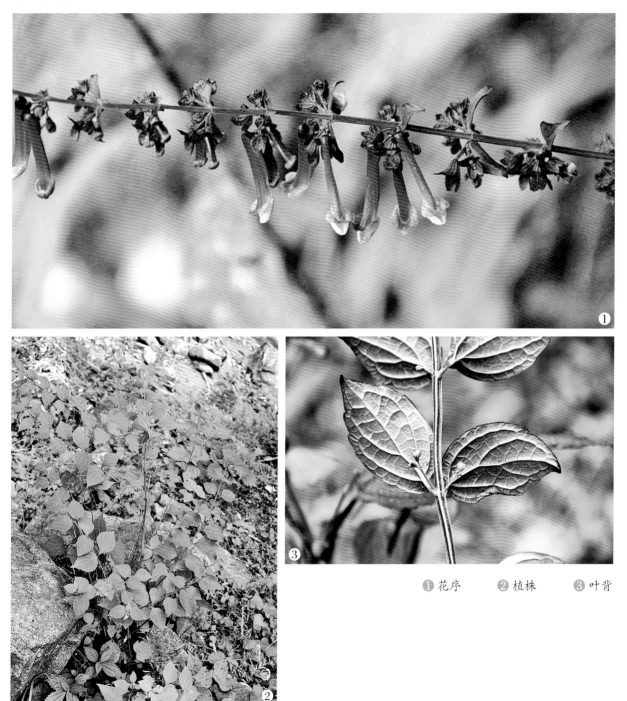

❶ 花序 ❷ 植株 ❸ 叶背

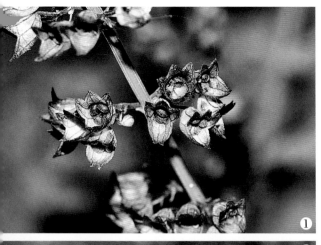

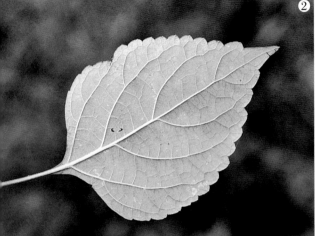

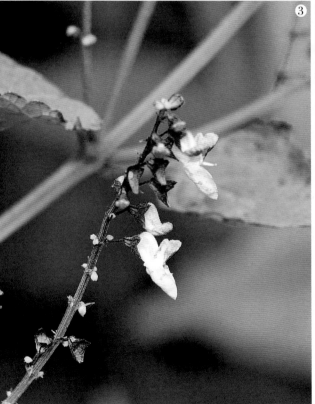

**相似种** 大萼香茶菜

*Rabdosia macrocalyx* (Dunn) Hara

多年生直立草本。茎下部近圆柱形，上部钝四棱形，被极短微柔毛。叶片卵形，先端长渐尖，基部宽楔形，骤然渐狭下延，边缘有整齐圆齿状锯齿，具硬尖；叶柄上部具狭翅。聚伞花序3～5花排列成顶生或上部腋生总状圆锥花序，花冠淡紫红色或紫红色。小坚果卵球形，褐色。花期8～10月，果期10～11月。分布于湖南、广西、广东、江西、安徽、浙江、江苏、福建、台湾。生于海拔600～1700米的山坡林下、溪边或路旁草丛中。景宁畲族自治县鹤溪街道有分布，较少见。

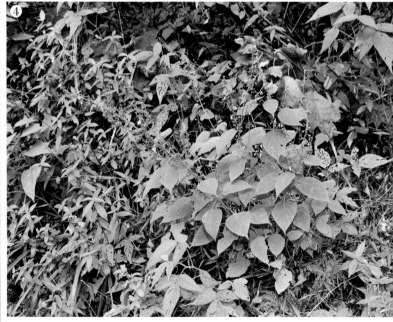

❶ 果序
❷ 叶背
❸ 花序
❹ 花期植株

## 相似种 显脉香茶菜

*Rabdosia nervosa* (Hemsl.) C.Y. Wu et H.W. Li

多年生直立草本。茎不分枝或少分枝，四棱形，明显具槽。叶交互对生，披针形至狭披针形，先端长渐尖，基部楔形至狭楔形，边缘具胼胝质硬尖粗浅齿，侧脉在两面隆起，细脉多而明显。聚伞花序（3～）5～9（～15）花，花冠淡紫色或蓝色。小坚果卵圆形。花期9～10月，果期10～11月。分布于陕西、河南、湖北、江苏、浙江、安徽、江西、广东、广西、贵州及四川。生于海拔（60～）300～600（～1000）米的河边、水沟边及溪涧石滩上。

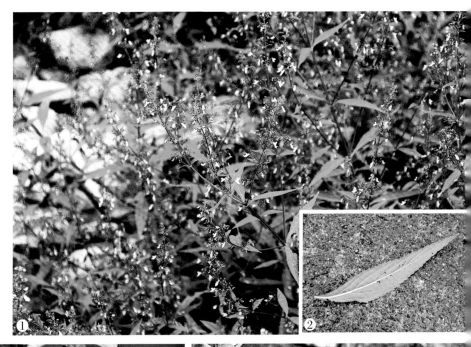

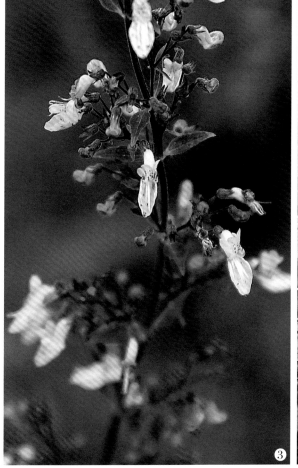

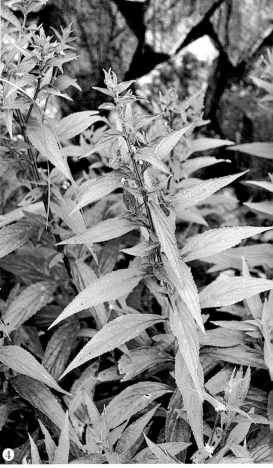

❶ 花期植株
❷ 叶背
❸ 花序
❹ 植株

# 200 半枝莲

| 学　名 | *Scutellaria barbata* D. Don | 科　名 | 唇形科 |
| --- | --- | --- | --- |
| 畲族名 | 四方草 | 土　名 | 并头草 |

## 形态特征

多年生草本。茎直立，四棱形，无毛。叶片三角状卵圆形、卵圆状披针形或卵圆形，先端急尖，基部宽楔形或近截形，边缘具疏钝浅齿，上面橄绿色，下面淡绿色，有时带紫色。花单生于茎或分枝上部叶腋，花冠紫蓝色。小坚果褐色，扁球形。花期5～10月，果期6～11月。

## 分布与生境

分布于河北、山东、陕西、河南、江苏、浙江、台湾、福建、江西、湖北、湖南、广东、广西、四川、贵州、云南等地。生于海拔2000米以下的水田边、溪边或湿润草地上。

## 药用价值

主治咽喉肿痛、肺脓疡、肝炎、肝硬化腹水、痈疖肿毒、毒蛇咬伤。中医另用于治疗各种炎症（如肝炎、阑尾炎、咽喉炎、尿道炎等），咯血，尿血，胃痛，跌打损伤。现代药理研究表明还具有抗肿瘤、解热、调节内分泌、抗动脉粥样硬化等作用。

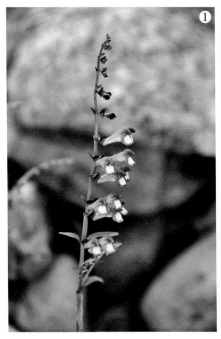 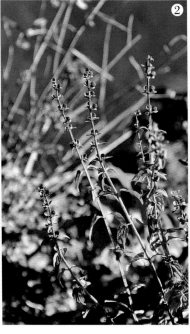 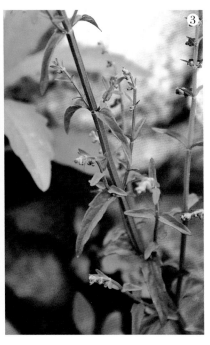

❶ 花序　　❷ 果序　　❸ 茎叶

## **相似种** 永泰黄芩

*Scutellaria inghokensis* Metcalf

多年生草本。茎钝四棱形，被短柔毛。叶膜质，叶片卵圆形或菱状卵圆形，先端锐尖至钝，基部楔形至近圆形，边缘在离基部 1/3 以上具钝齿或粗圆齿；侧脉约 3 对，上面微突出，下面显著突出。花对生，在茎及分枝顶上排成长总状花序；花冠白色至淡紫色，外面疏被微柔毛。花期 4～5 月，果期 8 月。分布于浙江、福建。生于海拔 500 米左右的河边石缝中。景宁畲族自治县鹤溪、红星、渤海、梧桐等乡镇（街道）有分布。

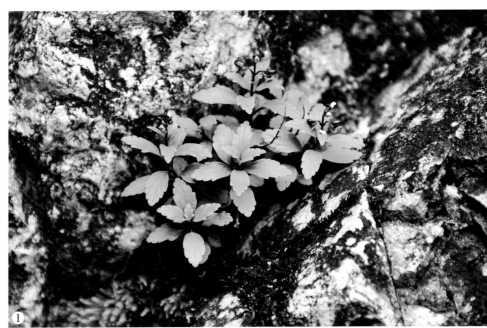

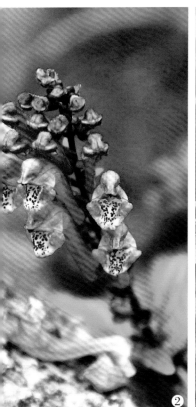

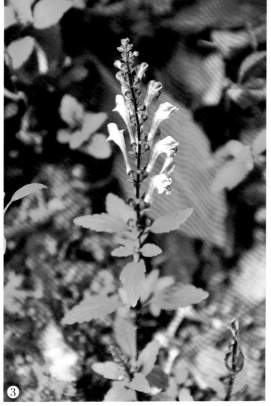

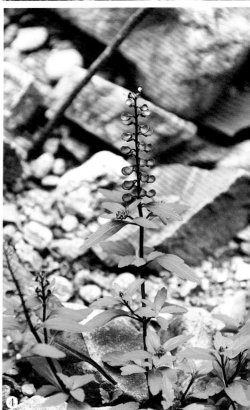

❶ 植株　❷ 花　❸ 花期植株　❹ 果序

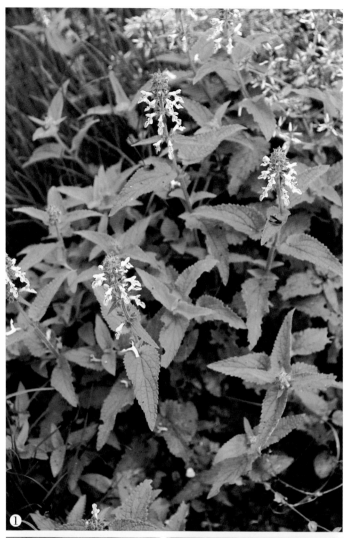

① 花期植株

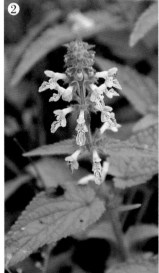

② 花序

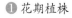

③ 块茎

## 201 地蚕

| 学　名 | *Stachys geobombycis* C.Y. Wu |
| 科　名 | 唇形科 |
| 畲族名 | 耳念鼓 |
| 土　名 | 地蚕 |

### 形态特征

多年生草本。具肥大肉质块茎，茎直立，四棱形，具槽，在棱及节上疏被倒向长刚毛。叶片长圆状卵形，先端钝，基部浅心形或圆形，边缘具整齐粗大圆齿状锯齿；叶面绿色，叶背面较淡；侧脉4对，叶面不明显，叶背面显著。轮伞花序腋生，4～6花组成穗状花序，花冠淡紫色或淡红色。花期5月，果期6月。

### 分布与生境

分布于浙江、福建、湖南、江西、广东、广西。生于海拔170～700米的荒地、田地及湿地草丛中。景宁畲族自治县澄照、大均、梧桐等乡镇有分布。

### 药用价值

主治肺结核咳嗽、肺虚气喘、吐血、盗汗、贫血、小儿疳积。中医另用于治疗跌打损伤、疮毒以及用于去风毒。

# 202 水苏

| 学　名 | *Stachys japonica* Miq. | 科　名 | 唇形科 |
| --- | --- | --- | --- |
| 畲族名 | 白马兰 | 土　名 | 白马兰 |

## 形态特征

　　多年生草本。茎单一，直立，四棱形，具槽，在棱及节上被小刚毛。叶片长圆状宽披针形，先端微急尖，基部圆形至微心形，边缘具圆齿状锯齿，上面绿色，下面灰绿色，两面均无毛；叶柄明显，向上渐变短。轮伞花序6～8花，花冠粉红色或淡红紫色。小坚果卵球形。花期5～7月，果期7～8月。

## 分布与生境

　　分布于辽宁、内蒙古、河北、河南、山东、江苏、浙江、安徽、江西、福建。生于海拔800米以下的水沟、河岸等潮湿处。

## 药用价值

　　主治咽喉炎、扁桃体炎、百日咳、疔疮、带状疱疹。中医另用于治疗痢疾。

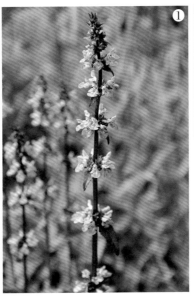
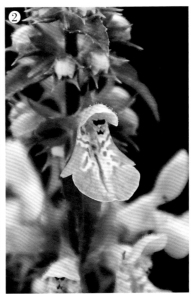
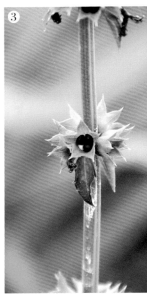
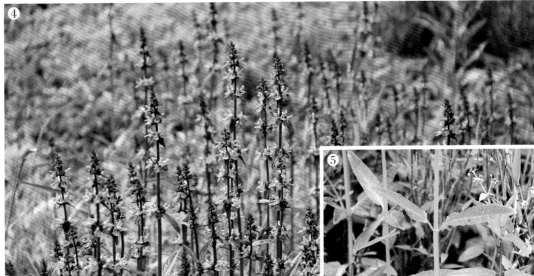

❶ 花序
❷ 花
❸ 果序
❹ 群体
❺ 茎叶

# 203 苦蘵

| 学　名 | *Physalis angulata* L. | 科　名 | 茄科 |
| 畲族名 | 灯笼草 | 土　名 | 金鱼草 |

## 形态特征

一年生草本。叶片卵形至卵状椭圆形，顶端渐尖或急尖，基部阔楔形或楔形，全缘或具不等大齿，两面近无毛。花梗纤细，被短柔毛；花冠钟状，淡黄色，喉部常有紫色斑纹。果萼卵球状，薄纸质，浆果直径约 1.2 厘米。花期 7～9 月，果期 9～11 月。

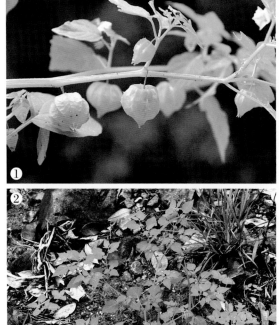

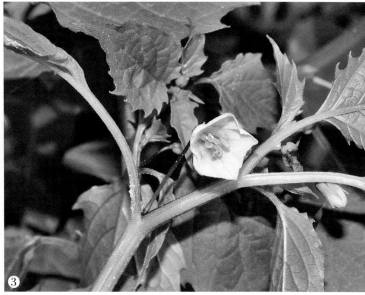

❶ 果萼　　❷ 花果期植株　　❸ 花

## 分布与生境

分布于华东、华中、华南及西南地区。常生于海拔 500～1500 米的山谷林下及村边路旁。

## 药用价值

主治咽喉肿痛、腮腺炎、慢性气管炎、肺脓疡、痢疾、睾丸炎、小便不利。中医另用于治疗脓疱疮等症。现代药理研究表明还具有抗肿瘤作用。

**相似种** 毛苦蘵

*Physalis minima* L.

　　与原变种苦蘵的不同在于，全体密生长柔毛，果时不脱落。花期7～9月，果期9～11月。分布于湖北、江西，向西南到云南。生于草丛中。

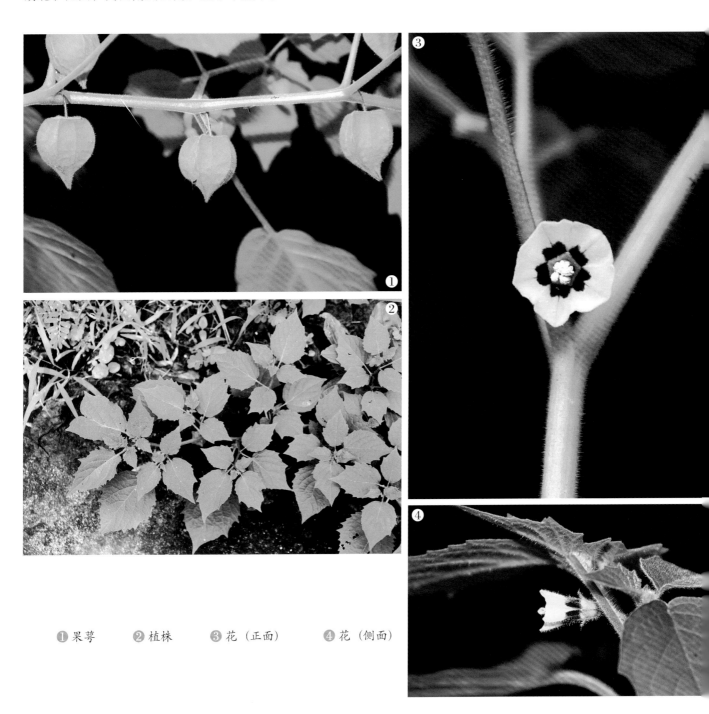

❶ 果萼　　❷ 植株　　❸ 花（正面）　　❹ 花（侧面）

## 相似种 日本地海椒

*Physaliastrum chamaesarachoides* (Makino) Makino

直立灌木。茎稀疏二歧分枝，枝条略粗壮，多曲折。叶片草质，阔椭圆形或卵形，顶端短渐尖，基部歪斜，圆形或阔楔形，变狭形成叶柄，边缘具少数锐齿，两面几乎无毛，侧脉 5～6 对。花淡黄色，花萼在果时球状卵形，具 10 纵向翅。浆果单生或 2 个近簇生，球状。种子浅黄色。花果期 7～11月。分布于广西、江西、浙江。生于林下。景宁畲族自治县红星、九龙、东坑等乡镇（街道）有分布，较少见。

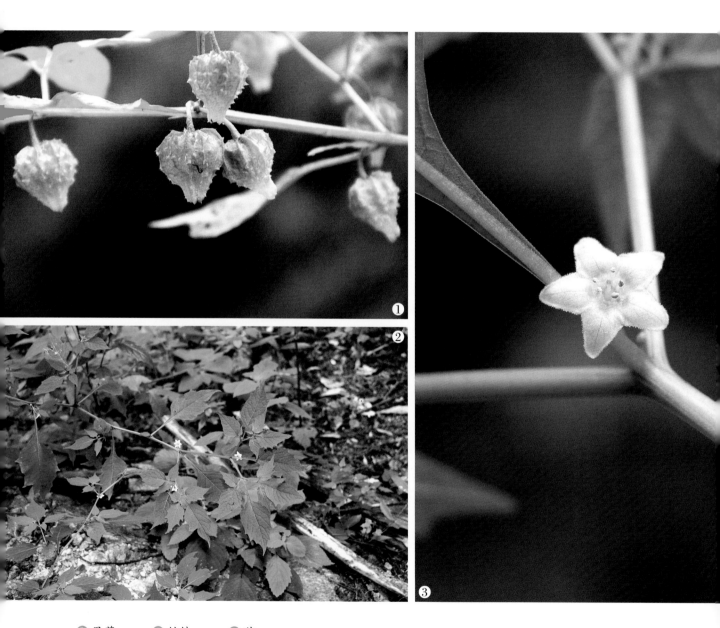

❶ 果萼　　❷ 植株　　❸ 花

# 204 白英

| | |
|---|---|
| 学　名 | *Solanum lyratum* Thunb. |
| 科　名 | 茄科 |
| 畲族名 | 毛道士　母根菜　飞扬草 |
| 土　名 | 毛桃柿　谷筛草 |

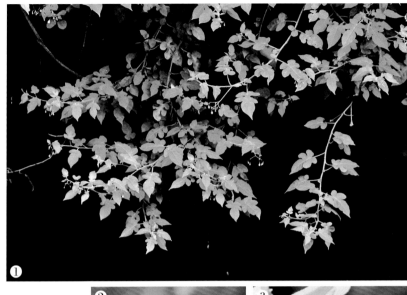

① 

## 形态特征

多年生草质藤本。茎及小枝密被具节长柔毛。叶片多数为琴形，基部常3～5深裂，裂片全缘；侧裂片愈近基部愈小，中裂片较大，两面均被白色发亮长柔毛；中脉明显，侧脉在叶背较清晰。聚伞花序顶生或腋外生，疏花，花冠蓝紫色或白色。浆果球状，成熟时红黑色。花期7～8月，果期10～11月。

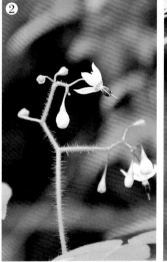
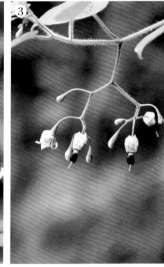

② ③

## 分布与生境

分布于甘肃、陕西、山西、河南、山东、江苏、浙江、安徽、江西、福建、台湾、广东、广西、湖南、湖北、四川、云南。喜生于海拔200～2800米的山谷草地或路旁、田边。

## 药用价值

主治感冒发热、湿热黄疸、风湿性关节炎、阴道炎、白带。中医另用于治疗乳痈、恶疮、腹水、肾炎水肿，外用治痈疖肿毒。现代药理研究表明还具有抗肿瘤、抗过敏等作用。

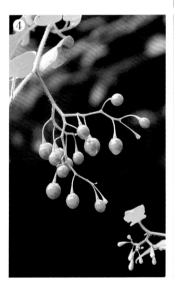
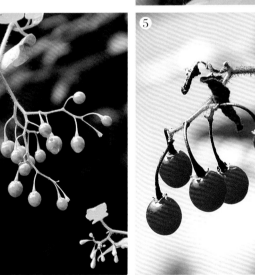

④ ⑤ ⑥

❶ 花期植株　　　　❷ 花序（白花类型）
❸ 花序（蓝紫花类型）　❹ 未成熟浆果
❺ 成熟浆果　　　　❻ 茎叶

## 相似种 海桐叶白英

*Solanum pittosporifolium* Hemsl.

蔓性小灌木。植株光滑无毛，小枝纤细，具棱角。叶片披针形至卵圆状披针形，先端渐尖，基部圆形或钝，有时稍偏斜，全缘，两面均光滑无毛；侧脉每边 6～7 条，在两面均较明显。聚伞花序腋外生，疏散，花冠白色或紫色。浆果球形，成熟后红色。花期 6～8 月，果期 9～11 月。分布于河北、安徽、浙江、江西、湖南、四川、贵州、云南、广西、广东。生于海拔 500～2500 米的林缘。景宁畲族自治县鹤溪、东坑、梅歧等乡镇（街道）有分布。

❶ 成熟浆果    ❷ 花序
❸ 植株    ❹ 茎叶

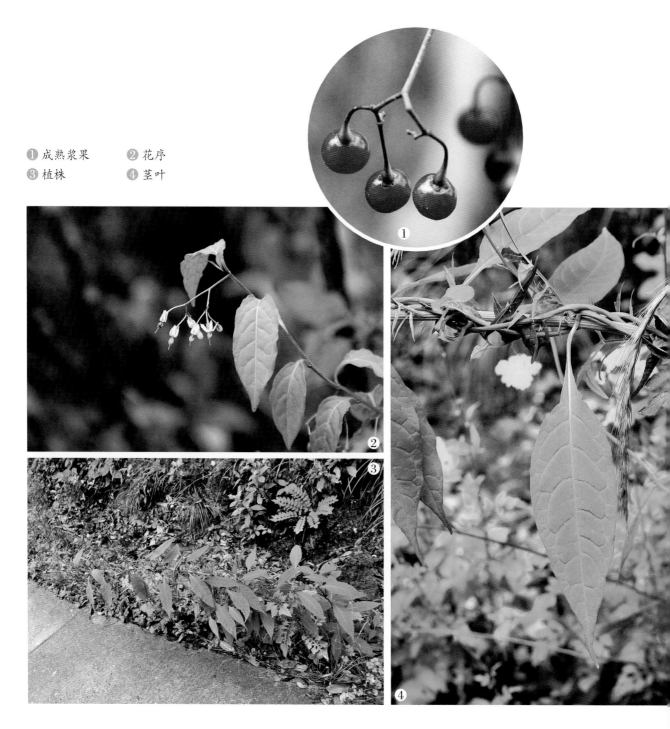

# 205 龙葵

| | | | |
|---|---|---|---|
| 学 名 | *Solanum nigrum* L. | 科 名 | 茄科 |
| 畲族名 | 龙珠 | 土 名 | 山辣椒 |

## 形态特征

一年生直立草本。叶片卵形，先端短尖，基部楔形至宽楔形，下延至叶柄，全缘或具不规则波状粗齿，光滑或两面均被稀疏短柔毛，叶脉每边 5～6 条。蝎尾状花序腋外生，由 3～6（～10）花组成，花冠白色。浆果球形，熟时黑色。花期 6～9 月，果期 7～11 月。

## 分布与生境

全国均有分布。喜生于田边、荒地及村庄附近。

## 药用价值

主治疗疮肿毒、皮疹瘙痒、急性盆腔炎、慢性气管炎。中医另用于治疗感冒发热、牙痛、痢疾、泌尿系统感染、乳腺炎、白带、各种癌症，外用治天疱疮、蛇咬伤等。

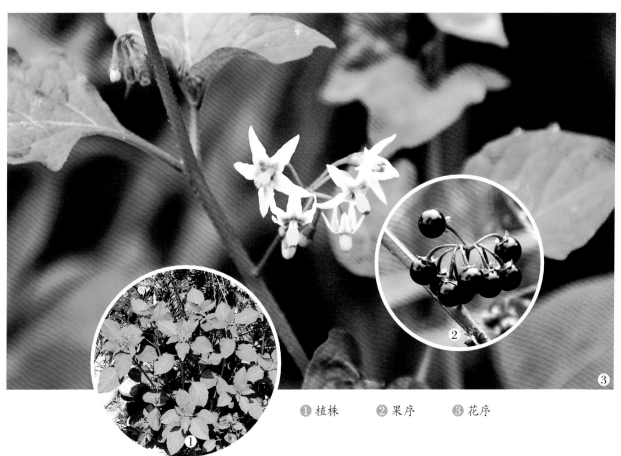

❶ 植株　　❷ 果序　　❸ 花序

## 相似种 龙珠

*Tubocapsicum anomalum* (Franch. et Sav.) Makino

多年生草本。茎直立，二歧分枝开展。叶薄纸质，叶片卵形、椭圆形或卵状披针形，先端渐尖，基部歪斜楔形，下延至叶柄，侧脉5～8对。花（1～）2～6朵簇生，俯垂；花梗细弱，顶端增大，花冠淡黄色。浆果直径8～12毫米，熟后红色。花期7～9月，果期8～11月。分布于浙江、江西、福建、台湾、广东、广西、贵州和云南。常生于山谷、水边或路边。

❶ 植株　　❷ 花
❸ 果序　　❹ 成熟浆果
❺ 未成熟浆果

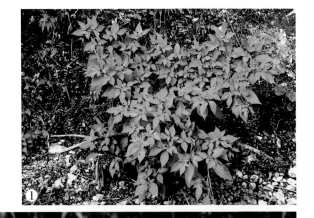

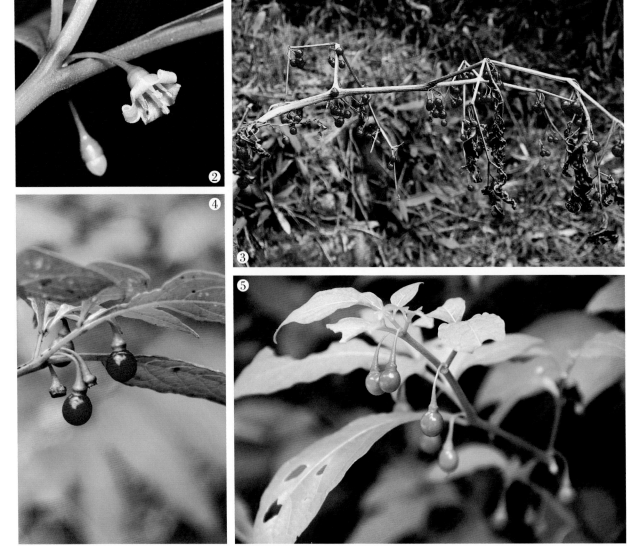

#  206 沙氏鹿茸草

| 学　名 | *Monochasma savatieri* Franch. | 科　名 | 玄参科 |
|---|---|---|---|
| 畲族名 | 千年霜 | 土　名 | 白毛蜈 |

## 形态特征

多年生草本。全株有灰白色绵毛，上部具腺毛。叶对生或3叶轮生，较密集；基部叶片鳞片状，向上呈狭披针形，先端急尖，基部渐狭，全缘，两面均被灰白色绵毛，老时上面的毛多少脱落。花少数，单生于茎顶部叶腋，花冠淡紫色或白色。蒴果长圆形，顶端尖锐，有4纵沟。花果期4～9月。

## 分布与生境

分布于浙江、福建、江西等地。生于向阳处山坡、岩石旁及松林下。

## 药用价值

主治肺炎、咯血、小儿鹅口疮、牙龈炎、牙髓炎、乳腺炎、多发性疖肿、赤白带。

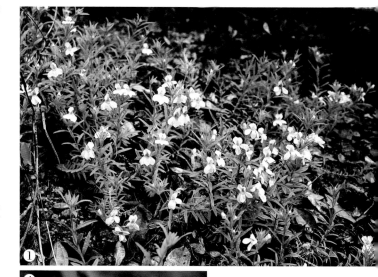

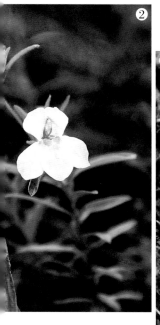

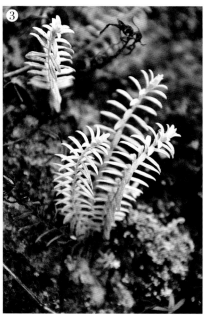

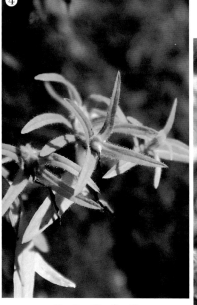

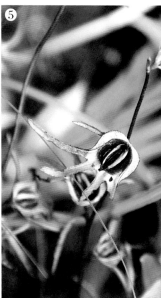

① 群体　② 花　③ 植株　④ 蒴果　⑤ 开裂果

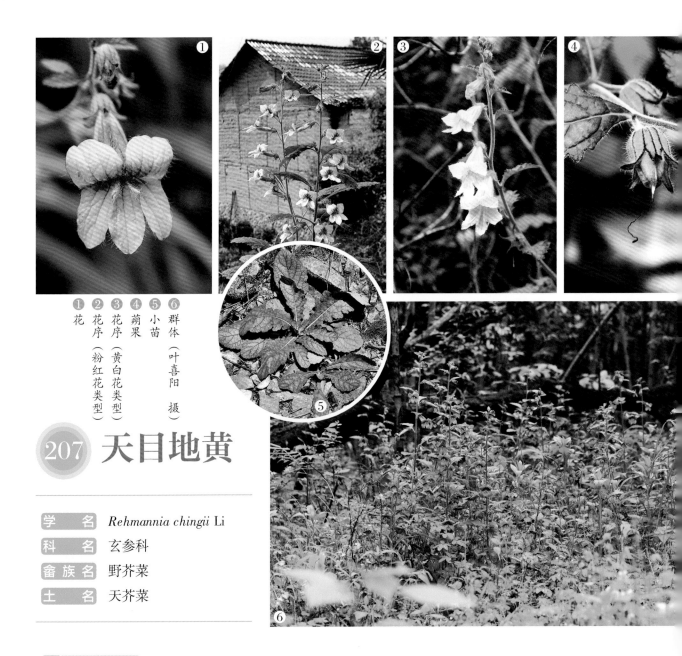

① 花
② 花序
③ 花序（粉红花类型）
④ 花序（黄白花类型）
⑤ 小苗
⑥ 群体（叶喜阳 摄）

## 207 天目地黄

| 学　　名 | *Rehmannia chingii* Li |
| 科　　名 | 玄参科 |
| 畲族名 | 野芥菜 |
| 土　　名 | 天芥菜 |

### 形态特征

多年生草本。全体被多细胞长柔毛，茎单出或基部分枝。基生叶多少莲座状排列；叶片纸质，椭圆形，先端钝或突尖，基部楔形，逐渐收缩成具翅柄，两面疏被白色柔毛；边缘具不规则圆齿或粗锯齿，或为具圆齿的浅裂片。花单生，花冠紫红色或白色。蒴果卵形，种子多数。花期4～5月，果期5～6月。

### 分布与生境

分布于浙江、安徽。生于海拔190～500米的山坡、路旁草丛中。

### 药用价值

主治高热烦躁、热病口干、血热吐衄、咽喉肿痛，外治中耳炎、烫伤。

# 208 爵床

| | | | |
|---|---|---|---|
| **学 名** | *Rostellularia procumbens* (L.) Nees | **科 名** | 爵床科 |
| **畲 族 名** | 辣椒草 | **土 名** | 小青 |

## 形态特征

一年生草本。茎基部匍匐，通常具短硬毛。叶椭圆形至椭圆状长圆形，先端锐尖或钝，基部宽楔形或近圆形，两面常被短硬毛，叶柄短。穗状花序顶生或生于上部叶腋，花冠粉红色，二唇形，下唇3浅裂。蒴果长约5毫米。花期8～11月，果期10～11月。

## 分布与生境

分布于秦岭以南，东至江苏、台湾，南至广东，西南至云南、西藏。生于海拔200～2400米的旷野草地、林下、路旁、水沟边。

## 药用价值

主治感冒、咽喉痛、咳嗽、疟疾、疳积、痢疾、肾炎水肿、疔疮痈肿。中医另用于治疗肠炎、泌尿系统感染、乳糜尿，外用治疗跌打损伤。现代药理研究表明还具有抗肿瘤的作用。

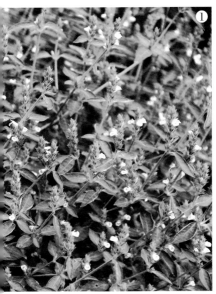 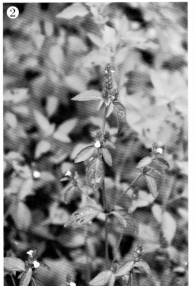 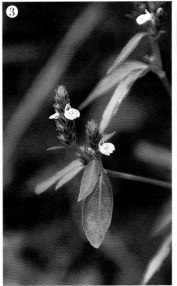 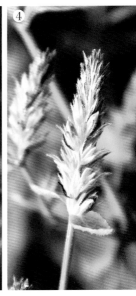

❶ 群体　　❷ 花期植株　　❸ 花　　❹ 果穗

357

**相似种** 密花孩儿草

*Rungia densiflora* H.S. Lo

多年生草本。茎稍粗壮，被2列倒生柔毛。叶纸质，椭圆状卵形、卵形或披针状卵形，先端渐尖，稍钝头，基部楔形或稍下延，两面无毛或疏生短硬毛；侧脉6～8对，明显，在下面平扁；叶柄被柔毛。穗状花序顶生和腋生，花密，花冠天蓝色，稀白色。蒴果长约6毫米。花期8～11月，果期9～11月。分布于广东、江西、安徽、浙江。生于海拔400～800米的潮湿沟谷、林下。景宁畲族自治县东坑等乡镇有分布。

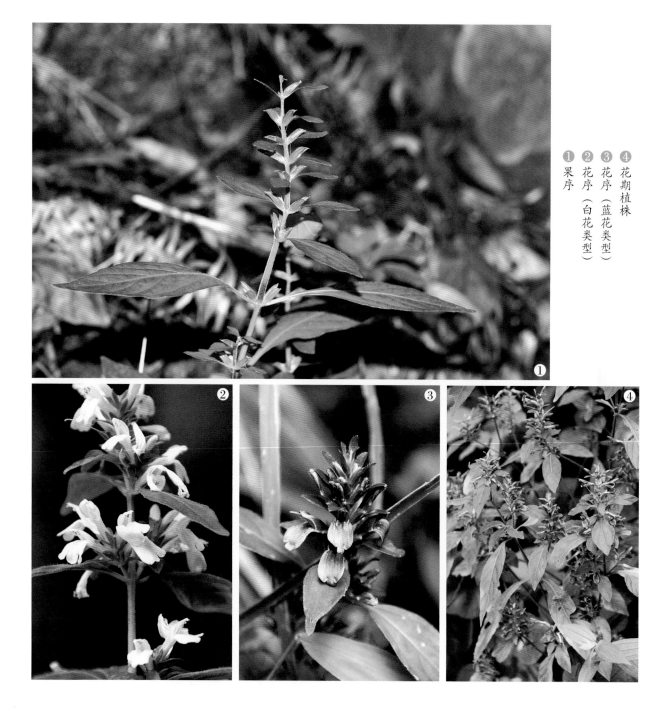

❶ 花期植株
❷ 花序（蓝花类型）
❸ 花序（白花类型）
❹ 果序

# 209 吊石苣苔

| 学　　名 | *Lysionotus pauciflorus* Maxim. |
| 科　　名 | 苦苣苔科 |
| 畲 族 名 | 石豇豆　石杨梅 |
| 土　　名 | 石杨梅 |

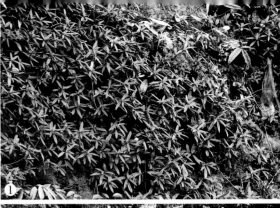

## 形态特征

附生小灌木。叶在枝端密集，3叶轮生，有时对生或4枚轮生，具短柄或近无柄；叶片革质、线形、线状倒披针形、狭长圆形或倒卵状长圆形，先端急尖或钝，基部楔形，边缘在中部以上有钝状粗锯齿。聚伞花序顶生，具1~3花，花冠白色稍带紫色。蒴果线形，无毛。花期7~8月，果期9~10月。

## 分布与生境

分布于云南、广西、广东、福建、台湾、浙江、江苏、安徽、江西、湖南、湖北、贵州、四川、陕西。生于海拔300~2000米的峭壁石缝、岩壁下或树上。

## 药用价值

主治风湿痹痛、咳嗽、肺结核、瘰疬、无名肿痛、跌打损伤。现代药理研究表明还具有降血压等作用。

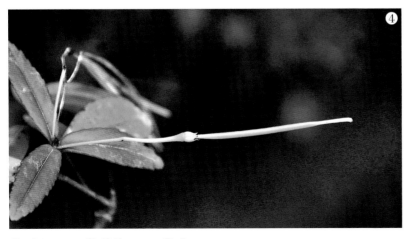

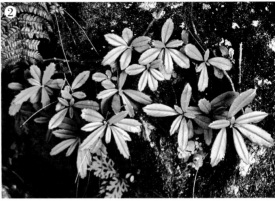

❶ 群体　　❷ 植株　　❸ 花
❹ 蒴果　　❺ 开裂果

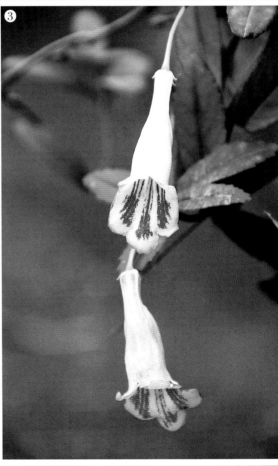

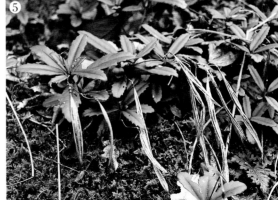

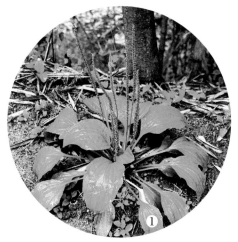

# 210 车前

| 学　名 | *Plantago asiatica* L. |
| --- | --- |
| 科　名 | 车前科 |
| 畲族名 | 蛤蟆衣 |
| 土　名 | 蛤蟆衣 |

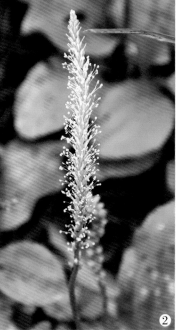
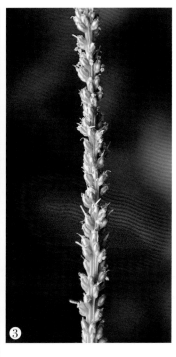

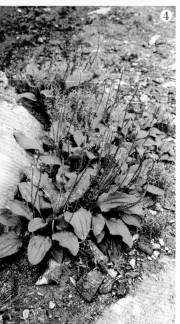

❶ 花果期植株
❷ 花序
❸ 果序
❹ 群体

## 形态特征

多年生草本。叶基生呈莲座状，平卧、斜展或直立；叶薄纸质或纸质，宽卵形至宽椭圆形，先端钝圆至急尖，基部宽楔形或近圆形，多少下延；边缘波状，全缘或中部以下有浅齿，两面疏生短柔毛，脉5～7条。穗状花序细圆柱状，紧密或稀疏，下部常间断。花冠白色。蒴果椭圆形。花果期4～8月。

## 分布与生境

分布于黑龙江、吉林、辽宁、内蒙古、河北、山西、陕西、甘肃、新疆、山东、江苏、安徽、浙江、江西、福建、台湾、河南、湖北、湖南、广东、广西、海南、四川、贵州、云南、西藏。生于海拔3200米以下的草地、沟边、河岸湿地、田边、路旁或村边空旷处。

## 药用价值

（1）种子：主治小便不利、淋漓涩痛、湿热泄泻、目赤肿痛。中医另用于治疗水肿胀满、痰热咳嗽。

（2）全草（去根）：主治湿热黄疸、水肿、小便不利、湿热泄泻、痢疾、尿血，外治疮疖、外伤出血。中医另用于治疗痰热咳嗽、吐血、衄血、痈肿疮毒等。

现代药理研究表明还具有降血脂、降血压、降血糖、抗肿瘤等作用。

**相似种** 大车前

*Plantago major* L.

多年生草本。叶基生呈莲座状，直立；叶片纸质，宽卵形至卵状长圆形，先端圆钝，基部渐狭，边缘波状或疏生不规则锯齿，两面疏生短柔毛。花序 1 至数条，近直立，穗状花序密生花。蒴果近球形，卵球形或宽椭圆球形，周裂。花期 4～5 月，果期 5～7 月。分布几乎遍及全国。生于海拔 2800 米以下的路旁、沟边、田埂潮湿处。

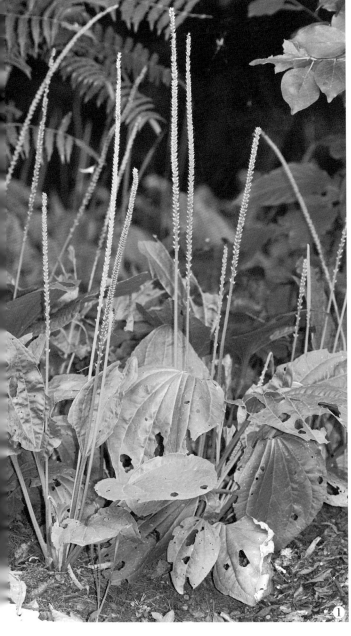

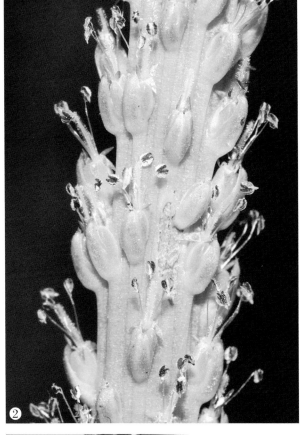

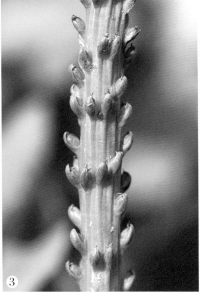

❶ 植株（朱鑫鑫　摄）
❷ 花序（朱鑫鑫　摄）
❸ 果序

**相似种 北美车前**

*Plantago virginica* L.

一年生或二年生草本。叶基生呈莲座状，平卧至直立；叶片倒披针形至倒卵状披针形，先端急尖或近圆形，基部狭楔形，下延至叶柄，边缘波状，疏生锯齿或近全缘；两面及叶柄散生白色柔毛，脉3～5条，叶柄具翅或无翅。花序1至多数，穗状花序密生花，花冠淡黄色。蒴果卵球形。花果期4～5月。分布于江苏、安徽、浙江、江西、福建、台湾、四川等地。生于低海拔草地、路边、湖畔。原产北美洲。在景宁畲族自治县不常见，偶见于路边或绿化带。

❶ 花果期植株　　❷ 花序　　❸ 果序

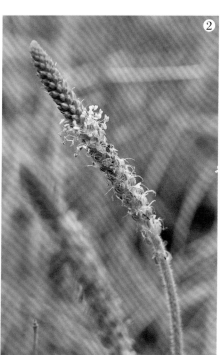

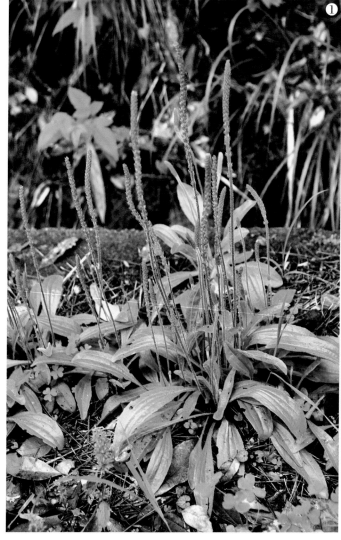

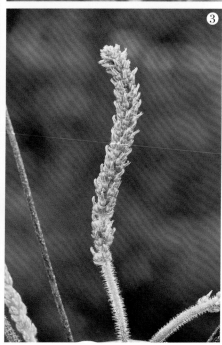

# 211 轮叶沙参

| 学　　名 | *Adenophora tetraphylla* (Thunb.) Fisch. | 科　　名 | 桔梗科 |
| 畲 族 名 | 沙参 | 土　　名 | 山沙参 |

## 形态特征

多年生草本。茎不分枝，无毛或近无毛。茎生叶 3～6 枚轮生，叶片卵圆形至条状披针形，边缘有锯齿，两面疏生短柔毛。花序狭圆锥状，花萼裂片钻形，花冠筒状细钟形，口部稍缢缩，蓝色、蓝紫色。蒴果球状圆锥形或卵圆状圆锥形。花果期 7～9 月。

① 花　　　② 花序　　　③ 果序
④ 花期植株　⑤ 小苗

## 分布与生境

分布于东北、华东地区及内蒙古、河北、山西、广东、广西、云南、四川、贵州。生于海拔 2000 米以下的草地和灌丛中。景宁畲族自治县东坑、沙湾、景南、秋炉等乡镇有分布。

## 药用价值

主治气管炎、百日咳、肺热咳嗽、萎缩性胃炎。现代药理研究表明还具有抗辐射、抗衰老、减肥、保护肝细胞、改善记忆等作用。

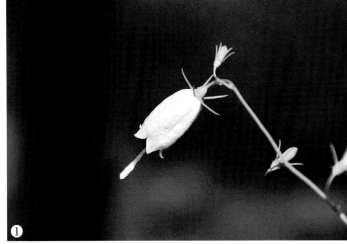

①

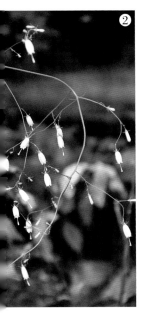

②

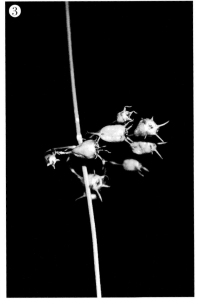

③

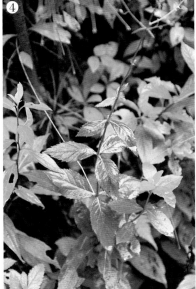

④

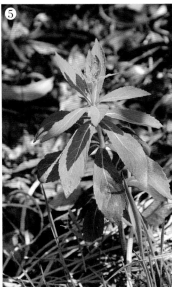

⑤

**相似种** 杏叶沙参

*Adenophora hunanensis* Nannf. subsp. *huadungensis* Hong

多年生草本。茎生叶卵圆形、卵形至卵状披针形，先端急尖至渐尖，基部常楔形渐尖，或近于平截形而突然变窄，沿叶柄下延；边缘具疏齿，两面或疏或密被短硬毛，较少被柔毛。花萼裂片卵形至长卵形，花冠钟状，蓝色、紫色或蓝紫色。蒴果球状椭圆形或近于卵状。花果期7～10月。分布于江西、福建、浙江、安徽、江苏。生于海拔1900米以下的山坡草地或林下草丛中。景宁畲族自治县东坑等乡镇有分布，较少见。

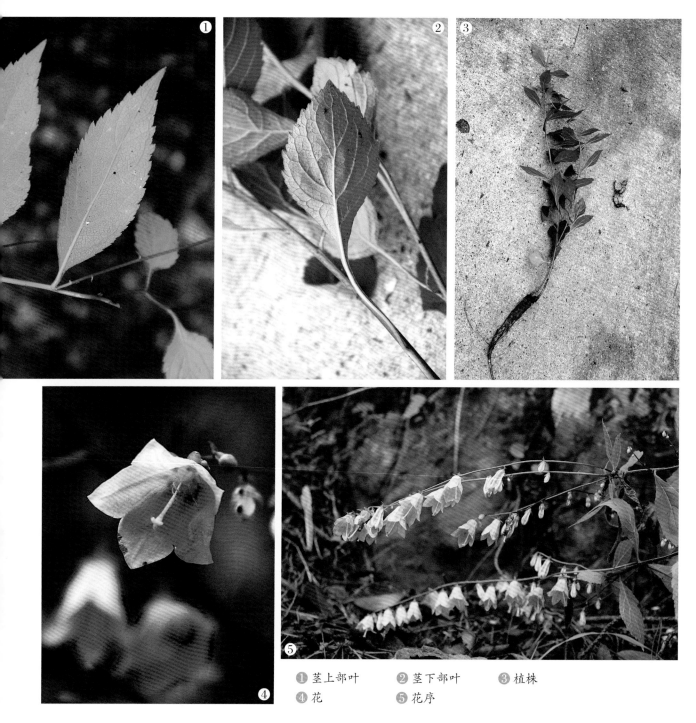

① 茎上部叶　② 茎下部叶　③ 植株
④ 花　　　　⑤ 花序

## 相似种 荠苨

*Adenophora trachelioides* Maxim.

多年生草本。茎直立，无毛，有时具分枝。基生叶心状肾形，宽超过长；茎生叶心形或在茎上部的叶基部近于平截形，通常叶基部不向叶柄下延成翅，边缘具锯齿或重锯齿。花序分枝平展，组成大圆锥花序；花冠钟状，蓝色、蓝紫色或白色。蒴果卵状圆锥形。花期7~9月。分布于辽宁、河北、山东、江苏、浙江、安徽。生于山坡草地或林缘。景宁畲族自治县东坑等乡镇有分布，稀见。

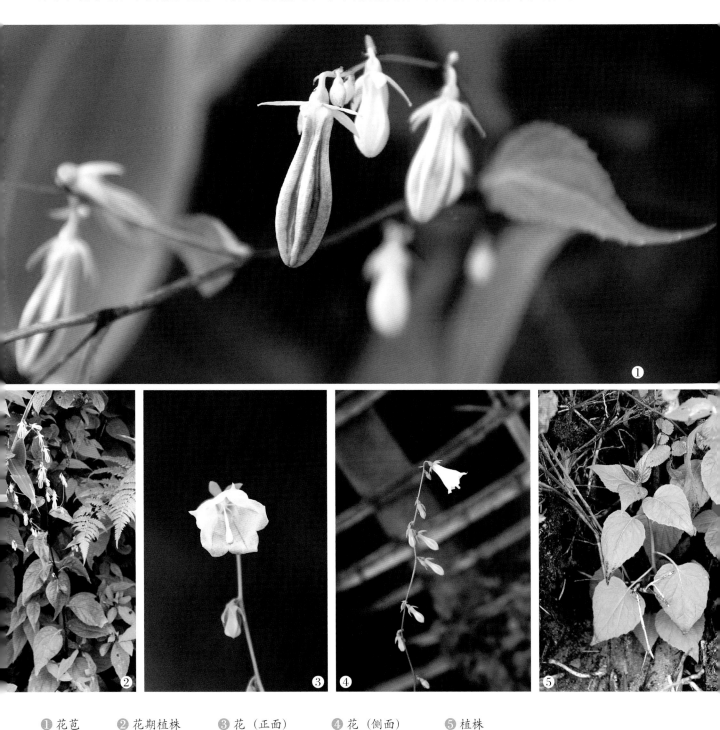

❶ 花苞　❷ 花期植株　❸ 花（正面）　❹ 花（侧面）　❺ 植株

# 212 羊乳

| | | | |
|---|---|---|---|
| 学 名 | *Codonopsis lanceolata* (Sieb. et Zucc.) Trautv. | 科 名 | 桔梗科 |
| 畲族名 | 猪娘果　猪母茄 | 土 名 | 山菜头 |

## 形态特征

多年生缠绕藤本。茎基略近于圆锥状或圆柱状，表面有多数瘤状茎痕；根常肥大呈纺锤状，有少数细小侧根。叶在主茎上互生，披针形或菱状狭卵形；在小枝顶端通常 2～4 叶簇生，叶片菱状卵形、狭卵形或椭圆形，通常全缘或有稀疏波状锯齿，上面绿色，下面灰绿色。花单生或对生于小枝顶端，花冠阔钟状，反卷，黄绿色或乳白色，内有紫色斑。蒴果下部半球状，上部有喙。花果期 7～8 月。

## 分布与生境

分布于东北、华北、华东、华中、华南各地。生于山地、灌木林下阴湿处。

## 药用价值

主治病后体虚、产后缺乳、肺脓肿、乳腺炎、痈疖疮疡、毒蛇咬伤。中医另用于治疗自汗口渴、肺燥干咳等症。现代药理研究表明还具有降血脂、降血黏、抗血栓、抗氧化、改善记忆、镇静、保肝、醒酒、抗肿瘤等作用。

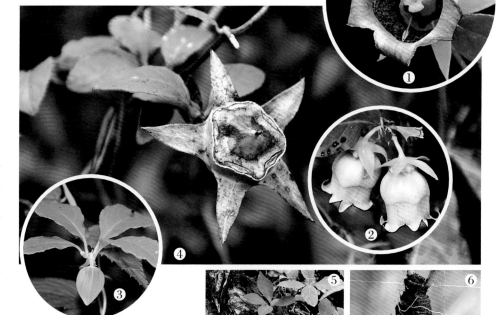

❶ 花（正面）　❷ 花（侧面）
❸ 花苞　　　　❹ 蒴果
❺ 茎叶　　　　❻ 根

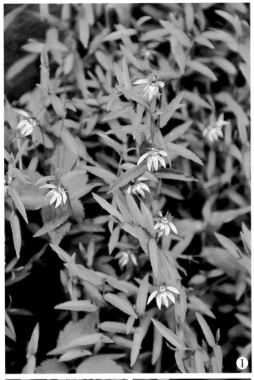

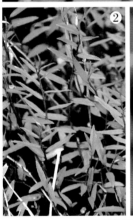

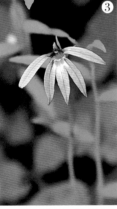

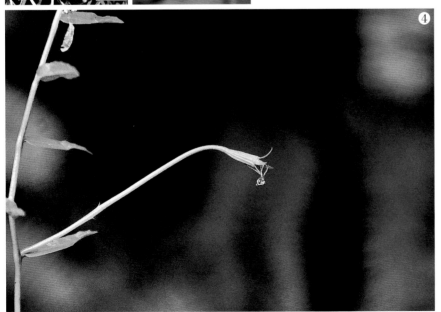

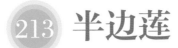

# 213 半边莲

| 学　　名 | *Lobelia chinensis* Lour. |
| 科　　名 | 桔梗科 |
| 畲 族 名 | 半片莲 |
| 土　　名 | 瓜子草 |

## 形态特征

多年生矮小草本。茎细弱，匍匐，节上生根，分枝直立，无毛。叶互生，椭圆状披针形至条形，先端急尖，基部圆形至阔楔形，全缘或先端有明显锯齿。花单生叶腋，花梗细，花冠粉红色或白色。蒴果倒圆锥状，长约6毫米。花果期5～10月。

## 分布与生境

分布于长江中下游以南各地。生于水田边、沟边及潮湿草地上。

## 药用价值

主治毒蛇咬伤、腹水、肾炎、扁桃体炎、阑尾炎，外治痈疖、漆疮、皮炎。中医另用于治疗臌胀水肿、湿热黄疸等。现代药理研究表明还具有抗肿瘤、抑制 α–葡萄糖苷酶等作用。

❶❷❸❹
群 植 花 蒴
体 株　 果

## 214 铜锤玉带草

**学 名** *Pratia nummularia* (Lam.) A. Br. et Aschers.　　**科 名** 桔梗科

**畲族名** 白珍珠

### 形态特征

　　多年生草本。茎平卧，有白色乳汁，被开展柔毛。叶互生；叶片圆卵形、心形或卵形，先端钝圆或急尖，基部斜心形，边缘具齿，两面疏生短柔毛。花单生叶腋，花冠紫红色、淡紫色、绿色或黄白色。浆果椭圆状球形，紫红色。花果期6～10月，在热带地区整年可开花结果。

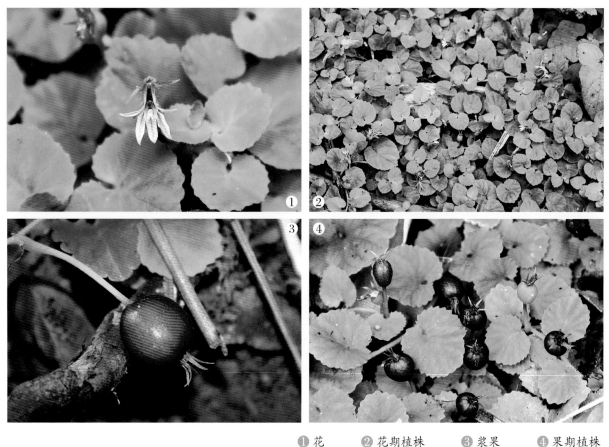

❶ 花　　❷ 花期植株　　❸ 浆果　　❹ 果期植株

### 分布与生境

　　分布于长江流域以南各地。生于山脚边坡或疏林下潮湿地。景宁畲族自治县东坑等乡镇有分布。

### 药用价值

　　主治遗精、带下、疳积、肾炎、子宫下垂、风湿痹痛、外伤出血。

## 相似种 金钱豹

*Campanumoea javanica* Bl.

多年生草质缠绕藤本，具乳汁，具胡萝卜状根。叶对生，极少互生，具长柄；叶片心形或心状卵形，边缘有浅锯齿，极少全缘，无毛或有时背面疏生长毛。花单朵生于叶腋，各部无毛，5 裂至近基部；花冠上位，白色或黄绿色，内面紫色，钟状，裂至中部。浆果黑紫色或紫红色，近球形。花期 8～9 月。分布于江西、福建、浙江、安徽、台湾、湖北、湖南、广东、广西、贵州、四川。生于海拔 2400 米以下的灌丛及疏林中。

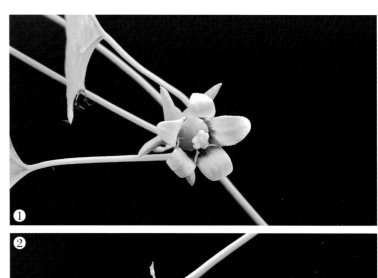

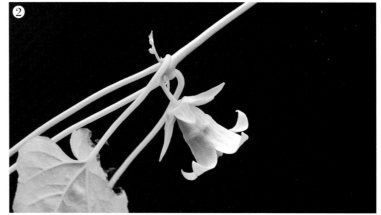

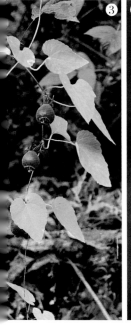

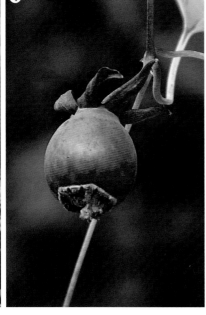

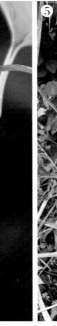

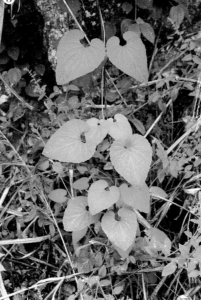

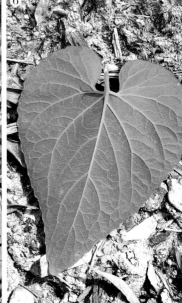

❶ 花（正面）　　❷ 花（侧面）　　❸ 果期植株　　❹ 果　　❺ 茎叶　　❻ 叶背

# 215 蓝花参

| 学　名 | *Wahlenbergia marginata* (Thunb.) A. DC. | 科　名 | 桔梗科 |
| --- | --- | --- | --- |
| 畲族名 | 绿花白根草 | 土　名 | 疯草 |

## 形态特征

多年生草本。茎自基部多分枝，直立或上升，有白色乳汁。叶互生，无柄或具长 7 毫米的短柄，常在茎下部密集；下部叶匙形、倒披针形或椭圆形，上部叶条状披针形或椭圆形，先端短尖，基部楔形至圆形，全缘或呈波状或具疏锯齿。花顶生或腋生，具长花梗，花冠漏斗状钟形，蓝色。蒴果倒圆锥状或倒卵状圆锥形。花果期 2～5 月。

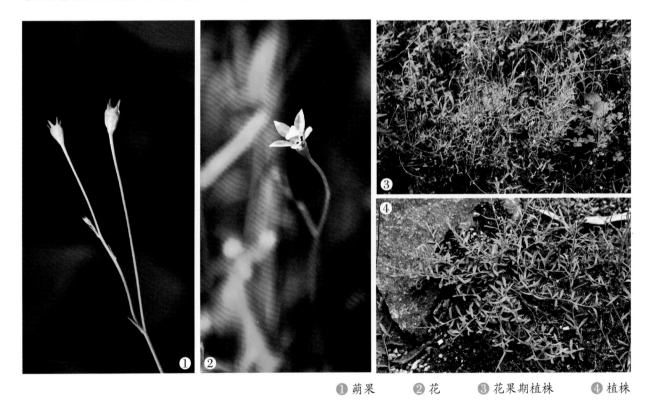

❶ 蒴果　　❷ 花　　❸ 花果期植株　　❹ 植株

## 分布与生境

分布于长江流域以南各地。生于田边、路边、荒地及山坡上。

## 药用价值

主治自汗、盗汗、白带、肺燥咯血、跌打损伤。中医另用于治疗病后体虚、小儿疳积、支气管炎、疟疾、高血压等。

## 216 奇蒿

| 学　名 | *Artemisia anomala* S. Moore |
| --- | --- |
| 科　名 | 菊科 |
| 畲族名 | 野葵花　天葵草 |
| 土　名 | 南刘寄奴 |

### 形态特征

多年生草本。茎直立，中部以上常分枝，初时被微柔毛，后渐脱落。下部叶卵形或长卵形，先端渐尖，边缘有细锯齿，基部圆形或宽楔形，具短柄；中部叶卵形、长卵形或卵状披针形，先端锐尖或长尖，边缘具细锯齿，基部圆形或宽楔形，叶柄长 2～4（～10）毫米；上部叶与苞片叶小，无柄。头状花序极多数，无梗或近无梗，密集于花枝上，在茎顶部及上部叶腋排列成大型圆锥状；花冠管状，白色。瘦果微小，倒卵形或长圆状倒卵形。花果期 6～11 月。

### 分布与生境

分布于河南、江苏、浙江、安徽、江西、福建、台湾、湖北、湖南、广东、广西、四川、贵州。生于低海拔林缘、路旁、沟边、河岸、灌丛及荒坡。

### 药用价值

主治中暑、头痛、肠炎、痢疾、风湿疼痛、闭经、产后瘀阻、跌打损伤、外伤出血。中医另有外用治乳腺炎。现代药理研究表明还具有保肝、抗血小板聚集、抗缺氧等作用。

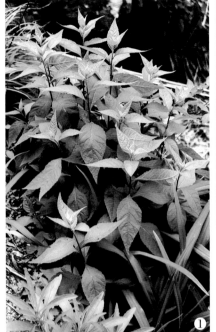
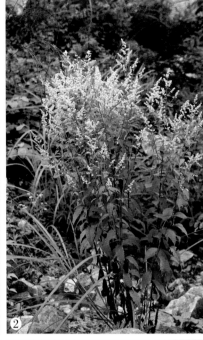
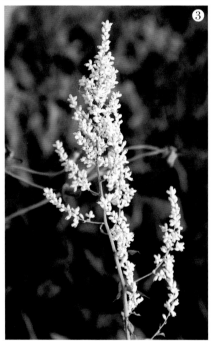
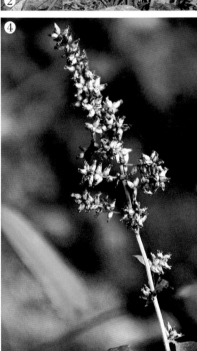

❶ 植株
❷ 花期植株
❸ 花序
❹ 果序

# 217 艾

| | |
|---|---|
| **学 名** | *Artemisia argyi* Levl. et Van. |
| **科 名** | 菊科 |
| **畲族名** | 共吾回　回绵　卫棉 |

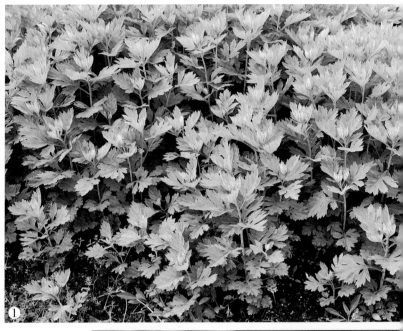

## 形态特征

多年生草本。茎直立，粗壮，被白色绵毛，上部有分枝。基生叶在花期枯萎；中下部叶广宽，3～5羽状深裂或浅裂，上面散生白色小腺点和绵毛，下面被灰白色茸毛。头状花序多数，在茎枝端排列成总状或圆锥状，花冠狭管状，带紫色。瘦果长卵形或长圆形，褐色。花果期7～10月。

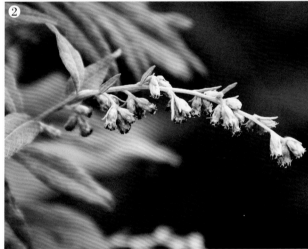

## 分布与生境

分布广，除极干旱与高寒地区外，几乎遍及全国。生于荒地、路旁、河边及山坡。景宁畲族自治县端午节民间有门口挂艾枝的习俗。

## 药用价值

主治月经过多、妊娠漏红、经行腹痛、慢性气管炎，外治风湿痹痛、湿疹癣疥。中医另用于治疗吐血、衄血、宫冷不孕等。醋艾用于治疗虚寒性出血。现代药理研究表明还具有抗肿瘤、降血压、降血糖、免疫调节等作用。

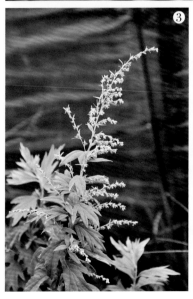
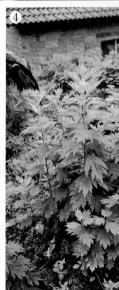

❶ 群体
❷ 花序
❸ 花期植株
❹ 植株

## 218 三脉紫菀

| 学　名 | *Aster geratoides* Turcz. | 科　名 | 菊科 |
|---|---|---|---|
| 畲族名 | 苦连板 | 土　名 | 山白菊 |

### 形态特征

多年生草本。茎直立，上部稍分枝。下部叶在花期枯落；中部叶椭圆形或长圆状披针形，中部以上急狭成楔形具宽翅的柄，先端渐尖，边缘有 3～7 对粗锯齿；上部叶渐小，有浅齿或全缘；叶纸质，通常离基出脉3 条。头状花序排列成伞房状或圆锥状，舌状花约十余，紫色、浅红色或白色，盘花为管状花，黄色。瘦果倒卵状长圆形。花果期 7～10 月。

### 分布与生境

广泛分布于华北、东北、西北、西南各地。生于海拔 100～3350 米的林下、林缘、灌丛及山谷湿地。系景宁畲族自治县主要野菜之一。

### 药用价值

主治黄疸、百日咳、慢性气管炎、疮疖、乳腺炎、蛇虫咬伤、外伤出血。

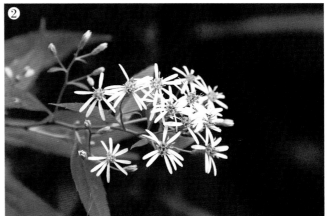

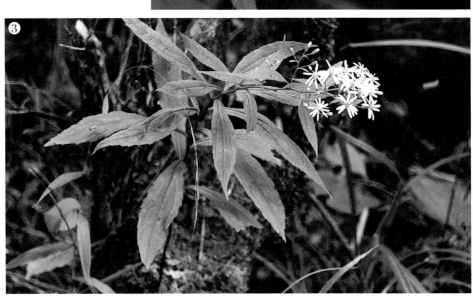

❶ 植株
❷ 花序
❸ 花期植株

## 相似种 白舌紫菀

*Aster baccharoides* (Benth.) Steetz.

　　多年生草本或半灌木。茎直立，多分枝。下部叶匙状长圆形，上部有疏齿；中部叶长圆形或长圆状披针形，基部渐狭或骤狭，无柄或有短柄，全缘或上部具小尖头状疏锯齿；上部叶近全缘；叶上面被糙毛，下面被毛或有腺点。头状花序单生短枝或在枝端排成圆锥状，缘花为舌状花，白色。瘦果狭长圆形。花果期7～11月。分布于广东、福建、江西、湖南、浙江等地。生于海拔50～900米的山坡路旁、草地和沙地。景宁畲族自治县东坑、毛垟、大地等乡镇有分布。

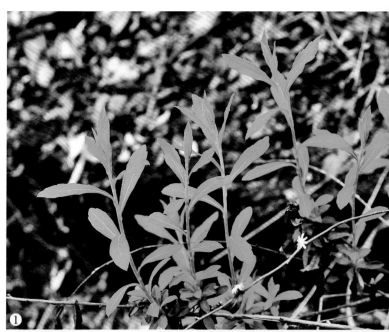

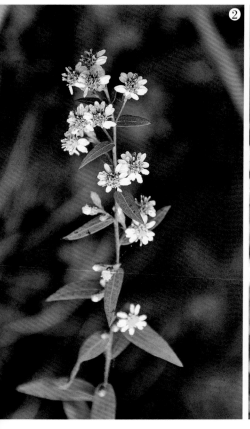
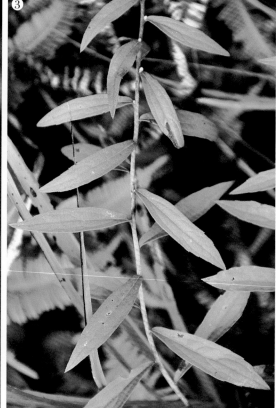
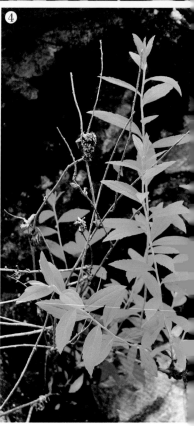

❶ 小苗　　❷ 花序　　❸ 茎生叶　　❹ 植株

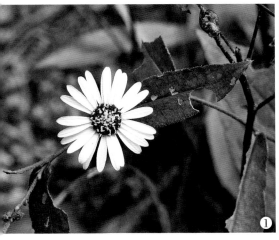
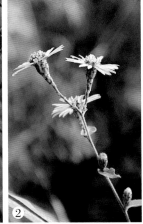
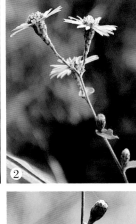
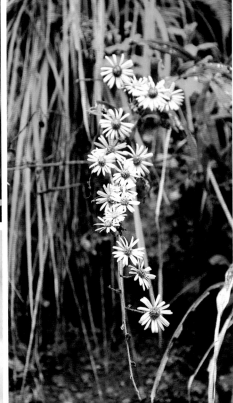

❶❷❸❹❺
花　花　花　花　植
（　（　苞　序　株
正　侧
面　面
）　）

# 219 陀螺紫菀

| 学　名 | *Aster turbinatus* S. Moore |
| 科　名 | 菊科 |
| 畲族名 | 老虎舌　　毛舌　　草鞋芎草 |
| 土　名 | 大猫舌 |

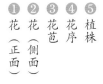

## 形态特征

多年生草本。茎直立，被糙毛。下部叶卵圆形或卵圆状披针形，有疏齿，基部渐狭成具宽翅的柄；中部叶无柄，长圆形或椭圆状披针形，有浅齿，基部有抱茎圆形小耳；上部叶卵圆形或披针形；叶两面被糙毛。头状花序单生或 2～3 个簇生于上部叶腋，缘花为舌状花，蓝紫色。瘦果倒卵状长圆形。花果期 8～11 月。

## 分布与生境

分布于江苏、安徽、浙江、江西、福建。生于海拔 200～800 米的低山山坡、林下及路边。

## 药用价值

主治感冒、急性乳腺炎、急性扁桃体炎、疳积、消化不良、痢疾。

**相似种** 仙白草

*Aster turbinatus* S. Moore var. *chekiangensis* C. Ling

　　与原变种陀螺紫菀的区别在于，茎下部叶片中部以下呈柄状收缩，基部深耳状抱茎，茎上部多分枝。头状花序直径较小，舌状花舌片小，白色。分布于浙江。生于海拔 200～800 米的山坡疏林下、灌丛或草丛中。为浙江著名蛇伤草药。景宁畲族自治县红星、大均、梧桐、九龙等乡镇（街道）有分布。

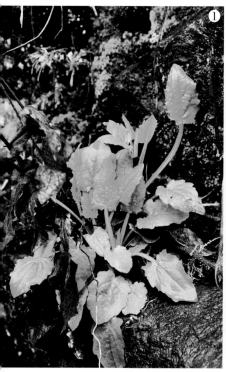
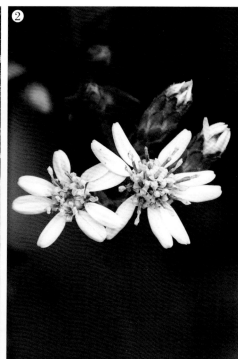
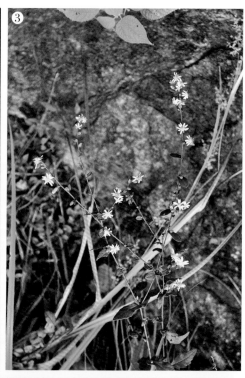

❶ 小苗
❷ 花
❸ 花序
❹ 茎生叶

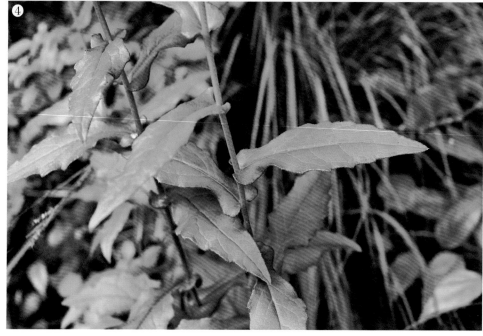

## 220 鳢肠

| | | | |
|---|---|---|---|
| 学　名 | *Eclipta prostrata* (L.) L. | 科　名 | 菊科 |
| 畲族名 | 日花草　墨黑草 | 土　名 | 墨汁草 |

### 形态特征

　　一年生草本。茎直立，斜升或平卧，通常自基部分枝，被糙硬毛。叶长圆状披针形或披针形，无柄或有极短的柄，先端尖或渐尖，边缘有细锯齿或有时仅波状，两面密被硬糙毛。头状花序，总苞球状钟形，盘花为管状花，白色。雌花瘦果三棱形，两性花瘦果扁四棱形。花果期 6～9 月。

### 分布与生境

　　分布于全国各地。生于河边、田边或路旁。

### 药用价值

　　主治肝肾阴亏、头晕、目眩、头发早白、各种出血，外治脚癣、湿疹、疱疡。现代药理研究表明还具有抑制癌细胞增殖的作用。

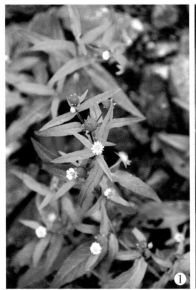 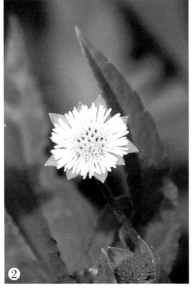 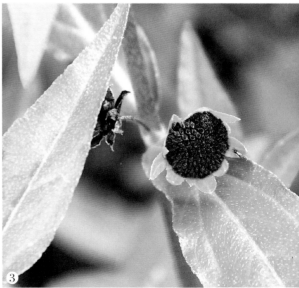

❶ 花果期植株　　❷ 花　　❸ 成熟果

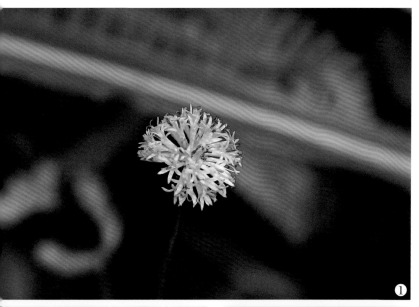

# 221 小一点红

| 学　名 | *Emilia prenanthoidea* DC. |
| 科　名 | 菊科 |
| 畲族名 | 叶下红 |

## 形态特征

一年生柔弱草本。茎直立，无毛。基生叶密集，上部叶稀疏，互生，不抱茎；叶片倒卵形或倒卵状长圆形，先端钝，全缘或具波状疏齿，上面绿色，下面紫红色。头状花序具长柄，花管状，紫红色。瘦果圆柱形。花果期 5～10 月。

## 分布与生境

分布于云南、贵州、广东、广西、浙江、福建。生于海拔 550～2000 米的山坡路旁、疏林或林中潮湿处。

## 药用价值

主治腮腺炎、乳腺炎、小儿疳积、皮肤湿疹。

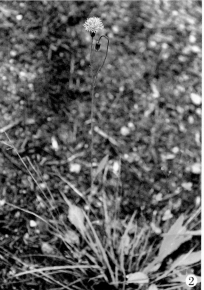

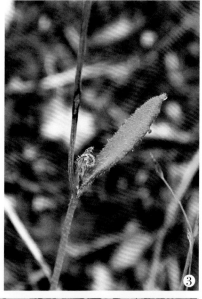

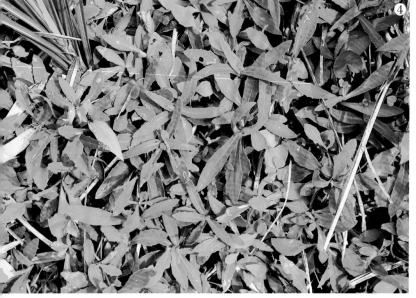

❶ 花
❷ 花期植株
❸ 茎生叶（不抱茎）
❹ 小苗

**相似种** 一点红

*Emilia sonchifolia* (L.) DC.

一年生草本。茎直立或斜升，多分枝，无毛或疏被柔毛。叶质较厚，下部叶片通常卵形，琴状分裂或具钝齿；上部叶片较小，卵状披针形，无柄，抱茎，下面常带紫色。头状花序具长梗，花全为管状，粉红色或紫红色。瘦果圆柱形。花果期7～10月。分布于云南、贵州、四川、湖北、湖南、江苏、浙江、安徽、广东、海南、福建、台湾。常生于海拔200～2100米的山坡、路旁、茶园、菜地。

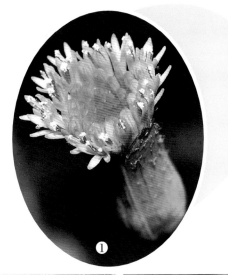

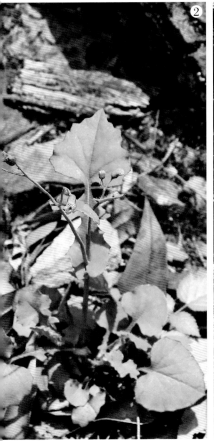

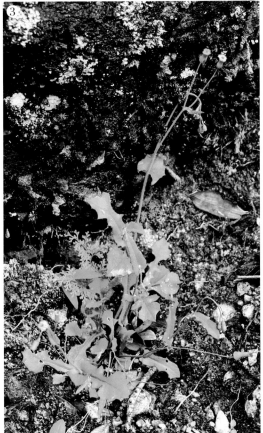

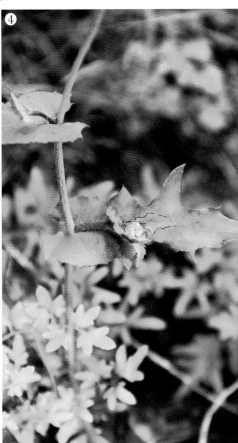

❶ 花　❷❸ 花期植株　❹ 茎生叶（抱茎）

# 222 向日葵

| | | | |
|---|---|---|---|
| 学　名 | *Helianthus annuus* L. | 科　名 | 菊科 |
| 畲族名 | 日头花 | 土　名 | 日头花 |

### 形态特征

　　一年生高大草本。茎被白色粗硬毛。叶互生，心状卵圆形或卵圆形，有粗锯齿，两面被糙毛，具长柄。头状花序径 10～30 厘米，单生茎端或枝端，常下倾；舌状花多数，黄色。瘦果倒卵圆形或卵状长圆形。花果期 7～9 月。

### 分布与生境

　　原产北美，全国各地均有栽培。

### 药用价值

　　主治麻疹不透、乳腺炎、关节炎、尿道炎、乳糜尿、尿路结石。

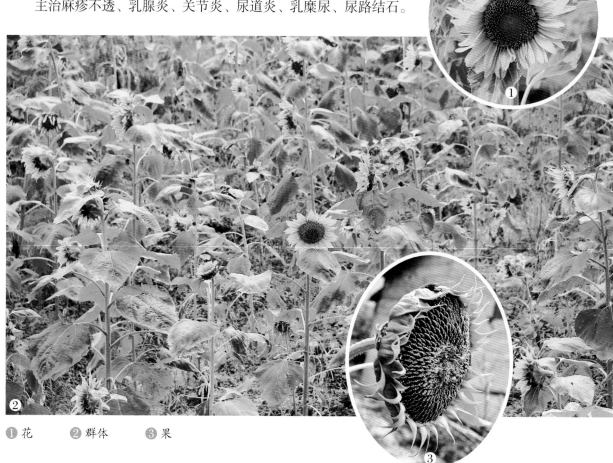

❶花　　❷群体　　❸果

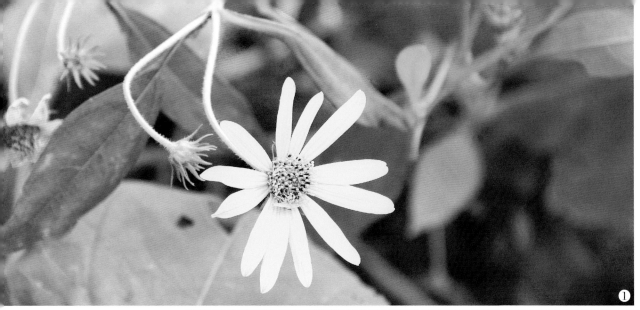

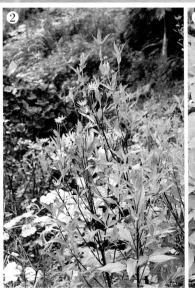
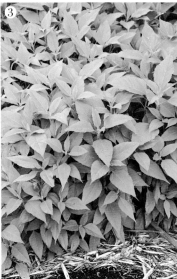
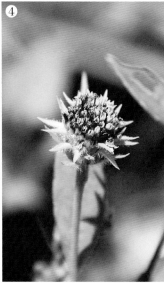

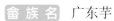
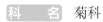

❶❷❸❹
花 花期植株 群体 果

## 223 菊芋

| 学　名 | *Helianthus tuberosus* L. | 科　名 | 菊科 |
| 畲族名 | 广东芋 | 土　名 | 洋生姜 |

### 形态特征

多年生草本。茎直立，有分枝，被白色短糙毛或刚毛。下部叶通常对生，上部叶互生；下部叶卵圆形或卵状椭圆形，上部叶长椭圆形至阔披针形。头状花序较大，缘花为舌状花，盘花为管状花，黄色。瘦果楔形。花果期 8～10 月。

### 分布与生境

原产北美，全国各地均有栽培。景宁畲族自治县各乡镇（街道）均有栽培，加工块茎制成酱菜。

### 药用价值

主治热病、肠热泻血、跌打损伤。

## 224 羊耳菊

| | | | |
|---|---|---|---|
| 学　名 | *Inula cappa* (Buch.–Ham.) DC. | 科　名 | 菊科 |
| 畲族名 | 半片风 | 土　名 | 白面风 |

### 形态特征

亚灌木。茎直立，粗壮，被污白色或浅褐色绢状或绵状密茸毛。叶基部圆形或近楔形，先端钝或急尖，边缘有小尖头状细齿或浅齿，上面被密糙毛，下面被白色或污白色绢状厚茸毛。头状花序倒卵圆形，多数密集于茎和枝端形成聚伞圆锥花序；缘花为舌状花，盘花为管状花。瘦果长圆柱形，被白色长绢毛。花果期8～12月。

### 分布与生境

分布于四川、云南、贵州、广西、广东、江西、福建、浙江等地。生于丘陵、荒地、灌丛或草地。

### 药用价值

主治感冒、风湿痹痛、肺结核、疳积、肾炎水肿、乳腺炎、肠炎、月经不调、湿疹疮疖、毒蛇咬伤。中医另用于治疗神经性头痛、胃痛、风湿腰腿痛、跌打肿痛、白带、血吸虫病等。

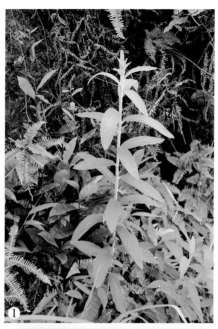

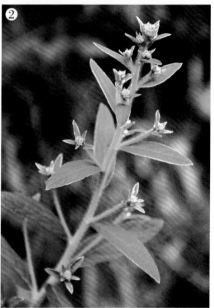

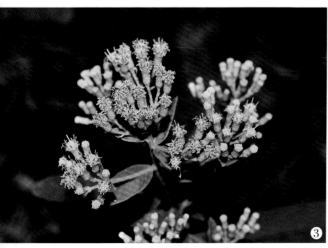

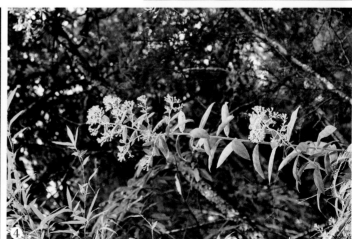

❶ 植株　　❷ 花苞　　❸ 花序　　❹ 花期植株

## 225 马兰

| | | | |
|---|---|---|---|
| **学　名** | *Kalimeris indica* (L.) Sch. –Bip. | **科　名** | 菊科 |
| **畲族名** | 田岸青 | **土　名** | 水苦益　温州青 |

### 形态特征

多年生草本。茎直立，有分枝，被短毛。基生叶在花期枯萎；茎生叶披针形或倒卵状长圆形。头状花序单生于枝端并排列成疏伞房状；总苞半球形，总苞片覆瓦状排列；舌状花1层，舌片浅紫色。瘦果倒卵状矩圆形，极扁。花果期5～10月。

### 分布与生境

广布全国。生于山坡、沟边、湿地、路旁。系景宁畲族自治县主要野菜之一。

### 药用价值

主治腮腺炎，咽喉肿痛，支气管炎，急、慢性肝炎，尿路感染，衄血，尿血，外伤出血。中医另用于治疗胃、十二指肠溃疡、小儿疳积、肠炎、痢疾、吐血、崩漏、月经不调等，外用治疮疖肿痛、乳腺炎。现代药理研究表明还具有抗衰老、抗肿瘤、降血脂、提高子宫活力和促凝血作用。

❶ 花期植株　　❷ 花　　❸ 小苗

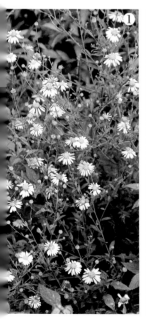
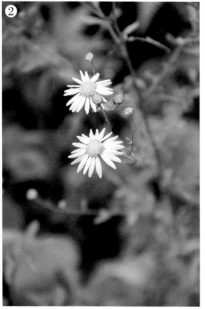
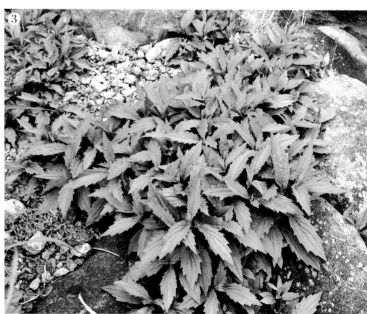

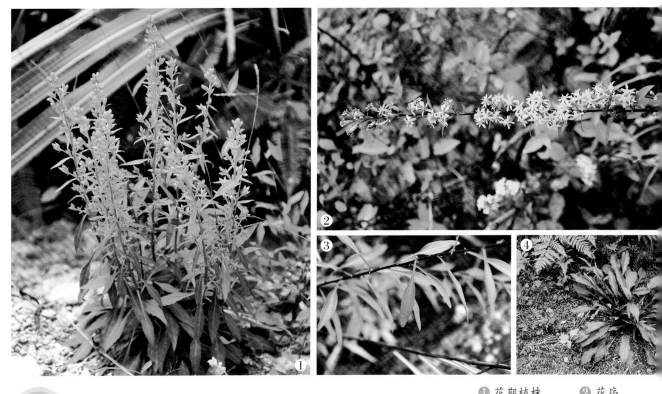

❶ 花期植株　　❷ 花序
❸ 茎生叶　　❹ 小苗

## 226 一枝黄花

| | | | |
|---|---|---|---|
| **学　名** | *Solidago decurrens* Lour. | **科　名** | 菊科 |
| **畲族名** | 八月黄花　金钗花　土柴胡 | **土　名** | 满山黄 |

### 形态特征

多年生草本。茎直立，通常细弱，单生或少数簇生，分枝少。叶片椭圆形、长椭圆形、卵形或宽披针形。头状花序较小，多数在茎上部排列成6～25厘米长的总状花序或伞房圆锥花序；缘花为舌状花，黄色，盘花为管状花。瘦果长3毫米。花果期4～11月。

### 分布与生境

分布于江苏、浙江、安徽、江西、四川、贵州、湖南、湖北、广东、广西、云南、陕西、台湾。生于海拔400～2800米的阔叶林林缘、林下、灌丛中及山坡草地上。

### 药用价值

主治伤风感冒、咽喉肿痛、肺炎、百日咳、急性肾炎、外伤出血、毒蛇咬伤。中医另用于治疗小儿疳积、脐风、口腔糜烂等。现代药理研究表明还具有利尿、降血压、胃黏膜保护和促进肠平滑肌运动等作用。

**相似种** 加拿大一枝黄花

*Solidago canadensis* L.

多年生草本。茎直立，高达2.5 米。叶片披针形或线状披针形，长 5～12 厘米。头状花序小，长 4～6 毫米，在花序分枝上单面着生，排列成蝎尾状，再形成开展的圆锥花序；总苞片线状披针形，长 3～4 毫米；缘花舌状，黄色。原产北美。在景宁畲族自治县偶见于路边或绿化带。

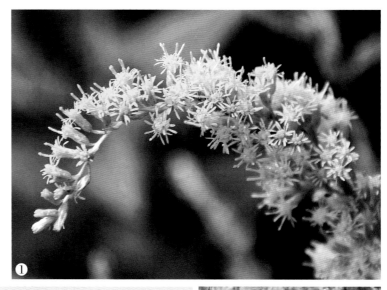

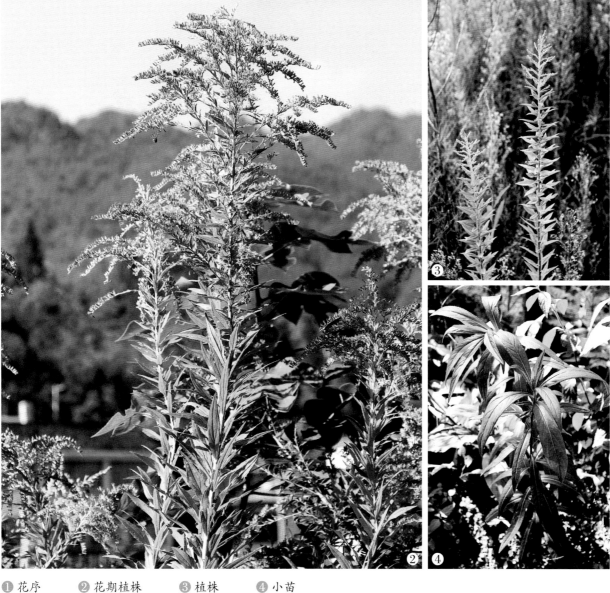

❶ 花序　　❷ 花期植株　　❸ 植株　　❹ 小苗

❶ 植株
❷ 花序
❸ 果期植株
❹ 果序
❺ 群体植株

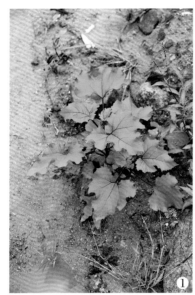
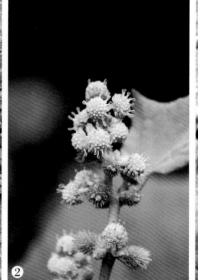
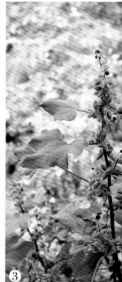

## 227 苍耳

| 学　名 | *Xanthium sibiricum* Patrin ex Widder |
| 科　名 | 菊科 |
| 畲族名 | 苍蝇子 |
| 土　名 | 苍音子 |

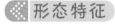

### 形态特征

一年生草本。茎直立，被灰白色粗伏毛。叶三角状卵形或心形，近全缘，或有不明显 3~5 浅裂，先端尖或钝，基部稍心形或截形，边缘有不规则粗锯齿，上面绿色，下面苍白色，被糙伏毛。雄花管状球形，雌性头状花序椭圆形。瘦果成熟时变坚硬，外面具钩刺。花果期 7~10 月。

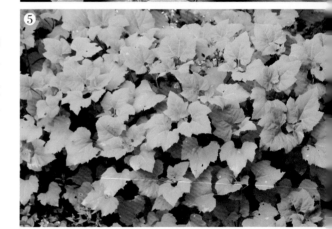

### 分布与生境

广泛分布于东北、华北、华东、华南、西北及西南各地。生于丘陵、低山、荒野、路边、田边。

### 药用价值

（1）果实：主治感冒头痛、慢性鼻窦炎、副鼻窦炎、疟疾、风湿性关节炎、皮肤湿疹、麻风。

（2）全草：主治风湿性关节炎、功能性子宫出血、深部脓肿、细菌性痢疾、肠炎、麻风病、皮肤湿疹。

现代药理研究表明还具有抗肿瘤、降血糖等作用。

# 228 粉条儿菜

| | |
|---|---|
| 学　名 | *Aletris spicata* (Thunb.) Franch. |
| 科　名 | 百合科 |
| 畲族名 | 竹米根 |
| 土　名 | 金丝吊白米 |

## 形态特征

叶簇生，纸质，条形，先端渐尖。花葶高40～70厘米，有棱，密生柔毛，中下部有几枚苞片状叶；总状花序长6～30厘米，疏生多花；花梗极短，有毛；花被黄绿色，上端粉红色，外面有柔毛。蒴果倒卵形或矩圆状倒卵形，有棱角，密生柔毛。花期4～5月，果期6～7月。

## 分布与生境

分布于江苏、浙江、安徽、江西、福建、台湾、广东、广西、湖南、湖北、河南、河北、山西、陕西和甘肃。生于海拔350～2500米的山坡、路边、灌丛中或草地上。

## 药用价值

主治风湿痹痛、跌打损伤、腮腺炎、毒蛇咬伤。中医另用于治疗支气管炎、百日咳、神经官能症、小儿疳积、蛔虫病等。

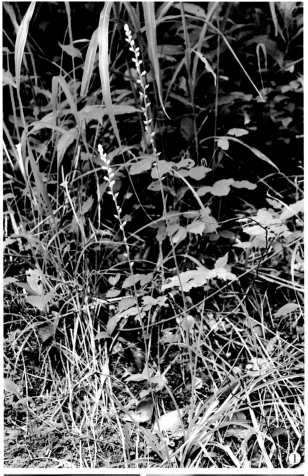

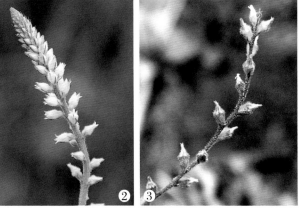

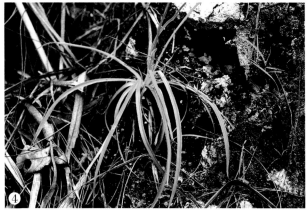

❶ 花期植株
❷ 花序
❸ 果序
❹ 基生叶

387

## 相似种 短柄粉条儿菜

*Aletris scopulorum* Dunn

叶数枚基生，纸质，条形，先端急尖，基部狭而细。花葶高 10～30 厘米，纤细，有毛，中下部有几枚苞片状叶；总状花序长 4～11 厘米，疏生几朵花；花梗长 1～2.5（～3.5）毫米，有毛；花被白色。蒴果近球形，具毛。花期 4～5 月，果期 5～6 月。分布于浙江、江西、湖南、广东、福建。生于山坡或溪边草地上。景宁畲族自治县红星、东坑等乡镇（街道）有分布。

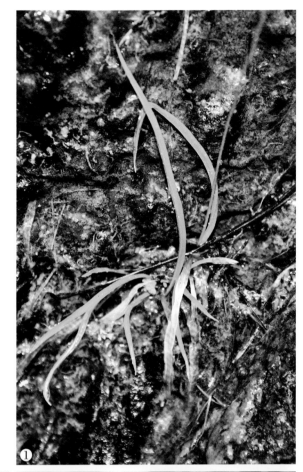

❶ ❷ ❸
基 花 花
生 序 期
叶 　 植
　 　 株

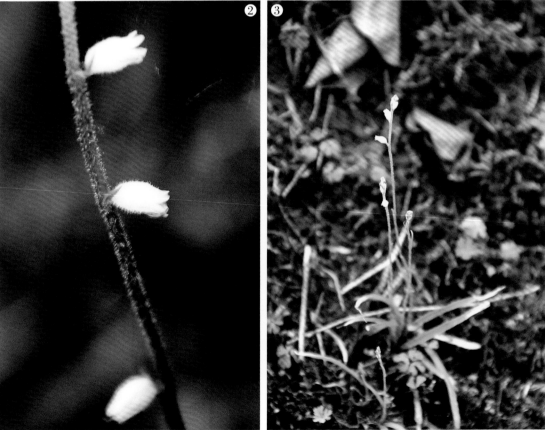

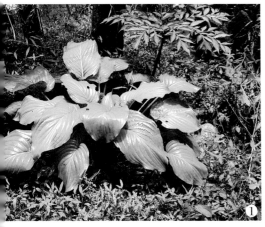

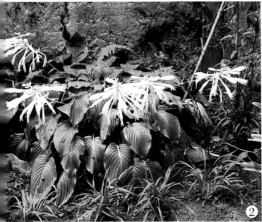

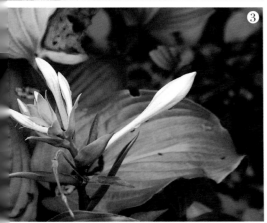

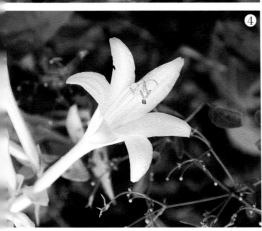

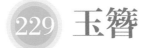

# 229 玉簪

| 学　　名 | *Hosta plantaginea* (Lam.) Aschers. |
| 科　　名 | 百合科 |
| 畲 族 名 | 白玉簪 |
| 土　　名 | 玉簪花 |

## 形态特征

根状茎粗厚，径 1.5～3 厘米。叶卵状心形、卵形或卵圆形，先端渐尖，基部心形，具 6～10 对侧脉。花葶具几朵至十几朵花；花的外苞片卵形或披针形，内苞片很小；花单生或 2～3 朵簇生，白色，芳香。蒴果圆柱状，有三棱。花果期 8～10 月。

## 分布与生境

分布于四川、湖北、湖南、江苏、安徽、福建和广东。生于海拔 2200 米以下的林下、草坡或岩石边。景宁畲族自治县偶见于栽培。

## 药用价值

主治乳腺炎、痈肿疮疖、中耳炎、顽固性溃疡、烧伤、颈淋巴结核、蛇咬伤。中医另用于治疗咽喉肿痛、白带、崩漏、乳痈等。现代药理研究表明还具有抗肿瘤、抑制乙酰胆碱酯酶等作用。

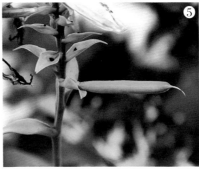

① 植株　② 花期植株　③ 花苞　④ 花
⑤ 果　⑥ 果序

# 230 紫萼

| | | | |
|---|---|---|---|
| 学　名 | *Hosta ventricosa* (Salisb.) Stearn | 科　名 | 百合科 |
| 畲族名 | 山槲菜 | 土　名 | 山玉簪花 |

## 形态特征

根状茎粗 0.3～1 厘米。叶卵状心形、卵形至卵圆形，先端通常近短尾状或骤尖，基部心形或近截形，具 7～11 对侧脉；叶柄长 6～30 厘米。花葶高 60～100 厘米，具花 10～30 朵；花漏斗状，紫红色；花梗长 7～10 毫米，雄蕊伸出花被之外，完全离生。蒴果圆柱状，有三棱。花期 6～7 月，果期 7～9 月。

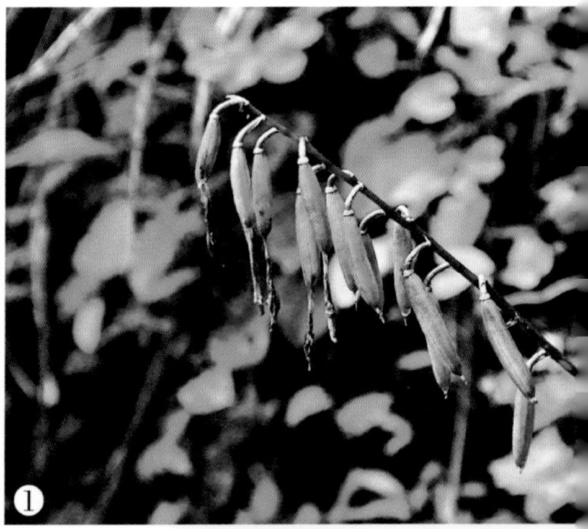

## 分布与生境

分布于江苏、安徽、浙江、福建、江西、广东、广西、贵州、云南、四川、湖北、湖南和陕西。生于海拔 500～2400 米的林下、草坡或湿润岩壁上。

❶果序 ❷花 ❸花期植株

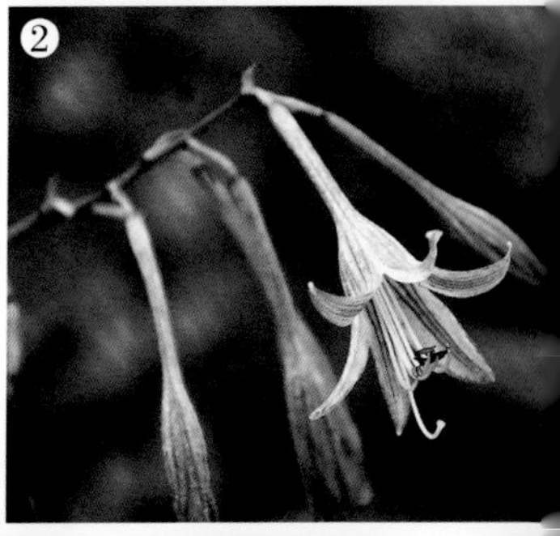

## 药用价值

主治乳腺炎、痈肿疮疖、中耳炎、顽固性溃疡、烧伤、颈淋巴结核、蛇咬伤。中医另用于治疗胃痛、跌打损伤等。

❹花苞 ❺小苗 ❻种子

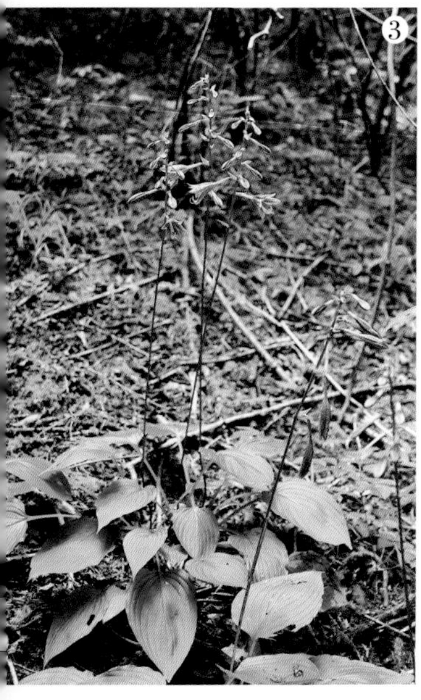

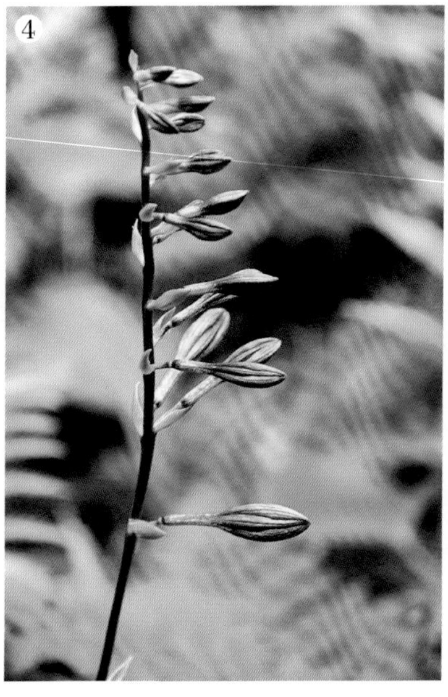

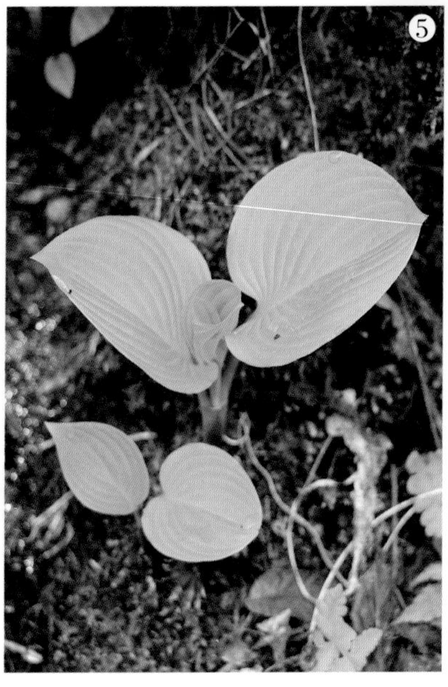

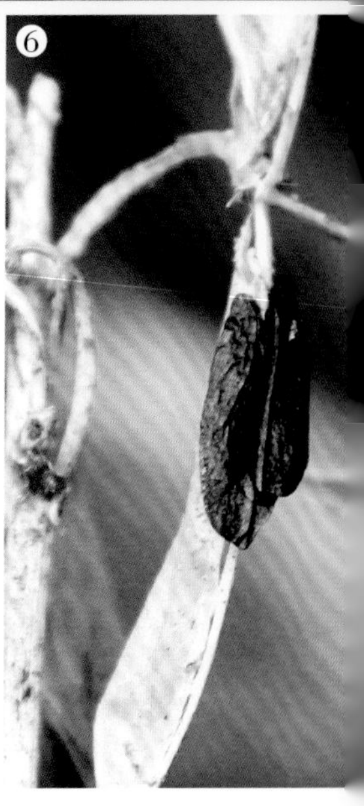

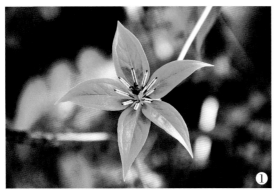

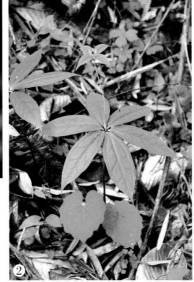

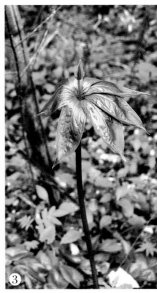

## 231 华重楼

 **学　名** *Paris polyphylla* var. *chinensis* (Franch.)
Hara

**科　名** 百合科

**畲族名** 金烛台　七层塔

**土　名** 金足台

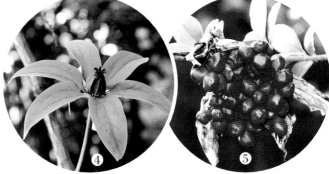

### 形态特征

叶 5～8 枚轮生，通常 7 枚，倒卵状披针形、矩圆状披针形或倒披针形，基部通常楔形。内轮花被片狭条形，通常中部以上变宽，长为外轮的 1/3 至近等长或稍长。蒴果近圆形，具棱。种子多数，具鲜红色多浆汁外种皮。花期 4～6 月，果期 7～10 月。

### 分布与生境

分布于江苏、浙江、江西、福建、台湾、湖北、湖南、广东、广西、四川、贵州和云南。生于海拔 600～1350 米的林下或沟边草丛中。

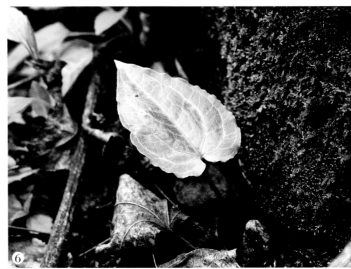

❶ 花　　　　❷ 花期植株
❸ 植株　　　❹ 蒴果
❺ 种子　　　❻ 小苗

### 药用价值

主治各种炎症、毒蛇咬伤、小儿惊风、白喉、乙型脑炎。中医另用于治疗痈肿疔疮、咽喉肿痛、跌扑伤痛等。现代药理研究表明还具有抗肿瘤、止血等作用。

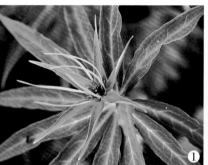

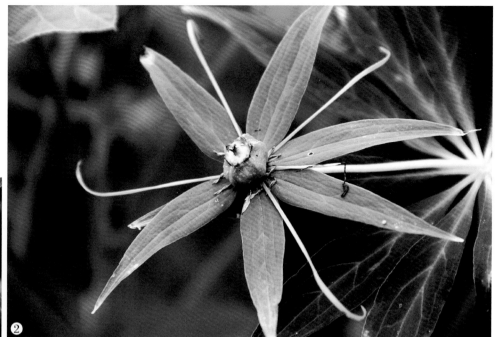

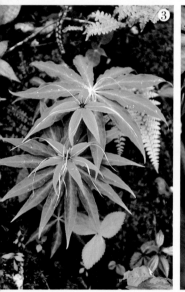

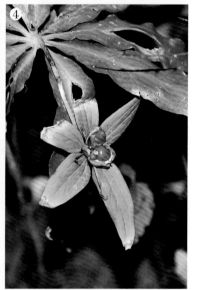

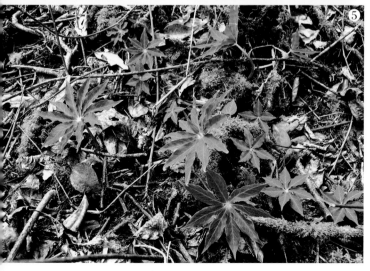

**相似种** 狭叶重楼

*Paris polyphylla* var. *stenophylla* Franch.

　　本变种与原变种华重楼的区别在于，叶8～13（～22）枚轮生，叶片披针形、倒披针形或线状披针形，有时略微弯曲呈镰刀状，几无柄或具极短柄。内轮花被片远比外轮花被片长。蒴果具棱，种子具红色外种皮。花期5～6月，果期7～10月。分布于四川、贵州、云南、西藏、广西、湖北、湖南、福建、台湾、江西、浙江、江苏、安徽、山西、陕西和甘肃。生于800～3200米的林下或草丛阴湿处。景宁畲族自治县东坑、景南等乡镇有分布，较少见。

❶ 花
❷ 蒴果
❸ 花期植株
❹ 种子
❺ 群体

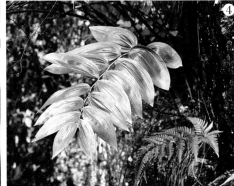

## 232 多花黄精

| 学　　名 | *Polygonatum cyrtonema* Hua |
|---|---|
| 科　　名 | 百合科 |
| 畲族名 | 千年运　山姜 |
| 土　　名 | 九蒸姜 |

❶ 花序　　❷ 果期植株　　❸ 果序
❹ 植株　　❺ 根状茎

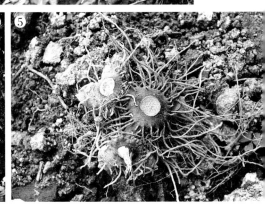

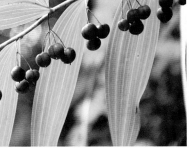

### 🔲 形态特征

　　根状茎连珠状或结节成块，少有近圆柱形。茎高 50～100 厘米，通常具 10～15 枚叶。叶互生，椭圆形、卵状披针形至矩圆状披针形，先端尖至渐尖。花序具 2～7（～14）花，伞形，总花梗长 1～4 毫米，花梗长 0.5～1.5（～3）毫米，花被黄绿色。浆果球形，熟时黑色，直径约 1 厘米，具 3～9 颗种子。花期 5～6 月，果期 8～10 月。

### 🔲 分布与生境

　　分布于四川、贵州、湖南、湖北、河南、江西、安徽、江苏、浙江、福建、广东、广西。生于海拔 500～2100 米的林下、草坡。

### 🔲 药用价值

　　主治肺结核、高血压、糖尿病、顽癣。中医另用于治疗脾胃气虚、体倦乏力、胃阴不足、口干食少、精血不足、腰膝酸软、须发早白、内热消渴。现代药理研究表明还具有降血脂、抗肿瘤、抗病毒等作用。

# 233 长梗黄精

| 学　名 | *Polygonatum filipes* Merr. | 科　名 | 百合科 |
| --- | --- | --- | --- |
| 畲族名 | 千年运　山姜 | 土　名 | 九蒸姜 |

## 形态特征

　　根状茎结节状。茎高 30～70 厘米。叶互生，矩圆状披针形至椭圆形，先端尖至渐尖，叶背脉上有短毛。花序具 2～7 花，总花梗细丝状，长 3～8 厘米，花梗长 0.5～1.5 厘米，花被淡黄绿色。浆果球形，直径约 8 毫米，具 2～5 颗种子。花期 5～6 月，果期 8～10 月。

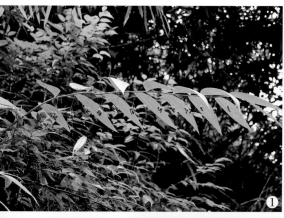
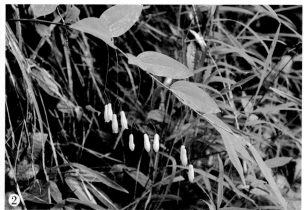
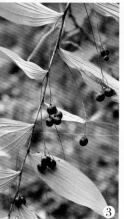
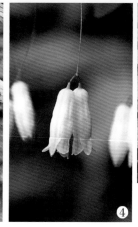
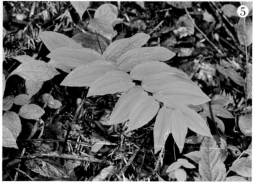

❶ 果期植株　　❷ 花序　　❸ 果序
❹ 花　　❺ 植株　　❻ 根状茎

## 分布与生境

　　分布于江苏、安徽、浙江、江西、湖南、福建、广东。生于海拔 200～600 米的林下、草坡。

## 药用价值

　　主治肺结核、高血压、糖尿病、顽癣。

# 234 牯岭藜芦

| 学　名 | *Veratrum schindleri* Loes. f. | 科　名 | 百合科 |
| 畲族名 | 七里丹　野棕 | 土　名 | 山棕榈 |

## 形态特征

植株高约 1 米，基部具棕褐色带网眼的纤维网。茎下部叶宽椭圆形，有时狭矩圆形，先端渐尖，基部收狭为柄，叶柄通常长 5～10 厘米。圆锥花序长而扩展，具多数近等长侧生总状花序；花被片伸展或反折，淡黄绿色、绿白色或褐色。蒴果椭圆形，直立。花果期 7～9 月。

## 分布与生境

分布于江西、江苏、浙江、安徽、湖南、湖北、广东、广西和福建。生于海拔 700～1350 米的山坡林下阴湿处。景宁畲族自治县红星、东坑、景南、梅歧等乡镇（街道）有分布。

## 药用价值

主治跌打损伤、指头炎。中医另用于治疗中风痰壅、癫痫、疟疾、骨折等。现代药理研究表明还具有降血压、抗血吸虫病、催吐等作用。

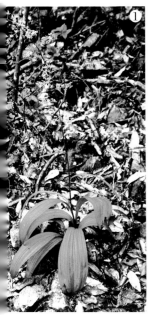
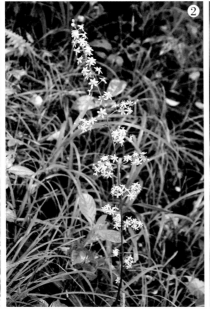
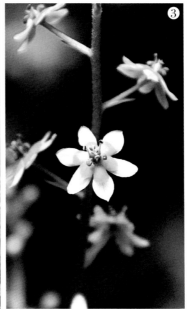
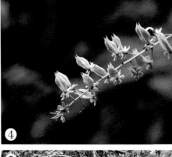
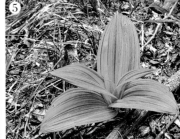

❶ 花期植株　　❷ 花序　　❸ 花　　❹ 果序　　❺ 小苗

# 235 文殊兰

| 学　名 | *Crinum asiaticum* L. var. *sinicum* (Roxb. ex Herb.) Baker |
| 科　名 | 石蒜科 |
| 畲族名 | 山海带 |

## 形态特征

多年生粗壮草本。叶20~30枚，带状披针形，长可达1米，先端渐尖，边缘波状，暗绿色。花茎直立，几与叶等长；伞形花序有花10~24朵，佛焰苞状总苞片披针形，花高脚碟状，芳香；花被管纤细，绿白色，花被裂片线形，白色。蒴果近球形。花期7~10月。

## 分布与生境

分布于福建、台湾、广东、广西等地。常生于海滨地区或河旁沙地。景宁畲族自治县偶见于栽培。

## 药用价值

主治跌打损伤、牙痛、喉痛、下肢溃疡、指头炎。中医另用于治疗痈疖肿毒、蛇咬伤等。

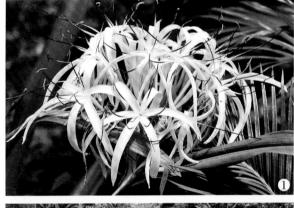
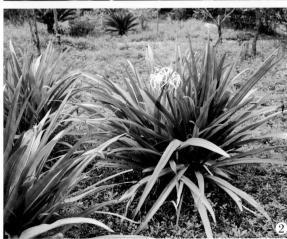
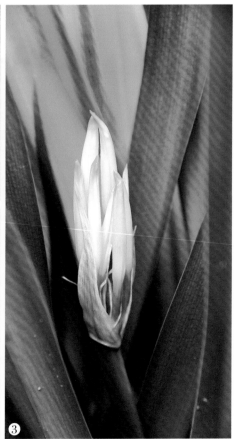

❶花　❷花期植株　❸花苞

**相似种** 水鬼蕉

*Hymenocallis littoralis* (Jacq.) Salisb.

　　多年生粗壮草本。叶10～12枚，剑形，先端急尖，基部渐狭，深绿色，多脉，无柄。佛焰苞状总苞片长5～8厘米，基部极阔；花茎顶端生花3～8朵，白色；花被管纤细，长短不等，花被裂片线形，通常短于花被管；杯状体（雄蕊杯）钟形或阔漏斗形，有齿，花丝分离部分长3～5厘米。花期为夏末秋初。原产美洲热带地区。景宁畲族自治县金园丽景小区有栽培。

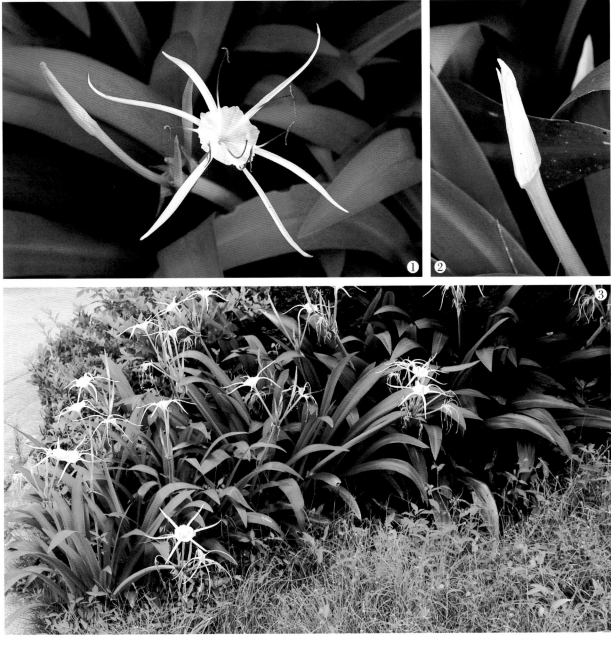

❶ 花　　❷ 花苞　　❸ 花期植株

# 236 仙茅

| | | | |
|---|---|---|---|
| 学　名 | *Curculigo orchioides* Gaertn. | 科　名 | 石蒜科 |
| 畲族名 | 山棕 | 土　名 | 野棕榈 |

## 形态特征

多年生草本。根状茎近圆柱形，肉质。叶线形、线状披针形或披针形，大小变化甚大，先端长渐尖，基部渐狭成短柄或近无柄，两面散生疏柔毛或无毛。花茎甚短，大部分藏于鞘状叶柄基部之内，亦被毛；总状花序多少呈伞房状，通常具花 4～6 朵，花黄色，花被裂片外轮背面有时散生长柔毛。浆果近纺锤状。花果期 4～9 月。

## 分布与生境

分布于浙江、江西、福建、台湾、湖南、广东、广西、四川、云南和贵州。生于海拔 1600 米以下的林中、草地或荒坡。

## 药用价值

主治肾虚阳痿、遗精、虚喘久嗽、更年期高血压、风湿痹痛、跌打损伤。现代药理研究表明还具有治疗骨质疏松、抗肿瘤、保肝等作用。

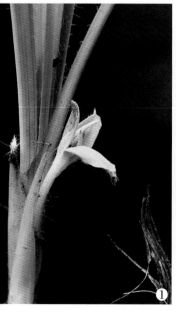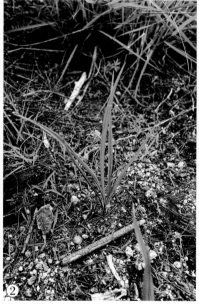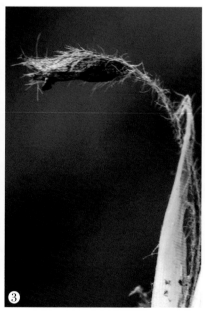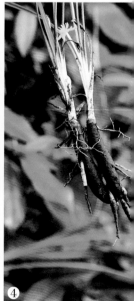

❶ 花　　　❷ 花期植株　　❸ 果　　❹ 根状茎

**相似种** 小金梅草

*Hypoxis aurea* Lour.

　　多年生草本。根状茎肉质，球形或长圆形。叶基生，4～12枚，狭线形，先端长尖，基部膜质。花茎纤细，高2.5～10厘米或更高；花序有花1～2朵，被淡褐色疏长毛，花黄色；苞片小，2枚，刚毛状。蒴果棒状，长6～12毫米，成熟时3瓣开裂。花果期4～9月。分布于江苏、安徽、浙江、江西、福建、台湾、湖北、湖南、广东、广西、贵州及云南等地。多生于山野荒地。景宁畲族自治县梅歧等乡镇有分布。

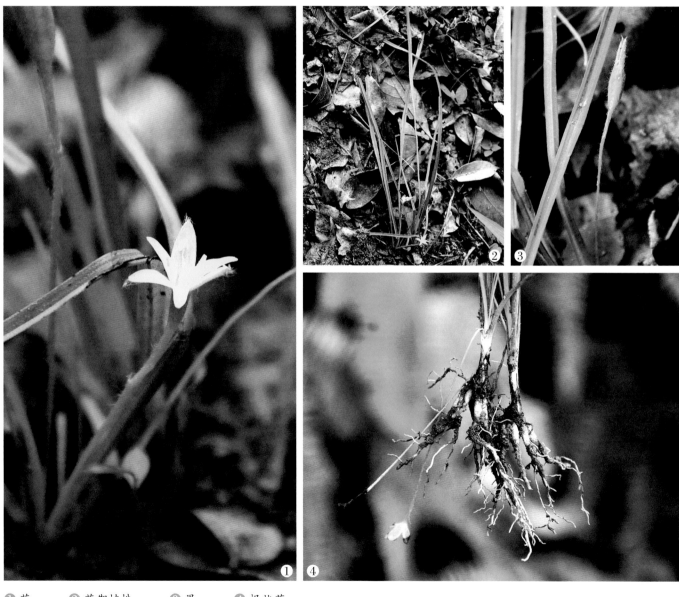

❶ 花　　❷ 花期植株　　❸ 果　　❹ 根状茎

# 237 石蒜

| 学　名 | *Lycoris radiata* (L'Her.) Herb. | 科　名 | 石蒜科 |
| --- | --- | --- | --- |
| 畲族名 | 老鸦葱 | 土　名 | 三十六桶 |

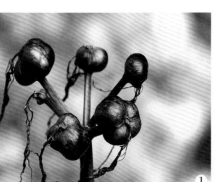
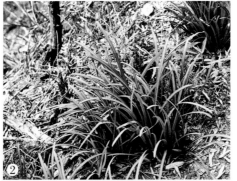
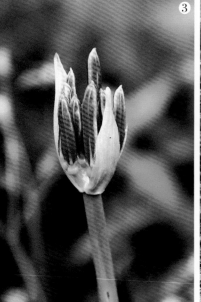
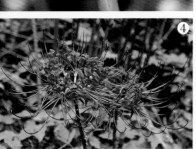
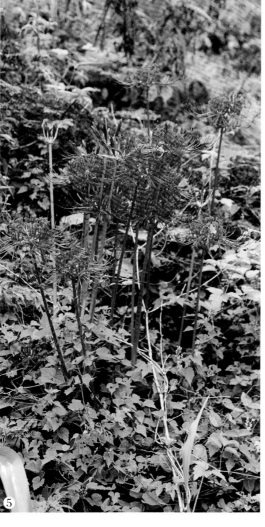

❶ ❷ ❸ ❹ ❺
果　植株　花苞　花　花期植株

## 形态特征

多年生草本。鳞茎近球形。秋季出叶，叶狭带状，先端钝，深绿色，中间有粉绿色带。花茎高约30厘米；总苞片2枚，披针形；伞形花序有花4～7朵，花鲜红色；花被裂片狭倒披针形，皱缩和反卷，花被管绿色。花期8～10月，果期10～11月。

## 分布与生境

分布于山东、河南、安徽、江苏、浙江、江西、福建、湖北、湖南、广东、广西、陕西、四川、贵州、云南。生于阴湿山坡和溪沟边。

## 药用价值

主治疗疮肿毒、肾炎水肿、骨髓炎、毒蛇咬伤、扁桃体炎。中医另外用于治疗淋巴结结核、风湿关节痛等。现代药理研究表明还具有镇痛、降血压、抗病毒、抗肿瘤的作用，并对重症肌无力和阿尔茨海默病有一定疗效。

# 238 日本薯蓣

| | | | |
|---|---|---|---|
| **学 名** | *Dioscorea japonica* Thunb. | **科 名** | 薯蓣科 |
| **畲 族 名** | 野萁 | **土 名** | 细叶山萁 |

## 形态特征

多年生缠绕草质藤本。茎绿色，有时带淡紫红色，右旋。单叶，茎下部互生，中部以上对生；叶片纸质，通常为三角状披针形、长椭圆状狭三角形至长卵形。雌雄异株，穗状花序，雌花花被片为卵形或宽卵形。蒴果三棱状扁圆形或三棱状圆形。花期5～10月，果期7～11月。

## 分布与生境

分布于安徽、江苏、浙江、江西、福建、台湾、湖北、湖南、广东、广西、贵州、四川。喜生于海拔150～1200米的向阳山坡、山谷、溪沟边、路旁杂木林下或草丛中。

## 药用价值

主治脾虚久泻、肾虚遗精、白带、慢性肾炎、糖尿病。

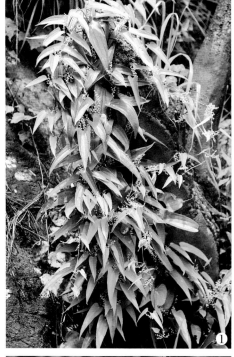
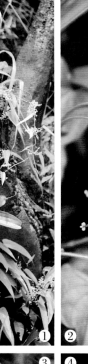
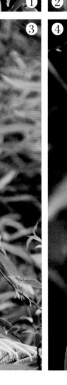
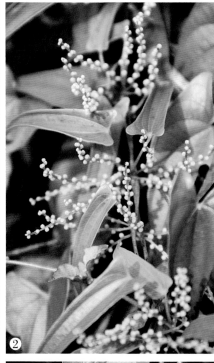
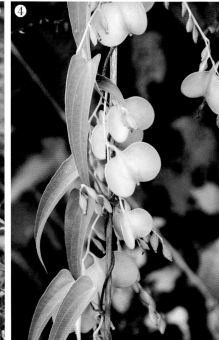

❶ 花期植株
❷ 花序
❸ 果期植株
❹ 果序

## 相似种 纤细薯蓣

*Dioscorea gracillima* Miq.

　　多年生缠绕草质藤本。茎左旋。单叶互生，有时在茎基部3～4片轮生；叶片宽卵状心形，先端渐尖，基部心形，全缘或微波状，有时边缘呈明显的啮蚀状，两面无毛，主脉9条。花单性，雌雄异株，雌雄花序穗状，雄花序通常为不规则分枝；花被碟形，顶端6裂，裂片长圆形，花开时平展。蒴果三棱状球形，略扁，顶端平截，熟时表面黄棕色。花期5～7月，果期6～9月。分布于安徽、浙江、福建、江西、湖北、湖南。生于海拔200～2200米的山坡疏林下、阴湿山谷或河谷地带。

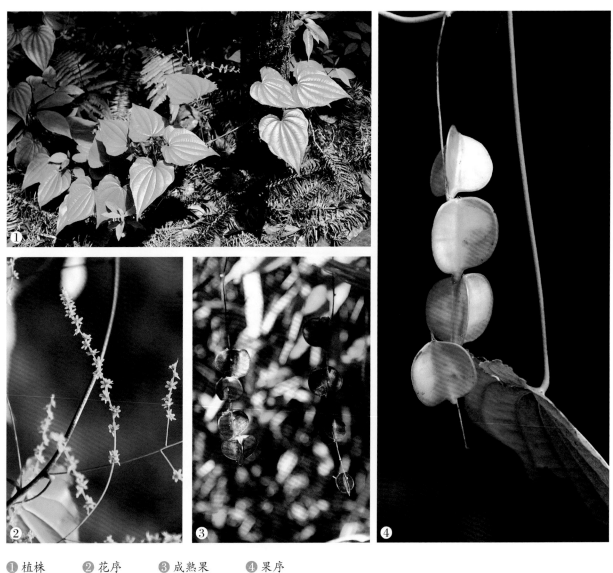

❶植株　　❷花序　　❸成熟果　　❹果序

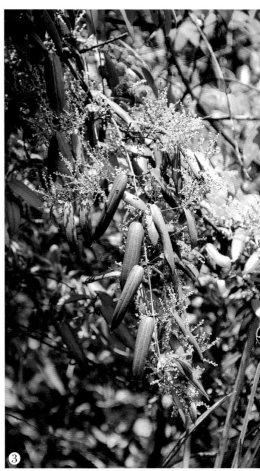

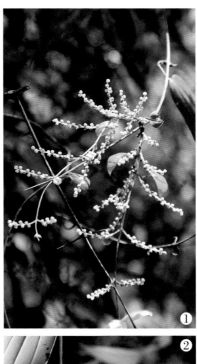

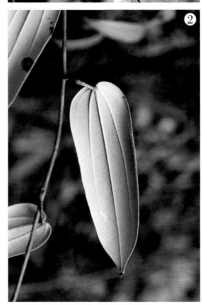

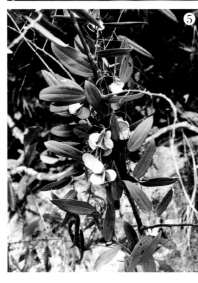

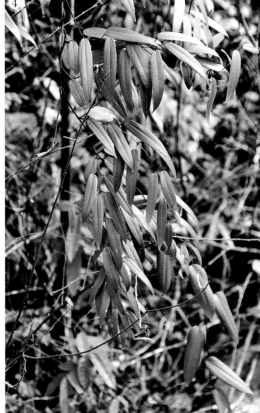

**相似种** 薯莨

*Dioscorea cirrhosa* Lour.

多年生木质藤本。茎绿色，右旋，有分枝，下部有刺。单叶，在茎下部互生，中部以上对生；叶片革质或近革质，长卵形至卵状披针形，先端渐尖，基部钝圆，背面粉绿色；主脉3～5条，网脉明显。雌雄异株，花序为穗状花序，雄花的外轮花被片为宽卵形或卵圆形，内轮倒卵形；雌花的外轮花被片为卵形，厚，较内轮大。蒴果不反折，近三棱状扁圆形。花期4～6月，果期7月。分布于浙江、江西、福建、台湾、湖南、广东、广西、贵州、四川、云南、西藏。生于海拔350～1500米的山坡、路旁或林边。

❶ 花序
❷ 叶背
❸ 花期植株
❹ 植株
❺ 果期植株

# 239 射干

| 学　名 | *Belamcanda chinensis* (L.) Redouté | 科　名 | 鸢尾科 |
| --- | --- | --- | --- |
| 畲族名 | 山芭扇　疳首 | 土　名 | 金绞剪 |

## 形态特征

　　茎高 1～1.5 米。叶互生，剑形，无中脉，嵌迭状 2 列。花序叉状分枝，花梗及花序分枝处有膜质苞片；花橙红色，有紫褐色斑点。蒴果倒卵圆形，室背开裂果瓣外翻。种子球形，黑紫色，有光泽。花期 6～8 月，果期 7～9 月。

## 分布与生境

　　分布于山东、河南、安徽、江苏、浙江、江西、福建、湖北、湖南、广东、广西、陕西、四川、贵州、云南。生于海拔较低的山坡、旷野、溪沟边及杂木林下。

## 药用价值

　　主治咽喉肿痛、气管炎、腮腺炎、乳腺炎、疮疡肿毒、水田皮炎。现代药理研究表明还具有抑菌、抗肿瘤、治疗溃疡的作用，并有性激素样作用。

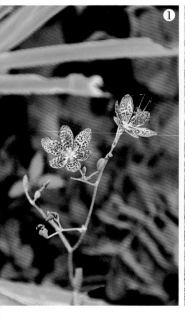
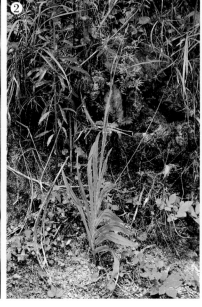
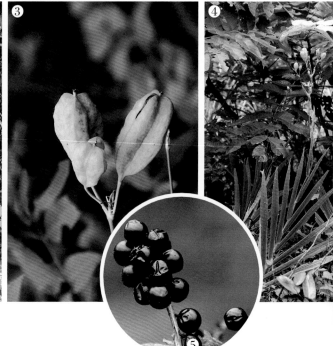

❶ 花　　　　❷ 花期植株　　❸ 蒴果
❹ 果期植株　❺ 种子

**相似种** 蝴蝶花

*Iris japonica* Thunb.

叶基生，暗绿色，剑形，中脉不明显，近地面处带红紫色。花茎直立，高于叶片，顶生稀疏总状聚伞花序，分枝5～12个，与苞片等长或略超出，有花2～4朵，花淡蓝色或淡紫色。蒴果倒卵圆柱形，具6条明显的肋。种子为不规则的多面体。花期3～4月，果期5～6月。分布于江苏、安徽、浙江、福建、湖北、湖南、广东、广西、陕西、甘肃、四川、贵州、云南。生于疏林下、林缘较荫蔽而湿润的草地上。

❶❷❸❹
群体　花期植株　花　蒴果

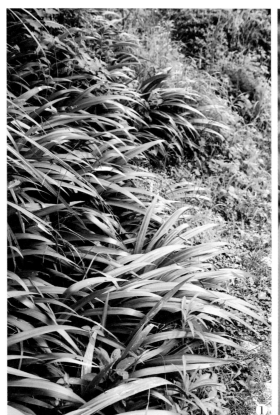
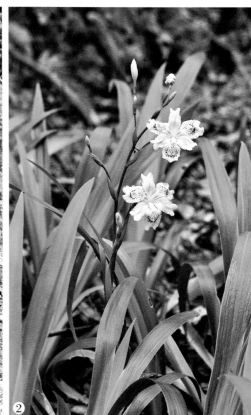
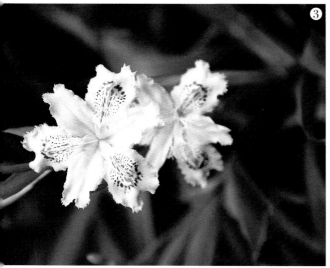
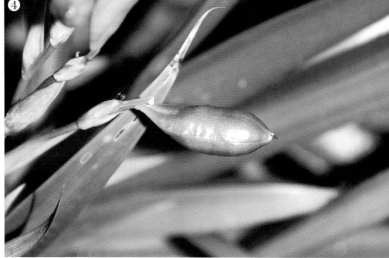

## 相似种 鸢尾

*Iris tectorum* Maxim.

多年生草本。叶基生，黄绿色，稍弯曲，中部略宽，宽剑形，先端渐尖或短渐尖，基部鞘状，有数条不明显纵脉。花茎光滑，高20～40厘米，顶部常有1～2个短侧枝，中下部有1～2枚茎生叶；苞片2～3枚，绿色，草质，边缘膜质，色淡，披针形或长卵圆形，花蓝紫色。蒴果长椭圆形或倒卵形，有6条明显的肋。种子黑褐色，梨形。花期4～5月，果期6～8月。分布于山西、安徽、江苏、浙江、福建、湖北、湖南、江西、广西、陕西、甘肃、四川、贵州、云南、西藏。生于向阳坡地、林缘及水边湿地。

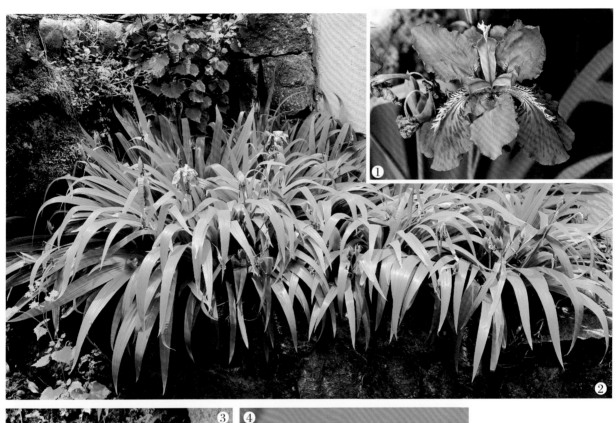

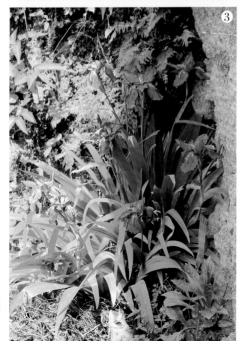

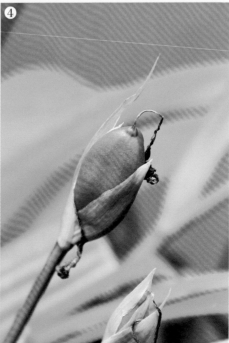

❶ ❷ ❸ ❹
花 群 花 蒴
体 期 果
植
株

## 240 灯心草

| | |
|---|---|
| 学　名 | *Juncus effusus* L. |
| 科　名 | 灯心草科 |
| 畲族名 | 水灯草 |
| 土　名 | 草席草 |

### 形态特征

多年生草本。茎簇生，直立，圆柱形，淡绿色，具多数细纵棱，茎内充满白色的髓心。叶基生或近基生，叶片大多退化为刺芒状。聚伞花序假侧生，花被片线状披针形。蒴果长圆形或卵形。种子卵状长圆形，黄褐色。花期4～7月，果期6～9月。

### 分布与生境

分布于黑龙江、吉林、辽宁、河北、陕西、甘肃、山东、江苏、安徽、浙江、江西、福建、台湾、河南、湖北、湖南、广东、广西、四川、贵州、云南、西藏。生于海拔200～3400米的河边、池旁、水沟、稻田、草地、沼泽地。

### 药用价值

主治心烦失眠、尿少涩痛、口舌生疮。现代药理研究表明还具有镇静和抗氧化的作用。

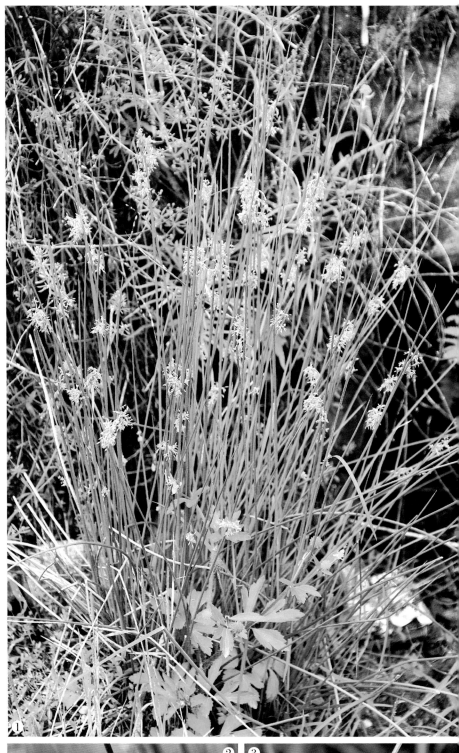

❶ 花期植株
❷ 花序
❸ 果序

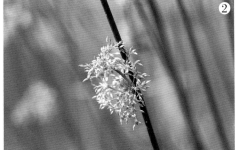
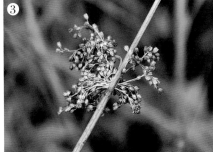

#  野灯心草

| 学　名 | *Juncus setchuensis* Buchen. | 科　名 | 灯心草科 |
|---|---|---|---|
| 畲族名 | 水灯心草 | 土　名 | 水便草 |

## 形态特征

多年生草本。茎丛生，直立，圆柱形，具多数细纵棱，茎内充满白色的髓心。叶全部为低出叶，叶片退化呈刺芒状。复聚伞花序假侧生，通常较开展，花被片卵状披针形。蒴果通常卵形，比花被片长，顶端钝，成熟时黄褐色至棕褐色。种子斜倒卵形，黄褐色。花期3～4月，果期4～7月。

## 分布与生境

分布于山东、江苏、安徽、浙江、江西、福建、河南、湖北、湖南、广东、广西、四川、贵州、云南、西藏。生于海拔200～1700米的山沟、溪旁、路边浅水处。

## 药用价值

主治尿路感染、肾炎水肿、糖尿病、失眠。

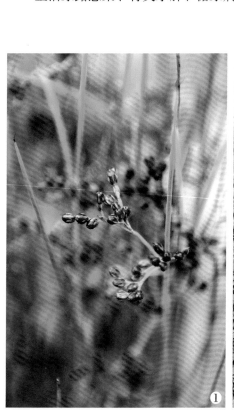

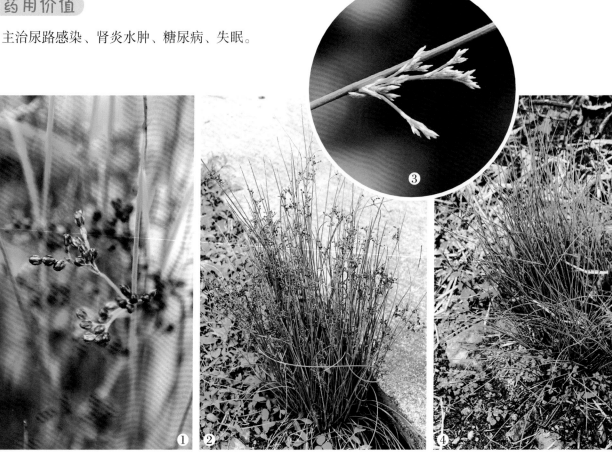

❶果序　　❷果期植株　　❸花序　　❹植株

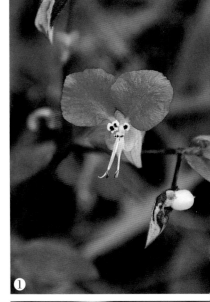

## 242 鸭跖草

| 学　名 | *Commelina communis* L. | 科　名 | 鸭跖草科 |
| 畲族名 | 竹叶草　鸦雀草 | 土　名 | 百日晒 |

### 形态特征

一年生草本。茎匍匐生根，多分枝。叶披针形至卵状披针形。总苞片佛焰苞状，与叶对生，折叠，展开后为心形，先端短急尖，基部心形，边缘常具硬毛；聚伞花序，下面一枝仅有花1朵，上面一枝具花3～4朵，花瓣深蓝色。蒴果椭圆形，有种子4颗。花期7～9月。

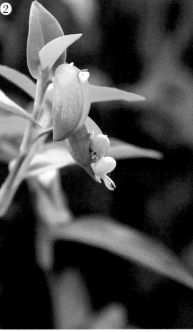

### 分布与生境

分布于云南、四川、甘肃以东的南北各地。生于田边、路边、山坡、沟边。

### 药用价值

主治外感发热、上呼吸道感染、腮腺炎、尿路感染、疔疮疖肿。中医另用于治疗热病烦渴等症。现代药理研究表明还具有降血糖、镇痛的作用。

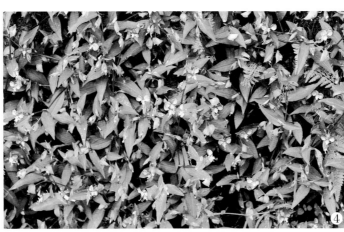

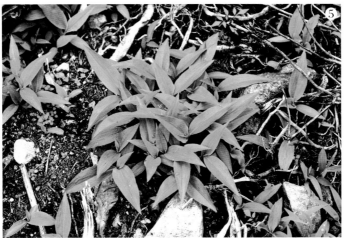

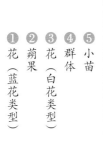

❶ 花（蓝花类型）
❷ 蒴果
❸ 花（白花类型）
❹ 群体
❺ 小苗

### 相似种 饭包草

*Commelina bengalensis* L.

多年生草本。茎大部分匍匐，节上生根，上部及分枝上部上升。叶片卵形，先端钝或急尖，有明显叶柄。总苞片漏斗状，与叶对生，常数个集于枝顶；花序下面一枝具细长梗，有1～3朵不孕花，上面一枝有花数朵，结实，花瓣蓝色。蒴果椭圆形。花期7～9月。分布于山东、河北、河南、陕西、四川、云南、广西、海南、广东、湖南、湖北、江西、安徽、江苏、浙江、福建和台湾。生于田边、路边、山坡、沟边。

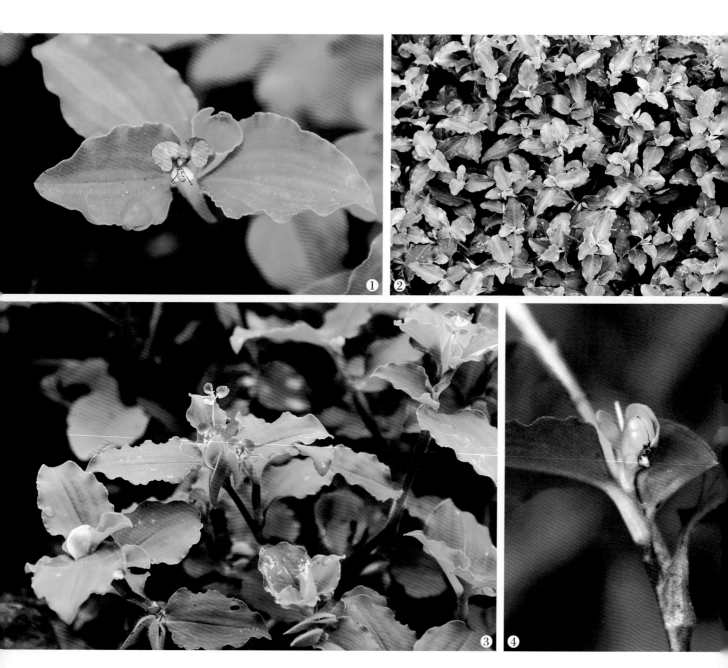

❶ 花　　❷ 群体　　❸ 花期植株　　❹ 蒴果

**相似种** 白花紫露草

*Tradescantia fluminensis* Vell.

　　多年生常绿草本。茎匍匐，光滑，长可达 60 厘米，带紫红色晕，节略膨大，节处易生根。叶互生，长圆形或卵状长圆形，先端尖，仅叶鞘上端有毛，具白色条纹。花小，多朵聚生成伞形花序，白色，为二叶状苞片所包被。花期为夏、秋季。原产南美洲，目前全国各地广泛栽培。景宁畲族自治县有栽培，偶有逸生。

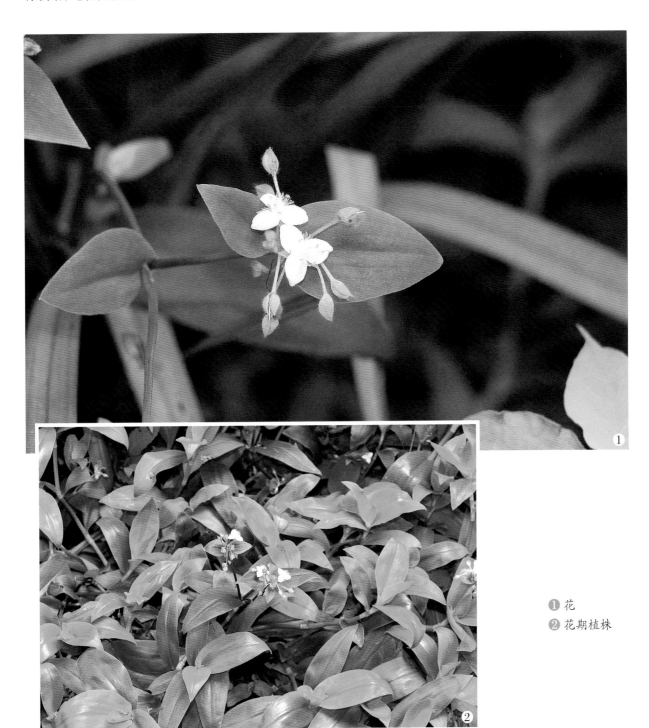

❶ 花
❷ 花期植株

# 243 看麦娘

| 学　　名 | *Alopecurus aequalis* Sobol. | 科　　名 | 禾本科 |
| 畲族名 | 火扛扦 | 土　　名 | 麦草 |

## 形态特征

　　一年生草本。秆细瘦，光滑，节处常膝曲。叶鞘光滑，短于节间；叶舌膜质，叶片扁平。圆锥花序圆柱形，小穗椭圆形或卵状长圆形；颖膜质，脊上有细纤毛；外稃膜质，先端钝头，等长或稍长于颖。花药橙黄色。颖果长约 1 毫米。花果期 4～8 月。

## 分布与生境

　　分布于我国南北各地。生于海拔较低的田间及潮湿地。

## 药用价值

　　主治水痘、水肿、蛇咬伤。中医另用于治疗小儿腹泻、消化不良等。

❶ 花序　　❷ 花期植株

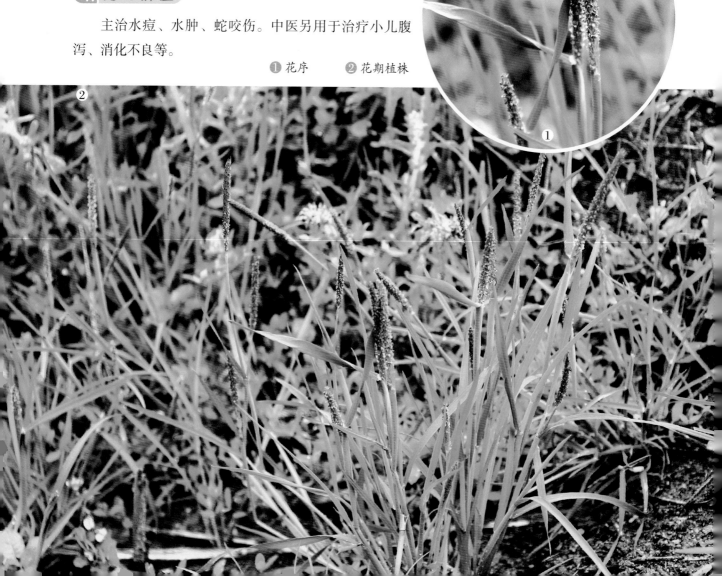

**相似种** 日本看麦娘

*Alopecurus japonicus* Steud.

一年生草本。秆多数丛生，直立或基部膝曲，具3～4节。叶鞘松弛，叶舌膜质，叶片上面粗糙，下面光滑。圆锥花序圆柱状，小穗长圆状卵形；颖脊上具纤毛，外稃略长于颖，厚膜质，下部边缘合生。花药色淡或白色。颖果半椭圆形，长2～2.5毫米。花果期2～5月。分布于我国南北各地。生于田间、路边、山地及林缘。

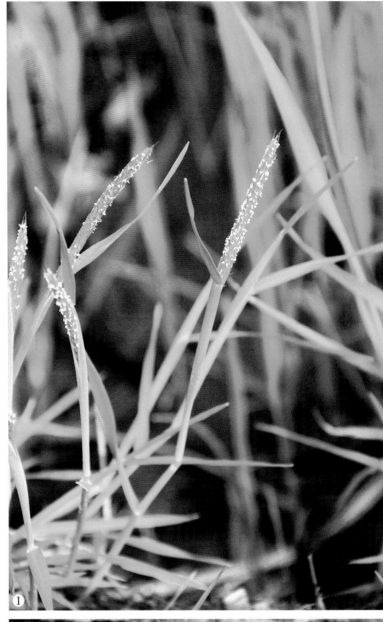

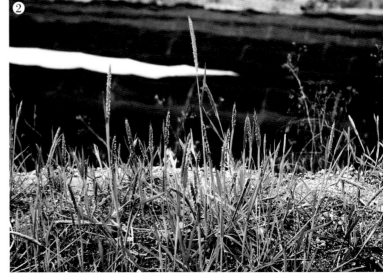

❶ 花序
❷ 花期植株

# 244 菩提子

| | | | |
|---|---|---|---|
| **学　名** | *Coix lacryma-jobi* L. var. *lacryma-jobi* | **科　名** | 禾本科 |
| **畲族名** | 介狗珠　米珠 | **土　名** | 佛珠草 |

## 形态特征

　　多年生草本。秆粗壮，直立，丛生，具 10 多节，节多分枝。叶鞘短于节间，无毛，叶舌干膜质；叶片扁平宽大，开展，基部圆形或近心形；中脉粗厚，在下面隆起，边缘粗糙，通常无毛。总状花序腋生成束，直立或下垂，具长梗。总苞坚硬，有光泽而平滑。颖果小，质硬，淀粉少，不能食用。花果期 6~12 月。

## 分布与生境

　　分布于辽宁、河北、山西、山东、河南、陕西、江苏、安徽、浙江、江西、湖北、湖南、福建、台湾、广东、广西、海南、四川、贵州、云南等地。生于海拔 200~2000 米的池塘、河沟、山谷、溪涧。

## 药用价值

　　（1）种仁：主治水肿、风湿痹痛、脾虚泄泻、肺痈、肠痈。

　　（2）根：主治肺痈咳嗽、肾炎、白带、乳糜尿、尿路感染、蛔虫病、癫痫。中医以种仁入药，另用于治疗脚气、小便不利、湿痹拘挛、赘疣、癌肿等。

　　现代药理研究表明还具有降血糖、免疫调节、抗肿瘤等作用。

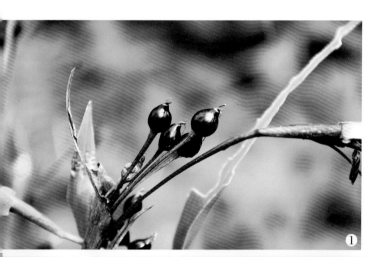

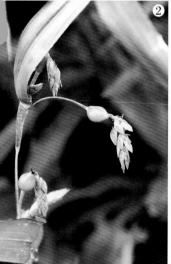
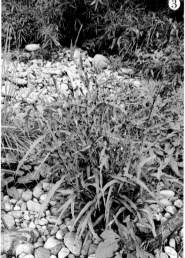
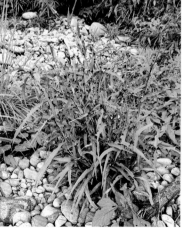

❶ 成熟果　　❷ 未成熟果　　❸ 果期植株　　❹ 花序

## 245 狼尾草

| 学 名 | *Pennisetum alopecuroides* (L.) Spreng. |
|---|---|
| 科 名 | 禾本科 |
| 畲族名 | 介狗尾巴 |
| 土 名 | 狗尾草 |

### 形态特征

多年生草本。秆高 30～120 厘米，花序以下常密生柔毛。叶片线形。穗状圆锥花序，主轴密生柔毛，分枝长 2～3 毫米，刚毛状小枝常呈紫色。小穗长 5～8 毫米，第一颖微小，第二颖长为小穗的 1/2～2/3。花果期为夏秋季。

### 分布与生境

自东北、华北经华东、华中、华南及西南各地均有分布。多生于海拔 50～3200 米的田岸、荒地、路边及小山坡上。

### 药用价值

主治肺热咯血、目赤肿痛、疮毒、荤油食积。中医另用于治疗肺热咳嗽、咯血等。

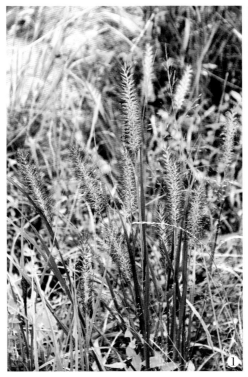
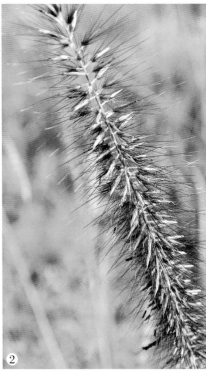
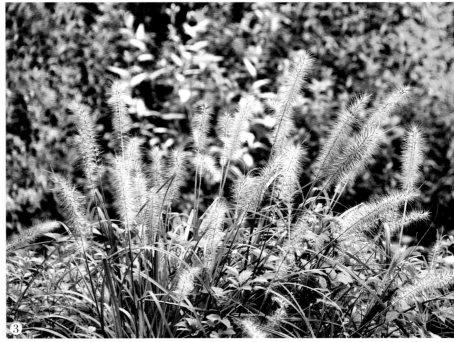

❶ 果期植株　　❷ 果序　　❸ 花期植株

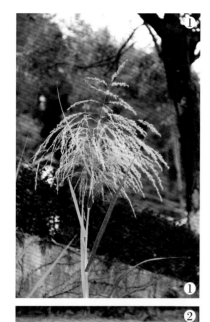

## 246 芦苇

| 学　　名 | *Phragmites australis* (Cav.) Trin. ex Steud. | | | | |
|---|---|---|---|---|---|
| 科　　名 | 禾本科 | 畲族名 | 苇 | 土　　名 | 芦苇 |

### 形态特征

　　多年生高大草本。秆直立，高 1～3 米，直径 1～4 厘米，具 20 多节，节下被腊粉。叶舌边缘密生一圈长约 1 毫米的短纤毛，两侧缘毛长 3～5 毫米，易脱落；叶片披针状线形，先端长渐尖呈丝形。圆锥花序大型，分枝多数，着生稠密下垂小穗。颖果长约 1.5 毫米。花果期 7～11 月。

### 分布与生境

　　分布于全国各地。生于江河湖泊、池塘沟渠沿岸和湿地等处。景宁畲族自治县境内瓯江支流小溪、鹤溪河等河流两岸有分布。

### 药用价值

　　主治热病烦渴、呕吐、肺痿、肺痈。

❶ 花序　　　❷ 花期植株　　　❸ 群体　　　❹ 果序

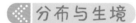

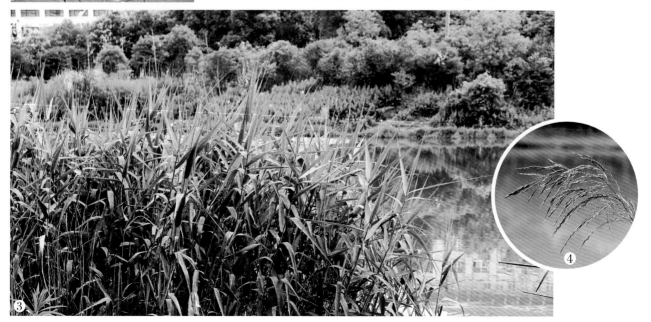

**相似种** 蒲苇

*Cortaderia selloana* (Schult.) Aschers. et Graebn.

　　多年生草本。秆高大粗壮，高 2～3 米，丛生。叶片质硬，狭窄，簇生于秆基，长达 1～3 米。雌雄异株，圆锥花序大型，稠密，长 50～100 厘米，银白色至粉红色。花期 9～10 月。原产于美洲。景宁畲族自治县鹤溪河沿岸有栽培。

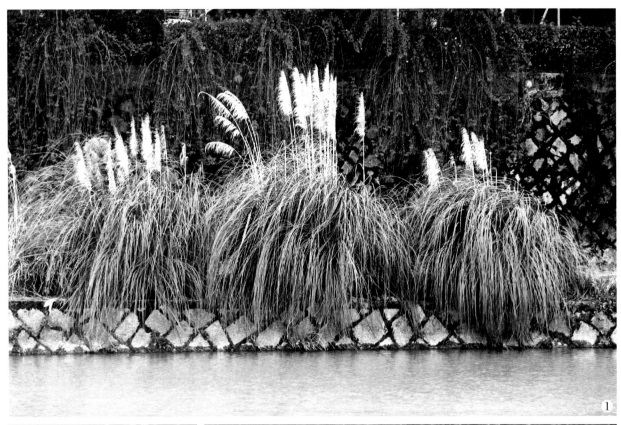

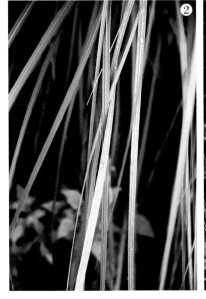
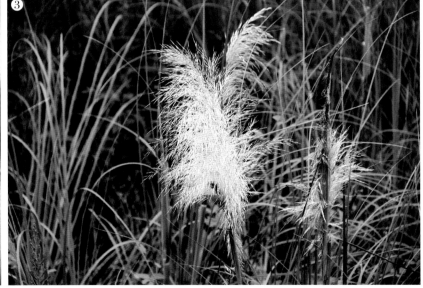

❶ 植株　　❷ 叶　　❸ 花序

*Miscanthus floridulus* (Lab.) Warb. ex Schum. et Laut.

　　多年生草本。秆高 2～4 米，无毛，节下具白粉。叶鞘无毛，鞘节具微毛。圆锥花序大型，稠密，主轴粗壮，分枝较细弱，通常 10 多枚簇生于基部各节。花果期 5～10 月。分布于江苏、浙江、福建、台湾、广东、海南、广西等地。生于山坡、溪边、路旁、草地。

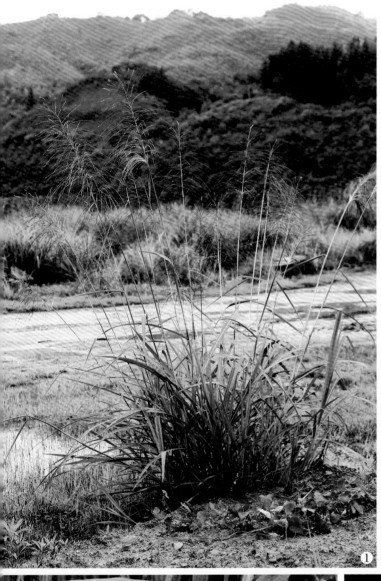

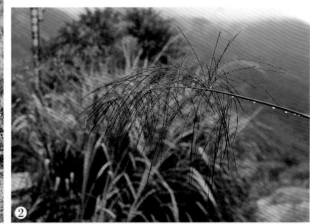

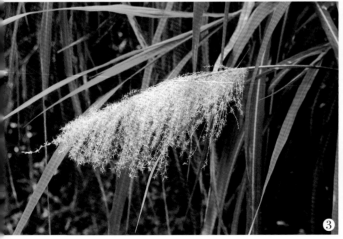

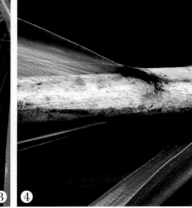

❶ 花期植株　　❷ 花序　　❸ 果序　　❹ 秆节（具白粉）

## 相似种 斑茅

*Saccharum arundinaceum* Retz.

多年生草本。秆粗壮，高 2～4（～6）米，无毛。叶鞘长于其节间，基部或上部边缘和鞘口具柔毛。圆锥花序大型，稠密，主轴无毛，每节着生 2～4 枚分枝，分枝 2～3 回分出。颖果长圆形。花果期 8～12 月。分布于河南、陕西、浙江、江西、湖北、湖南、福建、台湾、广东、海南、广西、贵州、四川、云南等地。生于山坡、河岸、溪涧、草地。

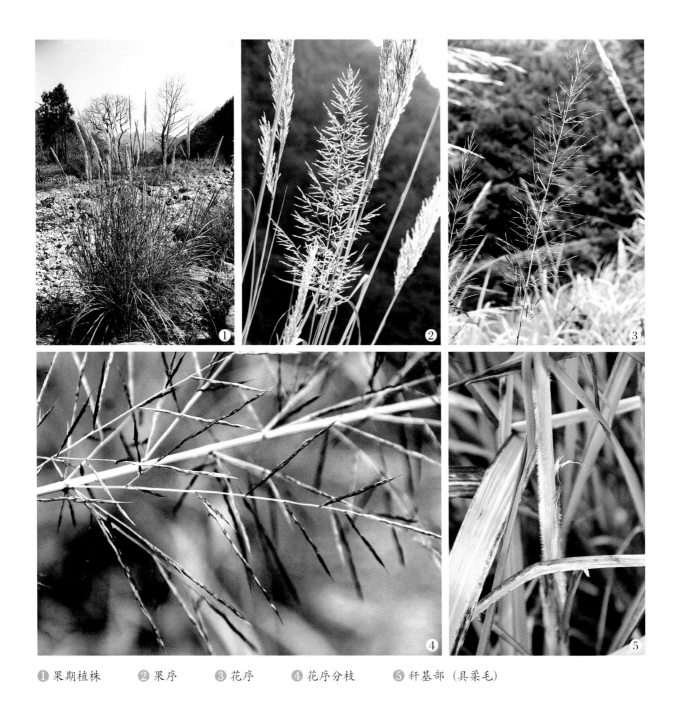

❶ 果期植株　❷ 果序　❸ 花序　❹ 花序分枝　❺ 秆基部（具柔毛）

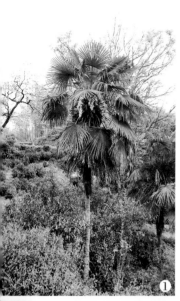
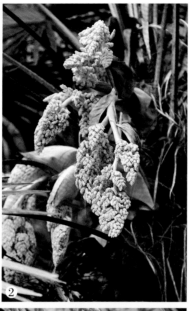
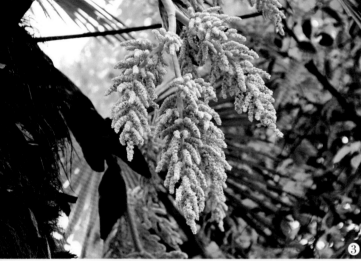
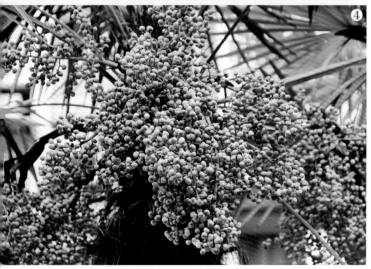

# 247 棕榈

| | |
|---|---|
| 学　　名 | *Trachycarpus fortunei* (Hook.) H. Wendl. |
| 科　　名 | 棕榈科 |
| 畲族名 | 棕树 |
| 土　　名 | 棕树 |

## 形态特征

常绿乔木。树干圆柱形，老叶柄基部表面覆盖不易脱落的、密集的网状纤维。叶呈 3/4 圆形或者近圆形，深裂，裂片多数，条形，坚硬，先端具短 2 裂或 2 齿，有多数纤细纵脉纹；叶柄坚硬，两侧具细圆齿，顶端有明显的戟突。花序粗壮，多次分枝，从叶腋抽出，通常是雌雄异株；雄花序具有 2～3 个分枝花序，下部的分枝花序长 15～17 厘米，一般只二回分枝；雌花序上有 3 个佛焰苞包着，具 4～5 个圆锥状的分枝花序。果实阔肾状球形，成熟时由黄色变为淡蓝色，有白粉。花期 4 月，果期 12 月。

## 分布与生境

分布于长江以南各地。通常栽培于村庄四旁，罕见野生于疏林中，海拔上限为 2000 米左右。

## 药用价值

主治各种出血、子宫脱垂、肠炎、高血压。

❶ 花期植株　　❷ 雌花序
❸ 雄花序　　　❹ 果序

# 248 菖蒲

| | |
|---|---|
| **学　名** | *Acorus calamus* L. |
| **科　名** | 天南星科 |
| **畲族名** | 水菖蒲 |
| **土　名** | 菖蒲 |

## 形态特征

多年生草本。根状茎粗大。叶基生，基部两侧膜质叶鞘宽 4～5 毫米；叶片剑状线形，长 90～100（～150）厘米，中部宽 1～2（～3）厘米，中肋在两面均明显隆起，侧脉 3～5 对。叶状佛焰苞剑状线形，长 30～40 厘米。肉穗花序狭锥状圆柱形，花黄绿色。浆果长圆形，红色。花期 6～7 月，果期 8～9 月。

## 分布与生境

全国各地均有分布。生于海拔 2600 米以下的河边、沼泽湿地，也常有栽培。景宁畲族自治县民间端午节有门口挂菖蒲的习俗。

## 药用价值

主治痰涎壅闭、神志不清、慢性气管炎、痢疾、肠炎、腹胀腹痛、食欲缺乏、风寒湿痹，外治疥疮。

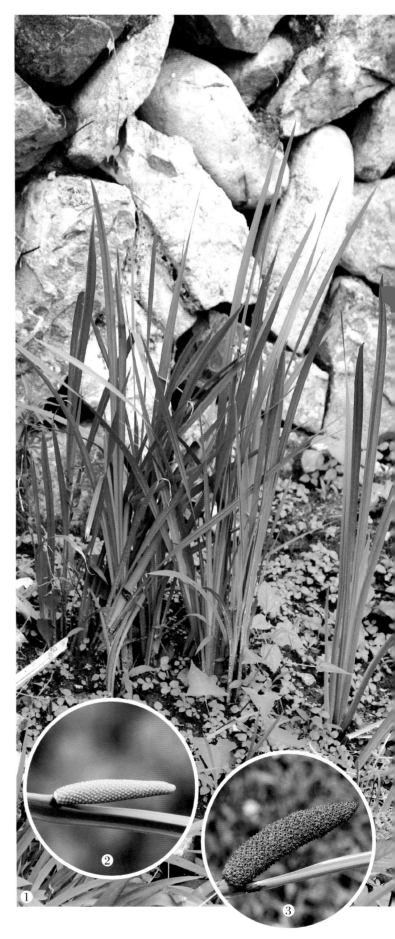

❶ 植株
❷ 花序
❸ 果序

# 249 金钱蒲

| 学 名 | *Acorus gramineus* Soland. | 科 名 | 天南星科 |
|---|---|---|---|
| 畬族名 | 坑仙 | 土 名 | 小菖蒲 |

## 形态特征

多年生草本。根状茎直径 2～7 毫米，节间长 1～5 毫米。叶基对折，两侧膜质叶鞘棕色，下部宽 2～3 毫米；叶片线形，先端长渐尖，无中肋，平行脉多数。叶状佛焰苞短，通常短于至等长于肉穗花序；肉穗花序圆柱形，果黄绿色。花果期 5～8 月。

## 分布与生境

分布于浙江、江西、湖北、湖南、广东、广西、陕西、甘肃、四川、贵州、云南、西藏。生于海拔 1800 米以下的河边湿地或岩石上。

## 药用价值

主治痰湿内阻、神志昏乱、健忘、多梦、耳聋、胸腹胀闷、噤口痢。

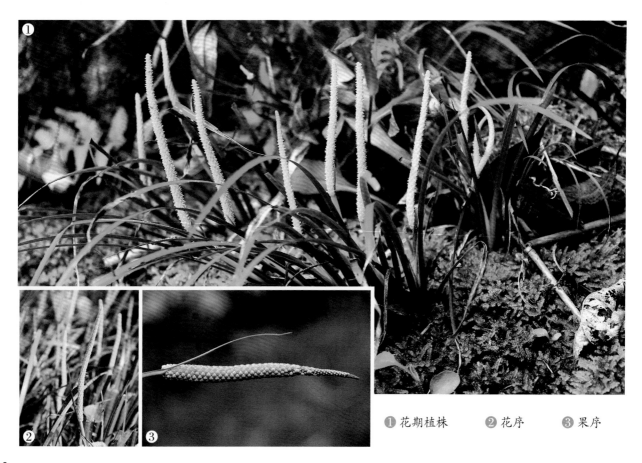

❶ 花期植株　　❷ 花序　　❸ 果序

# 250 石菖蒲

| 学　名 | *Acorus tatarinowii* Schott | 科　名 | 天南星科 |
| 畲族名 | 坑香　坑仙 | 土　名 | 水菖蒲 |

## 形态特征

多年生草本。根状茎直径 0.5～1.5 厘米，节间长 3～5 毫米。叶鞘两侧膜质部分宽 2～5 毫米；叶片线形，无中肋，平行脉多数。叶状佛焰苞长 13～25 厘米，通常为肉穗花序的 2 倍以上；肉穗花序圆柱形，幼果绿色，成熟时黄绿色或黄白色。花果期 4～7 月。

## 分布与生境

分布于黄河以南地区。生于海拔 20～2600 米的湿地或河边岩石上。

## 药用价值

主治痰湿内阻、神志昏乱、健忘、多梦、耳聋、胸腹胀闷、噤口痢。现代药理研究表明还具有抗肿瘤、降血脂、抗菌杀虫等作用。

❶ 植株　　❷ 果序　　❸ 花序

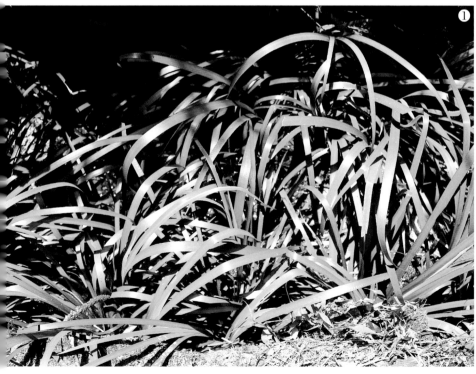

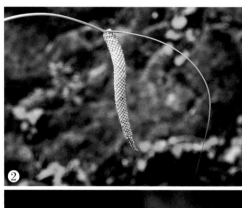

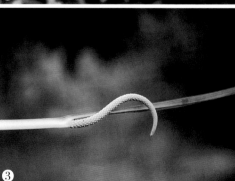

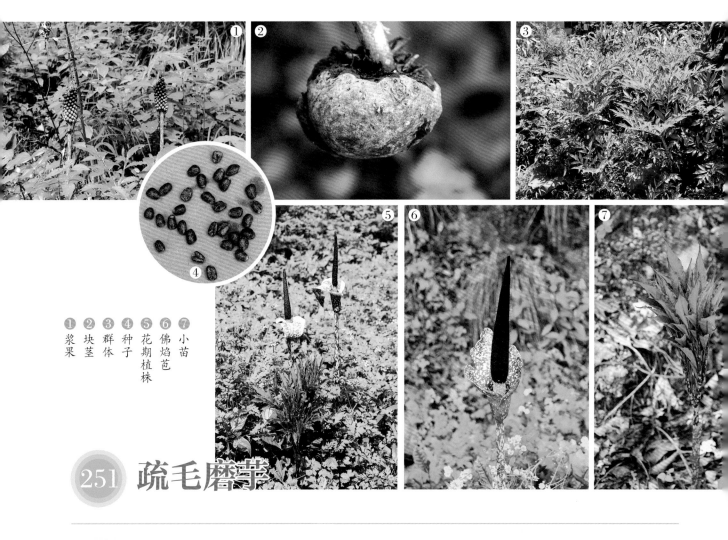

❶❷❸❹❺❻❼
浆 块 群 种 花 佛 小
果 茎 体 子 期 焰 苗
            植 苞
            株

## 251 疏毛磨芋

| 学　名 | *Amorphophallus sinensis* Belval | 科　名 | 天南星科 |
|---|---|---|---|
| 畲族名 | 蛇公卵 | 土　名 | 星菜 |

### 形态特征

块茎扁球形。鳞叶2枚,卵形或披针状卵形,有青紫色、淡红色斑块。叶片3裂,叶柄和花序柄光滑,具白色斑块。佛焰苞长15～20厘米,管部粗厚,外面绿色,具白色斑块,内面暗青紫色,基部有疣皱。浆果熟时蓝色。花期5～6月,果期7～8月。

### 分布与生境

我国特有,分布于江苏、浙江、福建。生于海拔800米以下的林下、灌丛中或栽培于房前屋后。景宁畲族自治县民间常用块茎加工制作蔬食。

### 药用价值

主治痈疖肿毒、毒蛇咬伤、颈淋巴结结核、跌打损伤。

# 252 滴水珠

| | | | |
|---|---|---|---|
| 学　名 | *Pinellia cordata* N.E. Brown | 科　名 | 天南星科 |
| 畲族名 | 岩芋 | 土　名 | 红岩芋 |

## 形态特征

块茎球形、卵球形至长圆形。叶1枚，叶柄常紫色或绿色，具紫斑，几无鞘，下部及顶头各有珠芽1枚；叶片心形、心状三角形、心状长圆形或心状戟形，先端长渐尖，有时呈尾状，基部心形，后裂片圆形或锐尖，稍外展。佛焰苞绿色、淡黄紫色或青紫色，肉穗花序。花期3～6月，果期7～9月。

## 分布与生境

我国特有，分布于安徽、浙江、江西、福建、湖北、湖南、广东、广西、贵州。生于海拔800米以下的林下溪旁、潮湿草地、岩石边、岩隙中或岩壁上。景宁畲族自治县鹤溪、红星、沙湾、大均、梧桐、毛垟、渤海、九龙等乡镇（街道）有分布。

## 药用价值

主治乳痈、肿毒、毒蛇咬伤、跌打损伤。中医另用于治疗胃痛、腰痛、漆疮、过敏性皮炎等，外用治疗乳腺炎、深部脓肿等。

❶群体　❷植株　❸珠芽　❹佛焰苞　❺未成熟果

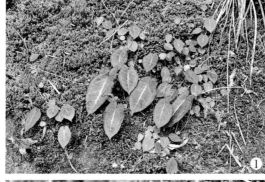
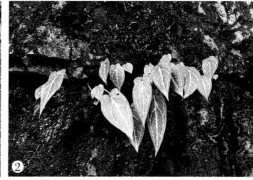
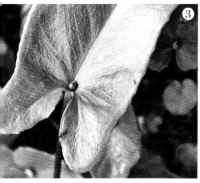
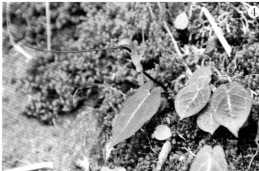
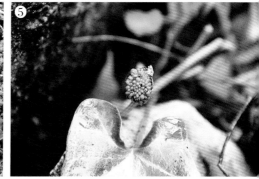

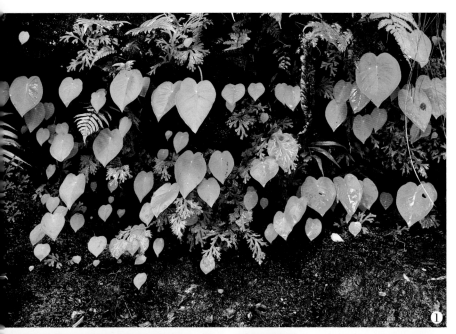

## 253 盾叶半夏

| 学　名 | *Pinellia peltata* Pei |
|---|---|
| 科　名 | 天南星科 |
| 畲族名 | 石芋 |
| 土　名 | 白坛芋 |

### 形态特征

块茎近球形。叶 2～3 片，叶片盾状着生，深绿色，卵形或长圆形，全缘，基部深心形，短渐尖。佛焰苞黄绿色，管部卵圆形，檐部展开，先端钝；肉穗花序，雌花序长 5 毫米，花密；雄花序长约 6 毫米，附属器长约 10 厘米，向上渐细。浆果卵圆形。种子球形。花期 5 月，果期 6～8 月。

### 分布与生境

我国特有，分布于浙江、福建。生于林下岩石上或山坡草丛中。景宁畲族自治县鹤溪、红星、渤海、大均、毛垟、九龙等乡镇（街道）有分布。

### 药用价值

主治乳痈、肿毒、毒蛇咬伤、跌打损伤。

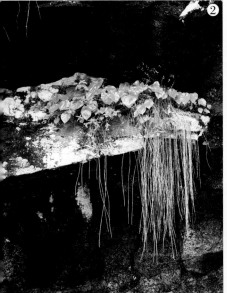

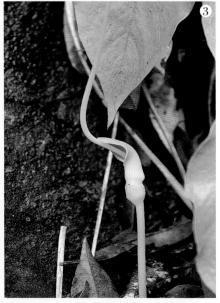

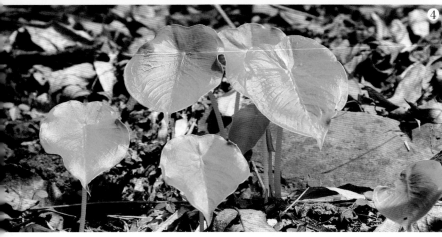

❶❷ 群体及生境　　❸ 佛焰苞　　❹ 植株

**相似种** 虎掌

*Pinellia pedatisecta* Schott

　　块茎近圆球形。叶 1～3 片或更多；叶片鸟足状分裂，裂片 6～11，披针形，两侧裂片渐短小；叶柄淡绿色，下部具鞘。花序梗长 20～50 厘米，直立；佛焰苞淡绿色，管部长圆形。浆果卵圆形，包于宿存佛焰苞管内。花期 6～7 月，果期 8～11 月。我国特有，分布于北京、河北、山西、陕西、山东、江苏、上海、安徽、浙江、福建、河南、湖北、湖南、广西、四川、贵州、云南。生于海拔 1000 米以下的林下、山谷或河谷阴湿处。景宁畲族自治县偶见于栽培。

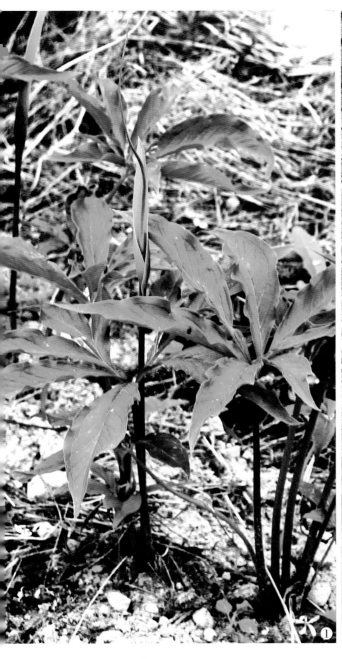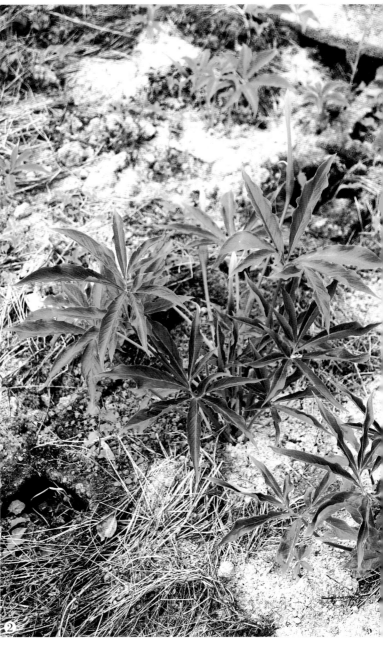

❶ 佛焰苞　　❷ 花期植株

**相似种 半夏**

*Pinellia ternata* (Thumb.) Breit.

　　块茎圆球形。叶 2～5 片，幼叶卵状心形或戟形，全缘；老株叶 3 全裂，裂片绿色，长圆状椭圆形或披针形，侧裂片稍短，全缘或具不明显浅波状圆齿；叶片基部有径 3～5 毫米的珠芽。佛焰苞绿色或绿白色。浆果卵圆形。花期 5～7 月，果期 7～8 月。除内蒙古、新疆、青海、西藏尚未发现野生种外，全国各地均有分布。生于海拔 2500 米以下的草坡、荒地、田边或疏林下。

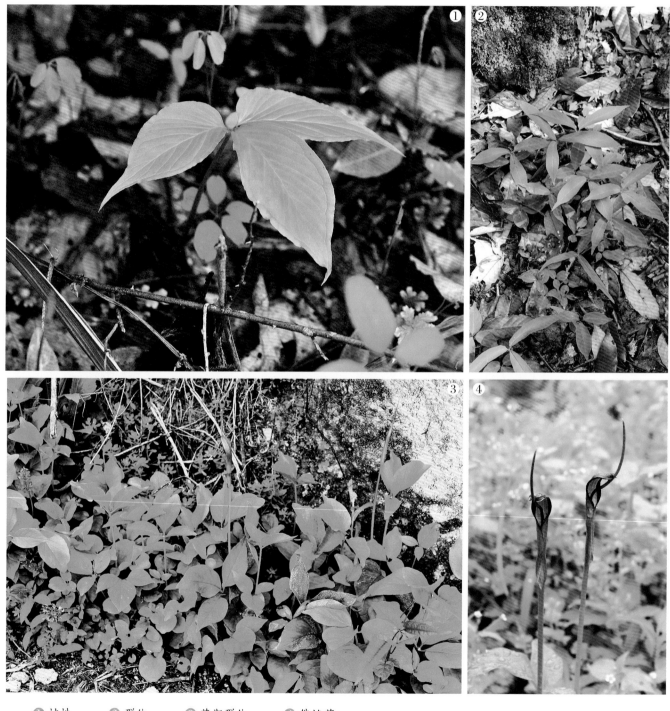

❶ 植株　　❷ 群体　　❸ 花期群体　　❹ 佛焰苞

## 相似种 犁头尖

*Typhonium divaricatum* (L.) Decne.

　　块茎近球形或椭圆形。叶 4～8 片，叶片戟状三角形，前裂片卵形，后裂片长卵形，外展，基部弯缺呈"开"形；叶脉绿色，侧脉 3～5 对，集合脉 2 圈。花序柄单一，生于叶腋；佛焰苞管部绿色，檐部绿紫色，附属器深紫色。具强烈粪臭味。花期 5～7 月。分布于浙江、江西、福建、湖南、广东、广西、四川、云南。生于海拔 1200 米以下的田头、草坡、石隙中。景宁畲族自治县偶见于栽培。

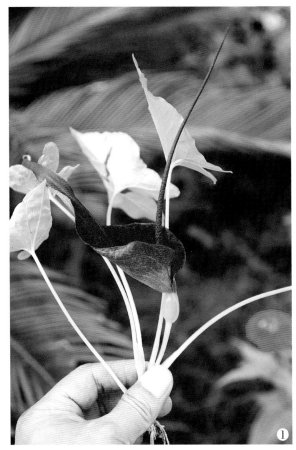

❶ 佛焰苞　　　❷ 植株

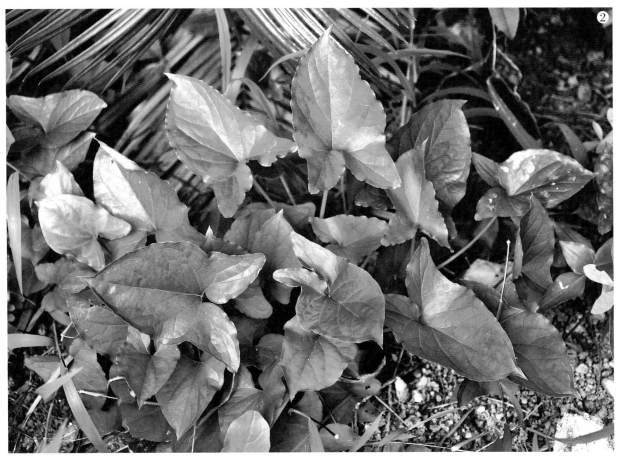

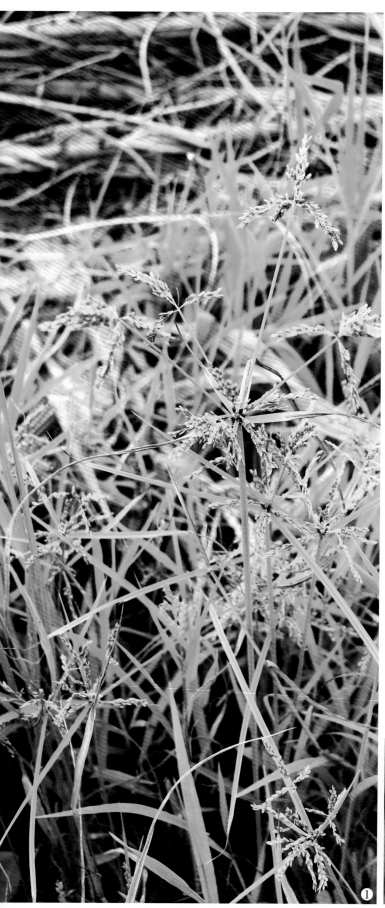

# 254 碎米莎草

| 学　名 | *Cyperus iria* L. |
| 科　名 | 莎草科 |
| 畲族名 | 三棱草 |
| 土　名 | 掰儿草 |

## 形态特征

一年生草本。秆丛生，扁三棱状，基部具少数叶。叶短于秆，叶鞘短，红棕色或紫棕色。聚伞花序复出，辐射枝4～9个，每辐射枝具5～10个穗状花序或更多；小穗松散排列，斜展；鳞片背面龙骨状突起。小坚果倒卵形或椭圆形，三棱状。花果期6～10月。

## 分布与生境

分布于河北、河南、山东、陕西、甘肃、新疆、江苏、浙江、安徽、江西、湖南、湖北、云南、四川、贵州、福建、广东、广西、台湾及东北各地。生于田间、山坡、路旁、林缘潮湿处。

## 药用价值

主治风湿痹痛、水湿浮肿、咳嗽、白带。

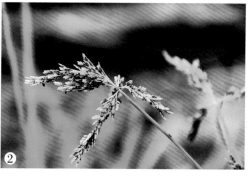

❶ 果期植株　❷ 小穗

# 255 香附子

| 学　名 | *Cyperus rotundus* L. | 科　名 | 莎草科 |
| --- | --- | --- | --- |
| 畲族名 | 地口姜 | 土　名 | 香附 |

## 形态特征

多年生草本。秆稍细弱，锐三棱形，平滑，基部呈块茎状。叶较多，短于秆；叶状苞片 2～3（～5）枚，常长于花序；聚伞花序简单或复出，具（2～）3～10个辐射枝；穗状花序为陀螺形，具3～10个小穗；鳞片两侧紫红色或红棕色。小坚果长圆状倒卵形。花果期5～11月。

## 分布与生境

分布于陕西、甘肃、山西、河南、河北、山东、江苏、浙江、江西、安徽、云南、贵州、四川、福建、广东、广西、台湾等地。生于山坡、荒地、草地或水边潮湿处。

## 药用价值

主治胸腹胀痛、月经不调、乳房结块。中医另用于治疗肝郁气滞、疝气疼痛等。现代药理研究表明还具有抗炎、镇静、解热等作用。

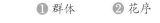 群体　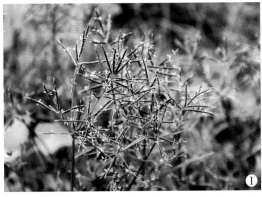 花序

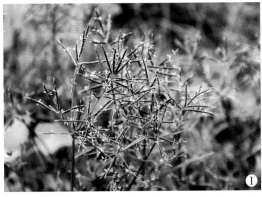

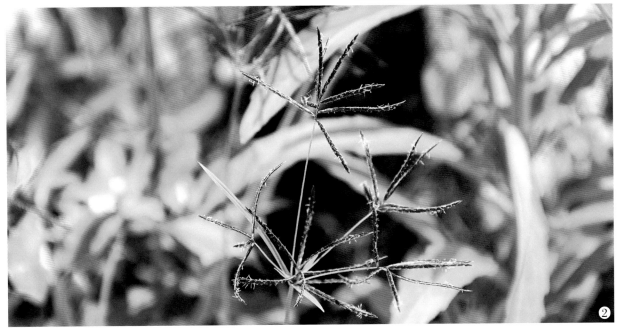

# 256 山姜

| 学　名 | *Alpinia japonica* (Thunb.) Miq. | 科　名 | 姜科 |
|---|---|---|---|
| 畲族名 | 山良姜　高良姜 | 土　名 | 土砂仁 |

## 形态特征

　　株高35～70厘米。叶片通常2～5枚，披针形、倒披针形或狭长椭圆形，两端渐尖，先端具小尖头，两面特别是叶背被短柔毛。总状花序顶生，花通常2朵聚生，花冠裂片长圆形，唇瓣卵形，白色并具红色脉纹。果球形或椭圆形，被短柔毛，熟时红色，顶有宿存萼筒。种子多角形，有樟脑味。花期4～8月，果期7～12月。

## 分布与生境

　　分布于我国东南部、南部至西南部各地。生于林下、山谷、溪边草丛或灌丛中。

## 药用价值

　　主治胃痛、牙痛、风湿痹痛、跌打损伤。中医另用于治疗消化不良、腹痛、呕吐、嗳气、慢性下痢等。

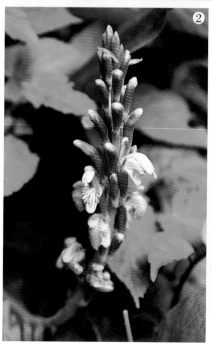

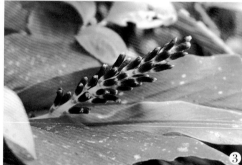

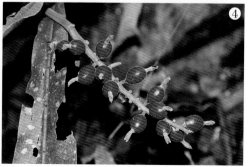

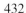

❶❷❸❹
花　花　花　果
期　序　苞　序
植
株

**相似种** 蘘荷

*Zingiber mioga* (Thunb.) Rosc.

植株高 0.5~1 米。叶片披针状椭圆形或线状披针形，叶面无毛，叶背无毛或被稀疏长柔毛，先端尾尖。穗状花序椭圆形，被长圆形鳞片状鞘；苞片覆瓦状排列，红绿色，具紫脉；花冠管较萼长，裂片披针形，淡黄色。蒴果倒卵圆形，成熟时 3 瓣裂。种子黑色，被白色假种皮。花期 7~8 月，果期 9~11 月。分布于安徽、江苏、浙江、湖南、江西、广东、广西和贵州。生于山谷阴湿处或水沟边。其花苞片系景宁畲族自治县主要野菜之一。

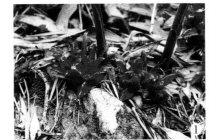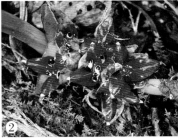

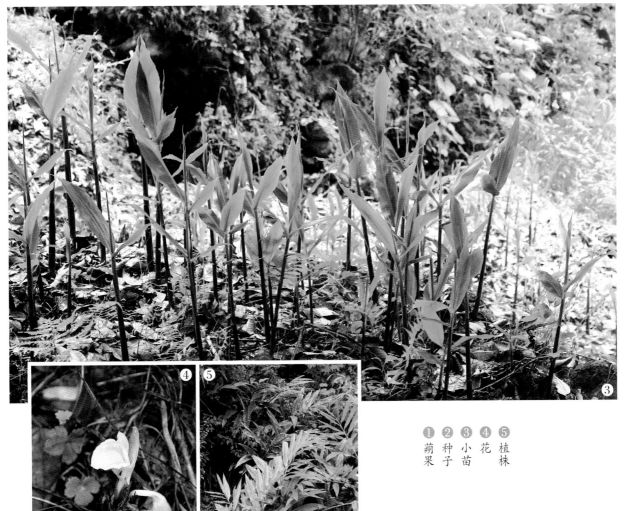

① ② ③ ④ ⑤
蒴 种 小 花 植
果 子 苗　 株

# 257 广东石豆兰

| 学　　名 | *Bulbophyllum kwangtungense* Schltr. |
| 科　　名 | 兰科 |
| 畲 族 名 | 岩豆　坛豆　台豆 |
| 土　　名 | 石豆 |

## 形态特征

根状茎径约 2 毫米。假鳞茎疏生，直立，圆柱形。顶生 1 叶，叶长圆形，先端圆钝并且稍凹入，基部具长 1～2 毫米的柄。花葶生于假鳞茎基部和根状茎节上，总状花序缩短呈伞状，具 2～4（～7）花，花淡黄色。蒴果长椭圆形。花期 5～8 月，果期 9～10 月。

## 分布与生境

分布于浙江、福建、江西、湖北、湖南、广东、香港、广西、贵州、云南。通常生于海拔 800 米以下的山坡林下岩石上。景宁畲族自治县红星、渤海、九龙等乡镇（街道）有分布。

## 药用价值

主治阴虚内热、肺热咳喘、小儿惊风、咽喉肿痛、风湿痹痛、跌打损伤。现代药理研究表明还具有抗肿瘤、抑制胆碱酯酶活性等作用。

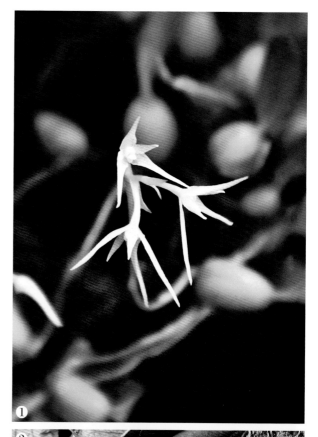

❶

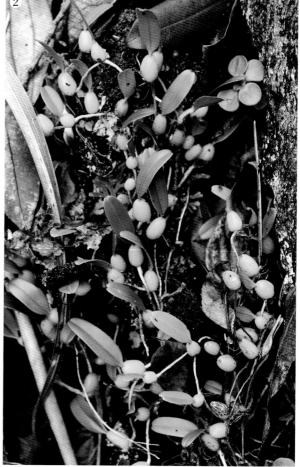

❷

❶　❷
花　植
序　株

434

## 258 齿瓣石豆兰

| | | | |
|---|---|---|---|
| **学　名** | *Bulbophyllum levinei* Schltr. | **科　名** | 兰科 |
| **畲族名** | 岩豆　坛豆　台豆 | **土　名** | 石豆 |

### 形态特征

根状茎纤细。假鳞茎近圆柱形或瓶状，在根状茎上聚生。顶生 1 叶，叶狭长圆形或倒卵状披针形，先端近锐尖，基部收窄为长 4～10 毫米的柄。花葶生于假鳞茎基部，纤细，高出叶外；花序梗径约 0.5 毫米，总状花序伞状，具 2～6 花；花质薄，白色带紫色。花期 5～8 月。

### 分布与生境

分布于浙江、福建、江西、湖南、广东、香港、广西等地。通常生于海拔 800 米以下的山地林中树干上或沟谷岩石上。景宁畲族自治县红星、渤海、九龙、家地等乡镇（街道）有分布。

### 药用价值

主治阴虚内热、肺热喘咳、小儿惊风、咽喉肿痛、风湿痹痛、跌打损伤。现代药理研究表明还具有抗肿瘤、抗胆碱酯酶活性等作用。

❶ 蒴果　　❷ 花　　❸ 花序　　❹ 植株

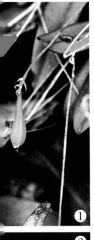
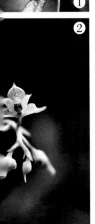
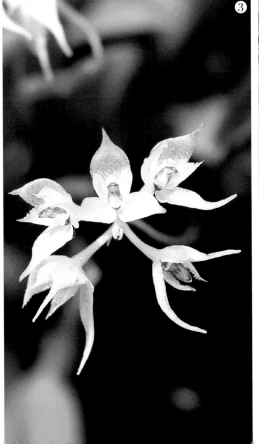
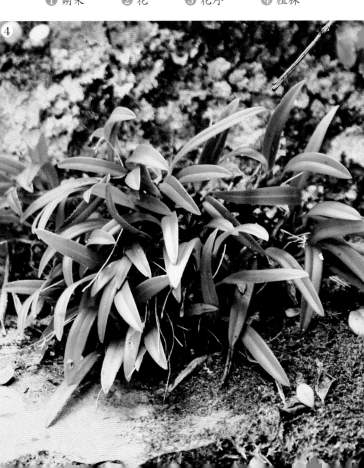

**相似种** 毛药卷瓣兰

*Bulbophyllum omerandrum* Hayata

　　根状茎匍匐。假鳞茎彼此相距 1.5～4 厘米，卵状球形。顶生 1 枚叶，叶长圆形，先端钝且稍凹入，基部楔形，具短柄或无柄。花葶从假鳞茎基部抽出，伞形花序具 1～3 花；花黄色，中萼片先端和花瓣中部以上边缘具髯毛，药帽前端边缘具流苏状缘毛。花期 3～4 月。分布于台湾、福建、浙江、湖北、湖南、广东、广西。生于海拔 200～1850 米的山地林中树干上或沟谷岩石上。景宁畲族自治县毛垟等乡镇有分布。

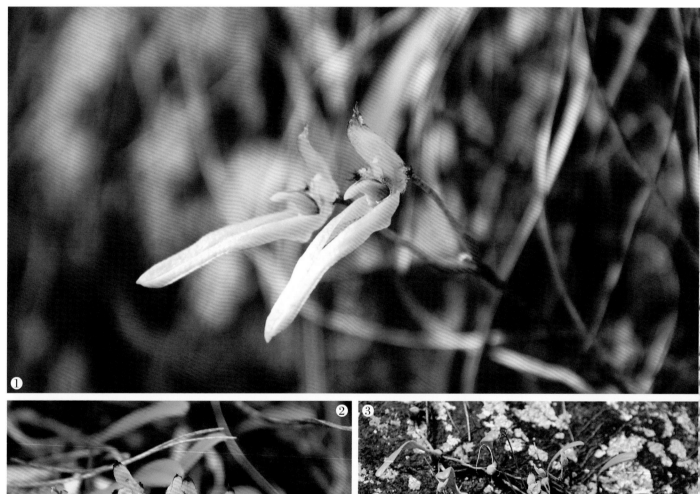

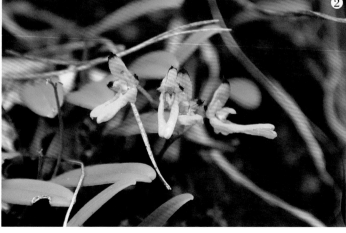

❶ 花（侧面）　　❷ 花（正面）　　❸ 花期植株

**相似种** 斑唇卷瓣兰

*Bulbophyllum pectenveneris* (Gagnep.) Seidenf.

根状茎匍匐。假鳞茎彼此相距 5～10 毫米，卵球形。顶生 1 叶，叶厚革质，椭圆形、长圆状披针形或卵形，先端稍钝或有时具凹头，基部几无柄。花葶从假鳞茎根状茎节上发出，伞形花序具 3～9 花；花黄绿色或黄色稍带褐色。花期 4～9 月。分布于安徽、浙江、福建、台湾、湖北、香港、海南、广西。生于海拔 1000 米以下的山地林中树干上或林下岩石上。景宁畲族自治县红星、渤海等乡镇（街道）有分布。

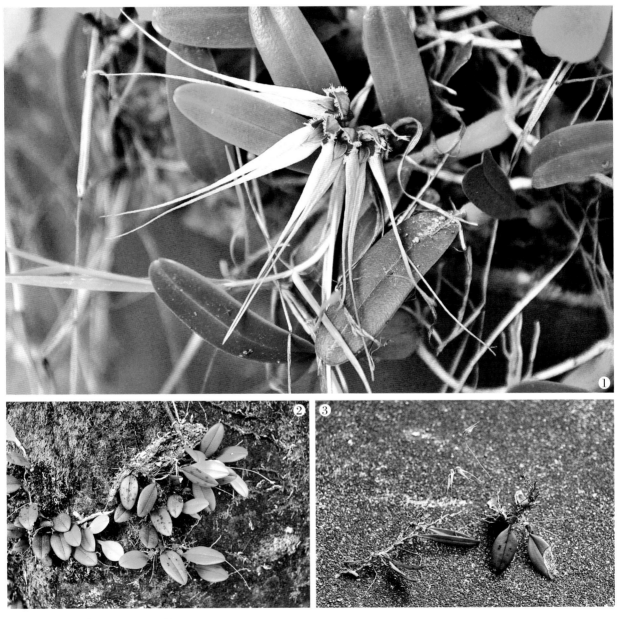

❶ 花序　　❷ 植林　　❸ 两种叶形

**相似种** 细叶石仙桃

*Pholidota cantonensis* Rolfe.

　　根状茎匍匐。假鳞茎狭卵形至卵状长圆形。顶生 2 叶，叶线形或线状披针形，先端短渐尖或近急尖，边缘常外卷，基部收狭成柄；叶柄长 2～7 毫米。花葶生于幼嫩假鳞茎顶端，总状花序通常具 10 余朵花；花小，白色或淡黄色。蒴果倒卵形。花期 3～4 月，果期 8～9 月。分布于浙江、江西、福建、台湾、湖南、广东和广西。生于海拔 200～850 米的沟谷或林下石壁上。景宁畲族自治县红星、东坑、渤海、九龙等乡镇（街道）有分布。

❶ 果序
❷ 花序
❸ 花期植株

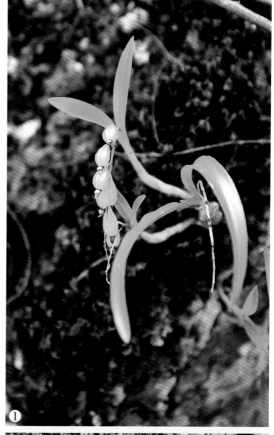

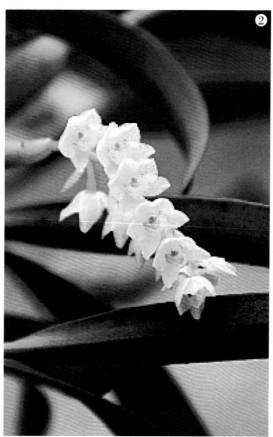

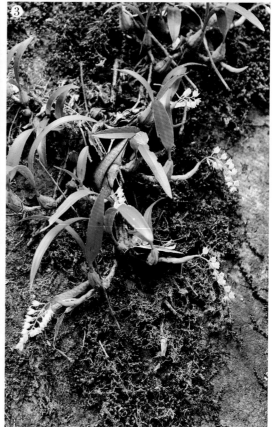

# 259 建兰

| 学　名 | *Cymbidium ensifolium* (L.) Sw. |
|---|---|
| 科　名 | 兰科 |
| 畲族名 | 石菖蒲 |
| 土　名 | 兰花 |

## 形态特征

假鳞茎卵球形。叶2～4（～6）枚，带形，有光泽。花葶从假鳞茎基部发出，直立，长20～35厘米或更长；总状花序具花3～9（～13）朵，花常有香气，色泽变化较大。蒴果狭椭圆形，长5～6厘米，宽约2厘米。花期通常为6～10月。

## 分布与生境

分布于安徽、浙江、江西、福建、台湾、湖南、广东、海南、广西、四川、贵州和云南。生于海拔200～1800米的疏林下、灌丛中、山谷旁或草丛中。

## 药用价值

(1) 根：主治体虚、白带过多。
(2) 叶：主治支气管炎、咳嗽。

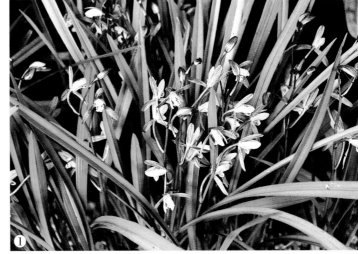

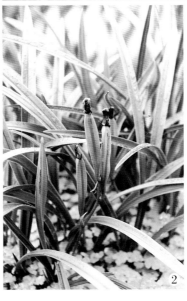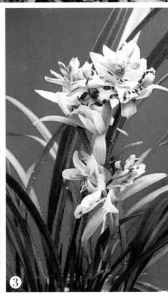

❶ 花期植株　　　　　　　　❷ 蒴果
❸ 花（品种名：富山奇蝶）　❹ 花（品种名：青山玉泉）
❺ 花（品种名：宝岛仙女）　❻ 花（品种名：银丝马尾）
❼ 花（品种名：宝岛金龙）　❽ 花（品种名：金荷）

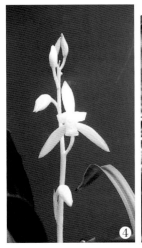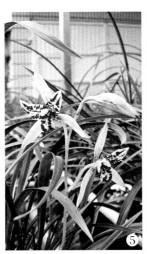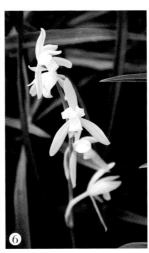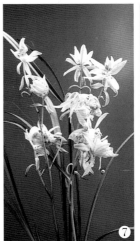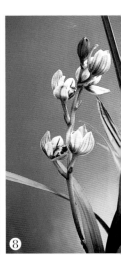

# 260 蕙兰

| 学　名 | *Cymbidium faberi* Rolfe | 科　名 | 兰科 |
| 畲族名 | 多花兰花 | 土　名 | 夏兰 |

## 形态特征

假鳞茎不明显。叶 5～8 枚，带形，直立性强，基部常对折呈 "V" 形，叶脉透亮，边缘常有粗锯齿。花葶从叶基部最外面叶腋抽出，近直立或稍外弯，长 35～50（～80）厘米；总状花序具花 5～11 朵或更多，花常为浅黄绿色，有香气。蒴果近狭椭圆形。花期 3～5 月。

## 分布与生境

分布于陕西、甘肃、安徽、浙江、江西、福建、台湾、河南、湖北、湖南、广东、广西、四川、贵州、云南和西藏。生于海拔 200～3000 米的湿润但排水良好的透光处。

## 药用价值

主治肺热咳嗽。

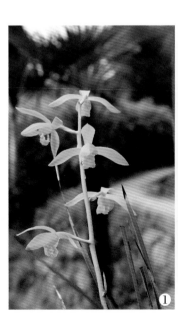
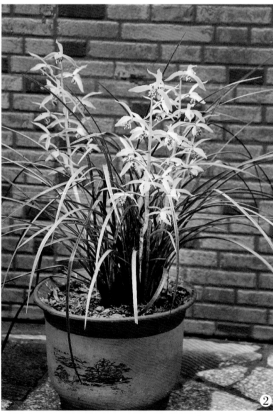
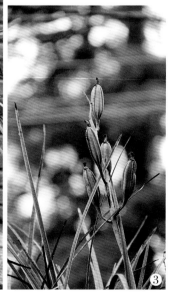

❶ 花（品种名：金奥素）
❷ 花期植株
❸ 蒴果

# 261 多花兰

| 学　名 | *Cymbidium floribundum* Lindl. | 科　名 | 兰科 |
|---|---|---|---|
| 畲族名 | 兰花 | 土　名 | 猪屙兰 |

## 形态特征

假鳞茎近卵球形。叶通常 5～6 枚，带形，坚纸质，先端钝或急尖。花葶自假鳞茎基部穿鞘而出，近直立或外弯，长 16～28（～35）厘米；花序通常具花 10～40 朵，花较密集，无香气；萼片与花瓣红褐色或偶见绿黄色。蒴果近长圆形。花期 4～5 月，果期 7～8 月。

## 分布与生境

分布于浙江、江西、福建、台湾、湖北、湖南、广东、广西、四川、贵州、云南。生于海拔 100～3300 米的林中、林缘、溪谷旁透光岩石上或岩壁上。

## 药用价值

主治百日咳、肺结核咳嗽、咯血、头晕腰痛、尿路感染、月经不调、风湿痹痛。

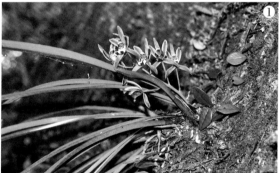
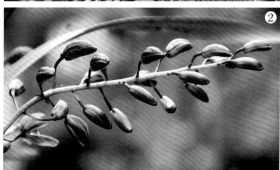
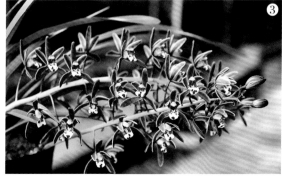
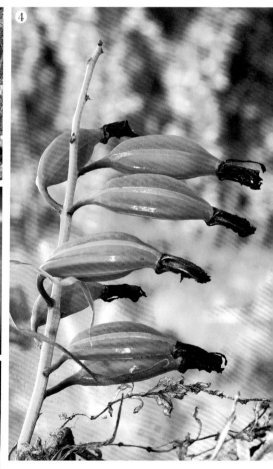

❶ 花期植株及生境　　❷ 花苞
❸ 花序　　　　　　　❹ 蒴果

**相似种** 春兰

*Cymbidium goeringii* (Rchb. f.) Rchb. f.

　　假鳞茎较小，卵球形。叶4～7枚，带形，通常较短狭，下部对折呈V形，边缘无齿或具细齿。花葶从假鳞茎基部外侧叶腋中抽出，直立，明显短于叶；花序具单朵花，极罕2朵；花色泽变化较大，通常为绿色，有香气。蒴果狭椭圆形。花期1～3月。分布于陕西、甘肃、江苏、安徽、浙江、江西、福建、台湾、河南、湖北、湖南、广东、广西、四川、贵州、云南。生于海拔300～2200米的多石山坡、林缘、林中透光处。

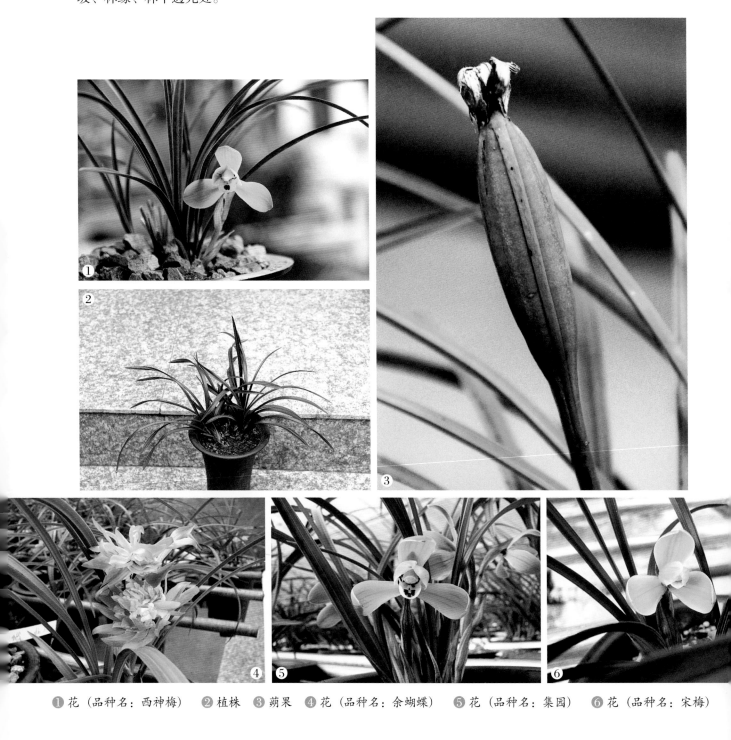

❶花（品种名：西神梅）　❷植株　❸蒴果　❹花（品种名：余蝴蝶）　❺花（品种名：集园）　❻花（品种名：宋梅）

## 相似种 寒兰

*Cymbidium kanran* Makino

　　假鳞茎狭卵球形。叶 3～5 （～7）枚，带形，薄革质，暗绿色，略有光泽。花葶发自假鳞茎基部，长 25～60 （～80）厘米，直立；总状花序疏生 5～12 朵花，花常为绿色而具淡黄色唇瓣，也有其他色泽，常有香气。蒴果狭椭圆形。花期 10～11 月。分布于安徽、浙江、江西、福建、台湾、湖南、广东、海南、广西、四川、贵州和云南。生于海拔 400～2400 米的林下、溪谷旁多石土壤中。

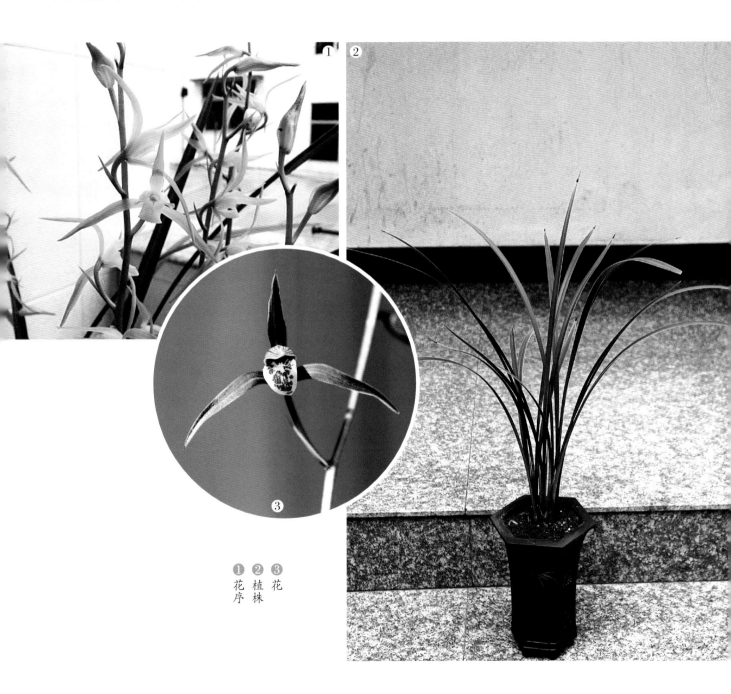

❶ ❷ ❸
花 植 花
序 株

# 262 斑叶兰

| 学　名 | *Goodyera schlechtendaliana* Rchb. f. | 科　名 | 兰科 |
|---|---|---|---|
| 畲族名 | 无脑百合 | 土　名 | 小青 |

### 形态特征

植株高 15～35 厘米。茎直立，具叶 4～6 枚。叶片卵形或卵状披针形，上面绿色，具白色不规则点状斑纹，背面淡绿色，先端急尖，基部近圆形或宽楔形，具柄。花茎直立，被长柔毛；总状花序具几朵至 20 余朵疏生近偏向一侧的花，花较小，白色或带粉红色。花期 8～10 月。

### 分布与生境

分布于山西、陕西、甘肃、江苏、安徽、浙江、江西、福建、台湾、河南、湖北、湖南、广东、海南、广西、四川、贵州、云南、西藏。生于海拔 500～2800 米的山坡或沟谷阔叶林下。景宁畲族自治县鹤溪、东坑、澄照、梅歧、景南、梧桐等乡镇（街道）有分布。

### 药用价值

主治肺结核咳嗽、气管炎、淋巴结结核、毒蛇咬伤、痈肿疮疖。

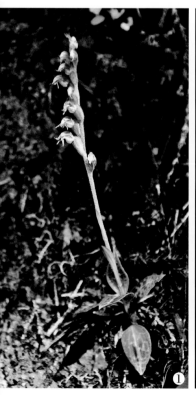
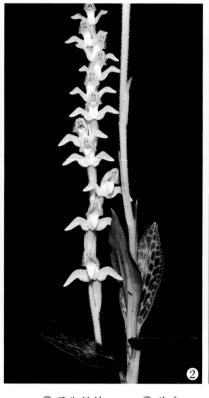
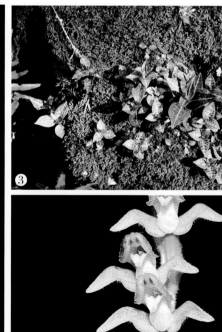

❶ 果期植株　　❷ 花序　　❸ 群体　　❹ 花

**相似种** 大花斑叶兰

*Goodyera biflora* (Lindl.) Hook. f.

植株高 5～15 厘米。茎直立，绿色，具叶 4～5 枚。叶片卵形或椭圆形，上面绿色，具白色均匀细脉连接成的网状脉纹，背面淡绿色，有时带紫红色，具柄。花茎很短，被短柔毛；总状花序通常具 2 朵花，花瓣白色，无毛。花期 2～7 月。分布于陕西、甘肃、江苏、安徽、浙江、台湾、河南、湖北、湖南、广东、四川、贵州、云南、西藏。生于海拔 560～2200 米的林下阴湿处。景宁畲族自治县大仰湖保护区有分布。

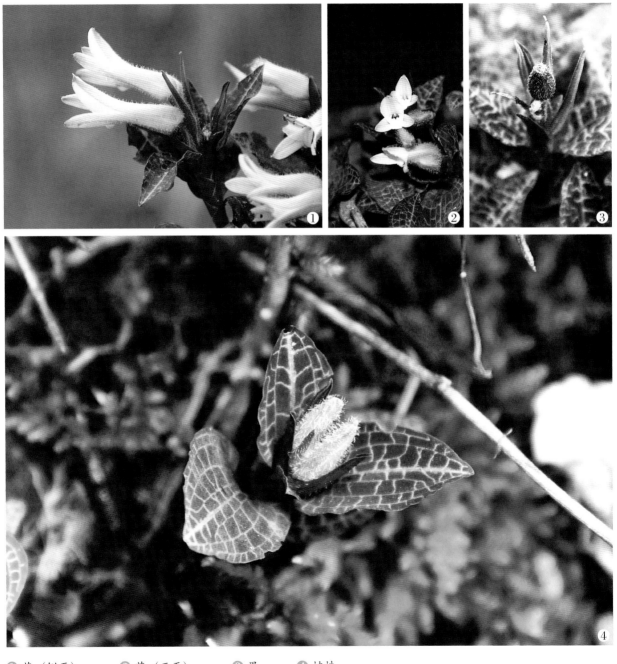

❶花（侧面）　　❷花（正面）　　❸果　　❹植株

## 相似种 波密斑叶兰

*Goodyera bomiensis* K.Y. Lang

　　植株高 19～30 厘米。叶基生，5～6 枚密集呈莲座状；叶片卵圆形或卵形，质地较厚，先端钝或急尖，基部心形、圆形或宽楔形，具极短叶柄。花茎细长，被棕色腺状柔毛；总状花序具 8～20 朵较密且偏向一侧的花，花白色或淡黄白色，半张开。花期 5～9 月。分布于湖北西部（神农架）、云南（通海）、西藏东部（波密）。生于海拔 900～3650 米的山坡或阔叶林下阴湿处。2015 年在景宁畲族自治县雁溪乡发现有该种分布，为浙江省首次发现。

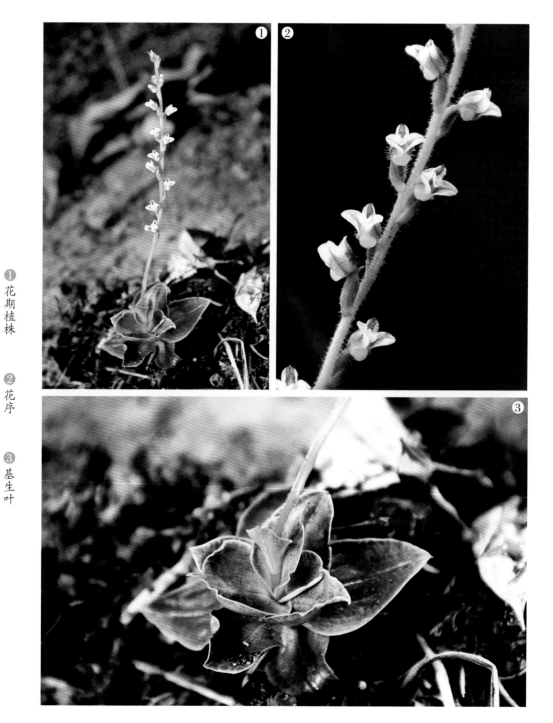

❶ 花期植株　❷ 花序　❸ 基生叶

**相似种** 绿花斑叶兰

*Goodyera viridiflora* (Blume) Blume

　　植株高 13～20 厘米。茎直立，具叶 2～3（～5）枚。叶片偏斜卵形、卵状披针形或椭圆形，绿色，甚薄，先端急尖，基部圆形，骤狭成柄。花茎长 7～10 厘米，带红褐色，被短柔毛；总状花序具 2～3（～5）朵花，花较大，绿色。花期 8～9 月。分布于江西、浙江、福建、台湾、广东、海南、香港、云南。生于海拔 300～2600 米的林下、沟边阴湿处。景宁畲族自治县红星街道、渤海镇有分布，稀见。

❶花　　❷植株

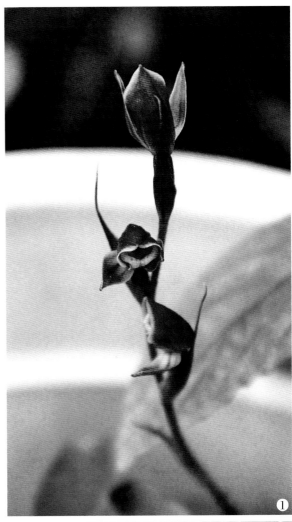

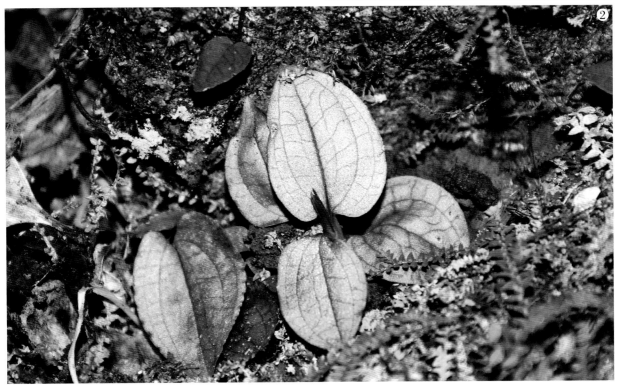

# 263 台湾独蒜兰

| 学　名 | *Pleione formosana* Hayata | 科　名 | 兰科 |
|---|---|---|---|
| 畲族名 | 香米石 | 土　名 | 山慈姑 |

### 形态特征

假鳞茎呈压扁的卵形或卵球形，绿色或暗紫色，顶端具叶1枚。叶椭圆形或倒披针形，纸质，先端急尖或钝，基部渐狭成柄。花葶从无叶老假鳞茎基部发出，直立，顶端通常具1花，偶见2花；花白色至粉红色，唇瓣上面具黄色、红色或褐色斑。蒴果纺锤状。花期3～4月。

### 分布与生境

分布于台湾、福建、浙江。生于海拔600～1500米的林下或林缘腐殖质丰富的土壤和岩石上。景宁畲族自治县鹤溪、东坑、梅歧、景南、雁溪、梧桐等乡镇（街道）有分布。

### 药用价值

主治痈肿疔毒、淋巴结结核、毒蛇咬伤。

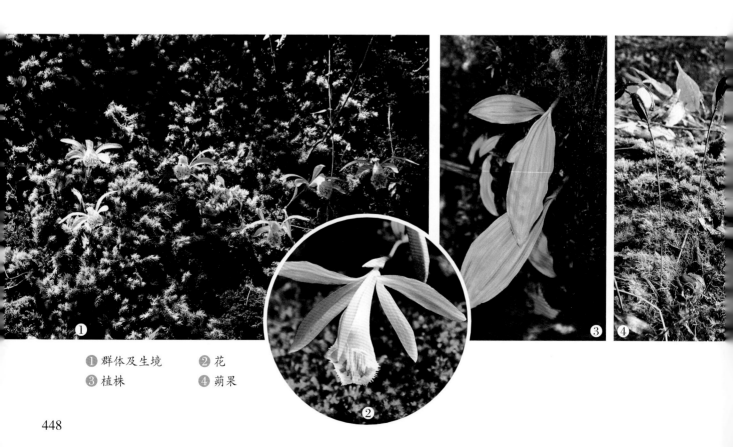

① 群体及生境　② 花
③ 植株　④ 蒴果

# 264 绶草

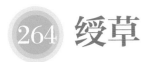

| 学　名 | *Spiranthes sinensis* (Pers.) Ames | 科　名 | 兰科 |
| --- | --- | --- | --- |
| 畲族名 | 缠龙花 | 土　名 | 三转半 |

## 形态特征

植株高 13～30 厘米。茎直立，近基部具叶 2～5 枚。叶片宽线形或宽线状披针形，极罕见狭长圆形，先端急尖或渐尖，基部收狭具柄状抱茎的鞘。花茎直立，长 10～25 厘米，总状花序具多数密生的花，呈螺旋状扭转；花苞片卵状披针形，先端长渐尖，下部的长于子房，花紫红色、淡红色或白色。花期 7～8 月。

## 分布与生境

分布于全国各地。生于海拔 200～3400 米的草地、河滩、沼泽、草甸中。景宁畲族自治县东坑、景南、英川等乡镇有分布。

## 药用价值

主治扁桃体炎、咽喉炎、肺结核咳嗽、咯血、指头炎、牙痛、带状疱疹、毒蛇咬伤。中医另用于治疗病后体虚、神经衰弱、小儿夏季热、糖尿病、白带等。

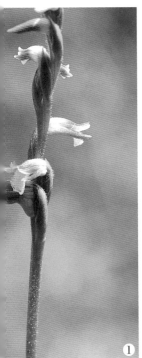
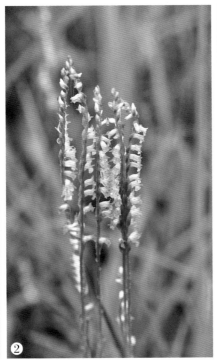
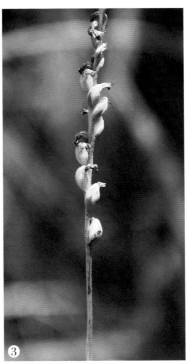
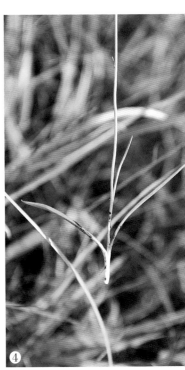

❶ 花　　❷ 花序　　❸ 果序　　❹ 叶

## 相似种 香港绶草

*Spiranthes hongkongensis* S.Y. Hu & Barretto

与绶草的区别在于，花多为白色，花序轴和花冠均被腺状柔毛，3 朵花组成一圈，呈松散的螺旋状。花期 6~7 月。生于林下阴湿处、溪边。景宁畲族自治县东坑、景南、梅歧等乡镇有分布。

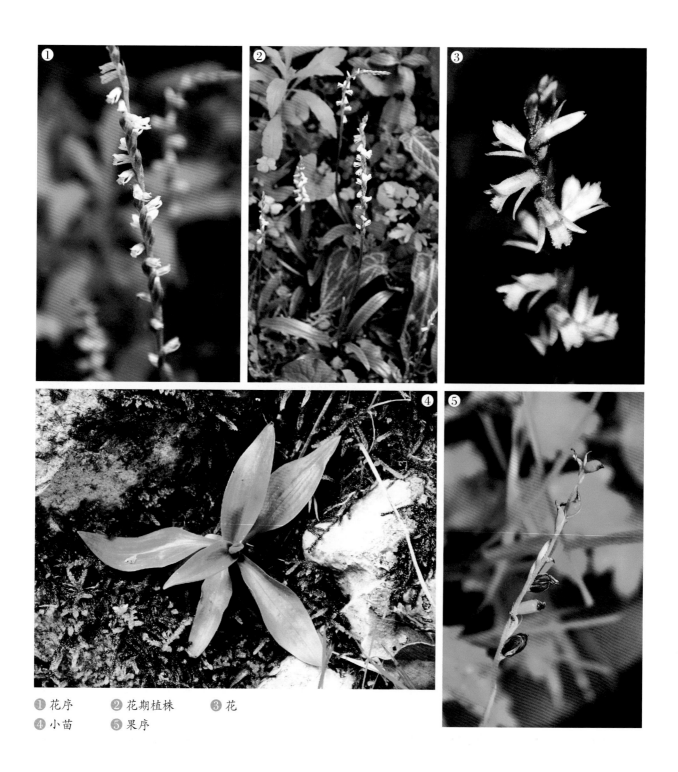

① 花序　　② 花期植株　　③ 花
④ 小苗　　⑤ 果序

# 参考文献

[1] 中国科学院中国植物志编辑委员会. 中国植物志[M]. 北京:科学出版社, 2004.

[2] 国家药典委员会. 中华人民共和国药典:一部[S]. 北京:中国医药科技出版社, 2015.

[3] 雷后兴. 中国畲族医药学[M]. 北京:中国中医药出版社, 2007.

[4] 王国强. 全国中草药汇编[M]. 北京:人民卫生出版社, 2014.

[5] 韦直, 何业祺. 浙江植物志[M]. 杭州:浙江科学技术出版社, 1993.

[6] 南京中医药大学. 中药大辞典[M]. 上海:上海科学技术出版社, 2006.

[7] 郭斌, 徐玲玲, 尉亚辉, 等. 千层塔的研究进展[J]. 中国中药杂志, 2009, 34(16):2018-2023.

[8] 黄亮辉, 苏琪, 赵婷婷, 等. 海金沙的化学成分及药理活性研究进展[J]. 中草药, 2011, 34(1): 150-153.

[9] 杨斌, 陈功锡, 蒋道松, 等. 国产槲蕨属药用植物研究进展[J]. 中国野生植物资源, 2010, 29(1):1-6.

[10] 张红梅. 天然药物银杏的化学成分和药理作用[J]. 首都师范大学学报:自然科学版, 2014, 35(3): 41-46.

[11] 邓倩, 童珊珊, 丁丽霞, 等. 松花粉活性成分分析方法及药理作用的研究进展[J]. 药物分析杂志, 2012, 32(1): 173-178.

[12] 刘东彦, 石晓峰. 药用松针的研究进展[J]. 中药材, 2012, 35(10):1701-1705.

[13] 何广云, 侯可强, 丁宁, 等. 松节粉镇痛、抗炎作用的实验研究[J]. 国际中医中药杂志, 2012, 34(5): 419-421.

[14] 陈兴芬, 单承莺, 马世宏, 等. 侧柏叶化学成分、生理活性及防脱发功能研究进展[J]. 中国野生植物资源, 2010, 29(3):1-5.

[15] 卢军, 芦霜. 柏子仁研究进展[J]. 辽宁中医药大学学报, 2013, 15(3):247-250.

[16] 马兴霞, 罗刚, 尹小英. 丝穗金粟兰化学成分分离[J]. 时珍国医国药, 2014, 25(2):272-273.

[17] 徐艳琴, 刘小丽, 黄小方, 等. 草珊瑚的研究现状与展望[J]. 中草药, 2011, 42(12):2552-2559.

[18] 王茂义, 王军宪, 贾晓妮, 等. 化香树果序挥发油化学成分分析[J]. 中国医院药学杂志, 2011, 31(9):736-738.

[19] 张秋萍, 陈雪梅, 李少华, 等. 天仙果预防关节炎活性部位筛选[J]. 武夷学院学报, 2016, 35(3): 15-17.

[20] 王喜周, 应跃跃, 张昊, 等. 条叶榕抗炎镇痛作用研究[J]. 陕西中医, 2013, 34(5):621-623.

[21] 鲁大军, 曾红, 赖林城, 等. 金线草的研究进展[J]. 中国医院用药评价与分析, 2015, 15(9):1269-1270.

[22] 周洁云, 林静, 杜霞, 等. 金荞麦的药理作用研究概况[J]. 湖北中医药大学学报, 2012, 14(4):68-69.

［23］楼招欢，吕圭源，俞静静.何首乌成分、药理及毒副作用相关的研究进展［J］.浙江中医药大学学报，2014，38（4）：495-500.

［24］杨红莉，葛珍珍，孙震晓.何首乌药理研究新进展［J］.中药材，2013，36（10）：1713-1717.

［25］杨俊丽，黄丽丹，张亚中，等.萹蓄的研究进展［J］.安徽医药，2016，20（6）：1025-1029.

［26］黄秀兰，刘丹妮，刘立亚，等.荭草苷对大鼠急性心肌梗死的保护作用及机制研究［J］.药物评价研究，2012，35（6）：412-416.

［27］刘玉梅，范文昌.杠板归药理作用与临床应用研究进展［J］.亚太传统医药，2011，7（6）：161-162.

［28］时圣明，潘明佳，王文倩，等.虎杖的化学成分及药理作用研究进展J］.药物评价研究，2016，39（2）：317-321.

［29］项遵重.粟米草资源及药理作用研究进展［J］.亚太传统医药，2008，4（5）：53-54.

［30］蝇子草中具调节淋巴细胞增殖活性的新酰化三萜皂苷［J］.国外医药（植物药分册），2014，19（1）：20.

［31］李翠艳，刘阳阳，史丽萍，等.红茴香现代研究进展［J］.湖南中医杂志，2012，28（6）：150-152.

［32］李云贵，徐望龙，刘奕训，等.玉兰的化学成分及药理活性研究进展［J］.广州化工，2013，41（3）：28-30.

［33］董文雪，舒永志，刘意，等.南五味子属植物化学成分及药理作用研究进展［J］.中草药，2014，45（13）：1938-1959.

［34］崔淇，姚望，张丞.华中五味子中化学活性成分和药理作用研究进展［J］.河南科技大学学报（医学版），2010，28（40）：318-320.

［35］陈方亮，余翠琴.乌药的药理研究概况［J］.海峡药学，2011，23（12）：44-46.

［36］晏润纬，彭小梅，邹国林.乌药提取物的抗肿瘤及抗氧化活性［J］.武汉大学学报（理学版），2011，57（3）：265-268.

［37］曹宁，郭文洁，唐佳瑜，等.乌药叶总黄酮对高脂血症脂肪肝小鼠模型的降脂作用［J］.中药新药与临床药理，2011，22（2）：149-153.

［38］张水英，郭强，高小力，等.樟科药用植物山鸡椒的化学成分和药理活性研究进展［J］.中国中药杂志，2014，39（5）：769-776.

［39］阎爱荣，张宏.附子的药理研究［J］.中国药物与临床，2008，8（9）：745-747.

［40］武飞，梁冰.中药天葵药理作用研究进展［J］.贵阳医学院学报，2015，40（7）：665-668.

［41］王玮，木海鸥.药用植物六角莲国内研究概况［J］.海峡药学，2010，22（11）：41-43.

［42］夏提古丽·阿不利孜，贾晓光，熊元君，等.八角莲的研究进展［J］.新疆中医药，2010，28（3）：69-72.

［43］邢志博，王凤梅，王翠平，等.粉防己有效成分的药理活性研究进展［J］.中国实验方剂学杂志，2014，20（9）：241-246.

［44］彭金玲，边育红，王丽，等.马兜铃酸肾毒性的研究进展［J］.环球中医药，2013，6（1）：59-64.

［45］王鑫杰，缪浏萍，吴彤，等.中华猕猴桃根化学成分与药理活性研究进展［J］.中草药，2012，43（6）：1233-1240.

［46］林水花，吴建国，谢通，等.毛花猕猴桃不同部位的抗肿瘤活性比较［J］.福建中医药大学学报，

2013，23（1）:46-47.

[47] 刘铭，田大伦. 血水草生态解剖学特征及其药理功能研究进展[J]. 生态学报，2009，29（3）:1525-1534.

[48] 张艳，杜方麓. 血水草的研究进展[J]. 时珍国医国药，2005，16（3）:236-237.

[49] 张小艳，黄红梅，汪尚坤，等. 博落回的研究进展[J]. 现代农业科技，2014，（23）:157-158.

[50] 庞建新，马仁强，刘兰梅，等. 博落回总碱对肝癌细胞的毒性作用和体内抗肿瘤作用[J]. 第一军医大学学报，2005，25（3）:325-328.

[51] 邹惠亮，李红玉，余绍福，等. 博落回的生物碱成分及细胞毒活性研究[J]. 中国中药杂志，2015，40（3）:458-462.

[52] 周璟，王耀晟，吴宗贵. 檵木药用价值研究概述[J]. 中华中医药杂志，2014，29（7）:2283-2286.

[53] 李慧娟，杜成林，王晓静. 垂盆草的研究进展[J]. 药学研究，2015，34（11）:661-663，672.

[54] 杨萍，张雨青. 虎耳草的生物活性与药理作用研究[J]. 安徽农业科学，2014，42（17）:5422-5424，5439.

[55] 许筱凰，李婷，王一涛，等. 桃仁的研究进展[J]. 中草药，2015，46（17）:2649-2655.

[56] 黄海婷. 中药金樱子的研究现状及综合利用[J]. 中国医药指南，2014，12（28）:76-77.

[57] 陈敬民，李友娣. 金樱子醇提物对被动型 Heymann 肾炎大鼠的药理作用研究[J]. 中药材，2005，28（5）:408-410.

[58] 徐洪水，黄湘，虞金宝. 覆盆子的药理和临床应用进展[J]. 实用中西医结合临床，2003，3（6）:58-59.

[59] 皮慧芳，吴继洲. 覆盆子的化学成分与药理作用研究述要[J]. 中医药学刊，2003，21（12）:2169，2174.

[60] 杨勇，张保顺. 中药茅莓的研究现状[J]. 时珍国医国药，2008，19（4）:1010-1011.

[61] 王继生，邱宗荫，夏永鹏，等. 茅莓总皂苷对大鼠局灶性脑缺血的保护作用[J]. 中国中药杂志，2006，31（2）:138-141.

[62] 郑振洨，张玲菊，黄常新，等. 茅莓总皂苷体外抗肿瘤作用研究[J]. 浙江临床医学，2007，9（5）:611-612.

[63] 施学丽，郭超峰. 合欢花的研究进展[J]. 中国民族医药杂志，2012，（12）:30-32.

[64] 蔚冬红，乔善义，赵毅民. 中药合欢皮研究概况[J]. 中国中药杂志，2004，29（7）:619-624.

[65] 周健，张创峰，吕燕妮，等. 截叶铁扫帚化学成分及药理作用研究进展[J]. 中国实验方剂学杂志，2017，（1）:228-234.

[66] 王胜鹏，陈美婉，王一涛. 葛花化学成分和药理活性研究进展 [J]. 中药药理与临床，2012，28（2）:193-196.

[67] 梁建丽，韦丽富，周婷婷，等. 铁苋菜有效成分及药理作用研究概况[J]. 亚太传统医药，2015，11（3）:45-47.

[68] 胡小华，李国强，贾晓光. 泽漆的研究进展[J]. 新疆中医药，2008，26（2）:80-81.

[69] 李志军，胡嫣. 白背叶的化学成分与药理作用研究进展[J]. 中成药，2013，35（3）:599-603.

[70]戴卫波,肖文娟.叶下珠药理作用研究进展[J].药物评价研究,2016,(3):498-500.

[71]计红冰,邹峥嵘,徐林初,等.乌桕属的化学成分及药理活性研究进展[J].时珍国医国药,2009,20(10):2555-2557.

[72]赵军,崔承彬,蔡兵,等.国产盐肤木属植物的研究进展[J].解放军药学学报,2006,22(1):48-50.

[73]冯玉,王璇.凤仙花不同药用部位化学成分研究进展[J].山东中医杂志,2016,35(8):749-753.

[74]程权,傅华洲.三叶青药理作用及临床应用研究进展[J].辽宁中医药大学学报,2016,18(4):235-238.

[75]李明潺,鲁婧怡,段晓川,等.南岭荛花化学成分和抗肿瘤药理作用研究概况[J].药物评价研究,2015,38(6):682-685.

[76]刘金娜,温春秀,刘铭,等.瓜蒌的化学成分和药理活性研究进展[J].中药材,2013,36(5):843-848.

[77]李丽,周芳,黄琼珍,等.地菍的化学成分和药理作用研究进展[J].广西中医学院学报,2011,14(1):73-75.

[78]徐佳佳,瞿科峰,董璇,等.八角枫的研究进展[J].黑龙江农业科学,2016,(2):143-146.

[79]赵博,王华东,王一峰,等.楤木主要化学成分及药理活性研究进展[J].中兽医医药杂志.2015,(2):77-80.

[80]齐红梅,王冬梅.积雪草化学成分及药理研究进展[J].中国药业,2010,19(16):89-90.

[81]赵秀玲.芫荽的成分及保健功能的研究进展[J].食品工业科技,2011,(4):427-429.

[82]张兰,张德志.天胡荽的研究进展[J].现代食品与药品杂志,2007,17(1):15-17.

[83]何冬梅,吴斐华,孔令义.白花前胡药理作用的研究进展[J].药学与临床研究,2007,15(3):167-170.

[84]谢鹏飞,邹录惠,邱莉,等.山矾科山矾属植物化学成分及药理活性研究概况[J].天然产物研究与开发,2013,25(10):1452-1460.

[85]康文艺,王金梅,苑鹏飞.木犀属植物化学成分及药理作用研究进展[J].河南大学学报(医学版),2008,27(3):8-13.

[86]杨犇,陶靓,李冲.醉鱼草属植物化学成分及药理作用研究新进展[J].中国中医药现代远程教育,2009,7(10):144-145.

[87]王艳艳,王英平,王晓杰,等.龙胆化学成分及药理作用研究进展[J].特产研究,2006,28(3):68-71.

[88]陈康,吴涛,宋红萍.獐牙菜苦苷的药理作用研究进展[J].现代药物与临床,2016,31(10):1684-1688.

[89]王慧,陈雪,邱红,等.络石藤的研究概况[J].中国医药指南,2012,10(15):93-94.

[90]李药兰,王辉,范兆永,等.水团花黄酮类成分及其体外抗病毒活性[J].天然产物研究与开发,2009,21(5):740-743.

[91]刘国敏,郭素华,程维明.栀子的药理作用及其机制研究新进展[J].海峡药学,2008,20(11):8-10.

[92]朱博,刘辰卉.白花蛇舌草的化学成分与药理作用研究进展[J].海峡药学,2011,23(5):52-53.

[93]熊中奎,郎娟.鸡矢藤的药理学作用及临床应用[J].中国现代医生,2012,50(20):27-29.

［94］李海峰，肖凌云，张菊，等.茜草化学成分及其药理作用研究进展［J］.中药材，2016，39(6):1433–1436.

［95］郝博，杨秀娟，冯怡，等.基于化学成分稳定性的钩藤药学研究进展［J］.中国中药杂志，2014，39(23):4532–4537.

［96］陈兴丽，孟岩，张兰桐.马鞭草化学成分和药理作用的研究进展［J］.河北医药，2010，32(15):2089–2091.

［97］迟海东，路金才.风轮菜属药用植物研究进展［J］.沈阳药科大学学报，2006，23(2):123–128.

［98］宋锐，张云，丛晓东，等.连钱草的化学成分及生物活性研究进展［J］.中华中医药学刊，2010，(12):2511–2515.

［99］沈梅芳，李小萌，单琪媛.薄荷化学成分与药理作用研究新进展［J］.中华中医药学刊，2012，(7):1484–1487.

［100］刘娟，雷焱霖，唐友红.紫苏的化学成分与生物活性研究进展［J］.时珍国医国药，2010，21(7):1768–1769.

［101］邓子煜，徐先祥，张小鸿，等.夏枯草药理学研究进展［J］.安徽医学，2012，33(7):937–939.

［102］宿玉，崔佳，施务务，等.中药香茶菜研究进展［J］.亚太传统医药，2011，7(6):155–158.

［103］郑永红，韦晓瑜，龙继红，等.半枝莲的研究进展［J］.中草药，2010，41(8):1406–1408.

［104］方雷，展晓日，俞春娜，等.苦蘵化学成分及药理作用研究进展［J］.杭州师范大学学报(自然科学版)，2016，15(6):613–616.

［105］孙立新，毕开顺，王敏伟.中药白英的研究进展［J］.沈阳药科大学学报，2006，23(4):251–255.

［106］刘国瑞，吴军，杨美华，等.药用植物爵床的研究进展［J］.西北药学杂志，2008，23(1):55–56.

［107］曹晖，王绍云，李性苑.吊石苣苔的研究进展［J］.凯里学院学报，2006，24(6):44–45.

［108］张雪芹，曲玮，梁敬钰.车前草化学成分和药理作用研究进展［J］.海峡药学，2013，25(11):1–8.

［109］王翠竹，陈金鸾，李平亚.轮叶沙参化学成分及生物活性的研究进展［J］.中国医药指南，2014，(28):81–82.

［110］李铁军.轮叶党参的研究进展［J］.中国现代中药，2011，13(6):52–54.

［111］张淑君，李明，王震寰，等.轮叶党参的化学成分及药理作用研究进展概述［J］.中国药师，2016，19(2):347–350.

［112］周斌，崔小弟，程丹，等.半边莲的化学成分和药理作用研究进展［J］.中药材，2013，36(4):679–681.

［113］陈壮，郭力城，肖刚.铜锤玉带草的抗炎镇痛作用［J］.中国新药与临床杂志，2014(1):61–64.

［114］曾茂贵，罗兰，邓元荣，等.民族药蓝花参的止咳化痰药效研究［J］.海峡药学，2016，28(3):32–35.

［115］张光霁.六月霜(奇蒿)的研究进展［J］.浙江中医药大学学报，2003，27(2):83–86.

［116］李真真，吕洁丽，张来宾，等.艾叶的化学成分及药理作用研究进展［J］.国际药学研究杂志，2016，43(6):1059–1066.

［117］杨韵若，聂宝明，邓克敏，等.鳢肠水溶性部位的化学和药理研究［J］.上海交通大学学报（医学

版），2005，25（3）：223-226.

［118］李晓岚，裴名宜，刘素鹏.一枝黄花的化学成分、药理活性及临床应用［J］.时珍国医国药，2008，19（1）：93-94.

［119］李钰馨，韩燕全，洪燕，等.苍耳子的主要化学成分及药理活性研究进展［J］.中国药房，2015，（34）：4868-4871.

［120］何军伟，杨丽，钟国跃.民族药玉簪的化学成分、药理活性、临床应用及质量控制研究进展［J］.中草药，2016，47（23）：4295-4300.

［121］张珏，王跃华，杨华，等.华重楼研究现状［J］.时珍国医国药，2013，24（1）：196-198.

［122］罗敏，章文伟，邓才富，等.药用植物多花黄精研究进展［J］.时珍国医国药，2016（6）：1467-1469.

［123］韩进庭.黎芦的药理作用与临床应用［J］.现代医药卫生，2011，27（20）：3186-3187.

［124］杨慧，裴刚，陈四保.中药仙茅属植物的研究进展［J］.中南药学，2011，9（12）：916-921.

［125］令狐昱慰，李多伟.石蒜属植物的研究进展（综述）［J］.亚热带植物科学，2007，36（2）：73-76.

［126］展锐，焦正花，王红丽，等.射干的药理作用研究概况［J］.西部中医药，2011，24（1）：78-80.

［127］吴栋，孙彩玲.中药灯心草的中药学研究概况［J］.中国实用医药，2015，（14）：288-289.

［128］王桂云，方芳.鸭跖草属药用植物的研究进展［J］.国际中医中药杂志，2008，30（6）：474-476.

［129］杨爽，王李梅，王姝麒，等.薏苡化学成分及其活性综述［J］.中药材，2011，（8）：1306-1312.

［130］华海清，秦叔逵.康莱特治疗原发性肝癌的研究进展［J］.中国肿瘤临床，2012，39（16）：1143-1147.

［131］李海峰，石若娜，韩文静，等.石菖蒲药理作用及其机制的研究进展［J］.时珍国医国药，2016，（11）：2728-2730.

［132］曹玫，张洪，张晓燕，等.香附的药理活性作用研究进展［J］.药物流行病学杂志，2010，（2）：111-113.

［133］赵会然，顾玲丽，赵春婷，等.石豆兰属植物化学成分及药理活性研究进展［J］.中国新药杂志，2015，（22）：2579-2583.